全国中医药行业高等教育"十四五"规划教材
全国高等中医药院校规划教材（第十一版）

# 病理学

（新世纪第五版）

（供中医学、针灸推拿学、中医骨伤科学、
中西医临床医学、护理学等专业用）

主　编　刘春英　高维娟

中国中医药出版社
·北　京·

**图书在版编目（CIP）数据**

病理学 / 刘春英，高维娟主编 . —5 版 . —北京：
中国中医药出版社，2021.6（2024.6重印）
全国中医药行业高等教育"十四五"规划教材
ISBN 978-7-5132-6878-3

Ⅰ . ①病… Ⅱ . ①刘… ②高… Ⅲ . ①病理学—中医
学院—教材 Ⅳ . ① R36

中国版本图书馆 CIP 数据核字（2021）第 053486 号

**融合出版数字化资源服务说明**

全国中医药行业高等教育"十四五"规划教材为融合教材，各教材相关数字化资源（电子教材、PPT 课件、
视频、复习思考题等）在全国中医药行业教育云平台"医开讲"发布。

**资源访问说明**

扫描右方二维码下载"医开讲 APP"或到"医开讲网站"（网址：www.e-lesson.cn）注
册登录，输入封底"序列号"进行账号绑定后即可访问相关数字化资源（注意：序列号
只可绑定一个账号，为避免不必要的损失，请您刮开序列号立即进行账号绑定激活）。

**资源下载说明**

本书有配套 PPT 课件，供教师下载使用，请到"医开讲网站"（网址：www.e-lesson.cn）认证教师身份后，
搜索书名进入具体图书页面实现下载。

**中国中医药出版社出版**

北京经济技术开发区科创十三街 31 号院二区 8 号楼
邮政编码 100176
传真 010-64405721
保定市西城胶印有限公司印刷
各地新华书店经销

开本 889×1194 1/16 印张 24.25 字数 647 千字
2021 年 6 月第 5 版 2024 年 6 月第 5 次印刷
书号 ISBN 978-7-5132-6878-3

定价 98.00 元
网址 www.cptcm.com

服务热线 010-64405510 微信服务号 zgzyycbs
购书热线 010-89535836 微商城网址 https://kdt.im/LIdUGr
维权打假 010-64405753 天猫旗舰店网址 https://zgzyycbs.tmall.com

如有印装质量问题请与本社出版部联系（010-64405510）

全国中医药行业高等教育"十四五"规划教材
全国高等中医药院校规划教材（第十一版）

《病理学》
# 编 委 会

全国中医药行业高等教育"十四五"规划教材
全国高等中医药院校规划教材（第十一版）

# 专家指导委员会

**名誉主任委员**

余艳红（国家卫生健康委员会党组成员，国家中医药管理局党组书记、局长）

王永炎（中国中医科学院名誉院长、中国工程院院士）

陈可冀（中国中医科学院研究员、中国科学院院士、国医大师）

**主任委员**

张伯礼（天津中医药大学教授、中国工程院院士、国医大师）

秦怀金（国家中医药管理局副局长、党组成员）

**副主任委员**

王　琦（北京中医药大学教授、中国工程院院士、国医大师）

黄璐琦（中国中医科学院院长、中国工程院院士）

严世芸（上海中医药大学教授、国医大师）

高　斌（教育部高等教育司副司长）

陆建伟（国家中医药管理局人事教育司司长）

**委　员**（以姓氏笔画为序）

丁中涛（云南中医药大学校长）

王　伟（广州中医药大学校长）

王东生（中南大学中西医结合研究所所长）

王维民（北京大学医学部副主任、教育部临床医学专业认证工作委员会主任委员）

王耀献（河南中医药大学校长）

牛　阳（宁夏医科大学党委副书记）

方祝元（江苏省中医院党委书记）

石学敏（天津中医药大学教授、中国工程院院士）

田金洲（北京中医药大学教授、中国工程院院士）

仝小林（中国中医科学院研究员、中国科学院院士）

宁　光（上海交通大学医学院附属瑞金医院院长、中国工程院院士）

匡海学（黑龙江中医药大学教授、教育部高等学校中药学类专业教学指导委员会主任委员）

吕志平（南方医科大学教授、全国名中医）

吕晓东（辽宁中医药大学党委书记）

朱卫丰（江西中医药大学校长）

朱兆云（云南中医药大学教授、中国工程院院士）

刘　良（广州中医药大学教授、中国工程院院士）

刘松林（湖北中医药大学校长）

刘叔文（南方医科大学副校长）

刘清泉（首都医科大学附属北京中医医院院长）

李可建（山东中医药大学校长）

李灿东（福建中医药大学校长）

杨　柱（贵州中医药大学党委书记）

杨晓航（陕西中医药大学校长）

肖　伟（南京中医药大学教授、中国工程院院士）

吴以岭（河北中医药大学名誉校长、中国工程院院士）

余曙光（成都中医药大学校长）

谷晓红（北京中医药大学教授、教育部高等学校中医学类专业教学指导委员会主任委员）

冷向阳（长春中医药大学校长）

张忠德（广东省中医院院长）

陆付耳（华中科技大学同济医学院教授）

阿吉艾克拜尔·艾萨（新疆医科大学校长）

陈　忠（浙江中医药大学校长）

陈凯先（中国科学院上海药物研究所研究员、中国科学院院士）

陈香美（解放军总医院教授、中国工程院院士）

易刚强（湖南中医药大学校长）

季　光（上海中医药大学校长）

周建军（重庆中医药学院院长）

赵继荣（甘肃中医药大学校长）

郝慧琴（山西中医药大学党委书记）

胡　刚（江苏省政协副主席、南京中医药大学教授）

侯卫伟（中国中医药出版社有限公司董事长）

姚　春（广西中医药大学校长）

徐安龙（北京中医药大学校长、教育部高等学校中西医结合类专业教学指导委员会主任委员）

高秀梅（天津中医药大学校长）

高维娟（河北中医药大学校长）

郭宏伟（黑龙江中医药大学校长）

唐志书（中国中医科学院副院长、研究生院院长）

彭代银（安徽中医药大学校长）

董竞成（复旦大学中西医结合研究院院长）

韩晶岩（北京大学医学部基础医学院中西医结合教研室主任）

程海波（南京中医药大学校长）

鲁海文（内蒙古医科大学副校长）

翟理祥（广东药科大学校长）

**秘书长（兼）**

陆建伟（国家中医药管理局人事教育司司长）

侯卫伟（中国中医药出版社有限公司董事长）

**办公室主任**

周景玉（国家中医药管理局人事教育司副司长）

李秀明（中国中医药出版社有限公司总编辑）

**办公室成员**

陈令轩（国家中医药管理局人事教育司综合协调处处长）

李占永（中国中医药出版社有限公司副总编辑）

张岠宇（中国中医药出版社有限公司副总经理）

芮立新（中国中医药出版社有限公司副总编辑）

沈承玲（中国中医药出版社有限公司教材中心主任）

# 编审专家组

全国中医药行业高等教育"十四五"规划教材
全国高等中医药院校规划教材（第十一版）

**组　长**

余艳红（国家卫生健康委员会党组成员，国家中医药管理局党组书记、局长）

**副组长**

张伯礼（天津中医药大学教授、中国工程院院士、国医大师）

秦怀金（国家中医药管理局副局长、党组成员）

**组　员**

陆建伟（国家中医药管理局人事教育司司长）

严世芸（上海中医药大学教授、国医大师）

吴勉华（南京中医药大学教授）

匡海学（黑龙江中医药大学教授）

刘红宁（江西中医药大学教授）

翟双庆（北京中医药大学教授）

胡鸿毅（上海中医药大学教授）

余曙光（成都中医药大学教授）

周桂桐（天津中医药大学教授）

石　岩（辽宁中医药大学教授）

黄必胜（湖北中医药大学教授）

# 前　言

为全面贯彻《中共中央 国务院关于促进中医药传承创新发展的意见》和全国中医药大会精神，落实《国务院办公厅关于加快医学教育创新发展的指导意见》《教育部 国家卫生健康委 国家中医药管理局关于深化医教协同进一步推动中医药教育改革与高质量发展的实施意见》，紧密对接新医科建设对中医药教育改革的新要求和中医药传承创新发展对人才培养的新需求，国家中医药管理局教材办公室（以下简称"教材办"）、中国中医药出版社在国家中医药管理局领导下，在教育部高等学校中医学类、中药学类、中西医结合类专业教学指导委员会及全国中医药行业高等教育规划教材专家指导委员会指导下，对全国中医药行业高等教育"十三五"规划教材进行综合评价，研究制定《全国中医药行业高等教育"十四五"规划教材建设方案》，并全面组织实施。鉴于全国中医药行业主管部门主持编写的全国高等中医药院校规划教材目前已出版十版，为体现其系统性和传承性，本套教材称为第十一版。

本套教材建设，坚持问题导向、目标导向、需求导向，结合"十三五"规划教材综合评价中发现的问题和收集的意见建议，对教材建设知识体系、结构安排等进行系统整体优化，进一步加强顶层设计和组织管理，坚持立德树人根本任务，力求构建适应中医药教育教学改革需求的教材体系，更好地服务院校人才培养和学科专业建设，促进中医药教育创新发展。

本套教材建设过程中，教材办聘请中医学、中药学、针灸推拿学三个专业的权威专家组成编审专家组，参与主编确定，提出指导意见，审查编写质量。特别是对核心示范教材建设加强了组织管理，成立了专门评价专家组，全程指导教材建设，确保教材质量。

本套教材具有以下特点：

**1.坚持立德树人，融入课程思政内容**

将党的二十大精神进教材，把立德树人贯穿教材建设全过程、各方面，体现课程思政建设新要求，发挥中医药文化育人优势，促进中医药人文教育与专业教育有机融合，指导学生树立正确世界观、人生观、价值观，帮助学生立大志、明大德、成大才、担大任，坚定信念信心，努力成为堪当民族复兴重任的时代新人。

**2.优化知识结构，强化中医思维培养**

在"十三五"规划教材知识架构基础上，进一步整合优化学科知识结构体系，减少不同学科教材间相同知识内容交叉重复，增强教材知识结构的系统性、完整性。强化中医思维培养，突出中医思维在教材编写中的主导作用，注重中医经典内容编写，在《内经》《伤寒论》等经典课程中更加突出重点，同时更加强化经典与临床的融合，增强中医经典的临床运用，帮助学生筑牢中医经典基础，逐步形成中医思维。

**3.突出"三基五性"，注重内容严谨准确**

坚持"以本为本"，更加突出教材的"三基五性"，即基本知识、基本理论、基本技能，思想性、科学性、先进性、启发性、适用性。注重名词术语统一，概念准确，表述科学严谨，知识点结合完备，内容精炼完整。教材编写综合考虑学科的分化、交叉，既充分体现不同学科自身特点，又注意各学科之间的有机衔接；注重理论与临床实践结合，与医师规范化培训、医师资格考试接轨。

**4.强化精品意识，建设行业示范教材**

遴选行业权威专家，吸纳一线优秀教师，组建经验丰富、专业精湛、治学严谨、作风扎实的高水平编写团队，将精品意识和质量意识贯穿教材建设始终，严格编审把关，确保教材编写质量。特别是对32门核心示范教材建设，更加强调知识体系架构建设，紧密结合国家精品课程、一流学科、一流专业建设，提高编写标准和要求，着力推出一批高质量的核心示范教材。

**5.加强数字化建设，丰富拓展教材内容**

为适应新型出版业态，充分借助现代信息技术，在纸质教材基础上，强化数字化教材开发建设，对全国中医药行业教育云平台"医开讲"进行了升级改造，融入了更多更实用的数字化教学素材，如精品视频、复习思考题、AR/VR等，对纸质教材内容进行拓展和延伸，更好地服务教师线上教学和学生线下自主学习，满足中医药教育教学需要。

本套教材的建设，凝聚了全国中医药行业高等教育工作者的集体智慧，体现了中医药行业齐心协力、求真务实、精益求精的工作作风，谨此向有关单位和个人致以衷心的感谢！

尽管所有组织者与编写者竭尽心智，精益求精，本套教材仍有进一步提升空间，敬请广大师生提出宝贵意见和建议，以便不断修订完善。

国家中医药管理局教材办公室

中国中医药出版社有限公司

2023 年 6 月

# 编写说明

　　本教材是根据教育部等六部门《关于医教协同深化临床医学人才培养改革的意见》（教研〔2014〕2号）的精神，在国家中医药管理局宏观指导下，以全面提高中医药人才的培养质量、为临床服务为目标，依据中医药行业人才培养规律和实际需求，由国家中医药管理局教材办公室组织建设的。本教材主要面向各高等医学院校五年制和"5+3"一体化中医学、针灸推拿学、中医骨伤科学、中西医临床医学、护理学等专业使用，也可作为住院医师、医学科研人员参考用书。

　　本次编写我们紧密围绕新时期中医药人才培养目标，继续坚持"三基"（基础理论、基本知识、基本技能）、"五性"（思想性、科学性、启发性、先进性、实用性）的编写宗旨。在编写过程中，紧紧把握教学内容与课程体系的改革方向，力求把中医思维与思政教育融入专业课中，体现素质教育、实践能力和创新能力的培养。

　　全国中医药行业高等教育"十四五"规划教材《病理学》的编写是在上一版的基础上，征集了全国近30所中医药院校的病理学一线教师的反馈意见和建议，对全书内容进行了重新审视，对章节设计与编写体例进行了整体优化。全书分为上、下两篇，除绪论（刘春英编写）外，共计26章。上篇病理解剖学，共计13章，主要介绍患病机体形态结构的变化，包括细胞和组织的适应、损伤与修复（何彦丽编写），局部血液循环障碍（王娅兰编写），炎症（杜月光编写），肿瘤（张锡流编写），心血管系统疾病（李瑞琴、熊凡编写），呼吸系统疾病（应小平编写），消化系统疾病（苑光军编写），泌尿系统疾病（陈昱江编写），免疫性疾病（张宏颖编写），生殖系统和乳腺疾病（杨婧编写），神经系统疾病（郭军鹏编写），内分泌系统疾病（白美玲、张国民编写），常见传染病及寄生虫病（齐洁敏、龚道银编写）；下篇病理生理学，共计13章，主要介绍患病机体的功能、代谢变化，包括疾病概论（高维娟编写），水、电解质代谢紊乱（石磊编写），酸碱平衡紊乱（夏雷编写），缺氧（戴建国编写），发热（李能莲编写），应激（施旻编写），缺血-再灌注损伤（郭茂娟编写），休克（石安华编写），弥散性血管内凝血（李素云编写），心功能不全（李姝玉编写），肺功能不全（周晓红编写），肝功能不全（林信富编写），肾功能不全（高原编写），附录病理学常用技术（刘杨编写）。本教材配套数字化内容由编委会各成员单位负责编写，由教材副主编杜月光教授负责统稿。

　　本版教材编写修订工作得以顺利完成，凝聚了全国29所院校的31位病理学教学一线专家们的智慧和心血；各参编单位领导和同仁对教材的编写给予了大力支持。为了使各版教材内容上有连贯性，本版教材采用了前4版的精彩内容，在此谨向为本教材前4版编写做出巨大贡献的各位专家致以衷心的感谢。

　　教材编写是一项十分严肃和认真的工作。但由于医学及病理学科发展迅速,知识更新速度快,教材中若有疏漏和不足,恳请广大师生提出宝贵意见,以便再版时修正。

《病理学》编委会

2021 年 6 月

# 目　录

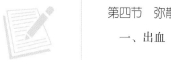

# 绪 论

扫一扫，查阅本章数字资源，含PPT、音视频、图片等

## 一、病理学的学科内涵

病理学是研究疾病的病因、发病机制、病理变化、结局和转归的医学基础学科。病理学学习的目的是通过对上述内容的了解来认识和掌握疾病的本质和发生发展规律，为疾病的诊治和预防提供理论基础。在临床医疗实践中，病理解剖学着重研究患病机体的形态结构变化；病理生理学着重研究患病机体的功能、代谢变化和发病机制，两者从不同角度，共同探讨疾病的本质，有着不可分割的密切联系。

## 二、病理学在医学体系中的地位

病理学是联系基础医学和临床医学之间的桥梁学科，在医学体系中占有重要地位。患病机体生命活动的变化是十分复杂的，在研究疾病时，首先要了解正常机体的结构、功能及代谢变化规律，因此，解剖学、组织学、生理学、生物化学、微生物学、寄生虫学是学习病理学的理论基础；同时病理学又是学习临床医学课程的基础，为临床各科疾病的症状、体征和诊断提供理论根据，同时，临床医学又不断向病理学提出新的研究课题，从而促进病理学的深入发展。由此可见，病理学在医学教学体系中起着承上启下的作用。

## 三、病理学的研究方法

### （一）人体形态学研究方法

**1. 尸体剖检（autopsy）** 简称尸检，是病理学基本研究方法之一。其目的在于：①确定诊断，查明死因，协助临床总结在诊断和治疗过程中的经验和教训，有利于提高医疗质量和诊治水平；②接受和完成有关医疗事故鉴定，明确责任；③及时发现和确诊某些传染病、地方病和新发生的疾病，为防疫部门采取防治措施提供依据；④收集各种疾病的病理标本，供病理学教学使用；⑤积累各种疾病的病理材料，作为深入研究和防治这些疾病的基础。

**2. 活体组织检查（biopsy）** 简称活检，即用局部切除、钳取、穿刺等方法，从患者活体获取病变组织进行病理检查，是确定诊断，尤其是良、恶性肿瘤诊断的重要方法。目的在于：①及时准确做出诊断，指导治疗，估计预后；②必要时，可在手术进行中做冷冻切片快速诊断，为术者选择术式提供依据。活检虽然取材新鲜，但易受到取材的准确性和可行性的限制。

**3. 细胞学检查（cytology）** 从患者的痰、胃液、尿液、胸腹水、阴道分泌物等体液或溃破的肿瘤表面采集脱落细胞，涂片染色进行观察，做出细胞学诊断，现已广泛应用于防癌普查。优点

是方法简单、患者痛苦小，可重复，适合大样本人群普查。缺点是没有组织结构，细胞分散且常有变性，可能会出现假阴性结果，有时需要活检进一步证实。

### （二）实验病理学研究方法

**1. 动物实验（animal experiment）**　是在动物身上复制某些人类疾病的模型，研究疾病的病因、发病机制以及药物或其他因素对疾病的疗效和影响等，这对于研究人类疾病有着非常重要的意义。但动物与人类间毕竟存在差异，动物实验的结果不能直接套用于人体。

**2. 组织与细胞培养（tissue and cell culture）**　是将人体或动物的组织或细胞，用适宜的培养基在体外加以培养，研究在各种病因作用下细胞、组织病变的发生发展及外来因素的影响。其优点是，可以较方便地在体外观察研究各种疾病或病变过程，周期短、见效快，可以节省研究时间，是很好的研究方法之一。但是孤立的体外环境毕竟与互相联系、互相影响的体内整体环境不同，故不能将研究结果与体内过程等同看待。

### （三）分子生物学技术

近年来，随着基础学科的发展，病理学的研究已不仅仅依靠传统的手段而采用了许多新方法、新技术。核酸分子杂交技术、聚合酶链反应（PCR）技术、DNA测序等核酸分析技术和蛋白质分析技术等分子生物学技术已应用于病理解剖学与病理生理学的研究。这些新技术的应用使常规的形态学观察，发展到将形态结构改变与组织、细胞的化学变化结合来进行研究，也使形态变化从定性研究发展到定量研究，从而获得了大量新信息，加深了人类对疾病本质的认识。

### （四）临床研究

临床研究在病理生理学研究中具有极其重要的地位，其主要研究对象为患者。在不损害患者健康的前提下，通过询问患者病史，了解疾病的症状、诱因、发生时间和既往史；通过视诊、触诊、叩诊和听诊等体格检查方式把握疾病的形态和功能改变；通过心电图、内窥镜、CT扫描等无创性仪器检查确定病变部位和可能性质；通过外周血、分泌物、活体组织等样品的化学检查确定疾病的代谢或病理改变。以上临床研究对于揭示疾病的发生、发展和变化规律是非常必要的。

### 四、病理学的发展简史

病理学是在人类探索和认识自身疾病的过程中应运而生的，其发展历史反映了不同历史阶段人类对疾病本质的认识，反映了研究方法和研究手段的不断进步对病理学发展的影响。我国秦汉时期的《黄帝内经》、汉代张仲景的《伤寒杂病论》、隋唐巢元方的《诸病源候论》、南宋宋慈的《洗冤集录》、清代王清任的《医林改错》等医学著作，对解剖学和病理学的发展都有一定贡献。

在西方，古希腊名医希波克拉底（Hippocrates，前460—前377）首创液体病理学说，他认为疾病是由于外界因素促使机体内的四种基本体液（血液、黏液、黄胆汁、黑胆汁）配合失调而引起的。18世纪中叶，意大利著名医学家莫尔加尼（Morgagni，1682—1771）根据700例尸检材料，把器官病变和患者生前的临床表现联系起来，创立了器官病理学（organ pathology），标志着病理形态学研究的开始。19世纪中叶光学显微镜问世后，德国病理学家魏尔啸（R.Virchow，1821—1902）通过显微镜对病变组织进行研究，创立了细胞病理学（cellular pathology），他认为"疾病是异常细胞事件"，不仅对病理学而且对整个医学科学的发展，做出了具有历史意义的贡献。直到今天，他的学说还继续影响着现代医学理论和实践。与魏尔啸同时代的法国生理学家伯尔纳德（Claude Bernard，1813—1878）首先倡导以研究活体的疾病为主要对象的实验病理学（experimental pathology），他认为仅仅用临床观察和尸体解剖方法不能全面、深刻地认识疾病，于是利用动物复制人类疾病的模型，研究疾病发生的原因和条件以及疾病过程中功能和代谢的动态变化，这就是病理生理学的产生和发展的基础。

20 世纪 60 年代，由于电子显微镜技术的成熟，病理形态学研究进入到亚细胞水平。特别是近 30 年来，随着现代免疫学、细胞生物学、分子生物学、现代遗传学的兴起和发展，以及免疫组织化学、流式细胞技术、图像分析技术和分子生物学等新技术的发展和应用，对病理学发展产生了深刻的影响，为病理学带来了学科相互渗透的动力和机遇，使病理学产生出许多新的分支学科，如免疫病理学、分子病理学、遗传病理学和定量病理学等，促使病理学不仅从细胞和亚细胞水平研究疾病，而且深入到分子水平、遗传基因水平研究疾病。并使形态学观察结果从定性到定量，更具客观性、重复性和可比性。这些发展大大加深了对疾病本质的认识，为疾病的防治提供了光明的前景。

今天，随着 5G 网络时代的到来，借助图像数字化以及数字存储传输技术的发展，将病理学切片转化为切片数字化图像（whole slide images，WSI）进行数据存储已成为现实。WSI 又称数字切片（digital slides）或虚拟切片（virtual slides），使用者可以不通过显微镜而直接在个人计算机上进行 WSI 阅片、教学、科学研究、远程诊断及疑难病例会诊，称为数字病理学（digital pathology）。人工智能技术在病理学应用中的研究已成为今天的一个热点。

我国人口众多，在疾病谱和疾病的种类上都有独特之处，大力开展人体病理学和病理生理学研究，对疾病的防治和医学科学的发展具有极为重要的意义，同时也是对世界医学的贡献。我们一定要抓住当今生命科学发展的机遇，打破传统病理学与其他学科的界限，密切关注新兴学科的发展，学习和吸取它们的先进成果，创造性地丰富病理学研究方法和内容，为病理学和医学的发展做出更大的贡献。

上篇
# 病理解剖学

# 第一章

# 细胞和组织的适应、损伤与修复

扫一扫，查阅本章数字资源，含PPT、音视频、图片等

正常机体的细胞和组织可以对体内外环境变化等刺激做出及时反应，表现为功能、代谢和形态上的改变，其反应形式既取决于刺激的性质和强度，也与受累细胞的类型、状态、营养及遗传背景等因素有关。当生理负荷发生变化或遭受轻微病理性刺激时，细胞和组织发生非损伤性应答反应（即适应）。若病理性刺激超过了细胞和组织的耐受和适应能力，则会发生损伤性变化。轻度细胞损伤在病因去除后大多是可逆的，称为可逆性损伤，在形态学上，细胞内（外）会出现水、脂肪、蛋白质、淀粉样物、钙盐等不同物质的积聚和沉积（即变性）。若引起损伤的刺激很强或持续存在，可导致不可逆性损伤，引起细胞死亡（包括坏死和凋亡）。正常、适应、可逆性损伤和不可逆性损伤是组织细胞在功能、代谢和形态上连续发展的变化过程，在一定条件下可相互转化，它们之间的界限有时也不甚清楚（图1-1）。

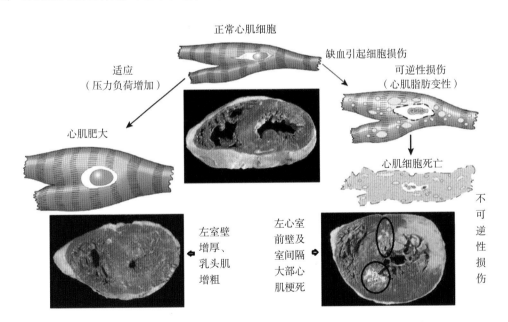

**图1-1　正常、适应、可逆性损伤和不可逆性损伤细胞和组织间的关系示意图**

（改编自 Robbins and Cotran，*Pathological Basis of Disease*，10th Edition，2018）

在疾病的发展过程中，机体内经历着一系列复杂的变化，既有致病因素引起细胞和组织的适应和损伤性变化，又有机体对损伤的修复和代偿，两者是疾病过程中出现的一对根本矛盾和基本病理变化。因此，认识细胞和组织适应、损伤与修复规律，具有十分重要的意义。

## 第一节　细胞和组织的适应

适应（adaptation）是指细胞、组织或器官对持续性的体内外环境刺激所做出的非损伤性应答反应。

适应是机体对细胞生长和分化进行调整的结果，其发生机制涉及细胞代谢的所有过程，包括细胞呼吸中能量代谢的改变，细胞内组成分子如蛋白质、核酸等的合成数量及类型的变化等多个方面。

适应是介于正常与损伤之间的一种状态，通常在早期仅表现为功能和代谢方面的改变，在晚期才出现形态学改变，主要表现为萎缩、肥大、增生和化生，涉及细胞的体积、数目或分化的改变（图1-2）。

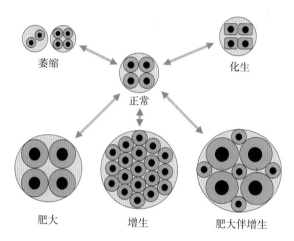

图1-2　适应的不同类型示意图

通过适应性反应，细胞、组织或器官改变自身的功能、代谢和形态以达到新的平衡，从而适应环境条件的改变，避免刺激因素对其造成进一步的损伤。一般情况下，病因去除后，大多数适应性反应可逐步恢复正常。

### 一、萎缩

发育正常的细胞、组织或器官的体积缩小，称为萎缩（atrophy）。组织、器官的萎缩是由于实质细胞体积缩小甚至数目减少所造成的。萎缩不同于发育不全和未发育，后两者是指器官或组织未充分发育至正常大小或根本没有发育的状态。

#### （一）原因和发生机制

引起萎缩的根本机制在于实质细胞的合成代谢小于分解代谢。萎缩既可发生于正常生理过程中（生理性萎缩），也可发生于异常病理过程中（病理性萎缩）。根据其具体原因可将萎缩分为以下几类。

**1. 营养不良性萎缩**　可因蛋白质摄入不足、消耗过多或血液供应不足等引起。

（1）全身营养不良性萎缩　因长期饥饿、厌食或消化系统疾患等造成蛋白质摄入、吸收不足，或者结核病、恶性肿瘤等严重慢性消耗性疾病造成蛋白质消耗过多所致。一般脂肪组织首先被消耗而发生萎缩，其次是肌肉、脾脏和肝脏等器官，心脏和脑往往最后发生萎缩。

（2）局部营养不良性萎缩 常见于局部缺血，如脑动脉发生粥样硬化导致管腔狭窄时可引起脑萎缩。

**2. 压迫性萎缩** 因组织、器官长期持续受压所致，其机制主要与受压导致缺血、缺氧性损伤有关。如脑室积水可压迫周围脑实质导致其萎缩，尿路梗阻所致肾盂积水可压迫周围肾实质导致其萎缩等（图1-3）。

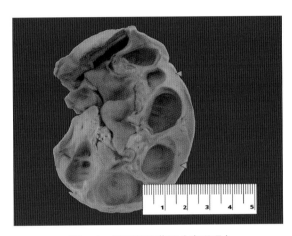

**图1-3 肾压迫性萎缩（肉眼观）**
肾盂积水、扩张，肾实质受压萎缩

**3. 失用性萎缩** 因组织、器官长期工作负荷减少或功能代谢低下所致，其机制可能与营养供应减少有关。如肢体骨折后经长期石膏固定可引起肌肉萎缩及骨质疏松，牙齿脱落后可引起下颌骨萎缩等。

**4. 去神经性萎缩** 因运动神经元或轴突损伤导致效应器萎缩，如脊髓灰质炎患者因脊髓前角运动神经元损伤而引起所支配的肌肉和骨骼发生萎缩。

**5. 内分泌性萎缩** 生理状况下，与机体处于生长发育不同时期的内分泌水平发生变化有关，如青春期后胸腺的萎缩和更年期后性器官的萎缩等。病理状况下，因内分泌腺功能下降可导致相应的靶器官萎缩，如垂体前叶功能减退症时垂体前叶及其所支配的靶器官（如甲状腺、肾上腺皮质及卵巢等）分泌的各种激素明显减少，导致各类激素作用的靶器官发生萎缩及功能过早退化。

**6. 其他损伤性萎缩** 其他各种损伤因素也可导致细胞、组织或器官发生萎缩。如阿尔茨海默病（Alzheimer disease，AD）是一种中枢神经系统退行性疾病，主要神经病理改变有神经元变性、丢失引起的脑萎缩，其神经元丢失的机制可能是淀粉样β蛋白等有害因素诱导神经元凋亡引起的。慢性萎缩性胃炎时，由于各种损伤因素引发的慢性炎症刺激，可导致胃黏膜萎缩变薄、腺体减少。因接受放射线导致组织萎缩，也称为放射性萎缩，如鼻咽癌患者经局部放射治疗后可引起周围腺体等组织的萎缩。

临床上，有时萎缩也可由多种因素综合所致。

## （二）病理变化

肉眼观，萎缩的组织、器官体积缩小，重量减轻，颜色加深或呈褐色，质地变硬、被膜可稍增厚。此外，不同的萎缩器官可呈现不同的特征性变化。如心脏萎缩时，心尖变锐、心室壁变薄，乳头肌和腱索变纤细，心脏表面冠状动脉呈蛇形迂曲（图1-4）。脑萎缩时，脑回变窄，脑沟增宽变深。

光镜下，萎缩的组织、器官内实质细胞体积变小和（或）细胞数目减少，胞质浓缩，胞核深染。因胞质内线粒体、内质网等细胞器大量退化，可见未能被彻底消化的富含磷脂的细胞器残体积聚于细胞质内，称为脂褐素（lipofuscin）。脂褐素呈褐色颗粒，可使器官或组织的颜色变深或呈褐色，故有褐色萎缩之称，常见于心肌细胞（图1-5）、肝细胞和神经节细胞的细胞核两端。在实质细胞萎缩的同时，往往可伴有一定程度的间质纤维组织或脂肪组织增生，甚至造成组织、器官的体积比正常还大，称为假性肥大（pseudo-hypertrophy）。

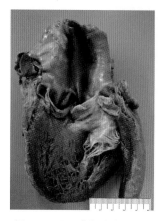

图1-4　心肌萎缩（肉眼观）

心脏体积缩小，颜色加深，心尖变锐，心室壁变薄，乳头肌和腱索变纤细，心脏表面冠状动脉呈蛇形迂曲

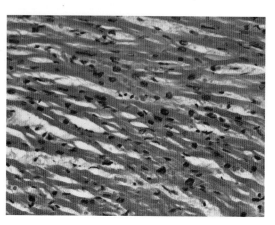

图1-5　心肌萎缩（光镜下）

心肌纤维变细，数目减少，胞质浓缩，胞核深染，同时伴有间质纤维组织增生

## （三）影响和结局

萎缩的细胞、组织或器官功能常有不同程度降低，通过调节其细胞体积、数目和功能以适应降低的血液供应和营养补给。萎缩一般是可复性的，原因去除后可以逐渐恢复正常；如原因持续存在，甚至加重，则萎缩细胞将逐渐消失而不能复原。

## 二、肥大

由于实质细胞体积增大所造成的组织、器官体积增大，称为肥大（hypertrophy）。对于再生能力强的组织器官（如子宫、乳腺等），其实质细胞的体积增大通常也可伴有实质细胞的数目增加，而再生能力弱的组织器官（如心肌、骨骼肌等）则仅表现为实质细胞的体积增大。

### （一）原因和发生机制

引起肥大的根本机制是实质细胞的合成代谢大于分解代谢，生理和病理情况下均可发生。根据其原因可将肥大分为内分泌性肥大与代偿性肥大两种类型。

**1. 内分泌性肥大**　因内分泌激素作用于效应器所致，也称为激素性肥大。如生理状态下妊娠期子宫平滑肌肥大、哺乳期乳腺肥大等。病理状态下，甲状腺功能亢进时，甲状腺滤泡上皮肥大（由单层立方状转变为高柱状）。内分泌激素引起的肥大，一般伴有细胞的数目增多。

**2. 代偿性肥大**　多因组织、器官功能负荷加重所致，具有功能代偿作用，也称为功能性肥大。如生理状态下，经长期锻炼可致骨骼肌肥大。病理状态下，高血压病时心脏压力负荷增加可引起左心室心肌代偿性肥大（图1-1）。部分组织、器官缺如或功能丧失后，残存的同类组织、器官功能负荷加重，也常发生代偿性肥大。

### （二）病理变化

肥大的细胞体积增大，细胞核增大深染，细胞质内细胞器数量增多，肥大的组织、器官体积均匀增大。

### （三）影响和结局

组织、器官发生肥大时功能往往增强，但其代偿作用是有限的，一旦超出代偿限度，即可发生失代偿，最终出现功能不全甚至衰竭，如高血压病晚期可导致左心衰竭。

## 三、增生

由于实质细胞数目增多所造成的组织、器官体积增大，称为增生（hyperplasia）。

### （一）原因和发生机制

增生是实质细胞有丝分裂活跃的结果，也与细胞凋亡受到抑制有关，通常受到增殖基因、凋亡基因、激素和生长因子及其受体等的调控，生理和病理情况下均可发生增生。根据其原因可将增生分为以下常见类型。

**1. 内分泌性增生** 因内分泌激素作用于效应器所致，也称为激素性增生。如生理状态下，女性青春期乳腺的发育和月经周期中子宫内膜腺体的增生。病理状态下，雌激素过多时乳腺和子宫内膜腺体的过度增生等。

**2. 代偿性增生** 功能代偿可引发增生，也称为功能性增生。如在高海拔地区，空气中氧含量较低可导致机体骨髓中红细胞前体细胞和外周血红细胞代偿增多。机体的部分组织损伤后，其周围组织也可发生代偿性增生。如病毒性肝炎时残存肝细胞的增生、肠黏膜慢性炎症损伤时黏膜上皮内腺体等成分的增生（图1-6）等。实质细胞增生的同时，间质成分也可增生从而达到修复的目的。

引起细胞、组织或器官发生增生与肥大的原因往往十分相似，故二者常相伴出现。

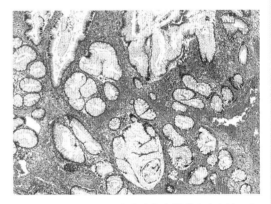

图1-6 直肠炎性息肉内腺体大量增生（光镜下）

### （二）病理变化

增生的组织或器官体积增大，细胞数量增多。细胞增生可分为弥漫性和局限性，弥漫性细胞增生可导致组织、器官的均匀增大，局限性细胞增生可导致组织、器官中形成单发或多发性增生结节。

### （三）影响和结局

增生通常具有可复性，当原因消除后可恢复。但是细胞过度增生失去控制，则可能演变为肿瘤性增生。

## 四、化生

一种分化成熟的组织转化为另一种分化成熟的同类组织的过程，称为化生（metaplasia）。

### （一）原因和发生机制

化生本质上是环境因素引起细胞某些基因活化或受到抑制而重新编程表达的产物，是细胞和组织在分化成熟过程中调节紊乱的一种形态学表现。化生并非由分化成熟的组织直接转变为另一种组织，而是该处具有分裂增生和多向分化能力的幼稚未分化细胞、储备细胞或干细胞转分化的结果（图1-7），通常只出现在分裂增殖能力较活跃的组织类型中。

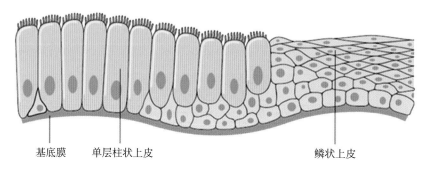

基底膜    单层柱状上皮                    鳞状上皮

**图1-7  支气管柱状上皮的鳞状上皮化生模式图**

柱状上皮中的储备细胞分裂增殖，分化形成复层鳞状上皮

（改编自 Robbins and Cotran, *Pathological Basis of Disease*, 10th Edition, 2018）

### （二）病理变化

化生常发生于同源的、性质相似的组织之间，即发生于上皮组织之间或间叶组织之间。

**1. 上皮组织的化生**  被覆上皮组织的化生以鳞状上皮化生（简称鳞化）最为常见，常由反复炎症刺激或机械损伤引起。如长期吸烟或慢性支气管炎时，支气管假复层纤毛柱状上皮可转变为鳞状上皮（图1-8）；慢性胆囊炎及胆石症时胆囊黏膜上皮的鳞化；慢性子宫颈炎时宫颈管柱状上皮的鳞化等。腺上皮组织的化生也较常见，如慢性萎缩性胃炎时，部分胃黏膜上皮可转变为含有潘氏细胞或杯状细胞的肠型黏膜上皮，称为肠上皮化生（简称肠化）。

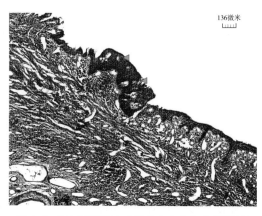

136微米

**图1-8  支气管黏膜上皮鳞状上皮化生（光镜下）**

支气管黏膜假复层纤毛柱状上皮中的储备细胞分裂增殖，分化形成复层鳞状上皮（绿色箭头所示）

**2.间叶组织的化生**　间叶组织细胞具有多向分化功能，可化生为骨、软骨或脂肪组织等。如骨化性肌炎时，由于外伤可引起肌肉内纤维结缔组织增生，新生的成纤维细胞转化为成骨细胞或成软骨细胞，导致骨化生或软骨化生。

### （三）影响和结局

上皮组织的化生在原因消除后或可恢复，但间叶组织的化生则大多不可逆。化生对机体利弊兼而有之，一方面适应了内外环境的改变，具有保护作用；另一方面丧失了原有组织的结构和功能，有的甚至可发展为肿瘤。如呼吸道黏膜的柱状上皮发生鳞状上皮化生后，在一定程度上增强了局部抵御外界刺激的能力，但减弱了黏膜的自净能力。若引起化生的因素持续存在，则可能发生恶性变，如支气管黏膜鳞状上皮化生和胃黏膜肠上皮化生可分别向肺鳞状细胞癌和胃腺癌演进。

# 第二节　细胞和组织的损伤

若病理性刺激超过了细胞和组织的耐受和适应能力，可引起细胞和组织功能代谢障碍及形态结构变化，称为损伤（injury）。细胞受损后的病理改变表现：先呈代谢性变化，继而出现组织化学和超微结构变化，随后出现光镜和肉眼可见的形态学变化。损伤的程度与损伤因素的性质、作用强度、持续时间以及受损细胞和组织的耐受性等有关。

## 一、损伤的原因和机制

凡能引起疾病发生的原因均可引起细胞和组织损伤，包括生物性、理化性和营养性等外界致病因素，免疫性、神经内分泌性、遗传性及先天性等机体内部因素，以及精神、心理和社会因素等。

损伤的发生机制主要涉及 ATP 耗竭细胞膜和线粒体损伤、活性氧类物质和胞质内游离钙的增多、氧自由基蓄积等。它们相互作用或是互为因果，导致损伤的发生和发展。

## 二、可逆性损伤

可逆性损伤，旧称变性（degeneration），是指由于代谢障碍导致细胞内或细胞间质出现异常物质，或原有正常物质异常蓄积的一系列形态学改变，常伴有细胞功能下降。蓄积的物质包括水分、脂质、蛋白质、黏多糖、色素和固态钙盐等，因而可将细胞和组织的可逆性损伤分为以下几种类型。

### （一）细胞水肿

细胞水肿（cellular swelling）也称水变性（hydropic degeneration），是指细胞内（包括细胞质和细胞器）出现水分异常蓄积，常是细胞损伤中最早出现的病变，好发于肝、心、肾等器官的实质细胞。

**1.原因和发生机制**　由于受缺氧、感染、中毒等因素的影响，细胞线粒体受损，ATP 生成减少，细胞的能量供应不足，细胞膜上 $Na^+$-$K^+$ 泵功能障碍，或细胞膜直接受损，导致细胞内钠离子和水分过多积聚。

**2.病理变化**　肉眼观，病变组织、器官体积增大，重量增加，边缘钝圆，被膜紧张，切面隆起、边缘外翻，颜色较苍白、混浊且无光泽，似被沸水烫过，旧称为混浊肿胀（图1-9）。光镜下，细胞体积肿大，胞质稀疏淡染，出现许多红染细颗粒状物（为肿胀的线粒体和扩张的内质网），故又称为颗粒变性。严重者胞质异常疏松透亮，线粒体、内质网可解体、离断或发生空泡变，细胞核也可发生肿胀，细胞体积进一步增大，超过正常的3～4倍，称为气球样变（ballooning change）（图1-10）。

**3. 影响和结局**  细胞水肿常为细胞的轻度或中度损伤，可引起器官功能降低。病因去除后，细胞形态可恢复正常。如病变进一步发展，则可能引起脂肪变，甚或崩解坏死。

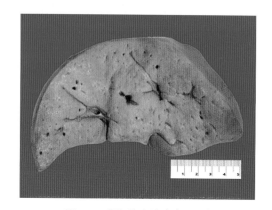

图1-9  肝细胞水肿（肉眼观）

肝脏体积增大，重量增加，边缘钝圆，被膜紧张，
切面隆起、边缘外翻，颜色较苍白、混浊且无光泽

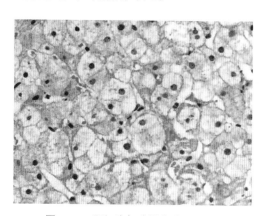

图1-10  肝细胞气球样变（光镜下）

肝细胞体积肿大，胞质异常疏松透亮；肝索
肿胀并相互挤压，组织结构不清晰

## （二）脂肪变

脂肪变（fatty change）是指非脂肪细胞的胞质内出现脂质异常蓄积。因肝脏是脂类代谢的主要场所，脂肪变最常见于肝细胞，亦可见于心肌细胞、肾小管上皮细胞和骨骼肌细胞等。

**1. 原因和发生机制**  因缺氧（如长期贫血或淤血）、中毒（如长期慢性酒精中毒，磷、砷、四氯化碳、氯仿等中毒）、严重感染（如白喉、伤寒、猩红热等）、营养障碍（如胆碱、蛋氨酸等合成磷脂的物质缺乏）、糖尿病及肥胖等原因，干扰了脂肪酸代谢，使其堆积在细胞内。肝细胞发生脂肪变的机制大致如下：①肝细胞质内脂肪酸增多：如高脂饮食或营养不良时体内脂肪组织分解，过多的游离脂肪酸经由血液入肝；或因缺氧导致肝细胞内乳酸大量转化为脂肪酸；或因氧化障碍使脂肪酸利用下降，脂肪酸相对增多。②甘油三酯合成过多：如过量饮酒可改变线粒体和滑面内质网的功能，促进 α-磷酸甘油合成甘油三酯。③脂蛋白、载脂蛋白减少：缺氧、中毒或营养不良时，肝细胞中脂蛋白、载脂蛋白合成减少，脂肪输出受阻而堆积于细胞内。

**2. 病理变化**  肉眼观，轻度脂肪变时器官形态可无明显变化，中、重度脂肪变的器官体积增大，边缘变钝，颜色淡黄，质地较软，切面有油腻感（图1-11）。光镜下，脂肪变的细胞内可见大小不等的脂滴，大者可充满整个细胞而将细胞核挤向一侧，形似脂肪细胞。在石蜡切片HE染色中，因脂质被有机溶剂溶解，故脂滴呈空泡状（图1-12、图1-13）。在冰冻切片中，脂滴可被保留下来，经过苏丹Ⅲ、锇酸、油红等特殊染色可使脂滴呈现不同颜色。

心肌脂肪变常出现在严重贫血、缺氧或慢性中毒时，常累及左心室内膜下和乳头肌部位。脂肪变的心肌呈黄色，与正常心肌的暗红色间隔出现，形成红黄相间的虎皮状斑纹，故称为虎斑心。有时心外膜增生的脂肪组织可沿间质伸入心肌细胞间，称为心肌脂肪浸润，与心肌脂肪变不同。

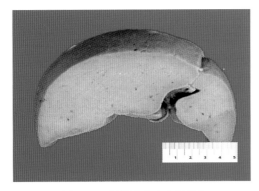

**图 1-11 肝脂肪变（肉眼观）**
肝脏体积增大，边缘变钝，颜色淡黄，质地较软，
触之有油腻感

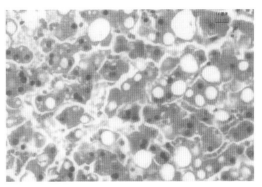

**图 1-12 肝细胞脂肪变（光镜下）**
肝细胞胞质内可见大小不等的脂肪空泡，大者可充
满整个细胞而将细胞核挤向一侧

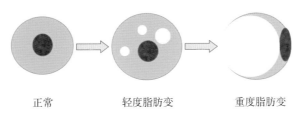

正常 　　　　　 轻度脂肪变 　　　　 重度脂肪变

**图 1-13 细胞脂肪变模式图**

**3. 影响和结局** 轻度脂肪变常不影响脏器的功能，严重者可导致功能障碍。脂肪变是一种可复性病变，原因去除后可以恢复；若病因持续作用，则可导致细胞坏死。

## （三）玻璃样变

玻璃样变（hyaline change）是指在细胞内或间质中出现蛋白质异常蓄积，因其 HE 染色呈均质、粉红染、半透明，故又称为透明变性。根据病变部位，可将玻璃样变分为以下几种类型。

**1. 纤维结缔组织玻璃样变** 是胶原纤维老化的表现，与胶原蛋白的交联、变性、融合有关。常见于瘢痕组织和动脉粥样硬化的纤维斑块等处。肉眼观，病变呈灰白色、半透明，质地坚韧、失去弹性。光镜下，纤维细胞明显减少，胶原纤维增粗并互相融合成梁状、带状或片状的粉红染均质结构（图 1-14）。

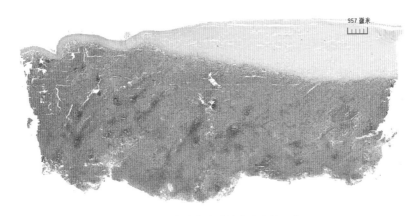

**图 1-14 脾被膜玻璃样变（光镜下）**
脾脏表面被膜增厚，呈粉红染均质结构

**2. 细小动脉壁玻璃样变**　常见于缓进型高血压和糖尿病时肾、脑、脾及视网膜等的细小动脉（图1-15）。因血浆蛋白渗入动脉内膜下以及内膜下基质的蓄积，使细小动脉管壁增厚、变硬，管腔狭窄甚至闭塞，故又称为细小动脉硬化。玻璃样变的细小动脉壁弹性减弱，脆性增加，易继发扩张甚至破裂出血。同时，细小动脉硬化管腔狭窄可造成受累脏器发生缺血损伤。

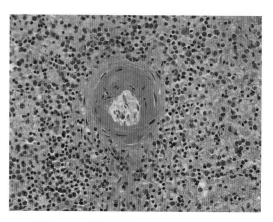

**图1-15　脾中央动脉玻璃样变（光镜下）**

脾中央动脉管壁增厚，有呈粉红染均质的蛋白质沉积，管腔明显狭窄

**3. 细胞内玻璃样变**　指蓄积于细胞质内的异常蛋白质形成均质、红染的圆形小体。如蛋白尿时，肾小管上皮细胞重吸收的蛋白质增多，与溶酶体融合而形成细胞内的玻璃样小滴；酒精性肝病时，肝细胞质中细胞中间丝前角蛋白变性，形成 Mallory 小体；慢性炎症时，浆细胞胞质粗面内质网中免疫球蛋白蓄积，形成 Russell 小体等。

### （四）淀粉样变

淀粉样变（amyloid change）是指细胞间质内出现淀粉样物质异常蓄积。淀粉样物质是淀粉样蛋白质和黏多糖的复合物，其中包括约90%的淀粉样原纤维蛋白和10%的黏多糖，因其在用碘染色时与淀粉的反应相似，故称为淀粉样物质。

淀粉样变最常累及肝、脾、肾和肾上腺等器官，肉眼观，器官体积增大，质地坚实，切面呈灰白色半透明状，严重时组织呈蜡样结构。淀粉样物质主要蓄积在细胞间质、小血管基膜下或沿着网状纤维支架分布。光镜下，HE 染色呈现均匀一致的淡粉红色，与胶原纤维玻璃样变不易鉴别。遇碘可被染成棕褐色，再加稀硫酸后呈蓝色，与淀粉遇碘时的反应相似。

在阿尔茨海默病等神经性疾病中，可以观察到神经系统中出现大量 β-淀粉样蛋白（amyloid β-protein，Aβ）的蓄积，导致老年斑及淀粉样脑血管病等特征性病变，许多学者认为它可能导致脑部或其他器官退化或功能障碍。

### （五）黏液样变

黏液样变（mucoid change）是指细胞间质内出现黏多糖（葡萄糖胺聚糖、透明质酸等）和蛋白质异常蓄积。常见于间叶组织肿瘤、超敏反应性炎症（如急性风湿病）的心血管壁、内分泌系统疾病（如甲状腺功能低下）的真皮及皮下组织、营养不良时的骨髓和脂肪组织等。

肉眼观，呈灰白色半透明胶状。光镜下，病变处间质疏松，纤维间充满黏液样基质，HE 染色呈灰蓝色，其中有一些散在星芒状、多角形细胞，其突起彼此相连。

当病因去除后，黏液样变可吸收消散，但长期存在可引起纤维组织增生而发生硬化。

### （六）病理性色素沉着

病理性色素沉着（pathologic pigmentation）是指色素在细胞内、外的异常蓄积。病理性色素包括含铁血黄素、脂褐素、黑色素及胆红素等多种由体内生成的内源性色素，以及如炭末、煤尘及文身色素等由外界进入机体的外源性色素。常见的病理性色素有以下几种。

**1. 含铁血黄素（hemosiderin）** 是来自血红蛋白代谢的衍生物。巨噬细胞吞噬红细胞，并由溶酶体降解红细胞内的血红蛋白，来自血红蛋白的 $Fe^{3+}$ 与蛋白质结合形成电镜下可见的铁蛋白微粒，铁蛋白微粒进而聚集成为光镜下可见的大小、形态不一的棕褐色折光颗粒，称为含铁血黄素。如左心衰竭导致慢性肺淤血时，漏出至肺泡腔的红细胞被巨噬细胞吞噬后形成含铁血黄素，含有含铁血黄素颗粒的巨噬细胞被称为心衰细胞（图 1–16）。当溶血性贫血时大量红细胞被破坏，可出现全身性含铁血黄素沉着，主要见于肝、脾、淋巴结和骨髓等器官内。

**2. 脂褐素（lipofuscin）** 是细胞受到自由基过氧化损伤的标志，细胞的自噬溶酶体内出现未被彻底消化的细胞器碎片残体，因其光镜下呈褐色微细颗粒而得名。正常情况下，附睾管上皮细胞、睾丸间质细胞和神经节细胞胞质内可含有少量脂褐素，老年人及一些慢性消耗性疾病患者的肝细胞、肾上腺皮质网状带细胞以及心肌细胞等出现萎缩时，其胞质内可有大量脂褐素沉着，使器官或组织的颜色变深或呈褐色。

**3. 黑色素（melanin）** 是指由黑色素细胞生成的黑褐色微细颗粒。正常人皮肤、毛发、虹膜、脉络膜等处都有黑色素的存在。局部性黑色素沉着可见于某些慢性炎症、色素痣及恶性黑色素瘤等（图 1–16）。肾上腺皮质功能低下的 Addison 病患者可出现全身性皮肤、黏膜的黑色素沉着。

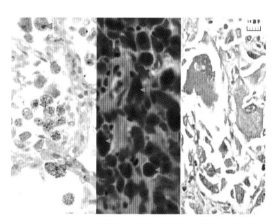

**图 1–16　含铁血黄素、黑色素及胆红素（光镜下）**

左图箭头所示为慢性肺淤血时心衰细胞内的含铁血黄素颗粒，中图箭头所示为恶性黑色素瘤肿瘤细胞内的黑色素颗粒，右图箭头所示为亚急性重型肝炎肝组织内的胆红素颗粒

**4. 胆红素（bilirubin）** 是正常胆汁的主要色素，在正常生理情况下，大部分胆红素由血红蛋白、肌红蛋白及其他含血色素蛋白分解衍生而来。肝脏不断地将胆红素摄取、结合、酯化及排泄入毛细胆管中，保证了机体胆红素代谢平衡。在胆道堵塞及某些肝脏疾患时，肝细胞、毛细胆管及小胆管内可见许多胆红素蓄积，此色素在胞质中呈金黄色折光小颗粒或团块状（图 1–16）。血中胆红素过多时，患者巩膜、黏膜、皮肤及其他组织可出现黄染，称为黄疸。

### （七）病理性钙化

病理性钙化（pathologic calcification）是指在骨和牙齿以外的组织内出现固态钙盐沉积。钙盐的主要成分是磷酸钙、碳酸钙及其他矿物质。

**1. 原因和发生机制** 病理性钙化按照原因可分为营养不良性钙化和转移性钙化两种。营养不良性钙化较为多见，是发生于变性、坏死组织或异物内的钙化，常见于结核坏死灶、脂肪坏死灶、动脉粥样硬化斑块、坏死的寄生虫体或虫卵、血栓和其他异物等，可能与局部碱性磷酸酶的增多有关。转移性钙化是指全身性钙、磷代谢障碍时，血钙和（或）血磷增高导致钙盐沉积于正常组织内。如甲状旁腺功能亢进及骨肿瘤造成骨质严重破坏时，大量骨钙进入血液，使血钙增高，可在肾小管、肺泡和胃黏膜等处形成转移性钙化。

**2. 病理变化** 肉眼观，钙盐沉积处呈灰白色坚硬的颗粒或团块，可刺激周围纤维组织增生将其包裹。光镜下，HE 染色呈蓝色不规则的颗粒或团块状物。X 线检查可见不透光的高密度阴影。

**3. 影响和结局** 少量的钙盐沉积，可被溶解、吸收；当大量钙盐沉积时，则较难完全吸收，可作为一种异物长期存在于机体组织中，并刺激周围纤维组织增生将其包裹，也可在钙化的基础上发生骨化，对机体的影响依具体情况而有所不同。如血管壁钙化后可导致血管变硬、弹性减弱，易发生破裂出血；结核病灶的钙化，可使其内的结核杆菌失去活力，局部病变停止发展，使病情处于相对稳定阶段。但是结核杆菌往往可在病灶中存活很长时间，一旦机体抵抗力低下，疾病可能会复发。转移性钙化中，肾、肺、胃黏膜等部位发生钙盐沉积，可造成这些组织的功能下降甚至丧失。

综上所述，各种正常或异常物质在细胞内或细胞间质内蓄积可引起不同类型的可逆性损伤，常见类型总结如表 1-1。

表 1-1 常见可逆性损伤总结

| 类型 | 蓄积物质 | 病变部位 |
| --- | --- | --- |
| 细胞水肿 | 水分 | 细胞内 |
| 脂肪变 | 甘油三酯等脂质 | 细胞内 |
| 玻璃样变 | 蛋白质 | 细胞内、细胞间质 |
| 淀粉样变 | 淀粉样蛋白质和黏多糖的复合物 | 细胞间质 |
| 黏液样变 | 黏多糖和蛋白质 | 细胞间质 |
| 病理性色素沉着 | 含铁血黄素、脂褐素、黑色素及胆红素等色素 | 细胞内、细胞间质 |
| 病理性钙化 | 磷酸钙、碳酸钙等固态钙盐 | 细胞内、细胞间质 |

## 三、不可逆性损伤

细胞的不可逆性损伤即细胞死亡，包括坏死和凋亡两大类型。凋亡主要见于细胞的生理性死亡，但也可见于某些病理过程中，坏死则是细胞病理性死亡的主要形式。

### （一）坏死

以酶溶性变化为特点的活体内局部细胞和组织的死亡，称为坏死（necrosis）。各种引起损伤的原因达到一定强度和持续一定时间，均可引起坏死，如理化性因素、生物性因素、局部缺血等。除了强烈的病因作用直接导致外，坏死常由可逆性损伤发展而来。坏死的细胞和组织代谢完全停止（不包括分解代谢），功能全部丧失，并逐渐出现一系列特征性的形态学改变，是细胞和组织最严重的、不可逆性变化。

**1. 基本病理变化**　在一般情况下，坏死都是逐渐发生的。最初只有生化改变，如糖原减少、核蛋白凝聚及分解等，在光镜下与正常细胞几乎没有区别。细胞和组织坏死后合成代谢虽已停止，但参加分解代谢的酶类仍有活性，尤其是溶酶体破裂后，大量水解酶等的释放，逐渐破坏细胞的各种微细结构。坏死发生 6～10 小时后，当酶溶性变化相当明显时才能在光镜下逐渐见到细胞核和各种细胞器的溶解破坏，故又称为渐进性坏死。

（1）细胞核的改变　是细胞坏死的主要形态学标志，表现：①核固缩：由于核脱水使染色质浓缩，染色加深，核体积缩小；②核碎裂：核染色质崩解为小碎片，核膜破裂，染色质碎片分散在胞质内，也可由核固缩裂解成碎片而来；③核溶解：染色质中的 DNA 和核蛋白分别被 DNA 酶和蛋白酶分解，细胞核失去对碱性染料的亲和力而染色变淡，甚至只能见到核的轮廓终至消失（图 1-17）。坏死细胞核的变化过程，不一定都经过上述各个阶段，具备其中任意一条均可判断为坏死。不同类型的坏死，核的变化也有所区别，如液化过程占明显优势的坏死，可主要表现为核溶解。

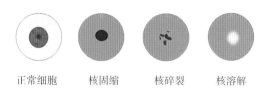

正常细胞　　核固缩　　核碎裂　　核溶解

图 1-17　坏死时细胞核变化模式图

（2）细胞质的改变　由于核糖体丧失减少、胞质变性蛋白质增多、糖原颗粒减少等原因，细胞质嗜酸性增强，呈嗜酸性红染。线粒体内质网肿胀形成空泡、线粒体基质无定形钙致密物堆积、溶酶体释放酸性水解酶溶解细胞成分等，是细胞坏死时细胞质的主要超微结构变化。

（3）间质的改变　间质对各种损伤的耐受性大于实质细胞，故在实质细胞出现坏死后的一段时间内，间质可无明显改变。经过一定时间后，在各种溶解酶的作用下，间质的基质崩解，胶原纤维肿胀、崩解、断裂或液化。坏死的细胞和崩解的间质融合成一片模糊、无结构的红染物质。

坏死组织作为机体内的一种异物，可引起周围组织的炎症反应，表现为血管充血、出血与炎细胞反应，此即坏死与机体死亡后组织自溶的区别。此外，坏死细胞内具有组织特异性的各种酶释放入血，可作为临床诊断某些细胞坏死的参考指标。

肉眼观，组织坏死早期常不易辨认，临床上把这种已失去生活能力的早期坏死组织称为失活组织。其特点：失去正常光泽，较混浊；缺乏正常组织的弹性，组织回缩不良；没有正常血液供应，摸不到血管搏动，局部温度降低，切割不流血；失去正常触觉、痛觉及运动功能（如肠蠕动消失）等。经过一段时间，肉眼才能辨认出范围较大的坏死组织。这种组织已不能复活，但却是细菌生长繁殖的良好培养基，为防止感染、促进愈合，在治疗中需将其清除。

**2. 坏死的类型**　由于酶溶性变化和蛋白质变性凝固等变化所占比例的不同，坏死组织主要呈现凝固性坏死和液化性坏死两个基本类型，此外还包括干酪样坏死、脂肪坏死、纤维素样坏死和坏疽等特殊类型。

（1）凝固性坏死　凝固性坏死（coagulative necrosis）常发生于心、脾、肾等实质器官的缺血性坏死。因蛋白质变性凝固且溶酶体酶水解作用较弱，组织呈凝固状态。肉眼观，坏死灶呈灰白或灰黄色，质地坚实而干燥，周围可形成暗红色充血出血带，与正常组织分界较明显（图1-18）。光镜下，坏死区细胞结构消失，但组织结构的基本轮廓可保存一段时间，坏死区周围形成充血、出血和炎症反应带（图1-19）。

干酪样坏死（caseous necrosis）属于特殊类型的凝固性坏死，是结核病的特征性病变。肉眼观，因病灶中含有较多脂质，坏死组织呈黄色，松软细腻，状如干酪，故而得名。光镜下，坏死组织彻底崩解为无结构的红染颗粒状物质（图1-20）。由于坏死灶内含有抑制水解酶活性的物质，干酪样坏死物不易发生溶解，也不易被吸收。

（2）液化性坏死　由于坏死组织中可凝固的蛋白质较少或富含水分及磷脂（如脑组织），或中性粒细胞、阿米巴滋养体等释放大量蛋白水解酶，使坏死组织发生溶解液化而呈液态，称为液化性坏死（liquefactive necrosis）。常见于脑组织坏死后形成的脑软化灶（图1-21）、化脓性炎症时大量中性粒细胞导致坏死组织溶解液化所形成的脓液以及阿米巴滋养体引起的阿米巴脓肿等。肉眼观，坏死组织呈囊状、凝乳状、果酱样等液态的不同形式。光镜下，坏死组织内细胞完全被

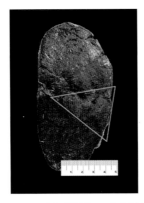

**图 1-18　脾凝固性坏死（肉眼观）**

脾脏切面可见锥形坏死灶（绿色三角形边框内所示），呈灰白色，质实而干燥，周围可形成暗红色充血出血带，与正常组织分界较明显

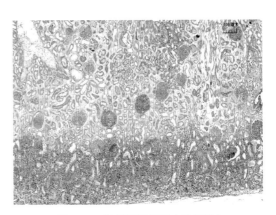

**图 1-19　肾凝固性坏死（光镜下）**

低倍镜下，肾梗死灶内肾小球、肾小管及血管等组织轮廓仍可辨认，但细胞均已坏死，微细结构消失。视野下方可见坏死区与正常肾皮质交界处有大量炎细胞浸润

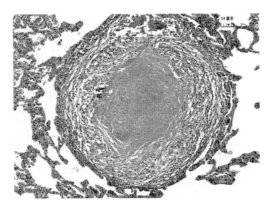

**图 1-20　肺粟粒性结核（光镜下）**

可见结核结节中心为干酪样坏死区，呈无结构的红染颗粒状物质

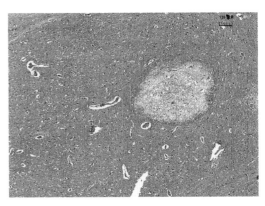

**图 1-21　脑软化灶（光镜下）**

见于流行性乙型脑炎，脑组织内可见因脑组织液化而形成的染色较浅、质地疏松的筛状软化灶，呈圆形或卵圆形，边界清楚

消化，局部组织快速被溶解。

脂肪坏死（fat necrosis）属于特殊类型的液化性坏死。分为酶解性和创伤性两种。前者常见于急性胰腺炎时，胰酶释放导致胰腺周围脂肪组织的分解；后者多见于乳房创伤。病灶内可见脂肪坏死后释放出的脂肪酸与钙离子结合而形成的钙皂，肉眼观呈灰白色。

（3）纤维素样坏死　纤维素样坏死（fibrinoid necrosis）旧称纤维素样变性，是结缔组织和小血管壁常见的坏死形式。病灶处可形成絮状、颗粒状或小条块状无结构强嗜酸性红染物质，与纤维素染色性质相似，故而得名。常见于某些超敏反应性疾病如风湿病（图1-22）、结节性多动脉炎、恶性高血压病等。其发生机制与抗原-抗体复合物引发的胶原纤维肿胀崩解、结缔组织免疫球蛋白沉积及血液纤维蛋白渗出变性有关。

（4）坏疽　较大范围的组织坏死后继发不同程度的腐败菌感染，使坏死组织呈黑褐色者，称为坏疽（gangrene）。常见于肢体末端或与外界相通的内脏。由于腐败菌分解坏死组织产生的硫化氢与红细胞破坏后游离出来的 $Fe^{2+}$ 结合产生硫化铁而致坏疽处呈黑褐色。根据形态学特点，可将坏疽分为三种：①干性坏疽（dry gangrene）：多发生于肢体末端，常因动脉粥样硬化、血栓闭塞性脉管炎等引起。由于动脉阻塞，但静脉回流尚通畅，水分易蒸发，故坏死组织含水分较少，腐败菌感染较轻，病变发展相对缓慢。肉眼观，坏死组织干燥皱缩，呈黑褐色，与周围正常组织之间界限清楚（图1-23）。②湿性坏疽（moist gangrene）：多见于与外界相通的内脏（如阑尾、小肠、肺、子宫、口腔等），也可见于动脉阻塞同时伴有静脉回流受阻的肢体。因坏死组织含水分较多，腐败菌感染严重，局部出现明显肿胀，呈暗绿或污黑色，有恶臭，与周围正常组织之间界限不清。坏死组织分解产生的大量毒性物质可造成败血症，引起严重的全身中毒症状。③气性坏疽（gas gangrene）：是特殊类型的湿性坏疽，常继发于深达肌肉的开放性创伤（特别是战伤），合并产气荚膜杆菌等厌氧菌感染。细菌分解坏死组织，同时产生大量气体，使坏死组织高度肿胀呈蜂窝状，按之有捻发感。气性坏疽病变发展迅速，全身中毒症状明显，后果严重，需紧急处理。

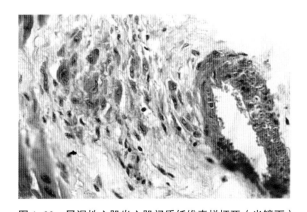

**图1-22　风湿性心肌炎心肌间质纤维素样坏死（光镜下）**

心肌间质小血管旁可见絮状、条索状、颗粒状强嗜酸性红染物质，其间可见风湿细胞

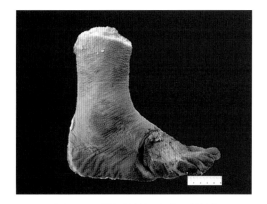

**图1-23　足部干性坏疽（肉眼观）**

病变部位干燥皱缩，呈黑褐色，与周围正常组织之间界限清楚

**3. 坏死的结局**

（1）溶解吸收　坏死灶较小时，坏死组织在来自坏死组织本身和中性粒细胞释放的蛋白水解酶的作用下发生溶解，并经淋巴管或血管吸收，不能被吸收的碎片被巨噬细胞吞噬清除。

（2）分离排出　坏死灶较大不易被完全溶解吸收时，其周围发生炎症反应，白细胞释放蛋白水解酶，加速病灶边缘坏死组织的溶解吸收，使坏死灶与健康组织分离。皮肤黏膜表面的坏死组织脱落后可形成缺损，较表浅的称为糜烂，较深的称为溃疡。深部的坏死组织液化后可沿自然管道排出，所残留的空腔称为空洞（图1-24）。

（3）机化　如果坏死灶较大，不能被完全吸收，也不能被分离排出时，可由肉芽组织从周围长入，并将其取代，最终形成瘢痕组织。这种由肉芽组织取代坏死组织、血栓或其他异物的过程称为机化（organization）。

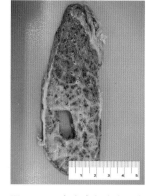

图1-24　肺脓肿中脓液流出形成空洞（肉眼观）

（4）包裹和钙化　如果坏死灶太大，不能完全被溶解吸收或机化，则由周围增生的纤维组织将其包裹，包裹的坏死灶中心在某些条件下溶解后可形成囊腔，也可发生钙盐沉积而形成营养不良性钙化。

**4. 坏死对机体的影响**　坏死组织的功能已全部丧失，对机体的影响取决于坏死组织器官的生理重要性、坏死范围大小、坏死组织周围同类组织的适应代偿能力等。

### （二）凋亡

凋亡（apoptosis）是活体内单个细胞或小团细胞的死亡，是在生理和病理状态下触发的由基因调控的有序的细胞主动消亡过程，亦称程序性细胞死亡（programmed cell death，PCD）。凋亡与胚胎发生发展、个体形成、器官的细胞平衡稳定等密切相关，因此，凋亡并非仅是细胞损伤的产物。细胞凋亡过程比较复杂，包括凋亡信号传导、凋亡相关基因激活后按照预定程序合成执行凋亡的各种酶类，酶通过级联反应降解底物，导致凋亡细胞出现特征性形态改变和生化改变。

**1. 凋亡的形态改变和生化改变**　凋亡细胞最初的形态改变为胞膜皱缩、胞质致密、细胞器密集、核染色质边集，进而胞核裂解，胞质出芽脱落并形成含核碎片和（或）细胞器成分等的膜包被凋亡小体（apoptotic body）。在整个凋亡过程中，凋亡细胞的质膜不破裂、不引发死亡细胞的自溶、也不引起炎症反应。最终，凋亡小体可被局部巨噬细胞和邻近的其他实质细胞（如上皮细胞）吞噬降解（图1-25）。由于凋亡程序的执行蛋白（凋亡蛋白酶、核酸内切酶）活化，DNA被降解成180～200bp的成倍片段，在琼脂糖电泳时呈现梯形条带，为凋亡细胞特征性的生化改变。

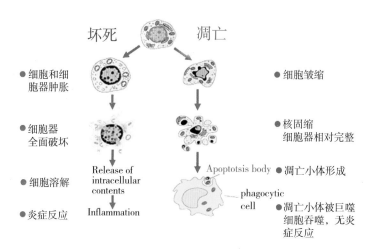

图1-25　细胞凋亡和坏死模式图

**2. 凋亡和坏死的区别**　凋亡在许多方面不同于坏死，二者的区别见表1-2。

表 1-2 凋亡与坏死的区别

|  | 凋亡 | 坏死 |
| --- | --- | --- |
| 诱导因素 | 病理性损伤或生理性因素 | 病理性损伤 |
| 基因调控 | 有，主动过程（自杀性） | 无，被动过程（他杀性） |
| 死亡范围 | 多为散在的单个或数个细胞 | 一般为集聚的大片细胞 |
| 生化特征 | 耗能的主动过程，有新蛋白质合成。琼脂凝胶电泳呈特征性梯带状（DNA 降解为 180 ～ 200bp 片段） | 不耗能的被动过程，无新蛋白质合成，琼脂凝胶电泳无梯带状（DNA 降解不规则） |
| 形态学特点 | 细胞固缩，核染色质边集，形成凋亡小体，细胞膜及细胞器膜完整 | 细胞肿胀，核染色质呈絮状或边集，细胞膜及细胞器膜溶解破裂，溶酶体酶释放，细胞自溶 |
| 周围反应 | 不引起周围组织炎症反应和修复 | 引起周围组织炎症反应和修复 |

**3. 凋亡与疾病** 由于细胞凋亡在确保细胞正常生长发育、维持内环境稳态方面具有重要的意义，因此凋亡调控失常可引发多种疾病，如细胞凋亡不足则导致肿瘤、自身免疫性疾病和病毒感染性疾病；如细胞凋亡过度，可引起神经元退行性变（阿尔茨海默病）、心血管疾病、免疫缺陷病等。

## 四、细胞老化

### （一）细胞老化的概念

细胞老化（cellular aging）是细胞在生物体年龄增长过程中发生的退行性变化的总和。每个生物体及细胞都须经过生长、发育、老化及死亡等阶段，是生命发展的必然结果。老化的细胞，其结构蛋白、酶蛋白和受体蛋白合成减少，抗损伤功能下降。细胞老化是个体老化的基础，常导致老年病的产生，机体其他疾病的发生率也会增加。

### （二）细胞老化的机制

细胞老化被认为与真核细胞染色体末端存在的端粒结构有关。端粒在维持染色体稳定、控制细胞生长和寿命方面起重要作用，细胞每分裂一次都造成端粒缩短 50 ～ 200 个核苷酸，直到细胞衰老不再分裂，而端粒酶可使已缩短的端粒再延长，绝大多数分化成熟的体细胞不表现端粒酶活性，细胞分裂 50 次左右便自行停止。但在生殖细胞、干细胞及永生化的癌细胞中，端粒酶活性增加，细胞可无限制分裂。另外，损伤因子作用下细胞内染色体突变，复制错误不断积累，生成异常的蛋白质，使原有的蛋白多肽和酶的功能丧失等因素，也会加快细胞老化进程。

## 第三节 细胞和组织损伤的修复

机体对细胞和组织损伤所造成的缺损进行修补恢复的过程称为修复（repair）。在修复过程中，首先通过炎症反应清除坏死的细胞和组织碎片，然后通过完全再生和纤维性修复两种形式完成损伤后缺损的修复过程。多数情况下，两种修复过程同时存在。修复后可完全或部分恢复原有组织的结构和功能。

## 一、再生

再生（regeneration）是指由损伤灶周围的同种细胞来修复。再生可分为生理性再生和病理性再生。生理性再生是指在生理过程中，机体有些细胞、组织不断衰老、消耗，又被同种细胞增生、补充。如表皮的基底细胞不断增生分化以补充角化脱落的表层细胞；血细胞定期衰老死亡，需要不断再生补充；子宫内膜周期性脱落后可由新生内膜替代等。生理性再生始终保持着原有的结构和功能。病理性再生是指在病理状态下细胞和组织损伤后发生的再生。

### （一）各种细胞的再生能力

一般而言，低等动物比高等动物再生能力强，幼稚组织比高分化组织再生能力强，平时易受损及在生理状态下经常更新的组织再生能力强。按照再生能力强弱，可将人体细胞分为以下三类。

**1. 不稳定细胞** 这类细胞总在不断地增生以替代衰亡或被破坏的细胞，如表皮细胞、黏膜被覆的上皮细胞、淋巴及造血细胞和间皮细胞等。这些细胞的再生能力相当强，干细胞的存在是这类组织不断更新的必要条件。干细胞是个体发育过程中产生的具有无限或较长时间自我更新和多向分化能力的一类细胞，包括胚胎干细胞和成体干细胞。干细胞在每次分裂后，子代之一继续保持干细胞的特性，另一个子代则分化为相应的成熟细胞。如表皮的基底细胞和胃肠道黏膜的隐窝细胞即为典型的成体干细胞。

**2. 稳定细胞** 这类细胞在正常情况下不发生增生，只有在遭受损伤或某种刺激时才表现出较强的增生能力，见于各种腺体或腺样器官的实质细胞，如肝、胰、涎腺、内分泌腺、汗腺、皮脂腺及肾小管上皮细胞等。

**3. 永久性细胞** 又称非分裂细胞。神经细胞、骨骼肌细胞以及心肌细胞属于这类细胞。一般认为，中枢神经细胞和神经节细胞均不能再生，一旦受损，则成为永久性缺失，此类细胞受损后基本通过瘢痕修复。

### （二）各种组织的再生过程

**1. 上皮组织的再生** ①鳞状上皮缺损时，由创缘或基底部的基底细胞分裂增生，向缺损中心迁移，形成单层上皮，以后增生分化为鳞状上皮。黏膜上皮修复亦如此，新生的上皮细胞由扁平变为立方，最后形成柱状上皮。②腺上皮再生情况依损伤的状态而异。如腺体的基膜未被破坏，可由残存细胞分裂补充而完全再生；如腺体结构被完全破坏，则难以完全再生。

**2. 纤维组织的再生** 损伤后局部静态的纤维细胞或间叶细胞分化为成纤维细胞，后者再进行分裂增生。幼稚的成纤维细胞胞质中含有大量粗面内质网和核蛋白体，有很强的合成胶原蛋白的能力。当成纤维细胞停止分裂后，开始合成并分泌前胶原蛋白，在细胞周围形成胶原纤维，细胞逐渐成熟变成长梭形，胞质越来越少，核染色越来越深，成为纤维细胞。

**3. 血管的再生** 毛细血管的再生是由血管内皮细胞分裂增生，先以出芽的方式形成实心的内皮细胞条索，在血流的冲击下逐渐出现管腔，形成毛细血管，进而彼此吻合构成毛细血管网。根据功能需要，部分毛细血管关闭、消失；部分管壁逐渐增厚改建为小动脉或小静脉。大血管断裂后需手术吻合，吻合处两端内皮细胞分裂增生，相互连接，恢复原来内膜结构。但离断的肌层不易完全再生，而由结缔组织增生予以连接。

**4. 神经组织的再生** 神经细胞破坏后不能再生，由神经胶质细胞及其纤维修复，形成胶质瘢痕。神经纤维断离后在神经细胞存活的前提下可完全再生，其过程是断处远端的神经纤维髓鞘及轴突崩解吸收，断处近端发生同样变化。然后两端神经细胞增生，将断端连接并产生髓磷脂，形成髓鞘，神经细胞轴突向远端髓鞘生长至末梢。此过程需数月才能完成。若断端相隔太远或断端间有血块及瘢痕相隔，或因截肢失去远端，则再生的轴突与增生的结缔组织混杂成团，称为创伤性神经瘤，可引起顽固性疼痛。

## 二、纤维性修复

组织损伤比较严重，累及实质细胞和间质细胞，并伴有坏死和炎症反应时，常产生纤维性修复。纤维性修复是指由肉芽组织增生，溶解吸收坏死组织，并填补组织缺损，最后肉芽组织逐渐成熟转化为瘢痕组织的过程，又称为瘢痕性修复。

### （一）肉芽组织

肉芽组织（granulation tissue）是由新生的毛细血管和成纤维细胞构成的幼稚结缔组织，并伴有炎性细胞浸润。肉眼观，肉芽组织呈鲜红色、颗粒状、柔软湿润，形似新鲜肉芽因而得名。光镜下，可见大量新生的毛细血管向创面垂直生长，并以小动脉为中心，在其周围形成袢状弯曲的毛细血管网。在毛细血管周围有许多新生的成纤维细胞，并常有大量渗出液及炎细胞（图1-26）。炎细胞以巨噬细胞、中性粒细胞和淋巴细胞等较常见。巨噬细胞及中性粒细胞能吞噬细菌及组织碎片，还可释放出各种水解酶以分解坏死组织及纤维素。肉芽组织内早期无神经纤维，故无痛觉。

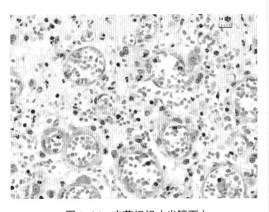

**图1-26　肉芽组织（光镜下）**

肉芽组织内可见大量新生的毛细血管，在其周围有许多成纤维细胞，并伴有大量炎细胞浸润

肉芽组织在损伤修复中具有重要作用：①抗感染，保护创面；②填补伤口及局部组织缺损；③机化或包裹坏死组织、血栓、炎性渗出物及其他异物。

肉芽组织在损伤2～3天内即可出现，自下而上或自周围向中心生长并填补伤口或机化异物。随着时间的延长，成纤维细胞开始产生越来越多的胶原纤维，同时成纤维细胞逐渐转化为纤维细胞，毛细血管数量逐渐减少，间质水分和炎细胞逐渐减少，肉芽组织成熟为纤维结缔组织，并最终老化形成瘢痕。

### （二）瘢痕组织

瘢痕（scar）组织是指肉芽组织经改建、成熟所形成的纤维结缔组织。

**1. 形态特征**　肉眼观，瘢痕组织呈灰白色、半透明，质地坚韧，缺乏弹性。光镜下，可见大量平行或交错分布的胶原纤维束，常可形成均质、粉红染的玻璃样变，纤维细胞及血管稀少（图1-27）。

**2. 对机体的影响**

（1）有利方面　①填补伤口或缺损，保持组织

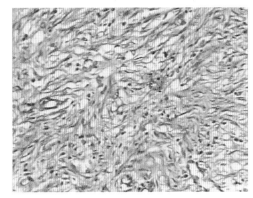

**图1-27　瘢痕组织（光镜下）**

瘢痕组织内可见大量平行或交错分布的胶原纤维束

的完整性；②大量胶原纤维使瘢痕组织比肉芽组织的抗拉强度要大，从而使组织、器官保持其坚固性。

（2）不利方面　①瘢痕组织收缩：当瘢痕组织发生于关节附近时可致关节挛缩、功能受限；有腔室的器官可引起管腔狭窄，如胃和十二指肠溃疡瘢痕收缩可致幽门梗阻。②瘢痕性粘连：在器官之间或器官与体腔壁之间发生的纤维性粘连常不同程度地影响其功能。③硬化：广泛的纤维化和玻璃样变可造成器官硬化。④瘢痕疙瘩：瘢痕组织过度增生并突出于表面可形成瘢痕疙瘩（蟹足肿）。⑤瘢痕膨出：瘢痕组织缺乏弹性，当局部压力增加时，可使愈合处向外膨出。如心肌梗死灶瘢痕愈合后可形成室壁瘤。

### 三、创伤愈合

创伤愈合是指机体遭受外力作用，组织出现离断或缺损后，由再生和纤维性修复的协同作用而产生的愈合过程。包括各种组织的再生和纤维性修复的复杂组合。

#### （一）皮肤创伤愈合

**1. 基本过程**　最轻度的创伤仅限于皮肤表皮层，稍严重者有皮肤和皮下组织断裂，并出现伤口；严重的创伤可有肌肉、肌腱、神经的断裂及骨折。下面以有伤口的创伤为例，叙述创伤愈合的基本过程。

（1）伤口早期的炎症反应　伤口局部有不同程度的组织坏死和血管断裂出血，数小时内即可出现炎症反应，局部红肿。伤口中的血液和渗出液中的纤维蛋白原转化为纤维素，很快形成血凝块，干燥后形成痂皮，有保护伤口的作用。

（2）伤口收缩　2～3日后，创缘皮肤向中央收缩，创面缩小。

（3）肉芽组织增生和瘢痕形成　大约从第3天开始，伤口底部及边缘长出肉芽组织填平伤口。第5～6天起，成纤维细胞产生胶原纤维，随着胶原纤维越来越多而形成瘢痕。在伤后1个月左右，瘢痕完全形成。

（4）表皮及其他组织再生　创伤发生24小时以内，伤口边缘的基底细胞即开始增生，并在血凝块下面向伤口中心移动，形成单层上皮，覆盖于肉芽组织的表面，当这些细胞彼此相遇时，则停止前进，并增生、分化成为鳞状上皮。健康的肉芽组织对表皮再生十分重要，因为它可提供上皮再生所需的营养及生长因子。如果肉芽组织长时间不能将伤口填平，并形成瘢痕，则上皮再生将延缓；如果由于异物及感染等刺激导致肉芽组织过度生长，高出皮肤表面，也会阻止表皮再生，因此临床常需将其切除。若伤口过大（一般认为直径超过20cm），则再生表皮很难将伤口完全覆盖，往往需要植皮。皮肤附属器（毛囊、汗腺及皮脂腺）如遭到完全破坏，则不能完全再生，而出现瘢痕修复。肌腱断裂后，初期也是瘢痕修复，但随着功能锻炼，胶原纤维可以不断改建并按原来肌腱纤维方向排列，达到完全再生。

**2. 创伤愈合类型**

（1）一期愈合　见于缺损少、创缘整齐、无感染、创面对合严密的伤口（如无菌手术切口），这种伤口中只有少量血凝块，炎症反应轻，愈合时间短，形成的瘢痕小。表皮再生一般24～48小时即可将伤口覆盖，肉芽组织在第3天可将伤口填满，5～7天伤口出现胶原纤维连接，伤口达临床愈合标准。1个月左右覆盖伤口的表皮结构已基本正常，抗拉力强度则需要3个月才能达到顶峰。

（2）二期愈合　见于缺损较大、创缘不整齐、哆开或伴有感染的伤口。这种伤口愈合时间长，填补创口所需肉芽组织量多，形成瘢痕大，炎症反应明显，常影响组织、器官的外形及功能。

### （二）骨折愈合

骨的再生能力很强，一般经过良好复位后的单纯性外伤性骨折几个月便可痊愈。骨折愈合过程可分为以下几个阶段。

**1. 血肿形成**　骨折后，其断端及周围出血，常形成血肿，并出现轻度炎症反应。

**2. 纤维性骨痂形成**　骨折后 2～3 天，血肿开始被肉芽组织取代并机化，继而发生纤维化，形成纤维性骨痂。骨折局部呈梭形肿胀，1 周左右，上述增生的肉芽组织及纤维组织进一步分化成透明软骨。

**3. 骨性骨痂形成**　上述纤维性骨痂逐渐分化出骨母细胞，并形成类骨组织，以后出现钙盐沉积，转变为骨组织。纤维性骨痂的软骨组织可经软骨化骨过程演变为骨组织，至此骨性骨痂形成。

**4. 骨痂改建**　骨性骨痂还需进一步改建成板层骨并重新恢复骨皮质和骨髓腔的正常结构，才能实现功能要求。改建是在破骨细胞的骨质吸收及成骨细胞的新骨质形成的协调作用下完成的。

### （三）影响创伤愈合的因素

**1. 全身性因素**

（1）年龄　青少年的组织再生能力强，愈合快。老年人则相反，除因其再生能力降低以外，还与血管硬化、血液供应减少有关。

（2）营养　严重的蛋白质缺乏可导致肉芽组织及胶原形成不足，伤口愈合延缓。维生素 C 缺乏使前胶原分子难以合成，从而影响胶原纤维的形成。钙、磷在骨折愈合中起重要作用，二者缺乏使骨折愈合障碍。微量元素锌的缺乏也会影响创伤的愈合，因此补锌可促进伤口愈合。

（3）药物　肾上腺皮质激素可抑制炎症反应而不利于清除伤口感染，同时还可抑制肉芽组织生长和胶原合成、加速胶原分解，从而对伤口愈合不利。青霉胺和抗癌药中的细胞毒作用也可延缓愈合。实践证明，合理应用药物对于控制感染和促进创伤愈合会起到积极作用，如内服或外用（如外敷、熏洗）某些中药等。

（4）疾病的影响　许多全身性疾病（如糖尿病、心力衰竭、尿毒症、肝硬化、免疫缺陷病等）均可影响再生与修复过程，从而影响伤口的愈合。

**2. 局部因素**

（1）感染与异物　许多细菌可产生毒素和酶，引起组织坏死、基质或胶原溶解、加重局部组织损伤。同时，伤口感染引起的炎性水肿还可增加局部张力，使伤口范围扩大。此外，伤口中有坏死组织及异物也妨碍愈合并易于感染，故应施行清创术以清除坏死组织、异物及细菌等，以促进愈合、缩小创面，使本来为二期愈合的伤口达到一期愈合。

（2）局部血液循环　局部血液供应良好时再生修复好，从而促进愈合。相反，局部血液循环不良时（如静脉曲张、动脉粥样硬化、伤口包扎过紧等），则可导致伤口愈合延缓。这是由于正常的血液供应除保证组织再生所必需的氧和营养物质外，还能控制局部感染、促进坏死组织的吸收。采用适当的物理疗法（如红外线照射、热敷等）可调整局部血液循环，改善营养代谢，促进组织修复。

（3）神经支配　正常的神经支配对组织再生有一定的作用。如麻风引起的溃疡不易愈合，是因为神经受损造成局部神经性营养不良。自主神经损伤，使局部血液循环障碍，对再生的影响更为明显。

（4）电离辐射　电离辐射可破坏细胞，损伤小血管，抑制组织再生，从而影响创伤的愈合。

# 第二章
# 局部血液循环障碍

　　血液循环是机体的重要生命活动之一,在心脏和血管内循环流动的血液,将氧气和营养物质输送给组织细胞,并把二氧化碳和代谢产物排出体外,以保证组织细胞的功能代谢正常进行。如果血液循环发生障碍,将引起各器官组织和细胞的代谢紊乱、功能异常以及形态结构改变。

　　血液循环障碍可分为全身性和局部性两种,二者密切相关,相互影响。局部血液循环障碍多由局部因素引起,也可以是全身血液循环障碍的局部表现。局部血液循环障碍是重要的基本病理过程,常表现为:①器官或组织内循环血量的异常,包括充血和缺血;②局部血管内出现异常物质和阻塞,包括血栓形成、栓塞和梗死;③血管壁通透性或完整性改变,使血管内成分溢出血管外,包括水肿和出血。

## 第一节　充血和淤血

　　充血(hyperemia)和淤血(congestion)都是指局部组织血管内血液含量的增多,但发生的部位、原因和对机体的影响不同(图2-1)。

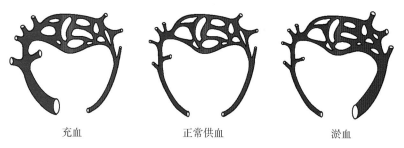

充血　　　　　　　　　正常供血　　　　　　　　　淤血

**图2-1　充血和淤血模式图**

## 一、充血

　　局部器官或组织因动脉血输入量过多而发生的充血,称动脉性充血(arterial hyperemia)或主动性充血(active hyperemia),简称充血。动脉性充血是器官或组织细、小动脉扩张的结果。

### (一)原因和发生机制

　　凡能引起细、小动脉扩张的原因,均可引起局部器官、组织充血。而细、小动脉扩张主要是由于血管舒张神经兴奋性增高,或血管收缩神经兴奋性降低,加上体液因素的作用,引起微循环动脉血流加快,灌注量增多所致。动脉性充血可分为生理性充血和病理性充血两类。

**1. 生理性充血**　为适应器官和组织生理需要和代谢增强而发生的充血，称为生理性充血，借此保证氧及营养物质的供应。如体力活动时骨骼肌充血、进食之后胃肠道黏膜充血和情绪激动时面颈部皮肤充血等。

**2. 病理性充血**　在各种病理状态下发生的充血，称为病理性充血。多由理化因素、细菌毒素等刺激所引起，常见的有：

（1）炎症性充血　在炎症反应中，致炎因子反射性地使血管舒张神经兴奋以及炎症局部血管活性胺等炎症介质释放并作用于血管壁，使局部血管紧张性下降，均可引起局部细、小动脉扩张而导致炎症性充血。

（2）减压后充血　局部器官或组织长期受压，使局部血管收缩神经兴奋性降低，当压力突然降低或解除，局部细、小动脉可发生反射性扩张而形成局部充血，称为减压后充血。例如，一次性大量抽取腹水或摘除腹腔的巨大肿瘤后，过多血液流入长期受压的腹腔器官，引起减压后充血，进而可出现脑缺血和晕厥。

（3）侧支性充血　动脉狭窄或阻塞时，引起局部组织缺血缺氧，代谢不全产物蓄积，导致缺血组织周围的动脉吻合支扩张充血，称为侧支性充血。这种充血在一定程度上具有代偿意义，可不同程度地改善局部组织的血液供应。

## （二）病理变化

肉眼观，动脉性充血的局部器官、组织体积增大，颜色鲜红。由于血流速度加快，物质代谢增强，温度升高，功能活动也增强，如黏膜腺体分泌增多等。光镜下，可见局部细动脉和毛细血管扩张充血，炎症充血时还可有炎细胞浸润。

## （三）影响和结局

动脉性充血是一种暂时的血管反应，原因消除后，局部血量恢复正常，一般不引起不良后果。由于动脉血富含氧和营养物质，因此充血对改善局部代谢、增强功能具有积极作用，如临床上的透热疗法有一定的治疗作用。但对于已有病变的动脉，充血可引起血管破裂。

## 二、淤血

由于静脉回流受阻，血液淤积于小静脉和毛细血管内，引起局部器官或组织血管内血量增多，称为静脉性充血（venous hyperemia），或被动性充血（passive hyperemia），又称淤血。淤血均为病理性，可以发生于局部，也可发生于全身。

## （一）原因和发生机制

凡能引起静脉血液回流受阻的各种因素，均可引起静脉性充血，可概括为以下三类。

**1. 静脉受压**　静脉受压可引起管腔狭窄或闭塞，血液回流受阻，导致器官或组织淤血。如肠套叠、肠扭转、肠疝或肠粘连时，挤压肠系膜静脉引起局部肠段淤血；妊娠后期子宫压迫髂静脉引起下肢淤血、水肿；肿瘤、炎性包块、瘢痕组织或绷带包扎过紧等亦会压迫静脉引起相应器官或组织的淤血。

**2. 静脉管腔狭窄或阻塞**　静脉内血栓形成或寄生虫（卵）、肿瘤细胞团等栓子侵入静脉可阻塞静脉而引起淤血。由于静脉有较多的吻合支，静脉淤血不易发生，只有当较大的静脉干受压、阻塞或多条静脉受压，侧支循环不能有效建立的情况下，静脉腔的阻塞才会引起淤血。

**3. 心力衰竭**  心力衰竭时，心排血量减少，心室舒张末期压力升高，阻碍静脉的回流，造成淤血。左心衰竭时，血液滞留在左心腔内，影响肺静脉的回流而引起肺淤血；右心衰竭时，血液滞留在右心腔内，引起体循环淤血，常表现为肝、脾淤血，严重时胃肠道、肾、四肢等也可出现淤血。

另外，烧伤、冻伤等情况下，静脉神经调节麻痹也可以发生淤血。

### （二）病理变化

肉眼观，淤血的组织、器官体积增大、被膜紧张、重量增加、颜色暗红。因血流淤滞，代谢功能下降，产热减少，导致局部温度降低。全身淤血时，血流缓慢、缺氧，血液中还原血红蛋白含量增多，皮肤和黏膜呈紫蓝色，称发绀（cyanosis），多见指（趾）端、口唇等处。光镜下，可见局部组织内小静脉和毛细血管显著扩张，充满血液，有时伴有水肿。

### （三）影响和结局

淤血的后果取决于淤血器官或组织的性质、淤血发生的速度、程度以及持续时间等因素。如果静脉阻塞是逐渐发生的，血液可通过侧支循环回流，淤血较轻。较长时间的慢性淤血，可引起：

**1. 淤血性水肿**  淤血时小静脉和毛细血管内流体静压升高，以及局部组织内代谢产物的作用，使血管壁通透性增高，组织液生成增多、回流减少，在局部形成淤血性水肿（congestive edema），如淤积在体腔则引起积液。

**2. 淤血性出血**  严重淤血时，缺氧可使血管壁的通透性进一步增高，红细胞从血管内漏出，导致淤血性出血（congestive hemorrhage）。

**3. 实质细胞损伤**  由于长期淤血，局部组织缺氧加重可导致实质细胞发生萎缩、变性甚至坏死。

**4. 淤血性硬化**  因长期淤血、缺氧以及组织中氧化不全的代谢产物大量堆积，可刺激局部纤维组织增生与网状纤维胶原化，致使器官质地变硬，造成淤血性硬化（congestive sclerosis），常见于肺、肝的慢性淤血。

此外，淤血部位因缺氧和营养障碍导致局部抵抗力降低，组织再生能力减弱，为其他疾病的发生发展提供了条件，如肺淤血常易并发肺感染，下肢淤血可并发皮肤溃疡且伤口不易愈合。

### （四）重要器官的淤血

**1. 慢性肺淤血**  多见于左心衰竭。肉眼观，肺脏体积增大、重量增加、颜色暗红、质地坚实。

光镜下，小静脉及肺泡壁毛细血管高度扩张淤血，肺泡间隔因纤维组织增生而增宽，肺泡腔内有淡红色的水肿液、少量红细胞和巨噬细胞。肺泡腔或肺间质的红细胞可被巨噬细胞吞噬，血红蛋白被分解后析出，形成含铁血黄素颗粒，HE染色呈棕黄色，普鲁士蓝染色呈蓝色，这种吞噬有含铁血黄素颗粒的巨噬细胞称为"心衰细胞"（heart failure cell）（图2-2）。

长期慢性肺淤血，引起肺间质网状纤维胶原化和纤维结缔组织增生，使肺质地变硬，由于含铁血黄素的沉积，肺组织呈棕褐色，故称为肺褐色硬化（brown induration of lung）。

临床上，可出现呼吸困难、发绀。

**2. 慢性肝淤血**  多见于右心衰竭，偶见于下腔静脉或肝静脉阻塞。

光镜下，肝小叶中央静脉及附近肝窦高度扩张淤血，充满红细胞，淤血区的肝细胞因缺氧和受压发生变性、萎缩，乃至消失；肝小叶周边部的肝血窦淤血、缺氧较轻，肝细胞可有不同程度的脂肪变性。肉眼观，肝脏体积增大，重量增加，被膜紧张，表面暗红，切面呈现红（淤血区）黄（脂肪变区）相间的结构，状似槟榔的切面，故称"槟榔肝"（nutmeg liver）（图 2-3）。

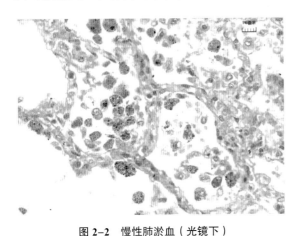

图 2-2 慢性肺淤血（光镜下）

肺泡腔内充满大量吞噬棕褐色含铁血黄素颗粒的巨噬细胞（称"心衰细胞"）

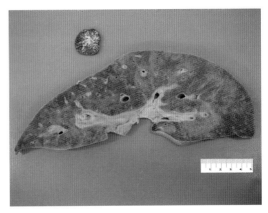

图 2-3 槟榔肝（肉眼观）

肝脏切面可见红（淤血）黄（脂肪变）相间的结构，状似槟榔的切面（左上角为槟榔的切片）

长期慢性肝淤血，由于小叶中央肝细胞萎缩消失，致网状纤维塌陷后胶原化，胶原纤维合成增多，同时门管区纤维结缔组织增生，使肝脏质地变硬，导致"淤血性肝硬化"，亦称心源性肝硬化（cardiac cirrhosis）。

临床上患者可因肝大、被膜紧张刺激感觉神经末梢而引起肝区疼痛或触痛。肝细胞损害严重时可有肝功能障碍的表现。

## 第二节 出 血

血液从心腔或血管内溢出的现象，称为出血（hemorrhage）。溢出的血液进入组织间隙或体腔称为内出血，流出体外称为外出血。

按出血方式、出血量和发生部位的不同，出血可有不同的名称。发生在皮肤、黏膜和浆膜面小而广泛的出血称瘀点（petechia）；直径＞5mm 的较大的出血斑点称瘀斑（echymosis）；直径 3～5mm 的出血，称为紫癜（purpura）；多量血液聚积于局部组织内，称为血肿（hematoma）；若血液积聚于体腔内称为积血（hematocele）。鼻出血，称为鼻衄（epistaxis）；呼吸道出血经口咳出，称为咯血（hemoptysis）；消化道出血经口呕出，称为呕血（hematemesis）；血液自肛门排出，称为便血（hematochezia）；泌尿道出血随尿排出，称为尿血（hematuria）；子宫大出血，称为血崩（metrorrhagia）。

### 一、类型

出血包括生理性出血和病理性出血。前者如正常月经的周期性子宫内膜出血；后者多由创伤、血管病变及出血性疾病等引起。根据血液溢出的机制可将出血分为破裂性出血和漏出性出血两种类型。

**1. 破裂性出血** 由心脏或血管壁破裂而引起的出血称为破裂性出血（disruptive hemorrhage）。

破裂可由心血管本身病变引起，如心肌梗死形成的室壁瘤、动脉瘤或静脉曲张的破裂等，在不能承受血流的压力时发生破裂出血；或为局部组织病变，如溃疡、结核病和肿瘤等侵蚀破坏血管壁的结果；亦可是机械损伤（如各种切割伤、穿通伤、挫伤）引起的血管创伤、局部软组织损伤引起的毛细血管破裂等。

**2. 漏出性出血**　因微循环血管壁通透性增加，血液通过扩大的内皮细胞间隙和受损的基膜漏出血管外，称为漏出性出血。其原因多为血管壁的损害引起，如严重淤血缺氧、严重感染、某些毒物中毒、过敏反应、维生素 C 缺乏等均可引起漏出性出血。光镜下，血管仍维持其完整性，但电镜观察可发现其内皮细胞间隙增大。此外，血小板减少或功能障碍以及凝血因子缺乏等引起的凝血功能障碍可加重出血倾向。

## 二、病理变化

新鲜出血呈红色，以后随红细胞降解形成含铁血黄素而呈棕黄色。光镜下，出血部位组织的血管外可见红细胞和巨噬细胞，部分巨噬细胞胞质内可见含铁血黄素，组织中亦可见游离的含铁血黄素。较大的血肿常因吸收不全而发生机化或包裹。

## 三、后果

出血的后果与出血的量、出血的速度和出血部位有关。出血缓慢量少者，多可被吞噬细胞清除，一般不会引起严重后果，如漏出性出血和小伤口出血等；小量持续或慢性反复的出血，可导致缺铁性贫血；若较大动脉或静脉破裂引起急性大量出血达循环血量的 20% ~ 25% 时，可发生失血性休克；发生在重要器官的出血，即使出血量不多，亦常引起严重后果，如心脏破裂引起心包内出血（心包填塞）可导致急性心功能不全，脑出血可导致相应的功能障碍，如脑内囊出血引起对侧肢体的偏瘫甚至死亡，视网膜出血可引起视力减退或失明。

# 第三节　血栓形成

活体心、血管内血液有形成分形成固体质块的过程称为血栓形成（thrombosis），所形成的固体质块称为血栓（thrombus）。

血栓与血凝块（clot）不同，血栓是在活体心血管内血液流动的状态下形成的，而血凝块则是在心血管外或死亡后静止的血液凝固而形成。

血液中存在着凝血系统、抗凝血系统和纤维蛋白溶解系统。在生理状态下，血液中的凝血因子不断、有限地被激活，形成少量纤维蛋白覆盖于血管内膜上，参与维持血管的正常通透性。这些纤维蛋白随即又被激活了的纤维蛋白溶解系统所溶解，加之抗凝系统的作用，使其不易造成凝血和形成血栓。上述三个系统的动态平衡，既保证了血液有潜在的可凝固性，又始终保证了血液的流体状态。在某些促凝血因素的作用下，这种动态平衡被破坏，触发了凝血过程，血液便可在血管内发生凝固（图 2–4），形成血栓。血栓形成涉及心血管内皮、血流状态和凝血反应三方面的改变。

## 一、血栓形成的条件和机制

血栓形成是由于血小板的活化和凝血因子被激活导致流动状态的血液发生凝固。血栓形成的条件早在 19 世纪就由 Virchow 提出，并沿用至今。包括以下三方面：

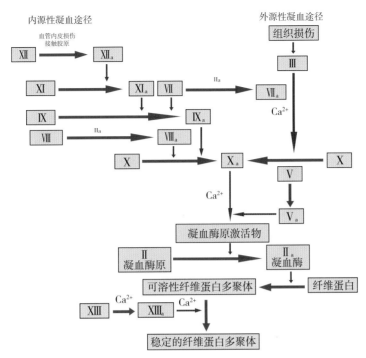

图 2-4 血液凝固过程的连锁反应示意图

## （一）心血管内膜的损伤

心血管内皮细胞的损伤是血栓形成最常见的因素。正常情况下，完整的心血管内皮组成一层单细胞薄膜屏障，把血液中的血小板、凝血因子和能促发凝血的内皮下细胞外基质（extracellular matrix，ECM）隔开；同时合成抗血小板黏集物质，如前列环素（$PGI_2$）、一氧化氮（NO）、二磷酸腺苷酶（ADP 酶）等，还可以合成抗凝血酶、抗凝血因子等物质，有促进纤维蛋白溶解的作用。因此，正常心血管内皮具有一定的抗凝功能。但在内皮细胞受到损伤或被激活时，则具有促凝作用，可导致血栓形成（图 2-5）。其发病机制：

**1. 内皮细胞损伤时的促凝作用** 心血管内皮细胞受到各种因素损伤时，可发生变性、坏死、脱落，暴露出内皮下的 ECM，血小板与 ECM（主要是胶原纤维）接触而被激活和黏附，同时裸露的胶原纤维激活凝血因子Ⅻ，启动内源性凝血途径；损伤的内皮细胞又释放出组织因子，激活凝血因子Ⅶ，启动外源性凝血途径；同时受损的内皮细胞分泌纤维蛋白溶酶原活化物的抑制因子（inhibitors of plasminogen activator，PAIs），抑制纤维蛋白溶解。

**2. 血小板的活化** 在凝血过程的启动中血小板的活化起关键性作用，主要表现为黏附、释放和黏集三个连续的反应，其过程：

（1）黏附反应（adhesion） 血小板与裸露的胶原纤维接触并被激活，随后凝血连锁反应被启动而产生凝血酶，凝血酶促进血小板的进一步活化。电镜下，可见活化的血小板胞质内微丝和微管的收缩、变形，血小板的颗粒逐渐消失而使胞质同质化。

（2）释放反应（release） 活化的血小板释放 α 颗粒和 δ 颗粒（致密颗粒），两种颗粒分别释放纤维蛋白原、纤维连接蛋白、血小板第Ⅳ因子、血管性血友病因子（vW 因子）、第Ⅴ因子、血小板生长因子、转化生长因子、凝血酶敏感蛋白和 ADP、ATP、$Ca^{2+}$、去甲肾上腺素、5- 羟色胺（5-HT）、血栓素 $A_2$（$TXA_2$）等，进一步加强血小板的活化。其中，$Ca^{2+}$ 参与血液凝固的连锁反应过程，而 ADP 则是血小板之间黏集的强有力介质。

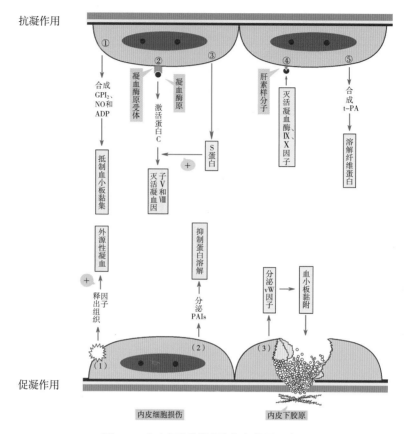

**图 2-5 内皮细胞的抗凝和促凝作用示意图**

抗凝作用：①合成 PGI$_2$、NO 和分泌 ADP 酶；②合成凝血酶调节蛋白；③合成 S 蛋白；④合成膜相关肝素样分子；⑤合成组织型纤维蛋白溶酶原活化因子（t-PA）。

促凝作用：（1）释放组织因子；（2）分泌纤维蛋白溶酶原活化因子的抑制因子（PAIs）；（3）分泌 vW 因子。

（3）黏集反应（aggregation） Ca$^{2+}$、ADP、TXA$_2$ 和凝血酶可以促使血小板彼此黏集成群。当血流加速时，黏集的血小板仍可散开；随着血小板黏集增多，活化后释出的 ADP 和 TXA$_2$ 也增多，使血小板进一步黏集成堆，在整个血小板团块中，凝血酶将纤维蛋白原转变为纤维蛋白，将血小板紧紧地交织在一起，成为附着于心血管壁损伤处的灰白色小结。

心血管内膜损伤导致的血栓形成是以在胶原暴露局部形成持久性血小板黏集堆开始的，临床血栓形成多见于风湿性和细菌性心内膜炎、心肌梗死、动脉粥样硬化斑块或溃疡、结节性多动脉炎、静脉内膜炎等病变的心血管内膜（壁）上。理化刺激如高血压、尼古丁、在同一部位反复静脉穿刺、手术损伤等均可损伤心血管内皮细胞导致血栓形成。缺氧、休克、败血症和细菌内毒素等可引起全身广泛的血管内皮损伤，从而激活凝血过程，造成弥散性血管内凝血（disseminated intravascular coagulation，DIC），在全身微循环内形成血栓。

## （二）血流状态的改变

在正常流速和正常流向的血液内，红细胞和白细胞在血流的中轴（轴流），外层是血小板，流动较红、白细胞缓慢，最外围是一层血浆带（边流），这种分层的血流将血小板与病变的血管壁、损伤的静脉瓣隔离，防止血小板与内皮细胞接触和激活。当血流缓慢或流经不规则的扩张或狭窄的血管腔产生漩涡时，血小板得以进入边流，增加了与血管内皮细胞接触的机会，血小板黏附于内皮细胞的可能性大为增加；同时局部存在少量凝血活性物质不能被正常血流稀释、运走，在局部逐渐堆积达到凝血过程所必需的浓度并活化。此外，血流缓慢、严重缺氧时损伤的内皮细胞失去了抗凝功能，并使内皮下胶原得以暴露于血流，从而可能触发内源性和外源性凝血过程而形成血栓。

临床上，静脉发生血栓约比动脉发生血栓多4倍，下肢静脉血栓又比上肢静脉血栓多3倍。静脉血栓常发生于久病卧床的患者和静脉曲张的静脉内。心脏和动脉内的血流快，不易形成血栓。但在二尖瓣狭窄时左心房高度扩张，血流缓慢并出现漩涡，或动脉瘤内的血流呈漩涡状流动时较易并发血栓形成。

### （三）血液凝固性增加

血液的凝固性增加是指血液中血小板和凝血因子的数量增多、活性增强，或纤维蛋白溶解系统活性降低等导致血液的高凝状态，可分为遗传性和获得性两种。

**1. 遗传性高凝状态**　很少见，主要为第V因子基因突变，其编码的蛋白能抵抗蛋白C的降解，使之失去抗凝血作用，造成血液高凝状态，患者常有反复深静脉血栓形成。其次为抗凝血因子，如抗凝血酶Ⅲ、蛋白S和蛋白C先天缺乏。

**2. 获得性高凝状态**　可见于以下情况。

（1）大手术、创伤、大面积烧伤、妊娠和分娩前后　此时形成血栓的倾向与血小板增多、黏性增加以及肝脏合成凝血因子增加和抗凝血酶Ⅲ合成减少有关。高脂血症、吸烟以及老年人形成血栓的倾向也可能与此有关。

（2）DIC　在严重创伤或烧伤、溶血、羊水栓塞时大量促凝物质进入血液循环，激活凝血因子和组织因子，引起急性DIC。晚期恶性肿瘤（尤其是腹部肿瘤，如胰腺癌、早幼粒细胞性白血病）及一些已浸润血管和转移的癌肿，可不断释放促凝因子入血，激活外源性凝血系统，引起慢性DIC。

（3）抗磷脂抗体综合征（antiphospholipid antibody syndrome）　多数与系统性红斑狼疮等自身免疫性疾病有关，此时机体产生抗磷脂抗体，导致血液高凝状态。其原因可能与抗体直接激活血小板和抑制内皮细胞产生 $PGI_2$ 有关，或干扰了蛋白C的合成及其活性。

血栓形成的3个条件往往同时存在，其中任一因素在特定的条件下均可导致血栓形成。

## 二、血栓形成的过程及形态

### （一）血栓形成过程

无论是心脏还是动、静脉内的血栓都是从内膜表面的血小板堆开始，此后的形成过程及其组成、形态和大小决定于局部血流的速度和血栓发生的部位。其基本过程如下（图2-6）：

**1. 血小板堆形成**　血栓形成过程中，血管内皮细胞损伤后胶原裸露，血小板黏附并被其激活而肿胀变形，伸出伪足互相接触融合，同时释出血小板颗粒，再从颗粒中释放出ADP、凝血酶、 $TXA_2$ 、5-HT及血小板第Ⅳ因子等物质，促使血液中的血小板不断地在局部黏附，形成血小板堆。此时血小板的黏附是可逆的，在血流的冲刷下可消失。

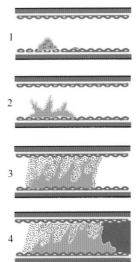

**图2-6　血栓形成过程示意图**

1. 血管内膜粗糙，血小板堆形成；2. 血小板继续黏集形成小梁，小梁间有中性粒细胞黏附；3. 小梁间可见纤维蛋白网和红细胞；4. 血管腔阻塞，局部血流停止、凝固

**2. 血小板血栓形成**　由于血小板颗粒大量释放，血小板内颗粒极度减少或完全消失，逐渐形成均质无结构的形态，这种变化称为血小板的黏性变态（viscous metamorphosis）。随着内源及外源性凝血途径的启动，凝血酶原活化为凝血酶，后者使纤维蛋白原转变为纤维蛋白，纤维蛋白与受损内膜处基质中的纤维连接蛋白结合，使血小板堆牢固地黏附于受损的心血管内膜表面，成为不可逆的血小板血栓，并作为血栓的起始点。

**3. 血小板小梁形成**　不断生成的凝血酶、ADP、$TXA_2$ 协同作用使血小板不断激活并黏附于血小板血栓上，血栓持续增大，受到阻碍的血流在其下游形成漩涡，又形成新的血小板堆。如此反复，血小板黏附形成条索状或珊瑚状小梁，在小梁间可见填充有大量红细胞和中性粒细胞的纤维蛋白网。

### （二）血栓的类型

**1. 白色血栓**　少量血小板黏附与凝集，形成血小板小丘，即为白色血栓（pale thrombus）。光镜下，呈无结构的淡红色，主要由血小板及少量纤维蛋白构成。肉眼观，血栓呈灰白色，表面粗糙，质地较实，与瓣膜或血管壁紧密相连。可见于血流较快的心瓣膜、心腔和动脉内（如急性风湿性心内膜炎病变的瓣膜上形成的血栓）或静脉性血栓的起始部，即血栓头部。

**2. 混合血栓**　静脉血栓在形成血栓头部之后，其下游血流变慢并形成涡流，形成新的多个血小板小梁的黏集堆，其中的血液发生凝固，纤维蛋白形成网状结构，网眼内网络大量的红细胞和少量白细胞，形成混合血栓（mixed thrombus）。由于静脉血栓在形成过程中不断沿血管延伸而增长，又称延续性血栓（propagating thrombus）。肉眼观，血栓呈粗糙、干燥的圆柱状。血小板小梁为灰白色，血流凝固形成的以红细胞为主的血栓为红褐色，二者层状相间排列，又称层状血栓。单一的混合血栓，如发生在主动脉瘤内、心肌梗死区相应的心内膜处或动脉粥样硬化溃疡部位，常形成不堵塞管腔的血栓，称附壁血栓（mural thrombus）；如发生于二尖瓣狭窄和心房纤维性颤动时，因心房收缩和舒张，混合血栓可呈球形。光镜下，混合血栓主要由淡红色无结构的呈分支状或不规则珊瑚状的血小板小梁构成，小梁边缘黏附着一些中性粒细胞，小梁间形成纤维蛋白网，网眼中含红细胞（图 2-7）。混合血栓多位于静脉延续性血栓的体部。

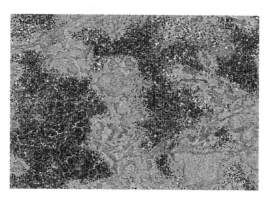

**图 2-7　混合血栓（光镜下）**

血小板小梁呈淡红色珊瑚状，小梁边缘黏附着一些中性粒细胞，小梁间充满大量纤维蛋白与红细胞

**3. 红色血栓**　随着混合血栓逐渐增大并阻塞管腔，血流极度缓慢甚或停止，血液发生凝固而成红色血栓（red thrombus），其形成过程与血管外凝血过程相同。光镜下，在纤维蛋白网眼内充满血细胞，主要为红细胞和均匀分布的少量白细胞，其细胞比例与正常血液相似。肉眼观，呈暗红色，新鲜时较湿润，并有一定的弹性，与血管壁无粘连，与血凝块相似。陈旧的红色血栓由于

水分被吸收而变得干燥、质脆易碎，失去弹性，并易于脱落造成栓塞。红色血栓见于延续性血栓的尾部。

**4. 透明血栓（hyaline thrombus）** 主要由纤维蛋白构成，又称为纤维素性血栓。血栓呈均匀红染半透明状，发生于全身微循环的小血管内，只能在显微镜下见到，故又称微血栓，常见于 DIC。

### 三、血栓的结局

**1. 软化、溶解和吸收** 激活的第Ⅻ因子在启动凝血过程促使血栓形成的同时，也激活了纤维蛋白溶解系统，加之血栓内的中性粒细胞崩解释放的蛋白水解酶均可使血栓软化并逐渐溶解。血栓溶解的快慢取决于血栓的大小和新旧程度。其中新鲜的较小的血栓可被完全溶解吸收；较大的血栓多为部分软化，可被血流冲击成碎片脱落，形成血栓栓子，引起栓塞。

**2. 机化与再通** 若纤溶酶系统活性不足，血栓存在较久不能脱落或软化吸收时，在其附着处的血管壁向血栓内长入肉芽组织并逐渐取代血栓，这一过程称为血栓机化。机化一般在血栓形成后 1～2 天开始，通常较大的血栓完全机化需 2～4 周，此时血栓和血管壁紧密黏着不易脱落。由于血栓机化时逐渐干燥收缩或部分溶解，致使血栓内部或血栓与血管壁间出现裂隙，周围新生的内皮细胞长入并被覆于裂隙的表面，形成网状通道，使血栓上下游的血流得以部分吻合沟通，这种已被阻塞的血管重新恢复血流的过程，称为再通（recanalization）（图 2-8）。

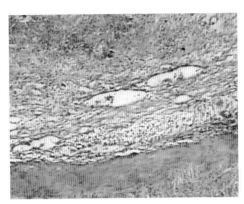

图 2-8 血栓机化与再通（光镜下）

**3. 钙化** 长久形成的血栓既未被溶解又未被充分机化时，可发生钙盐沉积，称为钙化（calcification）。可发生在静脉或动脉，形成静脉石或动脉石。机化的血栓，在纤维组织玻璃样变的基础上也可以发生钙化。

### 四、血栓对机体的影响

#### （一）血栓形成的防御作用

血栓形成能对破裂的血管起封闭伤口和阻止出血的作用，有助于创口愈合，防止感染扩散。因此，在一定条件下，血栓形成可看作机体的一种防御性措施。如胃与十二指肠慢性溃疡的底部和肺结核性空洞壁，其血管往往在病变侵蚀时已形成血栓，避免了大出血的可能性。

#### （二）对机体不利的影响

**1. 阻塞血管** 血栓形成对机体的影响与血栓发生部位、大小、类型和阻塞血管供血范围、阻塞程度等因素有关，主要取决于器官和组织能否建立有效的侧支循环。动脉血栓形成后，如未完全阻塞动脉可引起局部器官或组织缺血而萎缩；如完全阻塞管腔，又未建立有效的侧支循环则可造成相应器官的缺血性坏死。静脉血栓形成后，如未能建立有效的侧支循环，则引起局部淤血、水肿、出血，甚至坏死。DIC 形成的微血栓会引起微小梗死。

**2. 栓塞** 在血栓软化、碎裂的过程中，可能部分或全部脱落形成栓子，随血流运行至相应的组织器官，引起栓塞。如栓子内含有细菌，则细菌可随栓子运行而蔓延扩散，引起败血性梗死或脓毒血症等严重后果。

**3. 心瓣膜变形**　多见于风湿性心内膜炎和亚急性感染性心内膜炎，常因心瓣膜上的血栓机化而引起瓣膜粘连、增厚、纤维化和变形，导致慢性瓣膜病。

**4. 出血**　感染、缺氧、酸中毒等可引起广泛性内皮细胞的损伤，从而启动内源性凝血途径；大面积烧伤、严重创伤、癌肿和羊水栓塞等使促凝物质释放入血，启动外源性凝血途径，消耗大量的凝血因子，出现全身广泛性出血。

# 第四节　栓　塞

随循环血液流动的不溶性异常物质阻塞血管的过程称为栓塞（embolism）。阻塞血管的异常物质称为栓子（embolus）。

栓子可以是固体、液体或气体。其中最常见的是血栓栓子，其他进入血流的脂肪滴、羊水、粥样斑块中的粥样物、肿瘤细胞团、细菌团、寄生虫及其虫卵等也可成为栓子引起栓塞。

## 一、栓子运行的途径

栓子的运行途径一般与正常血流方向一致，罕见情况下也可逆血流运行，最终停留在口径与其相当的血管引起栓塞。来自不同的血管系统的栓子，其运行途径不同（图2-9）。

**1. 来自体静脉系统或右心的栓子**　随静脉血液回流，栓塞在肺动脉的主干或其分支，形成栓塞。但某些体积小而富有弹性的栓子，如气泡、羊水或脂肪滴，有可能通过肺泡壁毛细血管进入肺静脉系统，回流至左心，再进入体循环，引起动脉分支的栓塞。

**2. 来自左心和体循环动脉系统的栓子**　沿体循环运行，栓塞在体循环口径与其相当的小动脉分支内，常见于脑、脾、肾及四肢等处。

**3. 来自肠系膜静脉等门静脉系统的栓子**　可栓塞在肝内门静脉的各级分支。

**4. 交叉性栓塞**　偶见房、室间隔缺损的患者，右心或腔静脉系统的栓子，在右心压力升高的情况下可由右心通过缺损进入左心，再随动脉血流栓塞相应的分支，形成交叉性栓塞（crossed embolism）。

**5. 逆行性栓塞**　这种情况较罕见，是指在胸、腹腔内压骤然急剧升高（如剧烈的咳嗽、呕吐）等特定条件下栓子逆向运行，在下腔静脉所属分支（如肝、肾、髂静脉等处）引起栓塞。

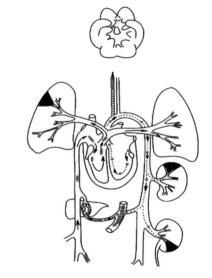

**图2-9　栓子运行途径与栓塞模式图**
栓子的运行途径一般与正常血流方向一致

## 二、栓塞的类型和对机体的影响

### （一）血栓栓塞

由脱落的血栓引起的栓塞称为血栓栓塞（thromboembolism），是栓塞最常见的类型，约占栓塞的99%以上，其主要危害是形成肺动脉栓塞和动脉系统栓塞。

**1. 肺动脉栓塞**　血栓栓子 95% 以上来自下肢深部静脉，少数为盆腔静脉，偶尔来自右心附壁血栓。肺动脉栓塞的后果取决于栓子的大小、数量、栓塞的部位以及心肺功能。因为肺具有双重血液供应，肺动脉和支气管动脉间有丰富的吻合支，一般情况下少量较小的栓子多栓塞肺动脉的小分支，不会引起严重的后果（图 2-10）；若栓塞前已有左心衰竭和严重的肺淤血，此时肺静脉压明显升高，单一支气管动脉不能克服其阻力而供血，因此导致局部肺组织供血受阻而发生出血性梗死；较大的栓子栓塞在肺动脉主干或其大分支内，或肺动脉分支有小而多的栓子，广泛栓塞肺动脉小分支时，病人可突然出现呼吸困难、发绀、休克，甚至急性呼吸、循环衰竭而猝死。

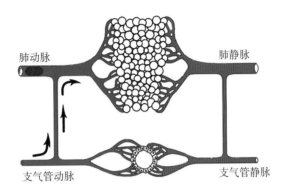

**图 2-10　肺小动脉栓塞时侧支循环代偿模式图**

　　肺动脉栓塞引起猝死的机制尚未完全清楚。一般认为：①由于肺动脉机械性阻塞，血栓刺激动脉内膜引起神经反射或血栓内血小板释放 5-HT 及 TXA$_2$，引起肺动脉、冠状动脉、支气管动脉和支气管平滑肌痉挛，造成急性右心衰竭和窒息；②肺动脉主干或大分支栓塞时，肺动脉内阻力急剧增加，造成急性右心衰竭；③肺内急性缺血缺氧，左心回心血量骤降，冠状动脉灌流不足造成心肌缺血、左心衰竭等都是其致死原因。

　　**2. 体循环动脉栓塞**　栓子大多来自左心，常见有感染性心内膜炎时心瓣膜上的赘生物、二尖瓣狭窄时左心房的附壁血栓和心肌梗死时合并的附壁血栓；少数来自动脉，如动脉粥样硬化和动脉瘤内的附壁血栓。动脉栓塞可发生于全身各处，以脑、脾、肾、下肢等处为常见。栓塞的后果取决于栓子的部位、侧支循环是否及时建立及组织对缺氧的耐受性。当栓子栓塞于较小的动脉且能够迅速建立有效的侧支循环时，常不造成严重后果。如栓子栓塞于较大动脉，又未能建立有效的侧支循环，局部组织可出现缺血性坏死。

### （二）脂肪栓塞

　　循环血液中出现脂肪滴并阻塞血管，称为脂肪栓塞（fat embolism）。脂肪栓子常来源于长骨骨折、烧伤、脂肪组织严重挫伤破裂等释放出的脂滴，从破裂的血管进入血流。近年发现血脂过高、酗酒、糖尿病、胰腺炎或精神受强烈的刺激、过度紧张的患者也可发生脂肪栓塞，可能是由于血脂不能保持稳定的悬乳状态而游离并互相融合形成脂肪滴所致。

　　脂肪栓塞常见于脑、肺和肾等器官，其后果取决于脂滴的多少和大小、栓塞的部位，以及全身受累的程度。脂肪栓子从静脉入右心，再到达肺，脂滴直径大于 20μm 的脂滴可阻塞肺部毛细血管，引起肺动脉分支、小动脉或毛细血管的栓塞；直径小于 20μm 的脂滴可通过肺泡壁毛细血管经肺静脉、左心至体循环，到达全身各器官，引起栓塞和小的梗死灶；若脂滴进入脑，则可引起点状出血、脑梗死和脑水肿，患者可出现烦躁不安、幻觉甚至昏迷等表现。肺内少量的脂肪栓塞，可由巨噬细胞吞噬或被酯酶分解，对机体没有影响；若短时间进入肺内的脂滴量达 9～20g，肺部血管广泛受阻或痉挛，肺循环总面积可丧失 3/4，同时由于血管壁通透性升高，肺泡腔内出现大量液体，影响气体交换，患者可发生急性右心衰竭而引起猝死。

### （三）气体栓塞

正常血液内仅能溶解很少量气体，如大量空气迅速进入血液循环或溶解于血液内的气体迅速游离形成气泡，阻塞血管或心腔，称为气体栓塞（gas embolism）。

**1. 空气栓塞**　多因静脉破裂后空气经缺损处进入血流所致。如头颈、胸壁和肺创伤或手术时损伤静脉，使用正压静脉输液以及人工气胸、气腹误伤静脉时，静脉破裂而血管壁不塌陷，因静脉腔内为负压，空气在吸气时可进入血液循环。分娩时，子宫的强烈收缩亦有可能将空气挤入破裂的静脉窦内。空气进入血液循环的后果取决于进入的速度和气体量。少量空气入血可被吸收或溶解，一般不引起严重后果。若迅速进入静脉的空气量超过 100mL，空气随血流到达右心，因心脏搏动，空气和血液经搅拌而形成具有压缩性和弹性的泡沫血，可随心脏的收缩、舒张而缩小、膨大，阻塞于右心和肺动脉出口，造成严重血液循环障碍而致猝死。有时部分空气经肺循环进入体循环，栓塞于脑、心。

**2. 氮气栓塞**　是在气压环境急速由高转低的减压过程中发生的气体栓塞，故又称为减压病（decompression sickness，DCS），多见于潜水或沉箱作业者从深海迅速浮出水面或航空者由地面迅速升入高空时发生。当气压骤减时，原来溶解于血液、组织液和脂肪组织中的氧气、二氧化碳和氮气迅速游离，形成气泡，氧气和二氧化碳易再溶于体液，但氮气溶解缓慢，在血液和组织间隙内持续存在，在血液中融合为较大的气泡形成气体栓塞。减压病时骨骼肌、关节及韧带受累较明显，可引起肌肉和关节的疼痛；如位于局部血管，可引起相应器官的缺血和梗死；如位于皮下可引起皮下气肿；如短期内大量气泡形成，阻塞多数血管，尤其是阻塞冠状动脉时，可出现严重血液循环障碍而死亡。

### （四）羊水栓塞

羊水进入母体血液循环造成的栓塞，称为羊水栓塞（amniotic fluid embolism），多发于高年产妇，是分娩过程中一种罕见的严重并发症（1/50000）。在分娩或胎盘早剥时，羊膜破裂，尤其有胎儿阻塞产道时，子宫强烈收缩、宫内压增高，羊水可被压入破裂的子宫壁静脉窦内，在母体肺动脉分支、毛细血管内引起栓塞。光镜下，在肺的毛细血管和小血管内有角化上皮、胎毛、胎脂、黏液和胎粪等羊水成分。少量羊水也可通过肺毛细血管进入体循环引起全身各器官栓塞。羊水栓塞时，产妇常在分娩过程中或产后短时间内突然出现呼吸困难、发绀、抽搐和休克等症状，甚至昏迷死亡。其猝死机制与以下因素有关：羊水成分造成肺循环阻塞，引起反射性血管痉挛；羊水内含有凝血致活酶样物质或前列腺素样物质等血管活性物质进入血液引起血管反应造成过敏性休克、DIC。在母体的肺毛细血管或小动脉内检见羊水成分，有助于死后确诊。

### （五）其他类型栓塞

肿瘤细胞侵入血管可形成瘤细胞栓子，引起远处组织、器官的栓塞并形成转移瘤；感染性心内膜炎、脓毒血症时含有细菌的血栓栓子可进入血液循环引起栓塞及感染的播散；动脉粥样硬化灶中的胆固醇结晶脱落引起动脉系统的栓塞；寄生虫及其虫卵和其他异物亦可进入血液循环而引起栓塞。

# 第五节 梗 死

局部器官或组织因血流迅速阻断而引起的缺血性坏死称为梗死（infarct）。

## 一、梗死形成的原因和条件

### （一）原因

任何引起血管阻塞而导致局部组织缺血缺氧的原因，均可造成梗死。

**1. 血栓形成** 是引起梗死最常见的原因。如冠状动脉和脑动脉的粥样硬化合并血栓形成，可引起心肌梗死和脑梗死；趾（指）的血栓闭塞性脉管炎可引起趾（指）梗死或坏疽等。偶见于肠系膜静脉主干血栓形成而无有效的侧支循环时。DIC时微循环广泛形成纤维蛋白性血栓可引起多个器官多发性微小梗死。

**2. 动脉栓塞** 也是引起梗死的常见原因。如肺、脾和肾的梗死常由动脉栓塞引起。

**3. 动脉持续性痉挛** 正常血管单纯动脉痉挛不引起梗死。在严重冠状动脉粥样硬化或合并硬化灶出血的基础上，加之情绪激动、过度劳累、寒冷刺激等诱因，冠状动脉可发生强烈和持续痉挛致血流中断而引起心肌梗死。

**4. 血管受压闭塞** 动脉受肿瘤压迫或肠扭转、肠套叠及嵌顿性肠疝时肠系膜静脉和动脉先后受压闭塞引起相应器官或组织的梗死。

### （二）条件

血管阻塞后是否发生梗死还与下列因素有关。

**1. 供血血管的类型** 有些组织和器官有特殊的供血方式，即使其中一条动脉发生阻塞，因有另一条动脉仍能维持供血，通常不易发生梗死。包括：①有双重血液循环的器官，如肺有肺动脉和支气管动脉供血，肝有肝动脉和门静脉供血。②平行动脉供血，如前臂和手有桡动脉和尺动脉平行供血。③吻合支丰富的供血，如肠系膜动脉的分支，在接近肠壁时，相互吻合形成网状。然而，肾、脾是终末动脉供血的器官，心、脑虽有一些吻合支但较少，一旦动脉血流被迅速阻断，由于不易建立有效的侧支循环，常易发生梗死。

**2. 血流阻断发生的速度** 血流阻断缓慢发生时，可为吻合支血管的扩张、建立侧支循环提供时间，不易发生梗死；若病变发展较快或急速发生的血流阻断（如血栓栓塞），侧支循环不能及时建立或建立不充分时则发生梗死。

**3. 组织对缺氧的耐受性** 大脑神经细胞的耐受性最低，缺血3～4分钟即可引起梗死；心肌细胞缺血20～30分钟可发生梗死；骨骼肌、纤维结缔组织对缺血的耐受性较强，较少发生梗死。

**4. 血液的含氧量** 严重的贫血、失血或心功能不全时血液的含氧量降低，当动脉供血不足时，对缺氧耐受性低的心、脑组织等易造成梗死。

## 二、梗死的病理变化

肉眼观，动脉阻塞后梗死灶的形态变化随时间的推移而逐渐显露。如心肌梗死在血流中断后6小时以上才能辨认；之后24小时内梗死区域才渐渐变得清晰，逐渐形成炎细胞浸润带；3～4天后，其边缘可出现充血、出血带。梗死因组织器官的不同而形态各异。

**1. 梗死灶的形状** 梗死的形状及范围与该器官的血管分布方式一致。脾、肾、肺等器官的动脉呈锥形分支，因此梗死灶亦呈锥体形，其尖端位于血管阻塞处，多指向器官的门部，底部为该器官的表面，在切面上呈扇面形（图2-11、图1-18）；心冠状动脉分支呈不规则分布，因而梗死灶也呈不规则的地图状；肠系膜动脉呈扇形分布，其分支供应某一段肠管，故肠梗死呈节段性。

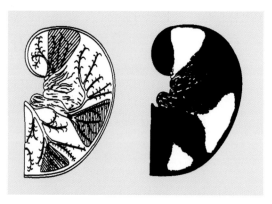

**图 2-11　肾动脉分支栓塞及肾梗死模式图**

**2. 梗死灶的质地** 梗死灶的质地取决于坏死的类型。心、脾、肾的梗死为凝固性坏死，新鲜的梗死由于坏死组织崩解，局部渗透压升高而使局部肿胀，表面和切面向外隆起；日久梗死干燥变硬，表面凹陷。肺、肠和下肢等梗死，亦属凝固性坏死，可因继发腐败菌感染而形成坏疽。脑梗死为液化性坏死，新鲜时质地松软，日久则可液化呈囊状或被增生的胶质细胞所取代，最后形成胶质瘢痕。

**3. 梗死灶的颜色** 梗死灶的颜色取决于梗死灶的含血量。含血量少时颜色灰白，含血量多时则颜色暗红。

光镜下，梗死是局部组织的坏死，梗死灶在12～18小时后才出现镜下坏死的改变，早期尚可见核固缩、核碎裂、核溶解及细胞质红染等坏死的特征，梗死灶边缘可见充血、出血以及炎细胞浸润。后期，细胞崩解呈红染的均质性结构，边缘有肉芽组织长入和瘢痕组织形成。

### 三、梗死的类型

一般根据梗死灶含血量的多少分为贫血性梗死（anemic infarct）和出血性梗死（hemorrhagic infarct）。

#### （一）贫血性梗死

贫血性梗死常发生在侧支循环不丰富且组织结构较致密的器官，如心、脾、肾、脑等。当这些器官的动脉阻断后，供血区内及其邻近的动脉分支发生反射性痉挛，加之组织崩解，渗透压增高，局部组织肿胀而挤压间质小血管，使该区保持贫血状态，颜色灰白或灰黄色，故又称白色梗死（white infarct）。而病灶边缘侧支血管内的血液通过通透性增高的血管漏出于病灶周围，可呈现明显的出血带。数日后该出血带内的红细胞被巨噬细胞吞噬后转变为含铁血黄素，出血带逐渐变为黄褐色。

#### （二）出血性梗死

出血性梗死指在梗死区内有明显的弥漫性出血，因此又称为红色梗死（red infarct）。

**1. 发生条件** 主要见于肺和肠等组织疏松且具有双重血液供应或血管吻合支丰富的器官。

（1）严重的静脉淤血　严重淤血常常是出血性梗死形成的重要先决条件。由于器官严重的静脉淤血，流体静脉压升高，妨碍了侧支循环的建立，故局部组织可因动脉阻塞而发生坏死。坏死后，淤积在静脉内的血液，经坏死的血管壁漏出至坏死组织中，造成弥漫性出血。梗死后，由于局部压力下降，则外周血液通过吻合支进入梗死区，加重出血。

（2）组织疏松　肺、肠等器官的组织结构疏松，可容纳较多的血液。局部血管发生反射性痉挛或坏死组织吸收水分膨胀时，也不会将漏出的血液挤至梗死灶外，故形成出血性梗死。

**2. 常见类型**

（1）**肺出血性梗死** 在肺淤血的前提下，如出现肺动脉分支阻塞可造成肺出血性梗死。梗死灶多位于肺下叶，呈锥体形（图 2-12）。光镜下，梗死灶呈凝固性坏死，可见肺泡轮廓，肺泡腔、小支气管腔及肺间质充满红细胞。因梗死灶的肺膜发生纤维素性胸膜炎，患者可有胸痛、咳嗽和咯血等表现。

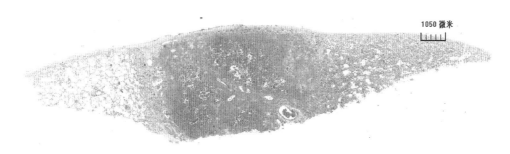

**图 2-12 肺出血性梗死（光镜下）**
梗死灶内呈弥漫性出血，组织轮廓依稀可见

（2）**肠出血性梗死** 肠梗死多在肠扭转、肠套叠、嵌顿性疝、肿瘤压迫或肠系膜动脉栓塞和静脉血栓形成等病变的基础上发生。由于肠系膜静脉首先受压而发生淤血，继之动脉受压发生阻塞，结果形成肠壁出血性梗死。肠梗死多见于小肠段，坏死灶呈节段性暗红色。黏膜皱襞变粗，肠壁肿胀增厚，质脆弱、易破裂，肠腔充满暗红色混浊的液体；肠浆膜面可有纤维素性脓性渗出物被覆。光镜下，肠壁各层结构不清，组织内充满红细胞，因出血组织结构轮廓较为模糊，未崩解破坏的血管呈扩张充血状态。患者可见剧烈腹痛、呕吐、麻痹性肠梗阻等表现，如肠穿孔可出现腹膜炎。

### （三）败血性梗死

梗死区伴有细菌感染，引起急性炎症反应，称为败血性梗死（septic infarct）。败血性梗死是由于含细菌的栓子阻塞血管所致，常见于急性感染性心内膜炎。梗死区有大量炎细胞浸润及细菌团，若有化脓性细菌感染时，可形成脓肿。

### 四、梗死对机体的影响及结局

梗死对机体的影响与梗死发生的部位、梗死灶的大小及有无细菌感染等有关。脾、肾等小范围梗死对机体影响不大，如果累及被膜则可因局部炎症反应而出现疼痛感。肾梗死可出现血尿和腰痛，但通常不影响肾功能；心、脑器官梗死轻者可出现功能障碍，重者危及生命；肺梗死可出现胸痛、咯血及并发肺炎；肠梗死常出现剧烈腹痛、血便和弥漫性腹膜炎；四肢、肺、肠梗死等会继发腐败菌感染而造成坏疽。败血性梗死病灶内可出现脓肿。

非感染性梗死灶在早期周围有血管扩张、充血、炎细胞渗出，梗死后 24 ～ 48 小时即有肉芽组织于病灶周围生长，逐渐机化形成瘢痕。较大的梗死灶不能完全被机化时，则形成纤维包裹，病灶内部坏死组织可发生钙化。脑组织的梗死灶是由胶质细胞增生来取代软化灶，形成胶质瘢痕，或软化灶液化形成囊腔，周围包绕胶质细胞和神经胶质纤维。

# 第三章
# 炎　症

扫一扫，查阅本章数字资源，含PPT、音视频、图片等

炎症是一种极常见而又十分重要的病理过程，临床上许多常见病，如阑尾炎、肺炎、肾炎、疖、痈以及外伤感染等，其基本病理过程都属于炎症。正确认识炎症的发生发展规律，对于防治炎症性疾病非常重要。

## 第一节　炎症的概述

### 一、炎症的概念

炎症（inflammation）是具有血管系统的活体组织对各种致炎因子引起的损伤所发生的以防御为主的反应，在局部表现为变质、渗出和增生的基本病理变化。在炎症过程中，各种内、外源性损伤因子作用机体，造成组织和细胞的各种损伤；同时，机体的局部和全身也会发生一系列复杂的反应，以消灭和局限损伤因子，清除和吸收坏死组织和细胞，并修复损伤。可以说，炎症是损伤、抗损伤和修复的综合过程。炎症是以血管反应为中心的病理过程，因此不具备血管系统的生物不会出现炎症反应。

### 二、炎症的原因

凡是能引起组织和细胞损伤的因素都可成为炎症的原因，即致炎因子。根据致炎因子的性质不同，可归纳为以下几类。

#### （一）生物性因素

生物性因素为炎症最常见的原因，包括细菌、病毒、真菌、立克次体、螺旋体和寄生虫等。生物性因素引起的炎症通常称为感染（infection）。生物性因素可通过多种方式引起组织损伤诱发炎症，如释放内毒素或外毒素，细胞内复制繁殖及诱发变态反应等。

#### （二）物理性因素

物理性因素包括高温、低温、机械性创伤、紫外线和各种电离辐射等。

#### （三）化学性因素

外源性化学物质有强酸、强碱、各种毒气及强氧化剂等，内源性化学物质主要是在病理状态下堆积于体内的代谢产物如尿素、尿酸等，均能引起组织损伤导致炎症。

## （四）坏死组织

坏死组织是潜在的致炎因子，能引发邻近活组织的炎症反应。如在新鲜梗死灶的边缘所出现的充血出血带和炎细胞浸润便是炎症的表现。

## （五）异常的免疫反应

异常免疫反应包括超敏反应、自身免疫性反应和免疫复合物异常沉积等，均可造成细胞和组织损伤引起炎症。如花粉过敏引起的过敏性鼻炎、荨麻疹；自身免疫性疾病如系统性红斑狼疮、溃疡性结肠炎；免疫复合物异常沉积导致肾小球肾炎。

## （六）异物

二氧化硅晶体、手术缝线或物质碎片残留体内可导致炎症。

上述致炎因子大多属于外源性致病因子，是引起炎症的重要条件，但是否引起炎症以及炎症的过程如何还取决于机体的内因。机体的抵抗力、免疫状态、组织结构的完整与否等，都对炎症的发生与发展起关键的作用。

### 三、炎症的基本病理变化

各种炎症性疾病，因其病因、个体不同，在临床和病理学上有各种各样的表现，但炎症局部组织均包括变质、渗出和增生三种基本病理变化。在炎症过程中它们按一定的先后顺序发生，变质和渗出一般在炎症的早期出现，后期则以增生为主，但变质、渗出和增生是相互联系的。一般来说，变质属于损伤性过程，而渗出和增生体现机体的抗损伤和修复过程。

## （一）变质

变质（alteration）是炎症局部组织细胞发生的各种变性和坏死。此时局部代谢和功能也发生不同程度的障碍。

**1. 形态变化** 变质可以发生在实质细胞，也可发生于间质。实质细胞出现的变质性变化常表现为细胞水肿、脂肪变性、凝固性坏死、液化性坏死等。间质成分如纤维结缔组织可发生黏液样变性和纤维素样坏死等。

**2. 代谢变化** 由于炎症局部组织糖、蛋白质等分解代谢加强，耗氧量增加，加之酶系统功能受损和局部血液循环障碍，导致氧化不全，酸性代谢产物堆积，引起局部组织酸中毒。另外，由于分解代谢加强，血管壁通透性增加，血浆蛋白渗出以及酸中毒等因素，使局部胶体和晶体渗透压升高，尤以炎症灶中心区最明显，为局部血管反应和炎性渗出提供了重要条件。

变质主要由致炎因子直接损伤引起，炎症过程中发生的局部血液循环障碍、炎症介质的释放等也可以引起变质。因此，炎症反应的轻重不但取决于致炎因子的性质和强度，还取决于机体的反应状态。

## （二）渗出

渗出（exudation）是炎症局部组织血管内的血浆成分和细胞成分通过血管壁进入组织间隙、体腔、体表和黏膜表面的过程。渗出是炎症最具特征性的病理变化，在局部发挥着重要的防御作用。渗出的液体和细胞成分总称为渗出物或渗出液（exudate）。渗出液的产生是由于血管壁通透性增加及白细胞游出血管所致，含有较多的蛋白及细胞成分，与单纯由于血管内流体静压升高时漏出血管的液体即漏出液（transudate）不同。但两者都可以在组织间隙内积聚形成水肿，或在体腔（胸腔、腹腔、心包腔和关节腔）内积存形成积液。临床上遇到体腔积液的患者，应通过穿刺抽取积液进行检测，鉴别是渗出液还是漏出液，可有助于疾病的诊断，进行正确的治疗（表 3-1）。

表 3-1　渗出液与漏出液的区别

| | 渗出液 | 漏出液 |
| --- | --- | --- |
| 原因 | 炎症 | 非炎症 |
| 蛋白含量 | > 30g/L | < 30g/L |
| 有核细胞计数 | > $500 \times 10^6$/L | < $100 \times 10^6$/L |
| 比重 | > 1.018（多数> 1.020） | < 1.018 |
| 外观 | 浑浊，可为浆液性、脓性或血性 | 透明，色淡黄 |
| 凝固性 | 能自凝 | 不能自凝 |
| Rivalta 试验 | 阳性 | 阴性 |

炎性渗出是机体对致炎因子损伤的防御反应：①稀释、中和毒素，减轻毒素对局部的损伤，并为局部组织带来营养物质；②渗出液中所含的抗体、补体和溶菌酶等有利于杀灭病原微生物；③渗出液中的纤维素交织成网，可以限制病原微生物的移动，便于白细胞的吞噬以消灭病原微生物，在炎症的后期成为修复的支架，并有利于成纤维细胞产生胶原纤维；④渗出液中的白细胞吞噬和杀灭病原微生物；⑤渗出液中的病原微生物和毒素可随淋巴液回流到局部淋巴结，刺激机体产生细胞免疫和体液免疫。

但渗出液过多可影响器官功能和压迫局部组织，给机体带来危害。如严重的喉头水肿可引起窒息，心包积液或胸腔积液可压迫心脏或肺脏。纤维素渗出过多，如果不能被吸收可发生机化和粘连。同样，炎细胞过度浸润也会造成局部炎症反应过度，引起扩大的组织损伤。

### （三）增生

增生（proliferation）是在致炎因子或组织崩解产物的刺激下，炎症局部实质细胞、间质细胞和炎细胞（主要是巨噬细胞、淋巴细胞和浆细胞）反应性增生。实质细胞的增生如慢性鼻炎时鼻黏膜上皮细胞和腺体的增生，慢性肝炎时肝细胞的增生；间质细胞的增生包括内皮细胞和成纤维细胞。成纤维细胞的增生可产生大量胶原纤维，使炎症组织纤维化，在慢性炎症中表现比较突出。增生一般在炎症后期或慢性炎症时较明显，但少数炎症在早期就有明显的增生现象，如急性肾小球肾炎时肾小球的血管内皮细胞和系膜细胞的增生。

增生从一定意义上具有防御作用，如增生的巨噬细胞可吞噬杀伤病原微生物和清除组织细胞碎片，并参与免疫反应；增生的实质细胞和间质细胞具有修复损伤组织的功能。但增生过度可改变原有组织结构，甚至影响器官功能。如心肌炎后的心肌硬化、肝炎后的肝硬化，都会造成器官功能障碍。

### 四、炎症的局部表现和全身反应

### （一）炎症的局部表现

炎症的局部表现包括红、肿、热、痛和功能障碍，以体表的急性炎症最为明显。局部发红、发热是由于局部血管扩张、血流加快，局部代谢增强，产热增多所致。局部肿胀与局部炎性充血及渗出物的积聚有关，尤其是水肿，慢性炎症时主要与局部组织增生有关。疼痛是由于局部肿胀压迫以及炎症介质如前列腺素、缓激肽等刺激神经末梢引起。炎性渗出物造成的局部压迫、阻塞及炎症灶内的实质细胞变性、坏死，则可引起局部组织的功能障碍，如关节炎可引起关节活动障碍，肝炎时肝细胞变性坏死可引起肝功能障碍。

### （二）炎症的全身反应

当炎症局部病变比较严重，特别是病原微生物在体内蔓延扩散时，常出现明显的全身反应，主要包括：

**1. 发热** 多见于病原微生物引起的急性炎症。细菌及其产物等可刺激白细胞释放白细胞介素 1（IL-1）和肿瘤坏死因子（TNF），作用于下丘脑的体温调节中枢，产生前列腺素 E，引起发热。一定程度的体温升高，可促进淋巴细胞增殖和抗体形成，增强吞噬细胞的吞噬功能和肝脏的解毒功能，从而提高机体的防御作用。但高热或长期发热，可影响机体的代谢过程，引起各系统特别是中枢神经系统的功能紊乱。

**2. 末梢血白细胞增加** 是炎症反应的常见表现，主要发生在细菌感染时。白细胞计数可达 $(15 \sim 20) \times 10^9/L$。在严重感染时，白细胞从骨髓中过度释放，使末梢血白细胞数明显增加，达到 $(40 \sim 100) \times 10^9/L$，并出现幼稚的中性粒细胞比例增加（核左移），这种现象称为类白血病反应。末梢血白细胞增加主要是由于 IL-1 和 TNF 等刺激骨髓中的白细胞释放，持续感染则刺激集落刺激因子的产生，引起骨髓造血前体细胞增殖。不同病原微生物感染可导致不同种类白细胞增多，如多数细菌特别是化脓菌感染引起中性粒细胞增加，寄生虫感染和超敏反应引起嗜酸性粒细胞增加，一些病毒感染如单核细胞增多症、腮腺炎和风疹等可选择性引起淋巴细胞增加。但在某些感染，如多数病毒、立克次体、原虫和伤寒杆菌感染以及机体抵抗力降低时，末梢血白细胞减少。

**3. 单核吞噬细胞系统增生** 单核吞噬细胞系统是机体的重要防御系统，包括肝、脾、骨髓和淋巴结中的巨噬细胞，在炎症过程中常有不同程度的增生，功能加强，有利于吞噬、消灭病原体和坏死组织碎片。临床上表现为肝、脾、淋巴结肿大。

**4. 实质器官的病变** 炎症较严重时，由于病原微生物及其毒素作用，以及局部血液循环障碍、发热等因素的影响，心、肝、肾、脑等器官的实质细胞可发生不同程度的变性、坏死和器官功能障碍。

严重的全身感染，特别是败血症，可引起全身血管扩张，通透性增加、血浆外渗，有效循环血量减少和心脏功能下降而出现休克。如有凝血系统的过度激活可引起 DIC。

### 五、炎症的分类

炎症的分类方法多种多样，可以根据炎症的原因、累及部位、炎症的程度、炎症局部的基本病变和炎症的病程等进行分类。

**1. 根据原因进行分类** 如感染性肺炎、理化性肺炎、超敏性肺炎等。

**2. 根据累及部位进行分类** 如肝炎、肾盂肾炎、肾小球肾炎、心肌炎等。

**3. 根据炎症的程度进行分类** 分为轻度、中度和重度炎症。

**4. 根据基本病变进行分类** 分为变质性炎、渗出性炎和增生性炎。任何炎症在一定程度上都包含变质、渗出和增生三种基本病变，但往往以一种病变为主，以变质为主时称为变质性炎，以渗出为主时称为渗出性炎，以增生为主时称为增生性炎。

**5. 根据病程进行分类**    分为超急性炎症、急性炎症、亚急性炎症和慢性炎症，其中以急性炎症和慢性炎症最常见。急性炎症，反应迅速，病程较短，往往持续数天，一般不超过一个月。临床症状明显，病变通常以变性、坏死和渗出为主，炎症灶内浸润的炎细胞主要是中性粒细胞。慢性炎症，病程可长达数月至数年，临床症状较轻，局部以增生性病变为主，浸润的细胞主要是淋巴细胞和巨噬细胞。

在实际运用中，一般综合考虑上述因素进行诊断，如急性重型肝炎。

# 第二节  急性炎症

急性炎症过程中，机体主要发生血管反应和白细胞反应，目的是把白细胞和抗体、补体及纤维蛋白原等输送到炎症病灶，杀伤和清除致炎因子。

## 一、急性炎症过程中的血管反应

血管反应包括血流动力学改变和血管通透性增加，是炎症反应的中心环节。

### （一）血流动力学改变

当局部组织受致炎因子刺激后，很快发生血流动力学变化，即血流量和血管口径的变化，这种改变一般按以下顺序进行（图3-1）。

**1. 细动脉短暂收缩**    损伤发生后迅速出现，持续的时间很短，仅几秒到几分钟，通过神经反射和化学介质作用引起。

**2. 血管扩张和血流加速**    首先出现细动脉扩张，然后毛细血管前括约肌舒张，毛细血管床开放，使局部血流加快，血流量增多，形成局部动脉性充血（即炎性充血）。局部组织颜色变红，温度升高，代谢加强。早期血管扩张可能与轴突反射有关，但持续时间短。进一步的血管扩张是体液因素作用于血管平滑肌的结果，包括组胺、一氧化氮、缓激肽和前列腺素等炎症介质。血管扩张持续的时间取决于损伤因子作用的持续时间、损伤的类型和严重程度，一般可持续15分钟至几小时。

**3. 血流速度减慢**    血管壁通透性增加使富含蛋白的液体从毛细血管和微静脉中渗出，引起血管内

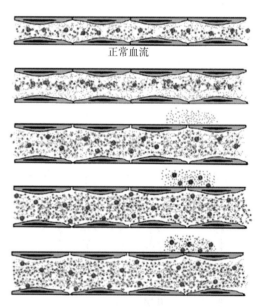

正常血流

**图3-1    急性炎症血流动力学变化模式图**

红细胞聚集和血液黏稠度增加，血流缓慢，甚至停滞。血流停滞为白细胞的渗出创造了条件。

上述血流动力学改变的速度取决于致炎因子和损伤的严重程度。极轻微的刺激仅引起短时间的血流加快，很快恢复正常。刺激的强度增加，血流速度的加快可持续数小时，而后出现血流变慢和血液淤滞。较重的刺激经15～30分钟便可见到血流停滞，而严重损伤仅需几分钟就可出现。此外，在炎症灶的不同部位血流动力学改变是不同的，例如烧伤病灶的中心已发生血流停滞，但病灶周边部血管可能仍处于扩张状态。

## （二）血管通透性增加

炎症灶内微静脉和毛细血管壁通透性增高是局部液体和蛋白渗出的主要原因。微循环血管通透性的维持主要依赖于血管内皮细胞的完整性，炎症时血管通透性增加主要与内皮细胞的改变有关（图 3-2）。

**1. 内皮细胞收缩，细胞间隙增加**　是血管通透性增加的最常见原因。炎症局部产生的组胺、缓激肽、白三烯等炎症介质与内皮细胞受体结合，使细胞骨架发生可逆性收缩，细胞间隙增加。该过程持续时间较短，仅为 15 ～ 30 分钟，称为速发短暂反应。主要发生在直径为 20 ～ 60μm 的毛细血管后微静脉。另外，细胞因子如 IL-1、TNF 等可诱导内皮细胞骨架重组，使内皮细胞收缩。这种反应发生于刺激后 4 ～ 6 小时，可持续 24 小时或更长。

**2. 内皮细胞损伤**　严重烧伤和化脓菌感染等可直接损伤内皮细胞使之坏死脱落，血管通透性增加。这种改变在损伤后立即出现，可持续几小时到几天，直至血栓形成或内皮细胞再生修复为止，称为速发持续反应，主要累及微循环的细动脉、毛细血管和细静脉。轻、中度的热损伤、

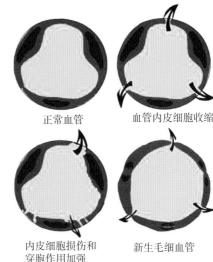

正常血管　　　　　血管内皮细胞收缩

内皮细胞损伤和　　新生毛细血管
穿胞作用加强

**图 3-2　血管通透性增加的机制模式图**

X 线和紫外线照射及某些细菌毒素等引起的血管内皮细胞损伤，血管通透性增加发生较晚，常在 2 ～ 12 小时之后出现，但可持续几小时到几天，称为迟发持续反应，主要累及细静脉和毛细血管。内皮细胞损伤还可由白细胞介导，白细胞黏附于内皮细胞并激活，释放具有毒性的活性氧和蛋白水解酶，引起内皮细胞损伤和脱落。

**3. 内皮细胞穿胞作用增强**　近内皮细胞连接处的胞质内存在一些囊泡结构，可相互融合形成穿胞通道。富含蛋白质的液体通过穿胞通道穿越内皮细胞，称为穿胞作用。血管内皮细胞生长因子（VEGF）引起血管通透性增加的机制主要是引起囊泡口径增大和穿胞通道数量增加。

**4. 新生毛细血管的高通透性**　在炎症修复过程中形成的新生毛细血管，内皮细胞之间的连接结构发育尚不健全，同时有较多的血管活性介质受体，因而具有高通透性。

应当指出，上述引起血管通透性增加的因素可同时或先后起作用。

## 二、急性炎症过程中的白细胞反应

炎症反应最重要的功能是将白细胞输送至炎症病灶，构成炎症反应的主要防御环节。白细胞通过血管壁到达损伤部位的过程称为白细胞渗出，渗出于血管外的白细胞称为炎细胞。炎细胞在炎症病灶区聚集的现象称为炎细胞浸润，是炎症反应最重要的形态学特征。浸润的炎细胞激活后，可吞噬和降解细菌、免疫复合物，清除坏死组织碎片和异物；或通过免疫反应清除有害因子；炎细胞还可通过释放蛋白水解酶、炎症介质和活性氧等，引起组织和细胞损伤。

### （一）白细胞渗出

白细胞渗出是一个非常复杂、主动的连续过程，包括白细胞边集和滚动、黏附、游出及趋化等阶段（图 3-3）。

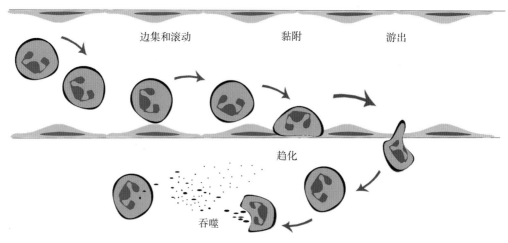

边集和滚动　　黏附　　游出

趋化

吞噬

图 3-3　白细胞渗出过程模式图

**1. 白细胞的边集和滚动**　随着血流缓慢和液体渗出的发生，毛细血管后微静脉中的白细胞离开血管的中心部（轴流），到达血管的边缘部，称为白细胞边集（leukocytic margination）。随后，内皮细胞被激活并表达黏附分子，白细胞与内皮细胞表面的黏附分子不断地发生结合和分离，在内皮细胞表面翻滚，称为白细胞滚动（leukocytic rolling）。选择素是介导白细胞滚动的黏附分子，位于细胞表面。选择素包括表达于内皮细胞的 E 选择素、表达于内皮细胞和血小板的 P 选择素和表达于白细胞的 L 选择素。

**2. 白细胞黏附**　白细胞黏附于内皮细胞是白细胞游出血管的前提。白细胞滚动完成后，借助于整合素和内皮细胞表面的配体包括细胞间黏附分子 1（ICAM-1）、血管细胞黏附分子 1（VCAM-1）发生结合而黏附。整合素是一组细胞表面的糖蛋白受体，介导白细胞和内皮细胞黏附以及白细胞与细胞外基质黏附。正常情况下，黏附分子数量较少，并以低亲和力的形式存在于细胞膜表面，不与其特异性的配体结合。但在炎症过程中，细胞因子及炎症介质可通过黏附分子再分布、诱导黏附分子的合成、增强黏附分子间的亲和性等机制介导白细胞滚动和黏附。

**3. 白细胞游出**　白细胞穿过血管壁进入周围组织的过程，称为白细胞游出（transmigration）。白细胞与内皮细胞发生黏附后，伸出伪足以阿米巴样运动形式从内皮细胞连接处游出，然后分泌基质金属蛋白酶降解血管基膜进入周围组织。一个白细胞需 2 ～ 12 分钟才能通过血管壁。各种白细胞均以同样的方式游出血管，但中性粒细胞的运动能力最强，游出最快，淋巴细胞运动能力最弱。当血管壁严重损伤时，红细胞也可进入周围组织，称为红细胞漏出。但这是一个被动的过程，主要是由于血管壁损伤严重、血液流体静压增高所致。

炎症的不同阶段游出的白细胞种类有所不同。在急性炎症早期（24 小时内）中性粒细胞浸润占优势，24 ～ 48 小时即被巨噬细胞取代，其原因：①炎症的不同阶段所激活的黏附分子和趋化因子不同；②中性粒细胞寿命短，而巨噬细胞在组织中寿命长；③中性粒细胞游出后能释放单核细胞趋化因子，吸引单核细胞游出。此外，致炎因子不同，渗出的白细胞也不同。化脓菌（如葡萄球菌和链球菌）感染以中性粒细胞浸润为主，病毒感染以淋巴细胞浸润为主，过敏反应和寄生虫感染则以嗜酸性粒细胞浸润为主。

**4. 趋化作用**　白细胞沿浓度梯度向着化学刺激物所在部位做定向移动称为趋化作用（chemotaxis）。移动的速度为每分钟 5 ～ 20μm，这些化学刺激物称为趋化因子。趋化因子具有特异性，即不同的趋化因子只对某一种或几种炎细胞起趋化作用。另外，不同的炎细胞对趋化因子的反应性也不同，中性粒细胞和巨噬细胞对趋化因子的反应要强于淋巴细胞。趋化因子可来源于体内和体外，最常见的外源性趋化因子是细菌产物，内源性趋化因子包括补体成分（如C5a、C3a）、白细胞三烯（如LTB$_4$）和细胞因子（如IL-2）。

趋化因子与白细胞表面的特异性G蛋白偶联受体结合，引起一系列信号转导活动，结果导致细胞内钙离子升高，激发细胞内骨架结构组装和解聚引起细胞运动。

## （二）白细胞激活及作用

白细胞聚集到感染或坏死组织部位后，必须被激活才能发挥作用。白细胞的激活可由趋化因子引起，也可由病原体、坏死细胞产物、抗原抗体复合物和细胞因子引起。这些激活因子通过白细胞表面的Toll样受体（Toll-like receptors，TLRs）、G蛋白偶联受体、调理素受体、细胞因子受体或细胞内的炎症复合体（inflammsome）及信号转导活动使白细胞激活。

白细胞激活后，在炎症局部发挥吞噬作用和免疫调节作用，有效地杀伤和清除病原微生物，但白细胞对局部组织也有损伤、破坏的作用。

**1. 吞噬作用** 炎细胞吞入并杀伤或降解病原微生物和组织碎片的过程称为吞噬作用（phagocytosis）。具有吞噬作用的炎细胞主要是中性粒细胞和巨噬细胞，此外，嗜酸性粒细胞也有较弱的吞噬功能，主要吞噬抗原抗体复合物。吞噬过程包括识别和附着、吞入、杀伤和降解三个阶段（图3-4）。

（1）识别和附着 在血清中存在调理素，主要包括抗体IgG的Fc段、补体C3b和凝集素。调理素包裹微生物的过程称为调理素化。白细胞通过其表面的Fc受体（Fcγ R）和C3b受体（CR1、CR2、CR3）识别调理素化的微生物。吞噬细胞还可通过其表面的甘露糖受体和清道夫受体识别并结合微生物。

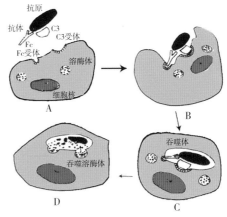

图3-4 吞噬过程示意图

A. 识别和黏附；B. 吞入；C、D. 杀伤和降解

（2）吞入 吞噬细胞附着于调理素化的颗粒状物体后，便伸出伪足，随着伪足的延伸和相互融合，吞噬细胞的细胞膜渐渐包围吞噬物形成吞噬体。

（3）杀伤和降解 吞噬体与溶酶体融合形成吞噬溶酶体，细菌在溶酶体内容物的作用下被杀伤和降解。

杀伤微生物的最主要物质是活性氧（包括超氧阴离子、过氧化氢和次氯酸等）、活性氮（主要是NO）和溶酶体酶。活性氧和活性氮具有较强的氧化作用，可破坏微生物的蛋白质、磷脂和核酸，使其死亡。病原微生物被杀死后，由吞噬溶酶体内的酸性水解酶降解。吞噬细胞内参与杀菌的还包括使细菌通透性增加的细菌通透增加蛋白（BPI），能够水解细胞壁的溶菌酶、乳铁蛋白及阳离子蛋白等。

通过吞噬作用，大多数病原微生物可被杀伤降解，但有些病原微生物（如结核杆菌）在未激活的白细胞内不易被杀灭，反而在吞噬细胞内生长繁殖，并可随吞噬细胞的游走引起播散。

**2. 免疫作用** 发挥免疫作用的细胞主要是巨噬细胞和淋巴细胞（T细胞和B细胞）。抗原进入机体后，巨噬细胞将其吞噬处理，然后把抗原呈递给T细胞和B细胞。免疫活化的T细胞产生淋巴因子；B细胞在抗原刺激下形成浆细胞，产生抗体，杀伤病原微生物。此外，自然杀伤细胞（natural killer cell，NK细胞）也是机体重要的免疫细胞，不需先致敏就可溶解病毒感染的细胞，是抗病毒感染的第一道防线。

**3. 组织损伤作用**　白细胞在趋化、激活和吞噬过程中可将产物（如溶酶体酶、活性氧）释放到细胞外，引起内皮细胞和组织损伤，造成或加重炎症过程中细胞和组织损伤。白细胞介导的组织损伤见于许多疾病，如肾小球肾炎、哮喘等。因此，在治疗此类疾病时控制白细胞渗出有一定的意义。

## （三）炎细胞的种类及特点

参与炎症反应的细胞主要有以下几种。

**1. 中性粒细胞**　又称小吞噬细胞，具有较强的运动能力和吞噬作用。核呈分叶状，胞质内含有嗜天青颗粒和特异性颗粒，颗粒中的髓过氧化物酶（MPO）、溶酶体酶等有利于杀伤、降解病原微生物和组织碎片。中性粒细胞在急性炎症时首先游出进入炎症局部，构成细胞防御的第一道防线。在化脓菌感染时，中性粒细胞则发生变性坏死，称为脓细胞，是脓液的主要成分。

**2. 巨噬细胞**　又称大吞噬细胞，有两种来源，一是来自血液中的单核细胞，二是组织中的组织细胞。巨噬细胞核呈肾形或马蹄形，胞质丰富，胞质内含有丰富的溶酶体酶（酸性水解酶、中性蛋白酶和溶菌酶等）。巨噬细胞经细胞因子等激活后，体积增大，表面绒毛突起增多，线粒体和溶酶体增多，吞噬杀菌能力明显增强。巨噬细胞常出现于急性炎症的后期，慢性炎症及某些感染性疾病如结核病，真菌、病毒及原虫感染等。

巨噬细胞在特定的情况下呈现出一定的形态（图 3-5）。当巨噬细胞吞噬许多脂质时，胞质内充满脂质空泡，称为泡沫细胞；巨噬细胞含较多的脂酶，吞噬结核杆菌（细菌含蜡质成分）后，可变成上皮样细胞；如遇较大异物、真菌、有抵抗力的病毒和细菌，巨噬细胞则可通过细胞融合或胞核分裂胞质不分裂方式形成多核巨细胞，如结核结节中的朗汉斯巨细胞和异物肉芽肿中的异物巨细胞。

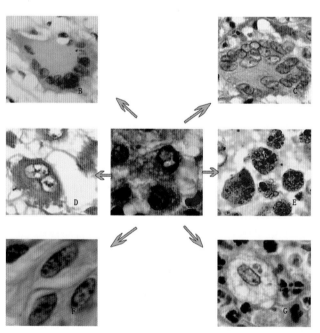

图 3-5　巨噬细胞及其衍生的细胞形态

A.巨噬细胞；B.朗汉斯巨细胞；C.异物巨细胞；D.风湿细胞；E.心力衰竭细胞；F.上皮样细胞；G.泡沫细胞

**3. 嗜酸性粒细胞**　有一定的吞噬能力，可以吞噬免疫复合物。体积较中性粒细胞略大，核多呈两叶，胞质内富含粗大的嗜酸性颗粒，内含有碱性蛋白，可杀灭寄生虫。嗜酸性粒细胞浸润主要见于过敏反应和寄生虫感染。

**4. 淋巴细胞和浆细胞**　淋巴细胞体积最小，核呈圆形，染色深，胞质极少。淋巴细胞可分为T细胞和B细胞，接触抗原后被激活，参与细胞免疫和体液免疫。浆细胞是B细胞受到抗原的刺激下转化而成，细胞呈卵圆形，核圆，位于细胞的一侧，染色质呈车轮状，胞质丰富。淋巴细胞和浆细胞主要见于病毒感染和各种慢性炎症。

**5. 嗜碱性粒细胞和肥大细胞**　这两种细胞在形态和功能上有相似之处，胞质中均含有嗜碱性异染颗粒，含肝素、组胺和5-HT。当受到炎症刺激时，细胞脱颗粒，在对昆虫叮咬、食物或药物过敏反应中起重要作用。

综上所述，白细胞在机体的防御反应中起着重要作用。临床资料表明，若白细胞数量减少或功能障碍（如白细胞黏附缺陷、或吞入、杀伤和降解障碍）时均可导致患者严重的反复感染。

### 三、炎症介质在炎症过程中的作用

炎症的血管反应和白细胞的渗出及其作用的发挥，除了某些致炎因子直接损伤血管内皮细胞外，多是由一系列化学因子的作用而实现的，这些化学因子称为化学介质或炎症介质（inflammatory mediator）。

炎症介质种类多，可来源于血浆和细胞。多数炎症介质与靶细胞表面的受体结合发挥其生物学效应，部分炎症介质具有酶活性或者直接诱导产生活性氧代谢产物而造成组织细胞的损伤。炎症介质作用于靶细胞可进一步引起靶细胞释放次级炎症介质，使最初炎症介质的作用被放大或抵消。一种炎症介质可作用于一种或多种靶细胞，对不同的细胞产生不同的效应。炎症介质半衰期十分短暂，激活或分泌后很快被酶降解灭活，或被拮抗分子抑制。

### （一）细胞释放的炎症介质

**1. 血管活性胺**　主要包括组胺和5-HT。组胺主要存在于肥大细胞和嗜碱性粒细胞中，也存在于血小板内。当肥大细胞受到某些刺激后即刻释放组胺。组胺主要与血管内皮细胞的H1受体结合起作用，使细动脉扩张和细静脉通透性增高。组胺对嗜酸性粒细胞有特异的趋化作用。5-HT主要存在于血小板和肠嗜铬细胞，可引起血管收缩和支气管痉挛。

**2. 花生四烯酸代谢产物**　花生四烯酸（arachidonic acid，AA）是二十碳不饱和脂肪酸，存在于细胞膜磷脂分子中，在磷脂酶 $A_2$ 的作用下释放，然后通过环氧化酶（COX）或脂质氧化酶（LO）途径分别产生前列腺素（prostaglandins，PG）和白细胞三烯（leukotriene，LT），再通过其他途径生成脂氧素（lipoxins，LX）等代谢产物（图3-6），在炎症反应和凝血过程中发挥作用。

前列腺素是AA通过环氧化酶途径产生的代谢产物，包括 $PGE_2$、$PGD_2$、$PGF_2$、前列环素（$PGI_2$）和血栓素-2（$TXA_2$）等。$TXA_2$ 主要由血小板产生，使血小板聚集和血管收缩。$PGI_2$ 主要由血管内皮细胞产生，抑制血小板聚集和使血管扩张。$PGD_2$、$PGE_2$ 和 $PGF_2$ 协同作用引起血管扩张和促进水肿发生。PG还可引起发热和致痛。

白细胞三烯是AA通过脂质氧化酶途径产生。AA首先转化为5-羟基花生四烯酸（5-HETE），然后再转化为各种白细胞三烯（$LTB_4$、$LTC_4$、$LTD_4$、$LTE_4$）。5-HETE是中性粒细胞的趋化因子，$LTB_4$ 对中性粒细胞有趋化作用，并能促进白细胞与内皮细胞的黏附、自由基产生和溶酶体的释放。$LTC_4$、$LTD_4$ 和 $LTE_4$ 主要由肥大细胞释放，可引起支气管痉挛和血管通透性增加。

脂氧素是一种新的花生四烯酸代谢产物，在中性粒细胞与内皮细胞或血小板的黏附过程产生。其主要功能是抑制中性粒细胞的趋化作用及黏附于内皮细胞，可能与炎症的自限有关。

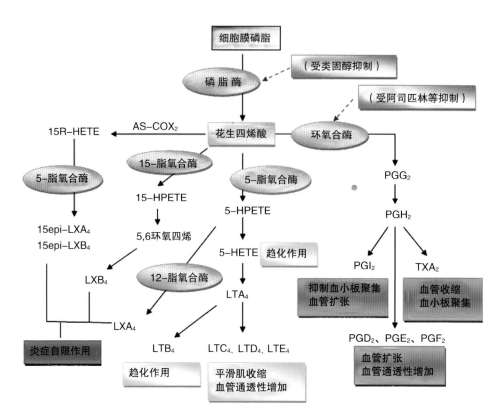

图 3-6 炎症过程中花生四烯酸代谢途径示意图

临床上很多抗炎药物是通过抑制 AA 的代谢而发挥作用的。阿司匹林和吲哚美辛（消炎痛）等非甾体类抗炎药物通过抑制环氧化酶活性，抑制 PG 的合成而发挥解热镇痛作用。糖皮质激素通过抑制磷脂酶 $A_2$ 活性、抑制细胞因子 IL-1 和 TNF 等基因的表达发挥抗炎作用。

**3. 白细胞产物**　主要为中性粒细胞和巨噬细胞释放的活性氧和溶酶体酶成分。

（1）活性氧　主要包括超氧阴离子（$O_2^-$）、过氧化氢（$H_2O_2$）、羟基（OH·），以及与 NO 结合产生的活性氮中间产物。在吞噬细胞吞噬后通过需氧的杀菌机制产生，具有杀菌作用。活性氧释放到细胞外，少量的可促进趋化因子、细胞因子（如 IL-8）及黏附分子的表达，增强和放大炎症反应，但是大量释放会引起组织损伤。

（2）溶酶体成分　包括酶类与非酶类成分。酶类中的中性蛋白酶、酸性蛋白酶可降解各种细胞外基质成分，如胶原纤维、基膜、纤维素、弹力蛋白等。非酶类中的阳离子蛋白能刺激肥大细胞脱颗粒释放组胺。另外还具有白细胞趋化作用、杀菌作用和致热源作用。

**4. 细胞因子和趋化因子**　细胞因子主要由激活的淋巴细胞和巨噬细胞产生，不仅参与免疫反应，在炎症过程中也发挥着重要的作用。TNF 和 IL-1 是介导炎症反应的两个重要的细胞因子，内毒素、免疫复合物和激活的 T 淋巴细胞分泌的产物等可以刺激 TNF 和 IL-1 的分泌，主要作用有：①促进内皮细胞黏附分子的表达和其他细胞因子的分泌；②激活炎细胞，增强其吞噬和杀伤功能；③引起发热，参与组织损伤。

趋化因子是一组小分子蛋白质，主要功能是刺激白细胞的募集、激活白细胞以及调节细胞在组织中的迁移。趋化因子主要包括 CXC 和 CC 两种，CXC 对中性粒细胞有趋化作用；CC 趋化因子对单核细胞、嗜碱性粒细胞和淋巴细胞有趋化作用。

**5. 血小板激活因子**（platelet activating factor，PAF）　由嗜碱性粒细胞、血小板、中性粒细胞、巨噬细胞和内皮细胞产生。除激活血小板外，PAF 可引起支气管收缩；PAF 在极低浓度下，可使血管扩张和通透性增加，比组胺作用强 100 ～ 1000 倍；PAF 还可引起白细胞与内皮细胞黏附，促进白细胞趋化和脱颗粒。

**6. 一氧化氮（NO）**　可由内皮细胞、巨噬细胞和脑内某些神经细胞产生。NO 可导致血管平滑肌松弛，引起血管扩张。另外，NO 还可抑制血小板黏附、聚集和脱颗粒，抑制肥大细胞引起的炎症反应，调节、控制炎细胞向炎症灶集中。NO 及其衍生物还可减少病原微生物复制，杀灭病原微生物。但大量的 NO 也可造成组织和细胞的损伤。

**7. 神经肽**　肺和胃肠道的神经纤维可分泌较多的神经肽。神经肽如 P 物质可传导疼痛，引起血管扩张和血管通透性增加。

**（二）血浆中的炎症介质**

血浆中存在着相互关联的激肽系统、补体系统、凝血系统和纤维蛋白溶解系统，在正常情况下都是以酶原的形式存在，在激活过程中所产生的一些片段是重要的炎症介质。

**1. 激肽系统**　缓激肽是激肽系统的最终产物，由激肽原酶作用于激肽原产生。缓激肽的主要作用是使细动脉扩张、血管通透性增加、支气管平滑肌痉挛，并可引起疼痛。激肽原酶本身还具有趋化作用，并能使 C5 转变成 C5a。

**2. 补体系统**　补体系统由二十多种血浆蛋白组成，其中与炎症反应有关的补体片段主要为 C3a 和 C5a，它们通过刺激肥大细胞释放组胺使血管通透性增加和血管扩张。C5a 能激活花生四烯酸代谢途径，使中性粒细胞和单核细胞进一步释放炎症介质，还对中性粒细胞和单核细胞具有趋化作用。另外 C3b 和 C3bi 具有调理素作用。

**3. 凝血系统和纤维蛋白溶解系统**　血管内皮细胞损伤，凝血因子Ⅻ被激活，活化的凝血因子Ⅻ不仅能启动激肽系统，同时还能启动凝血系统和纤维蛋白溶解系统。凝血酶可促进白细胞的黏附和成纤维细胞的增生；Ⅹa 因子使血管通透性增高，并促进白细胞游出；纤维蛋白多肽可增加血管通透性和白细胞的趋化性。纤维蛋白溶解系统激活过程中所形成的纤溶酶、纤维蛋白降解物，具有增强血管通透性和白细胞趋化作用。纤溶酶还可剪切 C3 产生 C3a。

血浆中炎症介质的相互作用见图 3-7，主要炎症介质的作用见表 3-2。

表 3-2　主要炎症介质的作用

| 功能 | 炎症介质种类 |
| --- | --- |
| 血管扩张 | 组胺、5-HT、缓激肽、$PGE_2$、$PGD_2$、$PGI_2$、NO |
| 血管通透性增加 | 组胺、5-HT、缓激肽、C3a、C5a、$LTC_4$、$LTD_4$、$LTE_4$、PAF、活性氧代谢产物、P 物质 |
| 趋化作用 | C5a、$LTB_4$、细菌产物、阳离子蛋白、细胞因子（IL-1、TNF） |
| 发热 | 细胞因子（IL-1、TNF）、PG |
| 疼痛 | $PGE_2$、缓激肽 |
| 组织损伤 | ROS、溶酶体酶、NO |

## 四、急性炎症的病理学类型

急性炎症的受累器官、致炎因子及组织反应的程度等不同，往往会影响急性炎症的形态学变化。急性炎症局部病变通常以渗出或变质为主，增生反应较轻，但也有少数以增生反应为主。

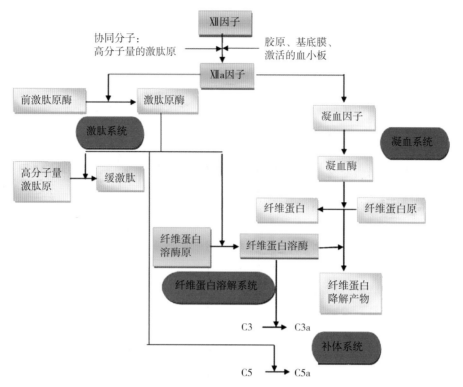

图 3-7 激肽、补体、凝血 / 纤维蛋白溶解系统之间的相互关系示意图

## （一）变质性炎

病变以局部组织细胞的变性、坏死为主，而渗出、增生较轻微的炎症，称为变质性炎（alterative inflammation）。常发生在实质性脏器，如心、肝、脑等。一般由细菌毒素和病毒等引起，如白喉外毒素引起的中毒性心肌炎、病毒引起的病毒性肝炎和乙型脑炎。由于实质细胞发生变性、坏死，变质性炎常引起器官功能障碍。如急性重型肝炎时大量肝细胞坏死，肝功能急剧下降可导致肝性脑病；乙型脑炎时神经细胞的变性、坏死，在脑实质形成软化灶，引起中枢功能障碍（图 1-21）。

## （二）渗出性炎

病变以渗出为主的炎症，称为渗出性炎（exudative inflammation）。此型急性炎症常伴有不同程度的变质，增生较轻微，临床最为常见。常因血管壁受损程度的不同，炎区渗出物的成分也不同。根据渗出物的主要成分和病变特点，分为以下几种类型。

**1. 浆液性炎** 病变以浆液渗出为主的炎症，称为浆液性炎（serous inflammation）。浆液性渗出物为淡黄色略浑浊的液体，含有 3% ～ 5% 的小分子蛋白（主要为白蛋白），混有少量纤维素和中性粒细胞。见于急性炎症早期，常发生于皮肤、黏膜、浆膜和疏松结缔组织。发生在不同的部位，其表现也有所不同：浆液性渗出物在表皮内和表皮下可形成水疱，如皮肤 II 度烧伤或疱疹病毒感染（图 3-8）；发生在黏膜的

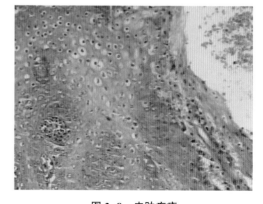

图 3-8 皮肤疱疹
浆液在表皮下渗出积聚形成水泡

又称浆液性卡他性炎，卡他是指渗出物沿黏膜表面顺势下流之意，如感冒初期，鼻黏膜排出大量浆液性分泌物；毒蛇咬伤或蜜蜂蜇伤后，大量的浆液渗入结缔组织间隙形成炎性水肿；发生在浆膜的可引起体腔积液，如结核性胸膜炎可在胸腔积聚大量的浆液。

浆液性炎病变较轻，渗出的浆液易于吸收、消散。局部轻微的组织损伤也易于修复，不留痕迹。但如果渗出过多也会产生不利的影响，甚至导致严重的后果。如严重的喉头浆液性炎造成的喉头水肿可引起窒息；心包腔和胸膜腔大量浆液渗出可影响心肺功能。

**2. 纤维素性炎**　渗出物中含有大量纤维素的炎症，称为纤维素性炎（fibrinous inflammation），常发生在黏膜、浆膜和肺。多由细菌毒素（如白喉杆菌、痢疾杆菌和肺炎球菌的毒素）或各种内外源性毒物（如尿毒症时体内蓄积的尿素、汞）引起，这些致炎因子对血管壁损伤严重，通透性增加明显，引起纤维蛋白原渗出，继而在凝血酶的作用下形成纤维素。HE 染色纤维素呈红染交织的网状、条状和颗粒状，同时混有中性粒细胞和坏死的细胞碎片。

纤维素性炎发生于黏膜时，渗出的纤维素、中性粒细胞和坏死的黏膜组织及病原菌等在黏膜表面形成一层灰白色膜状物，称为假膜（图 3-9），故又称假膜性炎（pseudomembranous inflammation）。白喉的假膜性炎，如发生在咽部，假膜牢固地附着于黏膜表面不易脱落，称为固膜；发生于气管，假膜则与黏膜连接松散较易脱落，称为浮膜，可引起窒息。浆膜的纤维素性炎可见于胸膜和心包膜。如发生在心包膜，由于心脏的搏动，渗出的纤维素被牵拉成绒毛状，称为绒毛心（cor heart）。肺的纤维素性炎，常见于大叶性肺炎，渗出的纤维素充满肺泡腔，并可见大量的中性粒细胞（图 3-10）。

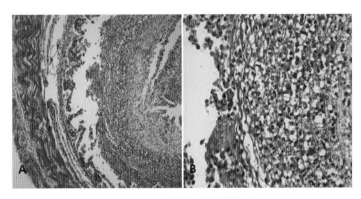

**图 3-9　细菌性痢疾（光镜下）**

A. 肠黏膜表面可见由纤维素、中性粒细胞和脱落的上皮构成的假膜；B. 为左边假膜的放大，可见纤维素排列成网状，网络有中性粒细胞

一般情况下，渗出的纤维素可被中性粒细胞释放的蛋白溶解酶溶解而清除。若纤维素渗出过多，中性粒细胞渗出过少，或组织内抗胰蛋白酶含量过多，则纤维素难以清除，由肉芽组织取代机化。机化过程如发生在肺则形成肉质变，发生在浆膜则引起浆膜的纤维性粘连，造成胸膜腔或心包腔的狭窄甚至闭锁，严重影响器官的功能。

**3. 化脓性炎**　渗出物以中性粒细胞为主，伴有不同程度组织坏死和脓液形成的炎症称为化脓性炎（suppurative or purulent inflammation）。多由化脓菌

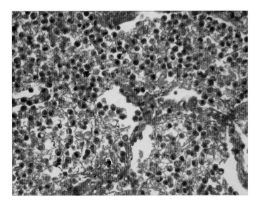

**图 3-10　大叶性肺炎（光镜下）**

肺泡腔内可见大量的纤维素和中性粒细胞渗出

（如葡萄球菌、链球菌等）感染引起，亦可由坏死组织和化学物质（如松节油）所致。炎症区中的坏死组织被中性粒细胞释放的蛋白溶解酶溶解液化的过程称为化脓。中性粒细胞吞噬细菌后发生变性坏死，称为脓细胞。脓液是一种浑浊的凝乳状液体，呈灰黄色或黄绿色，主要由脓细胞、坏死组织碎片、少量浆液和细菌构成。依据病因和发生部位不同，化脓性炎可分为脓肿、蜂窝织炎、表面化脓和积脓。

（1）脓肿　局限性化脓性炎，伴有脓腔形成者，称为脓肿（abscess）。常发生于皮下和内脏，主要由金黄色葡萄球菌感染引起。该细菌产生毒素使组织坏死，继而大量中性粒细胞浸润，释放蛋白溶解酶，使坏死组织溶解液化形成含脓液的腔（图3-11、图3-12）。同时又能产生凝固酶，使渗出的纤维蛋白原转变成纤维素，使病变局限。在脓肿早期，脓肿周围有充血、水肿和炎细胞浸润；经过一段时间，脓肿周围肉芽组织增生，形成脓肿膜。小脓肿可以吸收消散，较大脓肿由于脓液较多，吸收困难，需切开或穿刺排脓，而后由肉芽组织修复，形成瘢痕。脓肿经久不愈，大量纤维组织增生包裹，形成厚壁脓肿，也称为慢性脓肿。

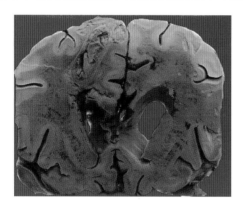

图3-11　脑脓肿（肉眼观）

脑实质内可见一脓肿，腔内有脓液

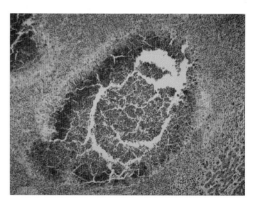

图3-12　肝脓肿（光镜下）

疖（furuncle）是毛囊、皮脂腺及其周围组织的脓肿。疖中心部分液化变软后，脓肿可自行穿破皮肤。痈（carbuncle）是由多个疖融合形成，在皮下脂肪和筋膜组织中形成多个相互沟通的脓肿。痈的病变范围较大且深，患者中毒症状较明显，必须及时切开排脓。当病人机体抵抗力低、营养不良或糖尿病时，许多疖可同时或先后发生，称为疖病（furunculosis）。

（2）蜂窝织炎　发生在疏松结缔组织的弥漫性化脓性炎称为蜂窝织炎（phlegmonous inflammation）。常见于皮下组织、肌肉和阑尾（图3-13），主要由溶血性链球菌感染引起。链球菌可分泌透明质酸酶，降解疏松结缔组织中的透明质酸，分泌链激酶降解纤维素，故有利于病原菌向组织间隙和淋巴管扩散。光镜下，可见炎症区组织内大量中性粒细胞弥漫性浸润（图3-14），与周围组织分界不清。单纯蜂窝织炎时局部组织坏死较轻微，故痊愈后一般不留痕迹；如化脓严重全身中毒症状明显时，常需多处切开引流。

（3）表面化脓和积脓　是指发生在黏膜或浆膜的化脓性炎，中性粒细胞向黏膜或浆膜表面渗出，向深部浸润不明显。如化脓性尿道炎、化脓性支气管炎，渗出的脓液可通过支气管和尿道排出，又称脓性卡他性炎。当化脓性炎发生于浆膜或胆囊、输卵管等的黏膜时，脓液可积聚于浆膜腔、胆囊、输卵管内，称为积脓（empyema）。

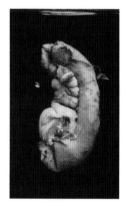

图3-13　蜂窝织炎性阑尾炎（肉眼观）

阑尾肿胀，表面可见灰白色的脓性渗出物，血管充血

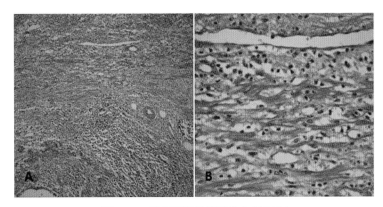

**图 3-14 蜂窝织炎性阑尾炎（光镜下）**

A.低倍镜，示各层大量中性粒细胞浸润；B.高倍镜，示中性粒细胞浸润于肌层

**4.出血性炎** 渗出物内含有大量红细胞，称为出血性炎（hemorrhagic inflammation）。这是由于炎症过程中毒力较强的病原微生物造成血管壁严重损伤，大量红细胞漏出所致。常见于流行性出血热、钩端螺旋体病和鼠疫等。

上述渗出性炎，在炎症发展过程中，各类型之间可发生转化，如浆液性炎可转变为纤维素性炎或化脓性炎。有时两种类型可同时存在，如浆液性纤维素性炎、纤维素性出血性炎。

### （三）增生性炎

增生性炎是指炎症局部以增生为主，而变质和渗出较轻的炎症。大多数急性炎症为渗出性炎或变质性炎，但少数急性炎症以增生反应为主，如毛细血管内增生性肾小球肾炎，病变以肾小球的系膜细胞和内皮细胞增生为主，同时伴有渗出和变质的病变；伤寒杆菌引起的伤寒，病变则以单核巨噬细胞增生为主。

## 五、急性炎症的结局

通过机体的防御反应和积极有效的治疗，多数炎症性疾病能治愈。若损伤因子持续存在或机体抵抗力较弱，则炎症迁延不愈，甚至蔓延扩散。

### （一）痊愈

在大多数情况下，通过机体的各种抗损伤反应和适当的治疗，致炎因子被清除，炎性渗出物及坏死组织被溶解吸收，并通过周围细胞的增生而修复。若坏死比较轻，通过周围细胞的增生能恢复原来的结构和功能，称为完全痊愈；若坏死范围较大，由肉芽组织增生修复，称为不完全痊愈。

### （二）迁延为慢性炎症

机体的抵抗力低下或治疗不彻底，则致炎因子持续存在，并反复作用，不断地损伤组织造成炎症迁延不愈，炎症过程由急性转变为慢性，病情时轻时重。

### （三）蔓延播散

细菌等病原体感染造成的炎症，当机体抵抗力低下，或病原体数量多、毒力强时，病原体可不断繁殖，使炎症向周围扩散，并可经淋巴管、血管播散。

**1.局部蔓延** 炎症局部的病原微生物沿着组织间隙或自然管道向邻近周围组织扩散蔓延。如肾结核可沿泌尿道下行蔓延引起输尿管结核和膀胱结核。

**2. 淋巴管播散**　病原微生物经组织间隙侵入淋巴管，随淋巴液回流到局部淋巴结，引起淋巴管炎和所属淋巴结炎。如原发性肺结核时的淋巴管炎和肺门淋巴结的受累。病原微生物可进一步通过淋巴入血，引起血行蔓延。

**3. 血道播散**　病原微生物及其毒素从炎症灶侵入血液循环或被吸收入血，引起菌血症、毒血症、败血症和脓毒败血症，严重者可危及生命。

（1）菌血症　细菌由局部病灶通过淋巴管或血管进入血流，全身无中毒症状，但血液中可检查到细菌，称菌血症（bacteremia）。如大叶性肺炎和流行性脑脊髓膜炎早期可出现菌血症。在菌血症阶段，肝、脾和骨髓的巨噬细胞构成一道防线，以清除细菌。

（2）毒血症　细菌产生的毒素或毒性代谢产物被吸收入血，引起全身中毒症状者，称为毒血症（toxemia）。患者出现寒战、高热等症状，同时伴有肝、心、肾等实质细胞的变性或坏死，严重时可出现中毒性休克，但血培养找不到细菌。

（3）败血症　毒性较强的细菌由局部病灶入血后，在血中大量繁殖并产生毒素，出现严重的全身中毒症状和病理变化，称为败血症（septicemia）。患者除有毒血症的表现外，还常出现皮肤和黏膜的多发性出血点，以及脾脏和淋巴结肿大等。此时，血细菌培养阳性。

（4）脓毒败血症　化脓菌引起的败血症称为脓毒败血症（pyemia）。此时除有败血症的表现外，可在肺、肾、肝、脑等脏器中出现多发性小脓肿，脓肿中央的小血管内可见细菌菌落。脓肿是由化脓菌栓塞于小血管或毛细血管引起，因此又称栓塞性脓肿或转移性脓肿。

# 第三节　慢性炎症

慢性炎症是由于致炎因子的长期持续刺激，病程较长，多在数月至数年以上。慢性炎症多由急性炎症迁延而来，也可隐匿地发生。慢性炎症的发生见于以下几种情况：①病原微生物（如结核杆菌、梅毒螺旋体等）难以清除，持续存在，常可激发免疫反应，特别是迟发性过敏反应，有时可表现为特异性肉芽肿性炎；②长期暴露于内源性或外源性毒性因子，例如长期暴露于二氧化硅引发硅沉着病；③对自身组织产生免疫反应，如系统性红斑狼疮。根据慢性炎症的形态学特点将慢性炎症分为一般慢性炎症（非特异性慢性炎）和肉芽肿性炎。

## 一、一般慢性炎症的病理变化特点

一般慢性炎症的主要形态学特点：①常有较明显的成纤维细胞、血管内皮细胞，以及上皮、腺体和实质细胞等的增生，以替代和修复损伤的组织；②组织破坏主要由致炎因子的持续作用或炎细胞引起；③炎症灶内浸润的炎细胞主要为淋巴细胞、浆细胞和巨噬细胞。

慢性炎症的纤维结缔组织增生，可造成管道性脏器的狭窄或实质性脏器的纤维化甚至硬化。发生在黏膜的慢性炎症，局部的黏膜上皮和腺体及肉芽组织可过度增生，形成炎性息肉，如鼻息肉、宫颈息肉、直肠息肉（图1-6）。若炎性增生形成境界清楚的肿瘤样团块，称为炎性假瘤，多见于肺和眼眶。如肺的炎性假瘤结构复杂，增生成分有肉芽组织、肺泡上皮细胞和巨噬细胞，还有淋巴细胞、浆细胞浸润，或伴有出血，应注意与肺部肿瘤相区别。

## 二、肉芽肿性炎

肉芽肿性炎（granulomatous inflammation）是一种特殊的慢性炎症，炎症局部以巨噬细胞及其衍生的细胞增生形成境界清楚的结节状病灶（即肉芽肿）为特点。

### （一）肉芽肿的形成条件和组成

由于刺激因子（异物或某些病原微生物）不易被消化，引起机体免疫反应，巨噬细胞将抗原提呈给 T 淋巴细胞，并使其激活产生细胞因子 IL-2 和 IFN-γ 等。IL-2 可进一步激活 T 淋巴细胞，IFN-γ 可使巨噬细胞演变成上皮样细胞和多核巨细胞。

肉芽肿的主要细胞成分是上皮样细胞和多核巨细胞，具有诊断意义。

上皮样细胞的胞质丰富，呈淡红色，略呈颗粒状，胞膜界限不清；细胞核呈圆形或椭圆形，染色浅淡，核仁明显，有 1～2 个小核仁。因与上皮细胞形态相似，故称上皮样细胞。

多核巨细胞由上皮样细胞融合而来，细胞核数目可达几十个，甚至几百个，若细胞核排列在细胞周边呈马蹄形或环形，称为朗汉斯巨细胞，主要见于感染性肉芽肿。多核巨细胞还常见于不易消化的较大异物、组织中的角化上皮和尿酸盐结晶周围，核排列较乱，称为异物巨细胞。

### （二）肉芽肿的类型和特点

根据病因及形态特点将肉芽肿分为：

**1. 感染性肉芽肿**　常由病原微生物或寄生虫感染引起，如结核杆菌感染引起结核结节，麻风杆菌感染引起麻风结节，梅毒螺旋体感染引起树胶样肿；真菌和寄生虫感染如组织胞菌病和血吸虫病等也可引起感染性肉芽肿。肉芽肿的形态结构有一定的特异性，可根据肉芽肿形态特点做出病因判断。以结核结节为例，典型者中心为干酪样坏死，周围为放射状排列的上皮样细胞，朗汉斯巨细胞散在于其中，再向外为大量淋巴细胞浸润，结节周围可见纤维结缔组织包绕（图 3-15）。

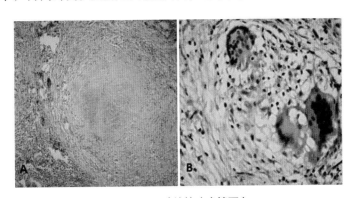

**图 3-15　肺结核（光镜下）**

A. 低倍镜下可见典型的结核结节：中央为干酪样坏死，外周有上皮样细胞、
朗汉斯巨细胞和淋巴细胞浸润；B. 高倍镜示上皮样细胞和朗汉斯巨细胞

**2. 异物性肉芽肿**　常由手术缝线、石棉、滑石粉、隆胸术的填充物或移植的人工血管等引起。病变以异物为中心，周围有数量不等的巨噬细胞、异物巨细胞、成纤维细胞和淋巴细胞等，形成结节状病灶。

**3. 原因不明的肉芽肿**　如结节病肉芽肿，在形态学上结节病肉芽肿具有明显的纤维化和玻璃样变倾向，其病因和发病机制未明。

# 第四章

# 肿　瘤

扫一扫，查阅本章数字资源，含PPT、音视频、图片等

　　肿瘤（tumor，neoplasm）是以细胞异常增殖为特征、常在机体局部形成肿块的一大类疾病。肿瘤种类繁多，具有不同的生物学行为和临床表现。有些肿瘤生长缓慢，没有侵袭性或者侵袭性较弱，不播散到身体其他部位，对人体的危害小，医学上称为良性肿瘤；有些肿瘤生长迅速，侵袭性较强，可以播散到身体其他部位，对人体的危害大，医学上称为恶性肿瘤。平时所谓的"癌症"，是指这些严重危害人类健康的恶性肿瘤的总称。

　　近年来，恶性肿瘤的发病率和病死率均呈上升趋势，它已经成为危害人类健康的常见病、多发病。据国际癌症中心（IARC）2020年全球最新癌症负担数据估计：全球新发癌症病例约1930万，其中女性乳腺癌居首位，肺癌居第二位；死亡病例约1000万。中国国家癌症中心2019年发布的2015年癌症以肺癌、胃癌、结直肠癌、女性乳腺癌、肝癌等多见；其中肺癌发病率和死亡率均居首位。

　　由于肿瘤对人类的威胁日益突出，对肿瘤的病因学、发病学及其预防、诊断、治疗等方面的研究，已成为当前医学领域中的重大研究课题，并且已形成了一门专门的医学分支——肿瘤学。本章从病理学角度介绍关于肿瘤的基本知识，包括肿瘤的形态学和分类、生物学特点、肿瘤的病因和发病机制等。掌握这些知识，对于正确诊断肿瘤，给肿瘤患者提供适当的治疗，十分重要。

## 第一节　肿瘤的概念

　　肿瘤是机体在各种致瘤因素的作用下，局部组织细胞在基因水平上失去了对其生长的正常调控，导致克隆性异常增殖而形成的新生物，常表现为局部肿块。

　　很早以前人们就已经注意到肿瘤这一类疾病，我国古代的第一部字书、汉代许慎编撰的《说文解字》解释"瘤"这个字时说："瘤，肿也。"东汉刘熙在《释名·释疾病》中说："血液聚而生瘤肿也。"这是我国古代人民对肿瘤发生发展机制的认识。

　　英文称肿瘤为tumor或neoplasm。Tumor一词源于拉丁语，意为"肿"（swelling）。Neoplasm来自希腊语，意思是"新生物"。但有些病理学家强调，neoplasm和tumor这两个术语应是不同的，tumor泛指所有临床上表现为"肿块"的病变，而真正的肿瘤才称为neoplasm。但是，在实际工作中，通常将这两个术语同义使用。

　　生物医学研究表明，肿瘤的形成是机体细胞异常增殖的结果。这种导致肿瘤形成的增殖称为肿瘤性增殖。这与在炎症、修复等病理状态下形成的非肿瘤性增殖有本质区别。肿瘤性增殖一般是单克隆性的，肿瘤细胞不同程度地失去了分化成熟的能力，呈现异常的功能、代谢和形态；肿瘤细胞获得了不断增长的能力，即使致瘤因素消除，增殖持续存在，呈自主性生长，不受机体调

控，与机体不协调，而且有害。非肿瘤性增殖通常适应机体需要，受机体控制，有一定限度，当病因消除后增殖停止。且一般是多克隆性的，增生的细胞分化成熟，具有原来正常的功能、代谢和形态特征。

# 第二节　肿瘤的一般形态

肿瘤的正确诊断需要各种临床检查（病史、症状及体征）和实验室检查资料，其中病理学检查占有重要的地位，包括肿瘤的大体形态检查和组织结构的显微镜检查及免疫组织化学和遗传基因检测等。

## 一、肿瘤的大体形态

肿瘤的大体形态多种多样，一定程度上反映肿瘤的良、恶性，观察时应注意肿瘤的数目、大小、形状、包膜、颜色和质地等。

**1. 数目**　肿瘤数目不一，单发者称为单发瘤；多发者称为多发瘤，可见于一些由于基因突变引起的肿瘤，如神经纤维瘤病可达上百个，家族性腺瘤性息肉病的结直肠腺瘤常达上百个甚至上千个。患者就诊时应全面仔细检查，以防只发现明显肿块而忽略其他多发肿瘤，有些多发性的肿瘤也可能是肿瘤转移所致。

**2. 大小**　肿瘤的体积差别很大，与其良恶性、生长时间、发生部位有一定关系。肿瘤早期，体积常较小，有些仅能在显微镜下观察到，如甲状腺微小癌；有些生长在颅腔、椎管等腔道内的肿瘤，因早期出现症状而容易被发现，体积也常较小；发生于体表或体腔内的肿瘤，直径可达数十厘米，重量可达几十千克，如卵巢的囊腺瘤、腹腔内的脂肪肉瘤等。

**3. 形状**　由于肿瘤的发生部位、组织来源、生长方式和良、恶性等不同，使其形状各种各样（图4-1）。生长在皮肤或黏膜表面的肿瘤，常向表面突出，良性呈乳头状、息肉状、绒毛状、蕈伞状等；恶性多为菜花状、溃疡状，表面常有坏死、出血，并向深部浸润。生长在器官或组织内的肿瘤，良性多呈结节状、分叶状、囊状等；恶性则形状不规则，呈树根状、蟹足状并向周围浸润。

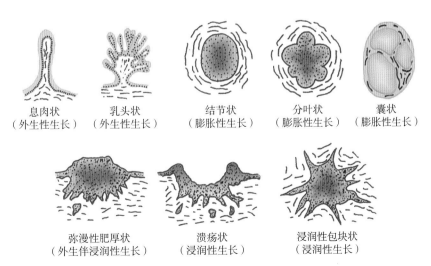

| 息肉状 | 乳头状 | 结节状 | 分叶状 | 囊状 |
| --- | --- | --- | --- | --- |
| （外生性生长） | （外生性生长） | （膨胀性生长） | （膨胀性生长） | （膨胀性生长） |

弥漫性肥厚状（外生伴浸润性生长）　溃疡状（浸润性生长）　浸润性包块状（浸润性生长）

图4-1　肿瘤的常见大体形态和生长方式示意图

**4. 包膜**　良性肿瘤境界清楚，常形成完整包膜；恶性肿瘤境界不清，向周围组织浸润性生长，常无包膜；有些生长缓慢的恶性肿瘤境界也可较清楚，具有部分包膜或假包膜。

**5. 颜色**　由于肿瘤的组织来源、继发性改变等不同，其颜色各异。例如，纤维组织来源的肿瘤、平滑肌瘤多呈灰白色，脂肪瘤呈淡黄色，血管瘤呈暗红色等。肿瘤发生坏死时常呈灰白色，出血时呈暗红色，产生黑色素时呈黑褐色。

**6. 质地**　肿瘤的质地与其组织来源、纤维间质的多少、有无变性坏死等因素有关。例如脂肪瘤质软，平滑肌瘤质韧，骨瘤则质硬。癌组织较多、纤维间质较少的肿瘤，质地相对软些；纤维间质丰富的肿瘤，质地相对较硬。肿瘤发生坏死时常变软，发生钙化或骨化时则变硬。

### 二、肿瘤的组织结构

虽然肿瘤的种类繁多、形态结构多种多样，但其组织结构通常由实质和间质两部分组成。

肿瘤的实质由肿瘤细胞构成，是肿瘤的特异性成分。可根据其细胞形态、组成结构或其产物来判断肿瘤的组织来源、分化程度，是进行肿瘤命名和分类的主要依据。肿瘤的间质一般由结缔组织和血管、淋巴管等组成，不具有特异性，起着支持和营养肿瘤实质的作用。血管是肿瘤间质的重要成分，肿瘤通过血管与整个机体发生联系。通常良性肿瘤间质血管较少，生长缓慢；恶性肿瘤间质血管丰富，生长迅速。肿瘤间质内有时含有数量不等的淋巴细胞，可能与机体对肿瘤组织的免疫反应有关。

## 第三节　肿瘤的分化与异型性

分化（differentiation）一词在组织胚胎学中是指幼稚或原始细胞发育成为成熟细胞的过程；在肿瘤病理学中则是指肿瘤细胞和组织与其来源成熟细胞和组织在形态和功能上的相似之处，相似的程度称为肿瘤的分化程度（degree of differentiation）。例如，与平滑肌组织相似的肿瘤，提示其向平滑肌组织分化。如果一个肿瘤的形态和功能越接近于某种正常组织，说明其分化程度越高或分化好（well differentiated）；如果相似程度越小，则说明其分化程度越低或分化差（poorly differentiated）。如果肿瘤完全缺乏与正常组织的相似之处，无法判断其分化方向，称为未分化（undifferentiated）肿瘤。

肿瘤组织无论在组织结构和细胞形态上，都与其来源的正常组织有不同程度的差异，这种差异称为异型性（atypia）。肿瘤异型性的大小反映了肿瘤的分化程度。异型性小者，说明肿瘤与其来源的正常组织和细胞相似，接近成熟，分化程度高；异型性大者，表示肿瘤与其来源的正常组织和细胞差异大，分化程度低。

肿瘤的异型性包括两个方面，即组织结构异型性和细胞异型性。区分肿瘤的异型性是诊断肿瘤良、恶性的主要组织形态学依据。

### 一、肿瘤组织结构异型性

肿瘤组织结构的异型性是指肿瘤细胞形成的组织结构在空间排列方式上与其来源的正常组织的差异，表现在肿瘤细胞的排列、层次、极性等方面的改变。例如，子宫平滑肌瘤的瘤细胞排列呈编织状、漩涡状；肠腺瘤组织结构的异型性小，腺体形状较规则一致（图 4-2），肠腺癌的癌细胞则形成大小不等、形状不一、排列不规则的腺体或腺样结构，细胞排列紧密重叠，多呈复层（图 4-3）。

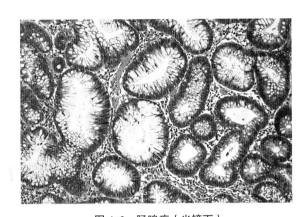

图 4-2 肠腺瘤（光镜下）

良性肿瘤组织结构的异型性小，腺体形状较规则一致

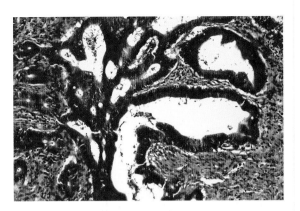

图 4-3 肠腺癌（光镜下）

恶性肿瘤组织结构的异型性大，癌细胞形成不规则的腺样结构

## 二、肿瘤细胞的异型性

良性肿瘤细胞异型性小，恶性肿瘤细胞异型性大，主要表现为以下特点（图 4-4）。

**1.肿瘤细胞的多形性** 肿瘤细胞大小和形态很不一致，有些表现为细胞体积增大，可出现瘤巨细胞，有些表现为原始的小细胞。

**2.肿瘤细胞核的多形性** 恶性肿瘤细胞核体积常增大，核质比失调，正常上皮细胞的核质比为 1∶4 ～ 1∶6，恶性肿瘤细胞则可达到 1∶1；核大小、形状不一，常出现双核、多核、巨核或奇异形核；核内 DNA 增多，核染色深，常呈粗颗粒状，分布不均匀，堆积于核膜下导致核膜增厚；核仁明显，体积大，数目增多，可达 3 ～ 5 个；

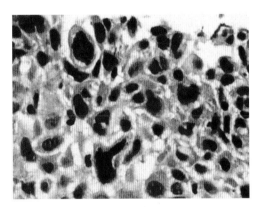

图 4-4 恶性肿瘤的细胞异型性（光镜下）

肿瘤细胞核大、深染，核质比例高，可见瘤巨细胞和病理性核分裂象

核分裂象增多，并出现病理性核分裂象，如多极性核分裂、不对称性核分裂和顿挫性核分裂等。

**3.肿瘤细胞质的改变** 恶性肿瘤细胞的胞质内由于核蛋白体增多，多呈嗜碱性染色。有些肿瘤细胞胞质内可产生异常分泌物或代谢产物（如激素、糖原、黏液、脂质、角质和色素等）而具有不同特性，例如肝癌细胞内可见黄褐色的胆色素，黑色素瘤细胞内可见黑色素。

上述肿瘤细胞的形态，特别是细胞核的多形性常为恶性肿瘤的重要形态特征，对区别良恶性肿瘤具有重要诊断意义，而细胞质内的特异性产物常有助于判断肿瘤组织的来源。

# 第四节 肿瘤的命名与分类

人体肿瘤种类繁多，必须要有科学的命名原则，才容易在医疗工作中掌握和应用，肿瘤的命名和分类是肿瘤病理诊断中很重要的内容。

## 一、肿瘤的命名

肿瘤一般是根据其组织来源和生物学特性（良性或恶性）来命名的，同时结合肿瘤的发生部位和肉眼形态、特点。

## （一）肿瘤命名的一般原则

**1. 良性肿瘤命名**    一般是在其来源组织名称之后加一"瘤"字。例如，腺上皮的良性肿瘤称为腺瘤，脂肪组织的良性肿瘤称为脂肪瘤，平滑肌的良性肿瘤称为平滑肌瘤等。

**2. 恶性肿瘤命名**

（1）癌（carcinoma）  指来源于上皮组织（包括被覆上皮和腺上皮）的恶性肿瘤。命名时在其来源组织名称之后加一"癌"字。例如，发生于食管的鳞状上皮来源的恶性肿瘤称为食管鳞状细胞癌，简称食管鳞癌；发生于直肠的腺上皮来源的恶性肿瘤称为直肠腺癌。有些恶性肿瘤同时具有腺癌和鳞癌的成分，称为腺鳞癌。有些缺乏特定的上皮分化特征，但形态和免疫表型可以确定为癌，称为未分化癌。

（2）肉瘤（sarcoma）  指来源于间叶组织的恶性肿瘤。间叶组织包括纤维组织、脂肪组织、肌肉、血管、淋巴管、骨及软骨组织等。其命名方式是在来源组织后面加上"肉瘤"两字，例如脂肪肉瘤、纤维肉瘤、骨肉瘤、软骨肉瘤等。

同时具有癌和肉瘤两种成分的恶性肿瘤，称为癌肉瘤（carcinosarcoma）。

## （二）肿瘤命名的特殊情况

由于历史原因，有少数肿瘤的命名已经约定俗成，不按照上述原则命名，无规律可循，需要特殊记忆。例如：①有些结合肿瘤的形态特点命名，如形成乳头状，称为乳头状瘤；形成囊状结构的腺瘤，称为囊腺瘤；形成乳头状及囊状结构的腺癌，称为乳头状囊腺癌。②有些肿瘤的形态与幼稚组织相似，称为母细胞瘤，这类肿瘤大多数为恶性，如神经母细胞瘤、肾母细胞瘤、髓母细胞瘤、视网膜母细胞瘤等；少数为交界性肿瘤，如骨母细胞瘤。③有些肿瘤以最早描述或研究者的人名来命名，如霍奇金淋巴瘤、尤因肉瘤等。④有些肿瘤虽带有一个"瘤"或"病"字，但实际上是恶性肿瘤，如精原细胞瘤、无性细胞瘤、白血病等。⑤有些肿瘤的命名在其前面加"恶性"二字，如恶性淋巴瘤、恶性神经鞘瘤、恶性黑色素瘤、恶性间皮瘤等。⑥有些结合肿瘤细胞的形态来命名，如印戒细胞癌、透明细胞癌等。⑦有些肿瘤命名中有"瘤病"二字，如脂肪瘤病、神经纤维瘤病、血管瘤病等，主要指肿瘤多发的状态。⑧畸胎瘤是性腺或胚胎余件中的全能细胞发生的肿瘤，一般由两个或两个以上胚层分化的组织构成，多发生在性腺，分为成熟型畸胎瘤和未成熟型畸胎瘤两大类。⑨有些良性病变临床肉眼及影像学很似肿瘤而其本质并非真性肿瘤，习惯也称为"瘤"，如动脉瘤、结核瘤、室壁瘤等。⑩转移瘤命名原则：被转移器官＋原发瘤，如胃癌转移至肝脏则命名为"肝转移性胃癌"。

## 二、肿瘤的分类

肿瘤分类原则与肿瘤的命名方法相关。根据肿瘤生物学特性及其对机体危害性的不同，一般将肿瘤分为良性和恶性两大类；另外，根据肿瘤组织来源（或分化方向）不同，可将肿瘤分为上皮源性、间叶源性、神经源性、淋巴造血组织及其他肿瘤如生殖细胞肿瘤、畸胎瘤、黑色素瘤等。此外，少数肿瘤良恶性难以分辨，则称之为交界性肿瘤。常见肿瘤的简单分类见表4-1。每一器官系统的肿瘤，有更为详尽的分类，例如消化系统肿瘤分类、乳腺癌分类等。

表 4-1　常见肿瘤的分类

| 组织来源 | 良性肿瘤 | 恶性肿瘤 |
| --- | --- | --- |
| 上皮组织 | | |
| 　鳞状上皮 | 鳞状细胞乳头状瘤 | 鳞状细胞癌 |
| 　基底细胞 | | 基底细胞癌 |
| 　腺上皮 | 腺瘤 | 腺癌 |
| 　尿路上皮 | 尿路上皮乳头状瘤 | 尿路上皮癌 |
| 间叶组织 | | |
| 　纤维组织 | 纤维瘤 | 纤维肉瘤 |
| 　脂肪组织 | 脂肪瘤 | 脂肪肉瘤 |
| 　平滑肌组织 | 平滑肌瘤 | 平滑肌肉瘤 |
| 　横纹肌组织 | 横纹肌瘤 | 横纹肌肉瘤 |
| 　血管组织 | 血管瘤 | 血管肉瘤 |
| 　淋巴管组织 | 淋巴管瘤 | 淋巴管肉瘤 |
| 　骨组织 | 骨瘤 | 骨肉瘤 |
| 　软骨组织 | 软骨瘤 | 软骨肉瘤 |
| 　滑膜组织 | | 滑膜肉瘤 |
| 　间皮 | | 恶性间皮瘤 |
| 淋巴造血组织 | | |
| 　淋巴组织 | | 恶性淋巴瘤 |
| 　造血组织 | | 白血病 |
| 神经组织和脑脊膜 | | |
| 　胶质细胞 | | 弥漫性星形细胞瘤 |
| 　神经细胞 | 节细胞神经瘤 | 神经母细胞瘤、髓母细胞瘤 |
| 　神经鞘细胞 | 神经鞘瘤 | 恶性神经鞘瘤 |
| 　脑脊膜 | 脑膜瘤 | 恶性脑膜瘤 |
| 其他肿瘤 | | |
| 　胎盘滋养叶细胞 | 葡萄胎 | 侵袭性葡萄胎、绒毛膜上皮癌 |
| 　生殖细胞 | | 精原细胞瘤、无性细胞瘤、胚胎性癌 |
| 　性腺或胚胎剩件中全能细胞 | 成熟型畸胎瘤 | 未成熟型畸胎瘤 |
| 　黑色素细胞 | | 恶性黑色素瘤 |

# 第五节　肿瘤的生长与扩散

　　具有局部浸润和远处转移能力是恶性肿瘤最重要的生物学特点，也是恶性肿瘤导致患者死亡的主要原因。

## 一、肿瘤的生长

### （一）肿瘤的生长速度

不同肿瘤的生长速度有很大差别，良性肿瘤一般生长缓慢，有的生长时间可达数年或数十年；恶性肿瘤生长快，尤其是分化程度低的恶性肿瘤常在短期内形成明显肿块。如果良性肿瘤在近期内生长速度突然加快，则要考虑有恶变的可能。

肿瘤细胞的生长速度与诸多因素有关，如肿瘤细胞的倍增时间、生长分数以及肿瘤细胞生成与死亡的比例等。肿瘤细胞的倍增时间是指细胞分裂繁殖为两个子代细胞所需的时间，多数恶性肿瘤的倍增时间与正常细胞的相似或稍长，并不比正常细胞更快，因此恶性肿瘤的生长迅速可能主要不是由倍增时间缩短引起的。生长分数是指肿瘤细胞群体中处于增殖阶段的细胞所占的比例，处于增殖阶段的细胞不断分裂增殖，生长分数越高，生长就越快。许多抗肿瘤的化疗药物就是通过干扰细胞增殖起作用，生长分数高的细胞通常对化疗敏感。肿瘤细胞生成与死亡的比例也是一个重要的影响因素，肿瘤细胞坏死、凋亡多，生成细胞少，其生长速度会慢，反之，则生长快。促进肿瘤细胞死亡，抑制肿瘤细胞增殖，是治疗肿瘤的两个重要方面。

### （二）肿瘤的生长方式

肿瘤的生长方式主要有三种：膨胀性生长、浸润性生长和外生性生长。

**1. 膨胀性生长** 是大多数良性肿瘤的生长方式。肿瘤常呈结节状或分叶状，生长缓慢，随着肿瘤体积的增大，将周围组织推开或挤压，与周围组织分界清楚，常形成完整包膜，手术易摘除，术后一般不复发。

**2. 浸润性生长** 是大多数恶性肿瘤的生长方式。肿瘤生长迅速，如树根状、蟹足状生长并浸润破坏周围组织，一般无包膜，与周围组织紧密连接、分界不清，临床检查时肿瘤固定、活动度小，手术时需大范围切除，若切除不彻底，术后易复发。

**3. 外生性生长** 发生在体表、体腔和自然管道（如消化道、泌尿道）的肿瘤，常向表面生长，形成乳头状、息肉状、蕈状或菜花状，称为外生性生长。良性肿瘤和恶性肿瘤均可有此生长方式，但恶性肿瘤在外生性生长的同时，其基底部常向组织深部浸润，因其生长迅速，血液供应不足，表面常发生坏死形成凹凸不平、边缘隆起的溃疡。

## 二、肿瘤的扩散

恶性肿瘤不仅在原发部位浸润性生长，并且通过直接蔓延和转移等途径扩散到身体其他部位，这是恶性肿瘤重要的生物学特点。

### （一）直接蔓延

随着恶性肿瘤的不断长大，肿瘤细胞沿组织间隙、淋巴管、血管或神经束衣连续不断地浸润生长，侵入并破坏周围正常组织或器官，这种现象称为直接蔓延。例如晚期乳腺癌可蔓延到胸肌、胸腔甚至到达肺脏；晚期子宫颈癌可向前蔓延到膀胱、向后蔓延至直肠；胰头癌可蔓延到肝脏、十二指肠。

### （二）转移

恶性肿瘤细胞从原发部位侵入淋巴管、血管或体腔，迁徙到其他部位继续生长，形成与原发部位同样类型的肿瘤，这个过程称为转移（metastasis）。所形成的肿瘤称为转移性肿瘤（metastatic tumors）或继发肿瘤（secondary tumors）；原发部位的肿瘤称为原发肿瘤（primary tumors）。转移是恶性肿瘤的确凿证据，但并非所有的恶性肿瘤都会发生转移。例如，皮肤的基底细胞癌多在局部生长破坏，很少发生转移。恶性肿瘤常见的转移途径有以下三种。

**1. 淋巴道转移（lymphatic metastasis）**　肿瘤细胞侵入淋巴管，随淋巴液回流首先到达局部淋巴结，聚集于边缘窦，随后累及整个淋巴结，破坏淋巴结正常结构，使淋巴结肿大，质地变硬。肿瘤细胞侵出被膜，使相邻的淋巴结彼此粘连融合成团。局部淋巴结发生转移后，肿瘤细胞随着淋巴循环可继续转移至下一站淋巴结，最后从胸导管进入血流，引起血道转移。值得注意的是，有的肿瘤可以逆行转移或者越过相应的引流淋巴结发生跳跃式转移。淋巴道转移是癌转移的常见途径，临床上常见鼻咽癌的颈部淋巴结转移、乳腺癌的腋窝淋巴结转移等（图4-5）。

**2. 血道转移（hematogeneous metastasis）**　恶性肿瘤细胞侵入血管，随血流到达远处器官继续生长，形成转移瘤。由于静脉和毛细血管壁薄且血管内压力低，肿瘤细胞多经此入血，少数也可经淋巴管入血。进入血管系统的恶性肿瘤细胞常聚集成团，称为瘤栓。肉瘤组织内薄壁血管丰富，容易被肿瘤细胞侵入，故血道转移是肉瘤最常见的转移途径。晚期癌也常发生血道转移。

肿瘤血道转移的部位受循环途径和原发部位的影响。侵入体循环系统的肿瘤细胞可经右心到达肺，在肺内形成转移瘤，如骨肉瘤的肺转移；肿瘤细胞侵入肺静脉经左心随主动脉血流到达全身各器官，常在脑、骨、肾及肾上腺等处形成转移瘤，例如肺癌的骨转移；侵入门静脉系统的肿瘤细胞可在肝内形成转移瘤，如胃肠道癌的肝转移；侵入胸、腰、骨盆静脉的肿瘤细胞，可经吻合支进入脊椎静脉丛，引起椎骨及脑的转移，如前列腺癌转移至脊椎及脑。

血道转移可累及许多器官，但最常见的是肺和肝。临床上确定肿瘤的临床分期和治疗方案时，判断有无血道转移，应做全面的影像学检查。形态学观察，转移瘤常位于器官表面，常为多个，散在分布，呈球形，边界清楚（图4-6），可因癌结节中央坏死、出血而形成凹陷，称为"癌脐"。

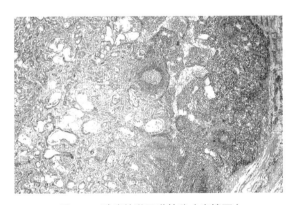

**图 4-5　肿瘤的淋巴道转移（光镜下）**

图示淋巴结中转移的腺癌组织

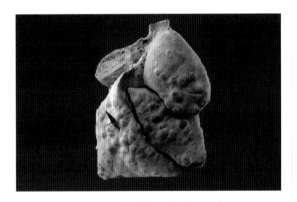

**图 4-6　肺的转移瘤（肉眼观）**

肺表面可见多个圆形边界较清楚的转移瘤

**3. 种植性转移（transcoelomic metastasis）**　发生于胸、腹腔等体腔内器官的恶性肿瘤侵及器官表面时，肿瘤细胞脱落，像播种一样种植在其他器官表面，形成多个转移瘤，这种现象称为种植性转移。例如，晚期胃肠道黏液癌可种植到大网膜、腹膜表面形成多发性的灰白癌结节，种植到盆腔双侧卵巢形成肿块，镜下见富于黏液的印戒细胞弥漫浸润，这种卵巢转移性肿瘤称为 Krukernberg 瘤（应注意 Krukernberg 瘤不一定都是种植性转移，也可通过淋巴道和血道转移形成）；肺癌可在胸腔内广泛种植。恶性肿瘤种植性转移至体腔内器官，常有血性积液，抽取积液做细胞学检查，寻找恶性肿瘤细胞，有助于肿瘤的诊断与治疗。

### 三、恶性肿瘤浸润与转移的机制

恶性肿瘤浸润和转移的机制目前尚未完全阐明，它是由一系列步骤组成的连续的复杂过程。

#### （一）肿瘤的演进与异质性

恶性肿瘤在生长过程中，其侵袭性增加的现象称为肿瘤的演进，表现为生长加快、浸润周围组织和远处转移等现象。肿瘤的演进与它获得越来越大的异质性有关。在肿瘤的生长过程中，经过多次分裂繁殖产生子代细胞，可能会出现不同的基因突变，这时的肿瘤细胞群体就不再是由完全一样的肿瘤细胞组成，而是出现了不同特性的肿瘤细胞亚克隆，成为具有异质性的肿瘤细胞群体，其生长速度、侵袭能力、对生长信号的反应、对抗癌药物的敏感性等方面都可以存在差异。这种肿瘤细胞亚克隆之间存在的差异称为异质性（heterogeneity）。例如，需要较多生长因子的亚克隆可因生长因子缺乏而不能生长或生长速度下降，而有些需要较少生长因子的亚克隆在此时即可生长。机体的抗肿瘤反应可杀死那些具有较高抗原性的亚克隆，而抗原性低的亚克隆则可以逃避机体的免疫监视。在获得这种异质性的肿瘤演进过程中，那些具有生长、浸润与转移优势的亚克隆压倒了没有生长优势和侵袭力弱的亚克隆而保留存活下来。

#### （二）局部浸润

肿瘤细胞局部浸润的机制比较复杂，大致可以归纳为四个步骤：第一步是由细胞黏附分子介导的肿瘤细胞间的黏附力下降。在结肠和乳腺的腺癌中，上皮钙黏素表达数量下降，使癌细胞彼此分离。第二步是肿瘤细胞与基底膜的紧密附着增加。正常上皮细胞与基底膜的附着是通过上皮细胞表面的整合素（integrin）与其配体结合来实现的，如整合素 VLA-6（受体）能与基底膜的层粘连蛋白（laminin，Ln）（配体）结合而使上皮细胞定向附着。癌细胞有更多的 Ln 受体，使其更容易与基底膜附着。例如乳腺癌与结肠癌细胞表面的 Ln 受体密度与其侵袭性呈正相关。此外，癌细胞还可表达多种整合素，如 VLA-5、VLA-1 等，能与细胞外基质（ECM）中纤维连接蛋白（fibronectin，Fn）、玻连蛋白（vitronectin）和胶原等配体结合来完成其与 ECM 的黏附。第三步是细胞外基质的降解。癌细胞可直接分泌或间接通过成纤维细胞、巨噬细胞分泌的蛋白溶解酶，使基底膜溶解产生局部缺损，有助于癌细胞通过，为癌细胞的浸润、淋巴道和血道转移创造条件。第四步是癌细胞迁移。癌细胞借助于阿米巴样运动通过缺损的基底膜向外移出。近来发现肿瘤细胞产生的自分泌移动因子（autocrine motility factor），如肝细胞生长因子和胸腺素（thymosin）β-15，可介导癌细胞的移动，促进癌细胞的浸润和转移。癌细胞穿过基底膜后，进一步降解细胞外基质，在间质中移动；到达血管壁时，癌细胞以同样的方式穿过基底膜进入血管。

#### （三）血行播散

进入血管的癌细胞形成新的转移病灶的可能性小于千分之一。绝大多数的单个癌细胞被机体的自然杀伤细胞消灭。但是被血小板凝集成团的癌细胞形成癌栓，不易被消灭，并可与栓塞处的血管内皮细胞黏附，然后以上述局部浸润的形式穿过血管内皮和基底膜，形成新的转移灶。由于肿瘤在演进过程中出现异质性，出现侵袭性不一的亚克隆，而高侵袭性的肿瘤细胞亚克隆容易发生广泛的血道转移。

肿瘤的血道转移部位和器官分布具有一定的选择性，表现出对器官的"亲和性"。例如甲状腺癌、前列腺癌易转移到骨，肺癌易转移到脑、骨、肾上腺等处，乳腺癌常转移至肺、骨、肝、肾上腺等处。产生这种现象的原因可能有：①这些器官的血管内皮上的配体能与某些癌细胞表面黏附分子（如血管细胞黏附分子）发生特异性结合。②靶器官能够释放某些吸引癌细胞的化学趋化物质（如胰岛素样生长因子Ⅰ和Ⅱ）。③某些组织或器官的环境不适宜肿瘤的生长，例如，脾脏虽血运丰富但转移癌少见，可能与脾脏是免疫器官有关；横纹肌组织中也很少有肿瘤转移，可能是由于肌肉经常收缩使肿瘤细胞不易停留，或者是肌肉内乳酸含量过高不利于肿瘤生长。

### 四、肿瘤的分级与分期

肿瘤的分级和分期一般用于恶性肿瘤。

肿瘤的分级是描述其恶性程度的指标。病理学上，根据恶性肿瘤分化程度的高低、异型性的大小以及病理性核分裂象数目的多少等进行分级，通常将恶性肿瘤分为三级：Ⅰ级为高分化，属低度恶性；Ⅱ级为中分化，属中度恶性；Ⅲ级为低分化，属高度恶性。有些肿瘤分级使用两级分级法，分为低级别和高级别两种。

肿瘤的分期是指恶性肿瘤的生长范围和播散程度。肿瘤分期方案很多，国际上常用的是 TNM 分期方案，主要是根据原发瘤大小、浸润范围和深度、局部和远处淋巴结转移情况以及有无血道转移等来进行。T 代表原发肿瘤，随着肿瘤体积增大和对周围组织破坏范围的增加，依次用 $T_1 \sim T_4$ 表示，Tis 代表原位癌。N 代表局部淋巴结受累程度，$N_0$ 表示无淋巴结受累；随着淋巴结受累程度和范围的增加，依次用 $N_1 \sim N_3$ 表示。M 代表远处转移，$M_0$ 表示无远处转移；$M_1$ 有远处转移。以此为基础，用 TNM 的不同组合，划定出肿瘤的分期。

肿瘤的分级和分期对临床医生制定治疗方案和评估预后有重要的参考价值，一般来说，肿瘤分级和分期越高，预后越差，生存率越低。

## 第六节　肿瘤对机体的影响

良性肿瘤分化较成熟，生长缓慢，在局部生长，一般对周围组织无浸润，不发生转移，对机体的影响相对较小，主要表现为局部压迫和阻塞症状。这些症状的有无或严重程度，和发生部位有很大关系。例如，发生在体表的良性肿瘤，除少数因过大有局部压迫症状外，一般对机体影响不大；若生长在自然管道或重要器官，突入管腔，则造成阻塞，如支气管壁的平滑肌瘤可引起严重的呼吸困难；肠平滑肌瘤可引起肠梗阻或肠套叠；颅内的脑膜瘤可压迫脑组织，阻塞脑脊液循环，引起颅内压升高等相应的神经系统症状。良性肿瘤继发性改变少见，有时也会发生，对机体造成不同程度的影响，如结肠腺瘤、子宫黏膜下平滑肌瘤，可伴有糜烂、坏死，造成出血或感染；卵巢囊腺瘤发生蒂扭转时，瘤体缺血、坏死，引起急腹症。内分泌腺的良性肿瘤可分泌过多激素，而引起相应的症状，如垂体生长激素腺瘤分泌过多生长激素，可引起巨人症或肢端肥大症；胰岛素瘤分泌过多胰岛素，可引起自发性低血糖等。

恶性肿瘤分化不成熟，生长迅速，浸润并破坏器官结构和功能，还可发生转移，对机体的影响严重，治疗效果不理想，患者病死率高。恶性肿瘤除引起局部压迫和阻塞症状外，常发生出血、坏死、溃疡、穿孔、感染等继发性改变，肿瘤代谢产物、坏死组织或合并感染常引起发热，肿瘤压迫、浸润神经组织可引起顽固性疼痛。晚期恶性肿瘤患者常常出现疲乏无力、极度消瘦、严重贫血和全身衰竭状态，称为恶病质。其发生原因可能是恶性肿瘤生长迅速，消耗大量营养物质，疼痛影响患者的进食和睡眠，肿瘤出血、感染、发热或肿瘤组织坏死所产生的毒性产物等引起机体的代谢障碍所致。

一些非内分泌腺的恶性肿瘤可产生和分泌激素或激素类物质，如促肾上腺皮质激素、甲状旁腺素、生长激素、胰岛素、促红细胞生成素等引起内分泌紊乱而出现相应的临床症状，称为异位内分泌综合征，这类肿瘤称为异位内分泌肿瘤。此类肿瘤以癌居多，如肺癌、胃癌、肝癌、肾癌等，也可见于肉瘤，如纤维肉瘤、平滑肌肉瘤、横纹肌肉瘤等。例如肺小细胞癌可出现肺外表现，产生促肾上腺皮质激素，造成满月脸、高血脂、向心性肥胖、腹和腿皮肤紫纹、周围性水肿、高血压等库欣综合征。恶性肿瘤异位内分泌的原因可能与肿瘤细胞的基因表达异常有关。

异位内分泌综合征属于副肿瘤综合征。副肿瘤综合征是指由肿瘤的代谢产物或异常免疫反应及其他原因，引起内分泌、神经、消化、造血、骨关节、肾脏和皮肤等系统发生病变，从而出现相应的临床表现。例如，肺鳞癌可分泌副甲状腺素，出现多尿、烦渴、厌食、体重下降、心动过速、心律不齐、高血钙及低血磷等症状；肺腺癌患者可表现为杵状指和长骨骨膜炎；肾癌患者可出现红细胞增多症、高钙血症、库欣综合征和高血压等多种副肿瘤综合征。这些表现不是由肿瘤的直接蔓延或转移引起，而是通过上述途径间接引起。需要注意的是，内分泌腺肿瘤产生原有激素增多（例如垂体腺瘤分泌过多的生长激素）导致的病变或临床表现，不属于副肿瘤综合征。

正确认识副肿瘤综合征，可以帮助发现一些隐匿性的早期肿瘤。同时也要注意，已确诊患者出现此类症状时，也应考虑有副肿瘤综合征的可能，避免将之误认为是肿瘤转移所致而放弃治疗，如肿瘤治疗有效，这些综合征可减轻或消失。

## 第七节　良性肿瘤与恶性肿瘤的区别

良性肿瘤与恶性肿瘤的生物学行为明显不同，因而对机体的影响也不同。良性肿瘤对机体影响小，治疗效果好；恶性肿瘤对机体危害大，治疗措施复杂，效果亦不够理想。如果将恶性肿瘤误诊为良性肿瘤，就会延误治疗，或者治疗不彻底，造成复发、转移；相反，如将良性肿瘤误诊为恶性肿瘤，由于一些不必要的治疗，使患者遭受不应有的痛苦、伤害和精神负担。因此，区别良性肿瘤与恶性肿瘤，对于正确诊断和治疗具有重要的实际意义。良性肿瘤与恶性肿瘤的主要区别见列表4-2。

表4-2　良性肿瘤与恶性肿瘤的区别

| | 良性肿瘤 | 恶性肿瘤 |
| --- | --- | --- |
| 分化程度 | 分化好，异型性不明显，与来源组织形态相似 | 分化差，异型性明显，与来源组织差异大 |
| 核分裂象 | 无或少见 | 多见，可见病理性核分裂象 |
| 生长速度 | 缓慢 | 较快 |
| 生长方式 | 膨胀性或外生性生长，常有包膜，与周围组织分界清楚 | 浸润性或外生性生长，无包膜，与周围组织分界不清楚 |
| 继发性改变 | 较少见 | 常有出血、坏死、感染、溃疡形成等 |
| 转移 | 不转移 | 常有转移（淋巴道、血道或种植性转移） |

续表

| | 良性肿瘤 | 恶性肿瘤 |
|---|---|---|
| 复发 | 手术后一般不复发 | 手术后易复发 |
| 对机体的影响 | 较小，主要为局部压迫或阻塞 | 严重，除压迫阻塞外，常破坏原发和转移部位组织引起出血、坏死、感染、恶病质等，甚至导致患者死亡 |

　　某些组织类型的肿瘤，除了有典型的良性肿瘤和恶性肿瘤之外，还存在一些组织形态和生物学行为介于两者之间的肿瘤，称为交界性肿瘤，如卵巢交界性浆液性乳头状囊腺瘤。有些交界性肿瘤有发展为恶性的倾向，有些恶性潜能目前尚难以确定，有待通过长时间的观察和研究，临床应积极治疗并加强随访。

　　必须强调，良恶性肿瘤的区别是相对而言的。血管瘤和淋巴管瘤虽为良性，但常呈浸润性生长，无包膜；一些重要部位（如颅内）的良性肿瘤也会危及生命。恶性肿瘤中，有的分化程度高，近于成熟，如甲状腺滤泡性癌；有的很少转移，如皮肤的基底细胞癌；有的转移早，如鼻咽癌；有的转移晚，如子宫内膜腺癌。良、恶性也并非一成不变，有些良性肿瘤由于未及时治疗或者其他原因，有时可转变为恶性肿瘤，称为恶变，如结肠腺瘤可恶变为腺癌；极少数的恶性肿瘤（如恶性黑色素瘤）由于机体免疫力加强等原因，可停止生长甚至消退，但绝大多数恶性肿瘤不能自然逆转为良性。

　　在肿瘤的病理诊断过程中，大多数情况下可以通过形态学指标来判断肿瘤的良恶性，但必须认识到，影响一个肿瘤生物学行为的因素很多、非常复杂，有很多方面我们还未知。病理医师进行病理诊断，除了依据病理诊断标准外，还要立足于医师的经验与判断，并且要紧密联系临床情况、影像学资料和其他实验室检查，这样才能得出正确的病理诊断结果。

# 第八节　癌前病变、异型增生、原位癌及上皮内瘤变

　　正确认识癌前病变、异型增生、原位癌及上皮内瘤变，并及时治疗，是肿瘤防治的重要环节。

## 一、癌前病变

　　某些具有癌变潜能的良性病变称为癌前病变（precancerous lesions），如长期不治疗有可能转变为癌。常见癌前病变有以下几种。

　　**1.黏膜白斑**　常发生于口腔、外阴等处，形成白色增厚的斑块，鳞状上皮过度增生、角化，有一定的异型性。如长期不愈有可能发展为鳞状细胞癌。

　　**2.乳腺纤维囊性病**　成年女性多见，表现为乳腺囊性肿块。镜下见乳腺导管囊性扩张，小叶和导管上皮增生伴大汗腺化生，易发展为乳腺癌。

　　**3.大肠腺瘤**　常见的消化道肿瘤，可单发或多发，主要类型有管状腺瘤、管状绒毛状腺瘤、绒毛状腺瘤等类型，绒毛状腺瘤发生癌变的概率大些。家族性腺瘤性息肉病几乎均发生癌变。

　　**4.慢性胃炎伴肠上皮化生**　慢性萎缩性胃炎伴有肠上皮化生、腺体有非典型增生者与胃癌的发生有一定关系，慢性胃炎合并幽门螺杆菌感染与胃癌及胃黏膜相关淋巴组织结外边缘区淋巴瘤（MALT 淋巴瘤）发生有关。

　　**5.慢性溃疡性结肠炎**　在反复发生溃疡和黏膜增生的基础上有可能发生结肠癌。

　　**6.慢性溃疡**　如皮肤慢性溃疡、胃溃疡病等久治不愈，均有可能发展为癌。

**7. 肝硬化**　由乙型和丙型肝炎所致的肝硬化，尤其是坏死后性肝硬化，有可能发展为肝细胞癌。

必须指出，正常细胞从增生到癌变，需要经过一段漫长渐进的演变过程，并取决于多种因素。并非所有癌前病变均会转变成癌，而且大多数癌目前并未发现有明确的癌前病变。

## 二、异型增生

细胞出现增生并伴有一定的异型性，这种现象称为非典型增生（atypical hyperplasia，dysplasia），多用于描述上皮性病变，常见于鳞状上皮、腺上皮和尿路上皮等处。但近年来学术界认为，非典型增生既可见于肿瘤性病变，亦可见于炎症、修复性改变，故倾向于使用异型增生（dysplasia）这一术语来描述与肿瘤形成相关的非典型增生；而与肿瘤形成相关性小的非典型增生称为反应性增生。

异型增生可分为轻、中、重三度。以上皮为例，轻度为细胞异型性小，累及上皮层的下 1/3；中度为细胞异型性中等，累及上皮层的下 2/3；重度为细胞异型性较大，累及上皮层的下 2/3 以上，甚至占据上皮全层。轻度异型增生在病因去除后可恢复正常，中度、重度异型增生则很难逆转，有可能转变为癌。

## 三、原位癌

异型增生细胞累及上皮全层，具有癌细胞特征，但尚未突破基底膜，称为原位癌（carcinoma in situ），也称为上皮内癌。常见于鳞状上皮和尿路上皮被覆的部位，如皮肤、食管、子宫颈和膀胱等处；亦见于乳腺导管上皮，称为导管原位癌或导管内癌。原位癌是一种早期癌，如能早期发现和治疗，可防止其发展为浸润癌，预后好。

## 四、上皮内瘤变

目前，WHO 采用上皮内瘤变（intraepithelial neoplasia）这一术语描述上皮从异型增生到原位癌这一连续过程（图 4-7），它与异型增生的含义非常相似，都是与肿瘤形成相关病变，但前

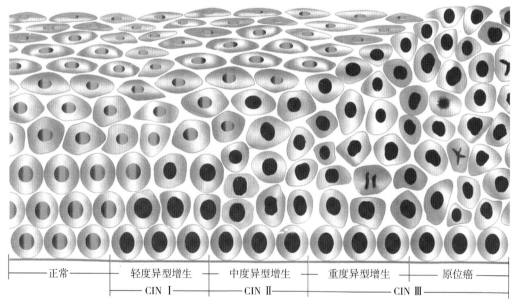

| 正常 | 轻度异型增生 | 中度异型增生 | 重度异型增生 | 原位癌 |
| CIN I | CIN II | CIN III |

图 4-7　上皮内瘤变模式图

者强调的是病变形成的过程，后者强调的是形态学变化，且上皮内瘤变涵盖的范围较异型增生广泛。上皮内瘤变分为三级，轻度异型增生称为上皮内瘤变Ⅰ级，中度异型增生称为上皮内瘤变Ⅱ级，重度异型增生和原位癌统称为上皮内瘤变Ⅲ级。例如，子宫颈上皮内瘤变（cervical intraepithelial neoplasia，CIN）Ⅰ级、Ⅱ级和Ⅲ级（即CINⅠ、CINⅡ、CINⅢ）（图4-8）。将重度异型增生和原位癌统称为上皮内瘤变Ⅲ级，主要是两者实际上很难截然划分，处理原则也基本一

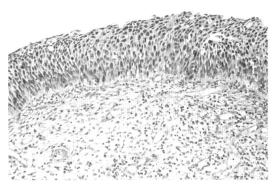

图4-8　子宫颈上皮内瘤变Ⅲ级（光镜下）

致。在临床工作中，一般将CINⅠ级称为宫颈低级别上皮内瘤变（最近，WHO又将瘤变改为病变）；CINⅡ和CINⅢ统称宫颈高级别上皮内瘤变（最近，WHO又将瘤变改为病变）。

# 第九节　常见肿瘤举例

## 一、上皮组织肿瘤

上皮组织肿瘤最为常见，对人类危害最大的恶性肿瘤大部分起源于上皮组织。

### （一）上皮组织良性肿瘤

**1. 乳头状瘤（papilloma）** 被覆上皮发生的良性肿瘤，常见于皮肤、膀胱、乳腺导管、鼻腔、喉、外耳道、阴茎等处。肿瘤向表面呈外生性生长，形成乳头状、指状突起，也可呈菜花状或绒毛状，根部可有蒂与正常组织相连。镜下，由小血管及纤维结缔组织构成乳头的轴心，表面覆盖增生的上皮（图4-9），上皮因起源部位不同而异，可为鳞状上皮、尿路上皮、柱状上皮等。其发生可能和人类乳头状瘤病毒感染有关。发生于阴茎、外耳道、膀胱的乳头状瘤较易恶变。

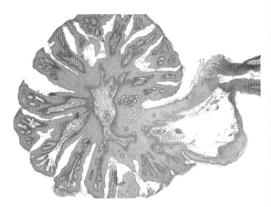

图4-9　鳞状上皮乳头状瘤（皮肤）（光镜下）

**2. 腺瘤（adenoma）** 由腺体、导管或分泌上皮发生的良性肿瘤，多见于肠、甲状腺、卵巢、乳腺等处。发生于黏膜腺的腺瘤多呈息肉状、蕈状；发生于腺器官的腺瘤多呈结节状，常有完整包膜，与周围正常组织分界清楚。分化较好的腺瘤还具有一定的分泌功能。根据腺瘤的组成成分或形态特点，可分为管状腺瘤、绒毛状腺瘤、囊腺瘤、纤维腺瘤、多形性腺瘤等常见类型。

（1）管状腺瘤（tubular adenoma）与绒毛状腺瘤（villous adenoma）　多见于结肠和直肠，常呈息肉状生长，突向肠腔，有蒂与黏膜相连，曾称为腺瘤性息肉。根据其肿瘤细胞的排列形状分为管状腺瘤、绒毛状腺瘤、管状绒毛状腺瘤（tubulovillous adenoma）。80%以上肿瘤腺体排列成腺管状结构者称管状腺瘤；绒毛状结构占80%以上者称绒毛状腺瘤；两种成分混合存在者称为管状绒毛状腺瘤。结肠的多发性腺瘤性息肉病常有家族遗传性，癌变率极高，并易早期发生癌变。

（2）囊腺瘤（cystadenoma） 由于腺瘤组织中腺体分泌物蓄积，腺腔逐渐扩大并相互融合，形成大小不等的囊腔，故称为囊腺瘤。好发于卵巢，肿瘤呈结节状，切面见单房或多房囊腔，腔内潴留有浆液性或黏液性分泌物。其中分泌浆液的称为浆液性囊腺瘤，若伴有腺上皮向囊腔内呈乳头状生长者则称为浆液性乳头状囊腺瘤，易发生恶变；分泌黏液的称为黏液性囊腺瘤（图4-10）。

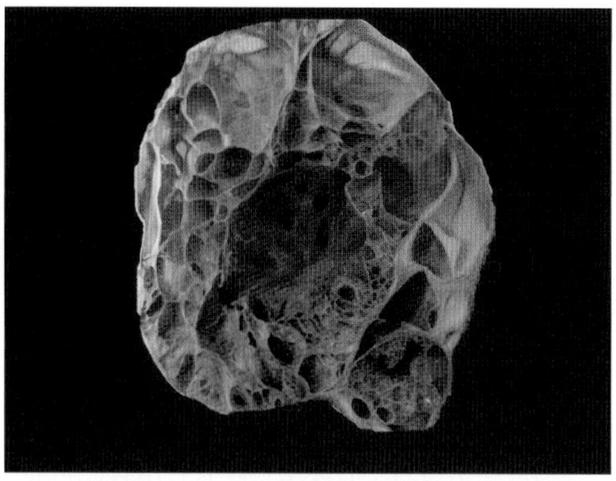

图4-10 卵巢黏液性囊腺瘤（肉眼观）

（3）纤维腺瘤（fibroadenoma） 是女性乳腺常见的良性肿瘤，单个或多个，呈结节状，境界清楚，常有包膜。镜下由增生的腺体及纤维组织共同构成肿瘤实质。现称乳腺纤维上皮性肿瘤。

（4）多形性腺瘤（plomorphicadenoma） 又称混合瘤，发生于涎腺，以腮腺多见，呈结节或分叶状，常有包膜。镜下由腺体、黏液样组织和软骨样组织等多种成分混合而成，构成肿瘤的多形性特点。本瘤生长缓慢，但切除后较易复发，少数可发生恶变。

### （二）上皮组织恶性肿瘤

发生在皮肤、黏膜表面的癌常呈菜花状、息肉状、蕈伞状等，表面有坏死及溃疡形成；发生在器官内的癌常为不规则结节状，呈蟹足状或树根样向周围组织浸润，无包膜。肿瘤切面常为灰白色、较干燥，质地较硬。镜下，癌细胞呈巢状（癌巢）、腺管状或条索状排列，与间质分界清楚，网状纤维染色可见网状纤维位于癌巢周围，而癌细胞间无网状纤维。免疫组织化学染色癌细胞可表达上皮标记，如各种细胞角蛋白（cytokeratin，CK）。大多数癌较易经淋巴道转移，到晚期可发生血道转移。

癌的常见类型有以下几种。

**1. 鳞状细胞癌（squamous cell carcinoma）** 简称鳞癌，好发于被覆鳞状上皮的部位，如皮肤、口腔、唇、食管、喉、子宫颈、阴茎等处；亦可发生于有鳞状上皮化生的部位，如支气管、胆囊、膀胱、肾盂等处。大体观常呈菜花状或溃疡状，在器官内则为浸润性肿块，切面灰白、干燥，界限不清。镜下，癌细胞形成大小不等的团块或条索状癌巢，并向深层浸润。分化好的鳞癌，在癌巢中央有层状红染的角化物质，称为角化珠（keratin pearl）或癌珠（图4-11），细胞间可见细胞间桥；分化差的鳞癌无角化珠形成，细胞间桥少或无，癌细胞异型性明显并可见较多的核分裂象。临床上根据其异型性和分化程度不同，将其分为高、中、低分化鳞癌或鳞癌Ⅰ、Ⅱ、Ⅲ级。

**2. 腺癌（adenocarcinoma）** 来源于各种腺体、导管或分泌上皮，常发生于胃肠道、肺、乳腺、女性生殖系统等处。外观可呈菜花状、息肉状、溃疡状或浸润状。镜下见癌细胞形成大小不等、形态不一、排列不规则的腺体或腺样结构，细胞常排列成多层，核大小不一，核分裂象多见（图4-12）。当腺癌组织主要呈腺管样结构时称为管状腺癌（tubular adenocarcinoma），伴有大量乳头状结构时称为乳头状腺癌（papillary adenocarcinoma）；腺腔高度扩张呈囊状时称为囊腺癌（cystadenocarcinoma）；伴乳头状生长的囊腺癌称为乳头状囊腺癌（papillary cystadenocarcinoma）。

分泌大量黏液的腺癌称为黏液腺癌（mucoid adenocarcinoma），癌组织呈灰白色、湿润、半透明如胶冻样，又称为胶样癌（colloid carcinoma），胃和大肠多见。镜下，腺腔扩张，含大量黏液，并可由于腺体崩解形成黏液湖，癌细胞漂浮于黏液中（图4-13）；有时黏液聚集于癌细胞内，将细胞核挤向一边，使细胞呈印戒状，称为印戒细胞（signet-ring cell），当印戒细胞为主要成分呈弥漫浸润时，则称为印戒细胞癌（signetr-ing cell carcinoma）（图 4-14）。

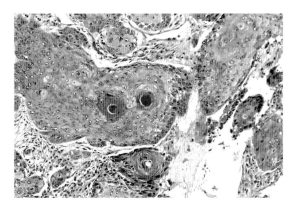

图 4-11　鳞状细胞癌（光镜下）

高分化鳞状细胞癌。癌组织在间质中浸润性生长，形成癌巢和角化珠

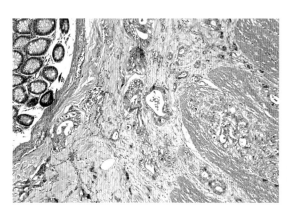

图 4-12　腺癌（光镜下）

结肠管状腺癌。左上角为正常黏膜，腺癌组织在黏膜下浸润性生长，癌细胞形成不规则的腺管状结构

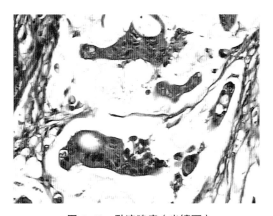

图 4-13　黏液腺癌（光镜下）

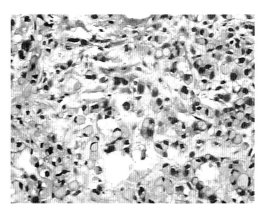

图 4-14　印戒细胞癌（光镜下）

**3. 基底细胞癌（basal cell carcinoma）**　好发于老年人颜面部，如鼻翼、颊部、眼睑等处，常形成经久不愈的溃疡，或呈小结节状突起。镜下，癌巢由深染的基底细胞样癌细胞构成。本癌主要为局部浸润，几乎不发生转移，对放疗敏感。

**4. 尿路上皮癌（urothelial carcinoma）**　旧称移行细胞癌，发生于被覆尿路上皮的部位，如肾盂、输尿管、膀胱、尿道等处，患者常表现为无痛性肉眼血尿，肿瘤多呈乳头状、息肉状、结节状、溃疡状，或弥漫性的透壁浸润，单发或多发性。镜下，尿路上皮不同程度异型增生和浸润性生长，根据肿瘤的异型性可分为低级别和高级别尿路上皮癌。

## 二、间叶组织肿瘤

间叶组织肿瘤的种类繁多，包括脂肪组织、血管和淋巴管、平滑肌、横纹肌、纤维组织、骨组织等的肿瘤。医学上又通常将骨肿瘤以外的间叶组织肿瘤称为软组织肿瘤。间叶组织肿瘤中，良性肿瘤较常见，恶性肿瘤（肉瘤）少见。

### （一）间叶组织良性肿瘤

**1. 脂肪瘤（lipoma）**　是最常见的良性间叶组织肿瘤，常见于背、肩、颈及四肢近端的皮下组织。肿瘤大小不一，直径从数厘米至数十厘米不等，常为单发性，也可为多发性，大体观呈结节状或分叶状，质地柔软，有薄包膜，淡黄色，似脂肪组织。镜下，瘤细胞与正常脂肪细胞相似，呈不规则小叶结构，小叶间有纤维间隔（图 4-15）。一般无明显症状，易于手术切除，切除后不复发。

**2. 平滑肌瘤（leiomyoma）** 常发生于子宫，其次为胃肠道。肿瘤为圆形、卵圆形或结节状，质地较韧，切面灰白，呈编织状或漩涡状。镜下，瘤组织由形态比较一致的梭形细胞构成，形态类似平滑肌细胞，瘤细胞呈束状、平行或编织状排列，胞质丰富、红染，核呈杆状，两端钝圆（图 4-16）。手术后常不复发。

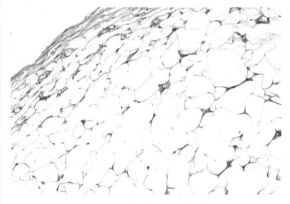

图 4-15  脂肪瘤（光镜下）

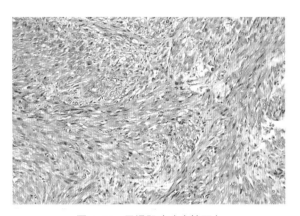

图 4-16  平滑肌瘤（光镜下）

**3. 血管瘤（hemangionma）** 多为先天性，常见于皮肤、肌肉、内脏等部位。有毛细血管瘤（图 4-17）、海绵状血管瘤及静脉性血管瘤等类型。发生在皮肤或黏膜处常为斑块状，可略突出于表面，呈鲜红色或暗红色，压之褪色；在内脏器官多呈结节状。血管瘤常为浸润性生长方式，无包膜，界限不清，一般随身体的发育而长大，到成年后即停止发展。

**4. 淋巴管瘤（lymphangioma）** 多发生于儿童头颈部、腋窝等处，肿物柔软，常有波动感，由大小不等扩张的淋巴管构成，内含淋巴液。

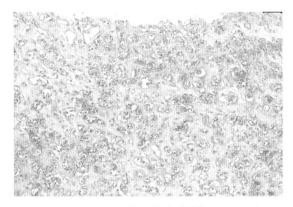

图 4-17  毛细血管瘤（光镜下）

分为毛细淋巴管瘤、海绵状淋巴管瘤和囊状淋巴管瘤等类型。

**5. 软骨瘤（chondroma）** 好发于手足短骨，生长缓慢，局部症状轻，肿瘤呈淡蓝色或灰白色，半透明，可有钙化、黏液变或囊性变。自骨膜发生者称骨膜软骨瘤，发生在髓腔内者称为内生性软骨瘤。镜下，由较成熟的软骨细胞和软骨基质构成，呈分叶状结构。病理诊断时要结合发生部位、影像学表现与低度恶性软骨肉瘤鉴别。

### （二）间叶组织恶性肿瘤

来源于间叶组织的恶性肿瘤统称为肉瘤，较癌少见，好发于青少年。肉瘤体积常较大，质软，切面常为灰红色，细腻，湿润似鱼肉状，易发生出血、坏死、囊性变。镜下，肉瘤细胞弥漫性生长，实质与间质分界不清，间质结缔组织少，血管丰富，故肉瘤常先经血道转移。肉瘤细胞间存在网状纤维。免疫组织化学染色肉瘤细胞表达间叶组织的标记（如波形蛋白 Vimentin 等）。区分癌与肉瘤，对肿瘤的诊断与治疗均有重要意义，其区别见表 4–3。

表 4–3 癌与肉瘤的区别

| | 癌 | 肉瘤 |
| --- | --- | --- |
| 组织来源 | 上皮组织 | 间叶组织 |
| 发病率 | 较高，约为肉瘤的 9 倍，多见于 40 岁以上成人 | 较低，多见于青少年 |
| 大体特点 | 质较硬、色灰白、较干燥 | 质软、细嫩、灰红、湿润、鱼肉状 |
| 镜下特点 | 癌细胞成巢，实质与间质分界清，纤维组织常有增生 | 肉瘤细胞弥漫分布，实质与间质分界不清，间质结缔组织少，血管丰富 |
| 网状纤维 | 癌巢周围有网状纤维，癌细胞间无网状纤维 | 肉瘤细胞间有网状纤维 |
| 转移 | 多经淋巴道转移 | 多经血道转移 |
| 免疫组化 | 表达上皮组织标记 | 表达间叶组织标记 |

肉瘤的常见类型有以下几种。

**1. 脂肪肉瘤（liposarcoma）** 为肉瘤较常见类型，多发生于大腿深部的软组织或腹膜后。肿瘤多呈结节状，常有假包膜，分化较好者似脂肪瘤，分化较差者呈黏液样或鱼肉样。镜下，肉瘤细胞形态多样，可见分化差的星形、梭形、小圆形或多形性的脂肪母细胞，胞质内可见大小不一的脂质空泡，苏丹Ⅲ染色呈阳性；也可见分化成熟的脂肪组织；间质常有丰富的丛状毛细血管网和黏液变性。有黏液样脂肪肉瘤、圆形细胞脂肪肉瘤、多形性脂肪肉瘤和去分化脂肪肉瘤等类型。

**2. 纤维肉瘤（fibrosarcoma）** 较少见，好发于四肢皮下组织。肿瘤呈圆形或分叶状，浸润性生长，切面灰白色、鱼肉状，常伴有出血、坏死。镜下，典型的形态是异型的梭形成纤维细胞样细胞与胶原纤维成束交错，呈鲱鱼骨状或人字形排列，可见核分裂象。局部复发率高，可转移至肺、骨等处。发生在婴儿和幼儿的婴儿型纤维肉瘤预后较成人型纤维肉瘤好。

**3. 横纹肌肉瘤（rhabdomyosarcoma）** 儿童常见，主要发生在 10 岁以下，常发生于头颈部、泌尿生殖道等处，偶见于四肢。肿瘤常呈结节状，灰红色、湿润、质软、无包膜，与周围组织境界不清。发生于泌尿生殖道者，常向腔内突出，形成多个灰红色柔软的结节，状如葡萄样，被称为葡萄状肉瘤。镜下，肿瘤细胞由不同发育阶段的横纹肌母细胞构成，分化较好者红染的胞质内可见横纹和纵纹。该肿瘤恶性程度高，生长迅速，易发生血道转移，预后差，约 90% 以上在五年内死亡。

**4. 平滑肌肉瘤（leiomyosarcoma）** 好发于中老年人，见于子宫、软组织、腹膜后、肠系膜、大网膜、四肢深部和皮肤等处。肿瘤为圆形或不规则结节状、色灰红、鱼肉样、无包膜。镜下，高分化型肿瘤细胞呈梭形，异型性小；低分化型肿瘤细胞异型性明显，可呈圆形、卵圆形、多边形等，核染色深，核仁明显，核分裂象易见。

**5. 血管肉瘤（hemangiosarcoma）** 起源于血管内皮细胞，可发生于皮肤、乳腺、肝、脾、骨等器官和软组织。头面部皮肤的血管肉瘤较多见，肿瘤多隆起于皮肤表面，呈丘疹状或结节状，灰白或暗红色，常发生出血、坏死。镜下，肿瘤细胞常形成大小不一、形状不规则的血管腔样结构，肿瘤细胞有异型性；分化差者，细胞成片增生，血管腔样结构不明显。

**6. 骨肉瘤（osteosarocoma）** 是最常见的骨恶性肿瘤。常见于青年人，好发于四肢长骨的干骺端，尤其是股骨下端和胫骨上端。肿瘤呈梭形肿大，境界不清，切面呈灰白、鱼肉状，常见出血、坏死，破坏骨皮质，引起病理性骨折（图4-18）。X线检查，肿瘤内见肿瘤性骨小梁所致的日光放射状阴影，肿瘤上、下两端的骨皮质与掀起的骨外膜之间形成一个三角形的隆起，称为Codman三角。镜下，由椭圆形、梭形及多边形的肿瘤细胞组成，肿瘤细胞有不同程度的异型性，弥漫分布，其间可见肿瘤性骨样组织或骨组织。恶性程度高，生长较快，容易经血道转移到肺。

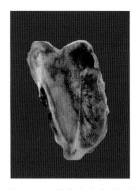

图4-18　骨肉瘤（肉眼观）

### 三、淋巴造血组织肿瘤

#### （一）恶性淋巴瘤

恶性淋巴瘤（malignant lymphoma，ML）是发生于淋巴结和淋巴结外淋巴组织的恶性肿瘤，常称为淋巴瘤。淋巴瘤种类繁多，不同类型的淋巴瘤病理形态、临床表现、发展经过、治疗效果和预后都有不同差异。肿瘤细胞来源于B细胞、T细胞、NK细胞及其前体细胞。根据瘤细胞的组织学形态、免疫表型及分子生物学特点，将淋巴瘤分为两大类，即霍奇金淋巴瘤（Hodgkin lymphoma，HL）和非霍奇金淋巴瘤（non-Hodgkin lymphoma，NHL）。

**1. 霍奇金淋巴瘤**　也称霍奇金病（Hodgkin disease，HD），是淋巴瘤的一种独特类型，占全部淋巴瘤的10%～20%。多见于青年人，临床上常有发热、消瘦、盗汗或局部瘙痒等症状。肿瘤好发于颈部和锁骨上淋巴结，其次为腋窝、腹膜后等处的淋巴结，亦可累及肝、脾、骨髓等处。大体观，早期病变为淋巴结肿大，可推动、质地中等；晚期淋巴结则融合成质硬的巨大肿块，活动度差，切面灰白色、鱼肉样。镜下，其组织学特征为在非肿瘤性的淋巴细胞、嗜酸性粒细胞、中性粒细胞、组织细胞等多种炎细胞的背景下，有多少不等的肿瘤细胞，即R-S细胞（Reed-Sternberg细胞）和变异的R-S细胞散在分布。典型的R-S细胞巨大，可见双核及明显的嗜酸性核仁，称为镜影细胞或诊断性R-S细胞（图4-19）。组织学类型分为结节性淋巴细胞为主型霍奇金淋巴瘤和经典型霍奇金淋巴瘤，经典型霍奇金

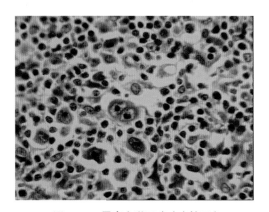

图4-19　霍奇金淋巴瘤（光镜下）
图中央可见R-S细胞

淋巴瘤又分为结节硬化型、混合细胞型、富于淋巴细胞型和淋巴细胞消减型四个亚型。

**2. 非霍奇金淋巴瘤**　占全部淋巴瘤的80%～90%。三分之二原发于颈部、锁骨上、腋窝、纵隔等处的淋巴结，三分之一原发于淋巴结外的器官和组织，如消化道、呼吸道、肺、皮肤等处。非霍奇金淋巴瘤种类繁多，根据WHO分类，包括前驱B和T细胞肿瘤、成熟B细胞肿瘤、成熟T或NK细胞肿瘤等类型。大体观，病变淋巴结或器官切面灰白色、鱼肉状。镜下共同点是正常的淋巴组织结构被破坏，由异型淋巴样细胞所取代，这些肿瘤细胞可呈弥漫性分布，亦可呈滤泡样结构。非霍奇金淋巴瘤发生于各年龄组，成人常见弥漫性大B细胞淋巴瘤，儿童和青少年常见淋巴母细胞淋巴瘤、Burkitt淋巴瘤和间变性大细胞淋巴瘤。肿瘤从低度到高度恶性，可随淋巴道和血道转移，侵犯肝、脾、骨髓及其他组织和器官。

### （二）髓系肿瘤

髓系肿瘤（myeloid neoplasms）是骨髓内具有多向分化潜能的造血干细胞克隆性增生，包括粒细胞、单核细胞、红细胞和巨核细胞来源的肿瘤，统称为髓系肿瘤。

目前 WHO 分类中将髓系肿瘤分为 6 大类：①骨髓增殖性肿瘤；②髓系和淋系肿瘤伴嗜酸粒细胞增多及 PDGFRA、PDGFRB 或 FGFR1 异常；③骨髓增生异常 / 骨髓增殖性肿瘤；④骨髓增生异常综合征；⑤急性髓系白血病及相关的前体细胞肿瘤；⑥急性未明类别白血病。因干细胞位于骨髓内，故髓系肿瘤多表现为白血病。

白血病（leukemia）是骨髓造血干细胞克隆性增生形成的恶性肿瘤，其主要特征是骨髓内异常的白细胞弥漫性增生，取代正常骨髓组织，并进入外周血液和浸润肝、脾、淋巴结等全身组织和器官，造成贫血、出血、感染等。因外周血中可见异常增生的白细胞，故称为白血病。白血病在我国各种恶性肿瘤中，病死率居第六或第七位；在儿童和青少年恶性肿瘤中，居第一位。根据白血病临床特点和肿瘤细胞的成熟程度，分为急性白血病和慢性白血病两种类型。急性白血病的肿瘤细胞多为原始细胞和早期幼稚细胞，分化停滞在早期阶段。好发于幼儿和青少年，起病急，进展快，病程一般在半年内或半年左右，初始症状似急性感染，突发高热、全身乏力、骨痛，进行性贫血和出血倾向。慢性白血病的肿瘤细胞多为中晚幼细胞和成熟细胞，分化停滞在较晚阶段。多见于成人，病程可超过一年，临床症状常表现为肝、脾、淋巴结肿大，消瘦、乏力、贫血等。白血病的治疗方法主要为化疗和骨髓移植。

# 第十节　肿瘤的病因学和发病学

肿瘤的病因学是研究引起肿瘤的始动因素与发生条件，肿瘤的发病学则是研究肿瘤的发病机制。肿瘤的病因包括外因和内因两个方面，外因一般是指来自环境的致瘤因素，内因是指遗传因素和免疫因素等各种体内因素。肿瘤的发生非常复杂，近年来分子生物学研究表明，肿瘤本质上是一种基因病，各种致瘤因素引起基因损伤，激活原癌基因，肿瘤抑制基因灭活或丢失，加上凋亡调节基因、DNA 修复基因等其他重要的调节基因的改变，使细胞出现多克隆性增殖，在进一步损伤基础上，发展为克隆性增殖，通过演进，形成具有不同生物学特征的亚克隆，从而获得浸润和转移的能力。

### 一、肿瘤发生的分子生物学基础

数十年的大量研究表明，肿瘤的发生具有复杂的分子基础，涉及多种基因变化，包括原癌基因激活、肿瘤抑制基因灭活或丢失、凋亡调节基因、DNA 修复基因功能紊乱等。

### （一）原癌基因激活

最初在研究病毒与肿瘤的关系中发现一些逆转录病毒（RNA 病毒），能导致动物发生恶性肿瘤，并可使体外细胞发生恶性转化，这些含有能转化细胞的 RNA 序列称为病毒癌基因（viral oncogene，v-onc）。

正常细胞基因组中，有着与病毒癌基因十分相似的 DNA 序列，称为原癌基因（proto-oncogene），其编码的蛋白质对促进细胞生长增殖十分重要，主要包括细胞生长因子、生长因子受体、信号转导蛋白和转录因子等。原癌基因正常时不导致肿瘤。当原癌基因结构发生异常，能引起细胞发生恶性转化者，称为细胞癌基因（cellular oncogene），如 *c-myc*、*c-ras*。此时癌基因编码的蛋白质失去正常产物的生长调节作用，并且能够诱导细胞异常增殖和肿瘤产生。原癌基因转化为细胞癌基因的过程，称为原癌基因激活。激活的方式主要有以下几种。

**1. 点突变**　可使氨基酸发生改变，蛋白质的结构和功能发生异常。点突变包括碱基替换、插入和缺失，最为常见的是碱基替换，如 *ras* 基因 12 号密码子 GGC 发生单个碱基置换，突变为 GTC，导致 Ras 蛋白分子中的甘氨酸被缬氨酸取代，使该基因产物持续处于活性状态，导致细胞增生过度。

**2. 染色体转位**　染色体转位使原癌基因处于强启动子控制之下，转录增强，过度表达，例如人 Burkitt 淋巴瘤中位于 8 号染色体上的 *c-myc* 转位到 14 号染色体上编码免疫球蛋白重链的基因位点，使得 *c-myc* 与 IgH 拼接，造成 *c-myc* 过度表达；或者原癌基因重组产生融合基因，导致细胞恶性转化，如慢性粒细胞白血病中 9 号染色体上的原癌基因 *abl* 转位到 22 号染色体的 *bar* 位点，导致 BCR 蛋白序列取代 ABL 蛋白的氨基端，形成功能异常的 *bcr/abl* 融合基因。

**3. 基因扩增**　是指基因过度复制、拷贝数增加。原癌基因扩增使肿瘤细胞生长更快且侵袭性更强，如小细胞肺癌中 *N-myc* 的扩增，乳腺癌中的 *HER2* 的扩增。

表 4–4 列举了一些常见癌基因及其产物、激活机制及其相关人类肿瘤。

表 4–4　主要癌基因举例

| 分类 | 原癌基因 | 激活机制 | 相关人类肿瘤 |
| --- | --- | --- | --- |
| 生长因子 | | | |
| 　PDGF–β 链 | *sis* | 过度表达 | 星形细胞瘤、骨肉瘤、乳腺癌 |
| 　FGF | *hst*–1、*int*–2 | 过度表达、扩增 | 胃癌、膀胱癌、乳腺癌、黑色素瘤 |
| 生长因子受体 | | | |
| 　EGFR 家族 | *erb*–B1、2、3 | 过度表达、扩增 | 乳腺癌、肺癌、卵巢癌、胃癌 |
| 信号转导蛋白 | | | |
| 　GTP 结合蛋白 | *ras* | 点突变 | 肺癌、结肠癌、胰腺癌、白血病 |
| 　非受体酪氨酸激酶 | *abl* | 易位 | 慢性粒细胞白血病、急性淋巴细胞白血病 |
| 转录因子 | | | |
| | *c-myc* | 转位 | Burkitt 淋巴瘤 |
| | *N-myc* | 扩增 | 神经母细胞瘤、小细胞肺癌 |
| | *L-myc* | 扩增 | 小细胞肺癌 |
| 细胞周期调节蛋白 | | | |
| 　周期素 | *cycline* | 扩增 | 乳腺癌、食管癌 |
| 　周期素依赖激酶 | *ckd*4 | 扩增、点突变 | 胶质母细胞瘤、黑色素瘤、肉瘤 |

## （二）肿瘤抑制基因功能丧失

正常细胞内存在着另一类基因，与原癌基因编码的蛋白功能相反，能抑制细胞的生长，称为肿瘤抑制基因（tumor suppressor genes），又称抑癌基因（cancer suppressor genes）。其功能的丧失可能促进细胞转化，导致肿瘤的发生。与原癌基因激活不同的是，肿瘤抑制基因的灭活多数是通过等位基因的两次突变或缺失的方式实现的，目前研究最多的肿瘤抑制基因是 *p53* 基因和 *Rb* 基因。

*p53* 基因位于染色体 17p13.1，编码 P53 蛋白，正常的 P53 蛋白在 DNA 损伤时，诱导 CPK 抑制物 *p21* 转录，使细胞停滞在 $G_1$ 期，同时诱导 DNA 修复基因 *GADD45* 转录，使损伤的 DNA 得以修复。如果修复失败，则通过活化 *bax* 基因使细胞进入凋亡，以保证基因组的遗传稳定。超过 50% 以上的人类肿瘤有 *p53* 基因突变，突变的 *p53* 基因丧失了上述功能，使遗传信息受损的细胞进入增殖，最终发展为恶性肿瘤。

*Rb* 基因定位于染色体 13q14，编码一种核磷蛋白（pRb），在调节细胞周期中起重要作用。它在细胞核中以活化的脱磷酸化或失活的磷酸化形式存在。脱磷酸化的 Rb 蛋白可以和转录因子 E2F 家族结合，阻断 DNA 上的 S 期基因转录，对细胞从 $G_1$ 期进入 S 期有抑制作用。Rb 蛋白磷酸化后，其与 E2F 分离，使 E2F 与 DP1 蛋白结合形成异二聚体，活化 S 期基因转录。如果 *Rb* 基因失活，Rb 蛋白表达异常，受累的细胞就无障碍的进入 S 期，从而可能导致恶变。

表 4–5 列出几种常见的肿瘤抑制基因和相关的人类肿瘤。

表 4–5　常见的肿瘤抑制基因和相关人类肿瘤

| 基因 | 功能 | 与体细胞相关的肿瘤 | 与遗传型突变相关的肿瘤 |
|---|---|---|---|
| *p53* | 控制细胞周期和转录 | 大多数人类肿瘤 | Li-Fraumeni 综合征，多发性癌和肉瘤 |
| *Rb* | 调节细胞周期 | 视网膜母细胞瘤，骨肉瘤 | 视网膜母细胞瘤，骨肉瘤，乳腺癌，结肠癌，肺癌 |
| *p16* | 抑制周期素依赖激酶 | 胰腺癌，食管癌 | 恶性黑色素瘤 |
| *APC* | 抑制信号传导 | 胃癌，结肠癌，胰腺癌等 | 家族性腺瘤性息肉病 |
| *NF–1* | 下调 Ras 蛋白 | 神经鞘瘤 | 神经纤维瘤病 |
| *WT–1* | 抑制基因转录 | 肾母细胞瘤 | 肾母细胞瘤 |
| *BRCA–1* | DNA 修复 | | 乳腺癌，卵巢癌 |

### （三）凋亡调节基因功能紊乱

近年来发现，调节细胞凋亡的基因在某些肿瘤的发生上也起重要的作用。细胞凋亡受复杂的分子机制调控，通过促凋亡分子（如 Bcl–2 家族中的 *bax*、死亡受体家族成员、caspase 家族蛋白酶等）和抗凋亡分子（如凋亡抑制蛋白 IAP 家族成员 survivin、X–IAP、c–IAP 等）之间的相互作用来实现。例如，B 细胞性淋巴瘤 / 白血病家族中的 Bcl–2 蛋白可以抑制凋亡，*BAX* 蛋白则可以促进细胞凋亡，正常情况下两种蛋白在细胞内保持平衡，如造成 *bcl–2* 基因的过多表达，使 B 细胞免于凋亡而长期存活，加之其他基因突变而发展为淋巴瘤。

### （四）DNA 修复基因功能障碍

电离辐射、化学物质等致癌物引起的 DNA 损伤，如果超过了细胞的耐受程度，细胞就凋亡，如果只是引起轻微的损害，正常细胞内的 DNA 修复机制就可及时修复。这对维持机体遗传基因的稳定至关重要。在一些遗传性 DNA 修复调节基因突变或缺失的人中，恶性肿瘤的发病率极高，例如着色性干皮病患者，不能修复紫外线导致的 DNA 损伤，易患皮肤癌；遗传性非息肉病性结肠、直肠癌综合征患者是由于 DNA 错配修复基因引起一段单链 DNA 在复制时碱基错配，不能修复，形成结肠癌、直肠癌。

## 二、环境致瘤因素及其作用机制

### （一）化学因素

通过大量动物实验研究，目前已知对动物有致瘤作用的化学物质有 1000 多种，其中有些与人类肿瘤关系密切。

**1. 间接化学致癌物** 大多数化学致癌物本身不活跃，进入体内代谢后转化为能与 DNA 起作用的致癌物，称间接化学致癌物（indirect carcinogen）。

（1）多环芳烃 包括苯并芘、甲基胆蒽等，存在于石油、煤焦油、煤烟、汽车排出的废气、烟草燃后的烟雾以及熏烤肉等食品中。特别是致癌性强的 3，4- 苯并芘，它是煤焦油的主要致癌成分，不溶于水，缺乏化学活泼基团，进入体内后经细胞微粒体氧化酶作用，代谢为环氧化物并与核酸反应，导致 DNA 结构改变。这类物质与肺癌、胃癌等高度相关。

（2）芳香胺类 橡胶工人和印染厂工人的膀胱癌发病率高与乙苯胺、联苯胺有关，过去食品工业中使用的氨基偶氮染料（奶油黄、猩红）可引起肝癌。

（3）亚硝胺类 亚硝酸盐可作为肉类食品的保鲜剂与着色剂，又可由细菌分解硝酸盐而产生，具有广泛的致癌谱。能引起各种肿瘤，如肝、肾、肺、食管、胃、肠等肿瘤。我国河南林县食管癌发病率高与食物中亚硝胺含量高有关。

（4）黄曲霉毒素 黄曲霉菌广泛存在于霉变的食物中，尤以霉变的花生、玉米及谷类中含量最多，其中黄曲霉毒素 $B_1$ 的致癌性最强，这种毒素主要诱发肝细胞性肝癌。在肝癌高发区调查显示黄曲霉毒素 $B_1$ 污染水平高，同时这些地区也是乙型肝炎病毒（HBV）感染的高发区，因此 HBV 感染与黄曲霉毒素 $B_1$ 的协同作用是肝癌高发的主要致癌因素。

**2. 直接化学致癌物** 少数化学致癌物能直接与细胞 DNA 作用引起体细胞突变，称直接化学致癌物（direct carcinogen）。这类致癌物为弱致癌剂，主要有烷化剂和某些微量元素。烷化剂被用于治疗肿瘤，但有可能诱发恶性肿瘤；镉与前列腺癌、肾癌有关；砷和镍分别可诱发人类皮肤癌、鼻咽癌等。

### （二）物理因素

电离辐射是主要的物理性致癌因素。此外，紫外线、热辐射、创伤、慢性炎症刺激和异物亦可能与促癌有关。

**1. 电离辐射** 是指 X 射线、γ 射线和亚原子微粒等辐射可引起肿瘤。如日本广岛、长崎原子弹爆炸后，幸存者中癌瘤发病率增高，特别是白血病。辐射能使 DNA 断裂、易位和点突变，导致癌基因激活和抑癌基因失活。

**2. 紫外线** 长期照射可引起皮肤癌，1928 年，Findlay 等报告用紫外线照射小鼠成功诱发皮肤乳头状瘤和皮肤癌。原因是细胞 DNA 吸收光子后形成了嘧啶二聚体，阻碍 DNA 复制。正常皮肤上皮细胞含有 DNA 修复酶，能将损伤部分修复，而着色性干皮病患者缺乏这种酶，皮肤癌的发病率增高。

**3. 石棉纤维** 可引起肺癌和胸膜间皮瘤。

### （三）生物因素

1908 年 EllerMann 和 Bang 将鸡白血病无细胞滤液注射给健康鸡诱发了白血病，1910 年 Rous 等将鸡梭形细胞肉瘤无细胞滤液注射给同一群小鸡，3 周后大部分被接种的小鸡长出了梭形细胞肉瘤，这开辟了肿瘤病因学中的一个新的领域，为生物性因素致瘤奠定了实验基础。能在人或动物引起肿瘤的病毒称为肿瘤病毒（tumor virus），已知肿瘤病毒有数百种，其中一些与人类肿瘤有关，包括 DNA 肿瘤病毒和 RNA 肿瘤病毒。

**1. DNA 肿瘤病毒**　该类病毒感染细胞后，若其基因组整合到宿主 DNA 中，可以引起细胞转化。与人类肿瘤密切相关的 DNA 病毒有：①人乳头瘤病毒（HPV）：与子宫颈癌、皮肤癌、肺癌等关系密切，近来实验研究发现 90% 的宫颈癌标本中可检出 HPV-DNA，以 HPV16 型最为常见。在这些癌细胞中已经证实有 *p53* 基因突变及 HPV 抗原和 DNA 序列存在。②EB 病毒（EBV）：EBV 与 Burkitt 淋巴瘤和鼻咽癌发生有关，EBV 可激活 *myc* 基因、诱导表皮生长因子受体（EGFR）的表达，导致其肿瘤的发生。③乙型肝炎病毒（HBV）：研究发现，HBV 感染者发展肝细胞性肝癌的概率是未感染者的 200 倍，HBV 可能通过编码 HBx 蛋白促使细胞基因表达失调，导致损伤的肝细胞发生癌变。

**2. RNA 肿瘤病毒**　以 RNA 作为其遗传物质核心的病毒，称为 RNA 肿瘤病毒，其特点是含有逆转录酶，是逆转录病毒（retrovirus），可分为急性转化病毒和慢性转化病毒。急性转化病毒含有病毒癌基因，如 *v-src*、*v-abl*、*v-myb* 等，当其感染细胞后，在逆转录酶的作用下，病毒 RNA 逆转录成互补 DNA，然后整合到宿主 DNA 中并表达，导致细胞转化；慢性转化病毒本身不含癌基因，但含有促进基因转录的启动子或增强子，可激活原癌基因并使其高度表达。RNA 肿瘤病毒可诱发白血病、肉瘤、淋巴瘤和乳腺癌等，如人类 T 细胞白血病 / 淋巴瘤病毒 Ⅰ 型（human T-cell Leukemia/lymphoma Virus Ⅰ，HTLV-Ⅰ）与"成人 T 细胞白血病 / 淋巴瘤"有关。

**3. 细菌与寄生虫**　幽门螺杆菌（helicobacter pylori，HP）感染与胃黏膜相关淋巴组织结外边缘区淋巴瘤（MALT 淋巴瘤）发生有密切关系，也与一些胃腺癌发生有关系。血吸虫感染可引起膀胱癌和结肠癌。感染华支睾吸虫的患者胆管癌发病率较一般人高。

## 三、肿瘤发生的内因及其作用机制

### （一）遗传因素

遗传因素在一些肿瘤的发生中起重要作用。由于患者的染色体和基因异常，导致他们患肿瘤的机会明显增加。

**1. 常染色体显性遗传的肿瘤**　包括视网膜母细胞瘤、肾母细胞瘤、神经母细胞瘤等，有明显家族史，是以常染色体显性遗传规律出现。这些肿瘤的特点是儿童期发病，肿瘤呈多发性，常累及双侧器官。现已知发生遗传性基因突变或缺失的都是肿瘤抑制基因，如 *Rb*、*p53*、*APC* 等，这类肿瘤的发生需要二次突变。一些癌前病变，如家族性大肠腺瘤病、神经纤维瘤病等，也以常染色体显性方式遗传，突变或缺失的基因也是肿瘤抑制基因。

**2. 常染色体隐性遗传的遗传综合征**　如毛细血管扩张性共济失调症，患者易发生急性白血病和淋巴瘤；Bloom 综合征（先天性毛细血管扩张性红斑及生长发育障碍），患者易发生白血病及其他肿瘤；着色性干皮病患者易患皮肤癌、恶性黑色素瘤等。这些疾病的特点是 DNA 修复基因异常。

**3. 肿瘤的遗传易感性**    一些肿瘤具有明显的家族聚集现象，如乳腺癌、肝癌、鼻咽癌、胃肠癌、食管癌等。

## （二）免疫因素

正常机体存在免疫监视功能，可以发现并清除恶性转化细胞，起到抗肿瘤作用。机体的抗肿瘤免疫反应主要是细胞免疫。参加细胞免疫的效应细胞主要有细胞毒性 T 淋巴细胞（cytotoxic T lymphocyte，CTL）、自然杀伤细胞（NK）和巨噬细胞等，激活的 CTL 通过细胞表面 T 细胞受体识别与 MHC 分子组成复合物的肿瘤特异性抗原，释放酶以杀伤肿瘤细胞；NK 细胞激活后可溶解多种肿瘤细胞；巨噬细胞激活后可产生肿瘤坏死因子，参与杀伤肿瘤细胞。

实验和临床观察均证明肿瘤的发生、发展、治疗效果和预后都与机体的免疫状态有关，动物实验发现无胸腺、无脾脏的裸鼠诱癌率高、诱发时间短。免疫系统功能低下者，会增加肿瘤的发生机会，如 AIDS 病人常发生 Kaposi 肉瘤和非霍奇金淋巴瘤。因此在肿瘤的治疗中，提高机体的免疫功能，可抑制肿瘤的发生发展，免疫治疗已成为肿瘤综合治疗的重要组成部分。

## （三）内分泌因素

内分泌功能的紊乱与一些肿瘤的发生有一定关系，例如雌激素水平过高可诱发乳腺癌、子宫内膜癌等；雄激素与前列腺癌的关系密切。激素致癌的可能机制是调节与细胞分裂有关的基因表达，促进 DNA 合成；调节与细胞周期有关的调节蛋白，影响细胞的增生；刺激生长因子表达，促进肿瘤发生。这些肿瘤可结合内分泌治疗。

## （四）种族与地理因素

一些肿瘤在不同种族发病率有明显差异。如日本胃癌发病率高，欧美国家乳腺癌发病率高，我国广东广西鼻咽癌发病率高。说明肿瘤与种族有一定关系，且地理和生活习惯也可能起到一定作用。

## （五）性别和年龄

肺癌、肝癌、胃癌、食管癌、鼻咽癌多见于男性，生殖系统、乳腺、甲状腺肿瘤多见于女性。癌多见于 40 岁以上的人群，肉瘤多见于青少年，肾母细胞瘤、视网膜母细胞瘤、神经母细胞瘤多见于婴幼儿。

近年来，随着分子生物学的发展，对肿瘤病因和发病机制的研究有了很大的进展。但肿瘤的发生和发展受诸多因素影响，十分复杂，许多领域我们还未知，有待于我们更加深入的研究。

扫一扫，查阅本章数字资源，含PPT、音视频、图片等

心血管系统疾病是严重威胁人类健康与生命的一组疾病。在许多国家和地区，其病死率高居总病死率之首。在我国，其发病和病死率一直呈持续上升趋势，2012 年统计资料显示全国心血管病患者大约有 2.3 亿人，每年死于心血管病的约 300 万人以上。心血管疾病种类繁多，本章主要介绍最常见的心脏与动脉疾病。

## 第一节　动脉粥样硬化

动脉硬化（arteriosclerosis）是指以动脉壁增厚、变硬和弹性减退为特征的动脉疾病，有以下三种类型：①动脉粥样硬化（atherosclerosis，AS），是最常见的和最具有危害性的疾病，特别是发生在冠状动脉；②细动脉硬化症（arteriolosclerosis，arteriolar sclerosis），常见于高血压病，其病变是细动脉的玻璃样变性；③动脉中层钙化（Monckeberg medial calcification），较少见，好发于老年人的中等肌型动脉，为动脉中膜的钙盐沉积或骨化。

动脉粥样硬化是心血管系统最常见的疾病，主要累及大、中型动脉的内膜，以脂质沉积、灶性纤维化、粥样斑块形成为特征，导致管壁增厚、变硬、管腔狭窄，引起相应器官的缺血性改变，严重危害人类健康。目前在我国其发病率呈上升趋势，且多见于中老年人，以 40 ～ 49 岁人群发展最快。

### 一、病因和发病机制

#### （一）危险因素

动脉粥样硬化的确切病因尚不清楚，目前认为主要的危险因素有：

**1. 高脂血症**　血脂升高和凡能引起血脂升高的疾病均易导致和促进动脉粥样硬化的发生。高脂血症是指血浆总胆固醇（total cholesterol，TC）和甘油三酯（triglyceride，TG）的异常增高，是动脉粥样硬化的重要危险因素。AS 病灶中沉积的主要成分是胆固醇和胆固醇酯，其次是甘油三酯。血脂以脂蛋白（lipoprotein，LP）形式在血液循环中转运。低密度脂蛋白（low density lipoprotein，LDL）、极低密度脂蛋白（very low density lipoprotein，VLDL）水平持续升高与动脉粥样硬化呈正相关，高密度脂蛋白（high density lipoprotein，HDL）具有抗动脉粥样硬化的作用。

LDL 是输送胆固醇到周围组织的运载工具，血浆胆固醇的主要成分是 LDL 胆固醇，尤其是 LDL 亚型中的小颗粒致密低密度脂蛋白（sLDL）被认为是判断冠心病的最佳指标。近年来发现，LDL 被动脉壁细胞氧化修饰后，即氧化 LDL（ox-LDL），具有促进粥样斑块形成的作用，是损

伤内皮细胞和平滑肌细胞的主要因子。ox-LDL 不能被正常 LDL 受体识别，而被巨噬细胞的清道夫受体识别、摄取，促进巨噬细胞形成泡沫细胞。sLDL 通常是高胆固醇和高甘油三酯血症的主要成分，其颗粒小较易穿透动脉内膜，并与动脉壁中的硫酸软骨素蛋白多糖有很强的亲和力，且其抗氧化作用弱，有很强的致动脉粥样硬化作用。乳糜微粒（chylomicron，CM）、VLDL 脂解后形成的乳糜微粒残体和中密度脂蛋白，也能导致 AS 的发生。HDL 是胆固醇逆向转运的载体，能促使摄取肝外组织中的游离胆固醇，并活化卵磷脂胆固醇酰基转移酶，促使游离胆固醇酯化后传递给 HDL 而运回肝脏，故可清除外周组织包括动脉壁中的胆固醇，具有保护动脉壁、减少 AS 病变发生的作用。此外 HDL 还有抗氧化作用，防止 LDL 氧化，竞争抑制 LDL 与血管内皮细胞受体结合而减少其摄取，因此，HDL 具有抗 AS 作用。

**2. 高血压**　高血压患者 AS 发病较早，且病变较重，病灶常分布在受血流冲击力较大的大动脉的分支、开口、弯曲部及受挤压处。其机制可能是高血压使血流对血管壁的机械性压力和冲击作用较强，引起内皮损伤和功能障碍，使内膜通透性增加，脂蛋白渗入内膜、血小板黏附聚集以及单核细胞、中膜平滑肌细胞迁入内膜等一系列变化，促进动脉粥样硬化的发生。

**3. 吸烟**　吸烟是 AS 的危险因素之一，是心肌梗死主要的独立危险因子。吸烟致 AS 的可能机制一方面是使血中一氧化碳（CO）浓度升高，从而造成内皮细胞缺氧性损伤；另一方面过量吸烟可使血中 LDL 易于氧化形成 ox-LDL，促进单核细胞迁入内膜形成泡沫细胞；此外，吸烟还可使血小板聚集能力增强，烟内含有一种糖蛋白可激活凝血因子Ⅶ及某些致突变物质可使血管平滑肌增生，也有助于动脉粥样硬化的发生。

**4. 继发性高脂血症**　糖尿病、高胰岛素血症、甲状腺功能减退、肾病综合征等均可继发高脂血症。糖尿病患者血中 TG、VLDL 水平明显升高，而 HDL 水平降低，高血糖可致 LDL 糖基化，有利于 LDL 氧化；甲状腺功能减退、肾病综合征均可引起高胆固醇血症，使血浆 LDL 增高。血中胰岛素水平越高，HDL 含量越低，冠心病发病率和病死率越高。

**5. 遗传因素**　高胆固醇血症和冠心病有明显的家族聚集现象，提示 AS 有遗传倾向。家族性高胆固醇血症与 LDL 受体的基因突变有关；家族性高甘油三酯血症的不同亚型则分别与脂蛋白酯酶 *LPL* 基因缺陷或 *apoC-* Ⅱ基因缺陷有因果关系。已知有 200 多种基因可能对脂质的摄取、代谢和排泄产生影响。这些基因及其产物的变化和饮食因素的相互作用可能是高脂血症的最常见原因。

**6. 年龄、性别**　AS 的发生和病变程度的严重性随年龄增长而增加。女性在绝经前发病率低于同龄男性，HDL 水平高于男性，LDL 水平低于男性；绝经后，这种差异消失。这与雌激素能影响脂类代谢，降低血胆固醇水平有关。

**7. 代谢综合征**　是一组由遗传因素和环境因素导致的多种代谢异常，伴有 LDL 增高和 HDL 降低，尤其是糖代谢紊乱、脂代谢紊乱、高血压、肥胖或超重等，这些代谢异常集聚于一体，它的直接后果是导致心血管疾病、糖尿病的发生风险及病死率明显高于正常人群。

## （二）发病机制

AS 病变发展中的几个关键环节（图 5-1）目前已比较公认，包括内皮功能不全、脂蛋白渗入和修饰、白细胞聚集、血管平滑肌细胞增生迁移、泡沫细胞形成和细胞外基质沉积等。但其机制并未完全阐明，学说众多，现分述如下。

**1. 脂质渗入学说**　认为 AS 的发生主要是血浆中过量的脂质，特别是胆固醇和胆固醇酯沉积在动脉内膜，并刺激结缔组织增生的结果。LDL 含胆固醇和胆固醇酯最多，VLDL 含甘油三酯最多，血浆中增多的脂质即以 LDL 和 VLDL 或经动脉内膜表面脂蛋白酯酶的作用分解成残片的形式，可能通过多种途径（如内皮细胞的直接吞饮、内皮细胞间隙、内皮细胞的 LDL 受体、受损后通透性增高的内皮细胞或内皮细胞缺损处），进入并沉积在动脉内膜。来自血液的单核细胞和中膜的平滑肌可吞噬大量脂质形成泡沫细胞，同时脂蛋白也可降解释出胆固醇、胆固醇酯、甘油三酯等脂质成分，促进粥样斑块形成。

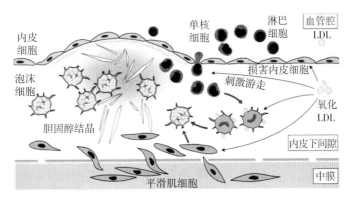

图 5-1 动脉粥样硬化发生示意图

　　LDL 渗入内皮下间隙，发生氧化修饰，形成 ox-LDL；单核细胞迁入内膜，ox-LDL 与其表面清道夫受体结合而被摄取，形成巨噬细胞源性泡沫细胞；动脉中膜平滑肌细胞迁入内膜，摄取脂质，形成肌源性泡沫细胞

　　**2. 损伤应答学说**　认为粥样斑块形成是动脉对内膜损伤的反应。动脉内膜在各种刺激因素（机械性、LDL、吸烟、免疫性、毒素、病毒等）的作用下，使内皮细胞的结构、功能发生不同程度的损伤。轻者内皮通透性增高，重者内皮坏死、脱落。内皮屏障功能破坏使脂蛋白渗入内膜、血小板黏附聚集并分泌生长因子，继而吸引单核细胞迁入内皮下间隙，经其表面的清道夫受体、CD36 受体和 Fc 受体的介导，源源不断地摄取已进入内膜发生氧化的脂质，形成巨噬细胞源性泡沫细胞。损伤的内皮细胞更新、增生，并分泌生长因子，从而激活动脉中膜平滑肌细胞，经内弹力膜的窗孔迁入内膜，并发生增生、转化、分泌细胞因子及合成细胞外基质，导致纤维粥样斑块和粥样斑块形成。增生的平滑肌细胞借其表面的 LDL 受体介导而吞噬脂质形成平滑肌源性泡沫细胞。

　　**3. 动脉平滑肌增殖或突变学说**　血管中膜平滑肌细胞增生、移行至内膜，其表型发生改变，由收缩型（细胞长梭形）转变为合成型（细胞类圆形）。这种平滑肌细胞表面亦有 LDL 受体，可结合摄取 LDL、VLDL 而成为肌源性泡沫细胞，同时还可合成大量胶原蛋白、弹性蛋白、蛋白多糖等细胞外基质，使病变内膜增厚、变硬，促进 AS 的形成。

　　**4. 慢性炎症学说**　血管壁慢性炎症是动脉粥样硬化发生发展过程的核心因素，在病变早期单核巨噬细胞在血管黏附分子的作用下与内皮细胞黏附，并进入内膜下，吞噬脂质，形成巨噬细胞源性泡沫细胞，是早期脂纹、脂斑的主要成分。在病变进展期，单核细胞还可产生多种生物活性物质及化学趋化因子参与动脉粥样硬化病变的形成。

## 二、病理变化

### （一）脂纹脂斑期

　　脂纹脂斑期是动脉粥样硬化的早期病变。病变常位于血管分支开口及弯曲处。动脉内膜出现黄色的斑点或长短不一的条纹，斑点约针头帽大小；条纹长短不一，宽 1～2 mm，平坦或微隆起。光镜下，病灶处为大量泡沫细胞聚集。泡沫细胞体积大、圆形，胞浆中有大量脂质空泡。泡沫细胞有两种来源：①由巨噬细胞起源称为巨噬细胞源性泡沫细胞；②由中膜平滑肌细胞增生迁移进入内膜，称为肌源性泡沫细胞。此期病变是可逆的。

### （二）纤维斑块期

纤维斑块期由脂纹、脂斑发展而来。病变处内膜表面出现散在不规则的隆起斑块，初期为淡黄或黄色，后期可因胶原纤维增生及玻璃样变而呈瓷白色（图5-2）。光镜下，病灶表面为大量胶原纤维、散在的平滑肌细胞、少量弹性纤维及蛋白聚糖形成的纤维帽，纤维帽下为增生的平滑肌细胞、泡沫细胞、细胞外脂质和炎细胞等成分。

### （三）粥样斑块期

病变继续加重，纤维斑块的深层组织发生坏死、崩解，并与病灶内的脂质混合形成粥糜状物质，故称粥样斑块，又称粥瘤，是动脉粥样硬化的典型病变。病变为隆起于内膜表面的灰黄色斑块，并可互相融合。切面见斑块表层为灰白而坚实的纤维帽，深层为大量脂质和坏死崩解物混合而成的黄色黏稠的粥糜样物质。光镜下，在玻璃样变性的纤维帽深部为大量无定形的坏死物，其中可见大量胆固醇结晶（HE切片中呈针状空隙）及钙化，斑块底部和周边为肉芽组织和少量泡沫细胞及淋巴细胞为主的炎细胞，病变严重者中膜平滑肌受压萎缩，中膜变薄（图5-3）。

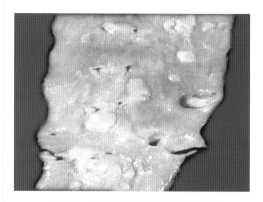

图 5-2　主动脉粥样硬化（肉眼观）

动脉内膜见明显隆起的灰白、灰黄色斑块

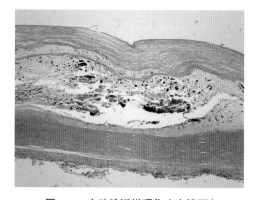

图 5-3　主动脉粥样硬化（光镜下）

内膜明显增厚，表面为纤维帽，其下可见散在泡沫细胞，沉积的胆固醇结晶、细胞外脂质、坏死物及钙化

### （四）粥样斑块的继发性改变

在纤维斑块和粥样斑块的基础上可继发：①斑块内出血：斑块底部和边缘新生的毛细血管破裂，或斑块表面纤维帽破裂，血液流入斑块形成斑块内出血，使斑块迅速增大，可导致血管腔急性狭窄甚至闭塞，引起急性供血中断发生器官梗死，如冠状动脉粥样硬化伴斑块内出血，可致心肌梗死。②斑块破裂：斑块表面纤维帽破裂，粥样物质入血形成栓子，可造成栓塞；斑块破裂处表面可形成粥瘤性溃疡。③血栓形成：斑块溃疡处内膜缺损，表面易形成附壁血栓，加重血管腔阻塞，导致器官梗死；血栓可机化，也可脱落形成栓塞。④钙化：在粥样斑块纤维帽及粥瘤灶内易发生钙盐沉着而钙化，钙化导致动脉壁变硬变脆，易于破裂。⑤动脉瘤形成：由于斑块处中膜平滑肌萎缩、变薄和弹性下降，在血管内压力的作用下局部向外膨出形成动脉瘤，动脉瘤破裂可造成大出血。

### 三、重要器官的动脉粥样硬化

#### （一）主动脉粥样硬化

病变多见于主动脉后壁及分支开口处，以腹主动脉病变最重，其次为胸主动脉、主动脉弓、升主动脉，动脉瘤好发于腹主动脉。

#### （二）冠状动脉粥样硬化

病变多见于左冠状动脉前降支、右主干及左旋支，重者可累及多支冠状动脉，详见第二节。

#### （三）颈动脉及脑动脉粥样硬化

病变最常见于基底动脉、大脑中动脉和 Willis 环。动脉病变呈节段性，血管呈不同程度的管壁增厚、管腔狭窄甚至闭塞，也可因斑块的继发改变加重管腔狭窄和闭塞。脑组织因长期供血不足而发生萎缩，表现为脑回变窄，脑沟加深，实质变薄，重量减轻。出现记忆力减退、智力障碍甚至痴呆。若脑动脉急性供血中断可致脑梗死发生脑软化，严重者可致偏瘫、失语甚至死亡。脑动脉粥样硬化病变可形成小动脉瘤，当血压突然增高时可引起致命性的破裂出血。

#### （四）肾动脉粥样硬化

最常累及肾动脉开口及主干近侧端，亦可累及叶间动脉和弓形动脉。因斑块形成致血管狭窄，肾组织缺血，肾实质萎缩和间质纤维组织增生而致肾萎缩；若斑块合并血栓形成也可致肾梗死，梗死灶机化后遗留单个或多个较大凹陷瘢痕，瘢痕较多时可使肾脏缩小、变形，称为动脉粥样硬化性固缩肾。

#### （五）四肢动脉粥样硬化

病变以下肢动脉为重。若较大动脉管腔明显狭窄，活动时可因缺血缺氧而出现肢体疼痛，休息后好转，即所谓间歇性跛行（intermittent claudication）；当动脉管腔闭塞又无有效的侧支循环形成时，可发生足趾干性坏疽。

## 第二节　冠状动脉粥样硬化及冠状动脉粥样硬化性心脏病

### 一、冠状动脉粥样硬化症

冠状动脉粥样硬化是动脉粥样硬化对人体健康危害最大的疾病。是除主动脉外最早累及的动脉。多见于左冠状动脉前降支，其次为右主干及左旋支，严重者可有多支同时受累，病变一般为节段性分布；由于其解剖学和相应的力学特点，斑块性病变多发生于血管的心壁侧，在横切面上内膜呈新月形增厚，管腔狭窄并偏于一侧（图 5-4）。按管腔的狭窄程度分为 4 级：Ⅰ级 ≤ 25%，Ⅱ级 26% ～ 50%，Ⅲ级 51% ～ 75%，Ⅳ级 ≥ 76%。

### 二、冠状动脉粥样硬化性心脏病

由于冠状动脉狭窄所致心肌供血不足引起的缺血性心脏病称为冠状动脉性心脏病（coronary

heart disease，CHD），简称冠心病。冠状动脉粥样硬化是其最常见原因（占 95% ～ 99%），因此习惯上把冠心病视为冠状动脉粥样硬化性心脏病。

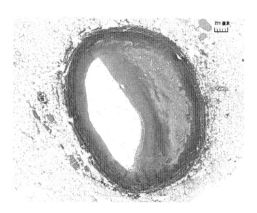

**图 5-4　冠状动脉粥样硬化（光镜下）**
内膜不规则增厚，粥样斑块形成。冠状动脉管腔狭窄、偏位

### （一）病因和发病机制

**1. 冠状动脉供血不足**　主要为粥样斑块导致的狭窄，加之继发性病变（斑块内出血、斑块表面血栓形成）和冠状动脉痉挛等，使冠状动脉灌注量减少。

**2. 心肌耗氧量剧增**　主要是各种原因（血压骤升、情绪激动、过度劳累、心动过速等）导致心肌负荷增加，冠状动脉供血相对不足。

### （二）病变类型

**1. 心绞痛（angina pectoris）**　由于冠状动脉供血不足或心肌耗氧量骤增，导致心肌急性、短暂性缺血缺氧所引起的临床综合征。表现为阵发性心前区、胸骨后压榨性或紧缩性疼痛，并可向左上肢放射，一般持续 3 ～ 5 分钟，可因休息或服用硝酸酯类药物而缓解。

心绞痛的发生是由于冠状动脉供血不足基础上因体力活动、暴饮暴食、情绪激动等导致冠状动脉痉挛及耗氧量增加，使心肌缺氧造成酸性代谢产物或多肽类物质堆积，刺激心内交感神经末梢，信号经 1 ～ 5 胸交感神经节和相应脊髓段传至大脑产生痛觉，并引起相应脊髓段脊神经分布的皮肤区域的压榨和紧缩感。临床根据其引起的原因、疼痛的程度及有无诱因等，分为三种类型：①稳定型心绞痛，又称轻型心绞痛，一般不发作，仅在重体力劳动或其他原因所致的心肌耗氧量增多时发作；②不稳定型心绞痛，是一种进行性加重的心绞痛，在负荷加重和休息时均可发作，通常有一支或多支冠状动脉病变，因粥样斑块破裂或血栓形成所致；③变异型心绞痛，又称 Prinzmetal 心绞痛，多无明显诱因，常于休息或梦醒时发作。多由冠状动脉明显狭窄或伴发发作性痉挛引起。

**2. 心肌梗死（myocardial infarction，MI）**　是指冠状动脉持续性供血中断，引起较大范围的心肌缺血性坏死。表现为剧烈而持久的胸骨后疼痛，休息及硝酸酯类药物不能完全缓解，伴有发热、白细胞增多、血清心肌酶水平升高及进行性心电图改变，本病多见于中老年人，是冠心病最为严重和常见的类型。

（1）类型　根据梗死的部位、分布特点又分为以下两个类型：①心内膜下心肌梗死：是指主要累及心室壁内腔侧 1/3 心肌的梗死，常波及肉柱和乳头肌，多为多发性、小灶性坏死，直径 0.5 ～ 1.5cm。病变分布常不限于某支冠状动脉的供血范围，而是不规则分布于左心室四周，严重时病灶扩大融合累及整个心内膜下心肌，呈环状梗死。②透壁性心肌梗死：是典型心肌梗死的类型，梗死的部位与闭塞的冠状动脉分支供血区一致，病灶较大，最大直径在 2.5cm 以上，累及心室壁全层或室壁 2/3 以上。此型心肌梗死多发生在左冠状动脉前降支的供血区，其中左心室前壁、心尖部及室间隔前 2/3，约占全部心肌梗死的 50%。约 25% 发生于右冠状动脉供血区的左心室后壁、室间隔后 1/3 及右心室。此外，也可见于左心室侧壁，相当于左冠状动脉左旋支的供血区域。发生于心房者较为少见。

（2）病理变化　心肌梗死的形态学是一个动态演变过程。一般在梗死后 6 小时方可出现，梗死灶呈苍白色，8 ～ 9 小时后呈淡黄色。光镜下呈凝固性坏死。4 天后梗死灶边缘出现充血、出血带，7天后边缘开始出现肉芽组织。2～8周梗死灶可机化逐渐形成瘢痕组织。

（3）生化改变 心肌梗死30分钟内，心肌细胞内糖原减少或消失；梗死早期心肌细胞内肌红蛋白很快释放入血并经尿液排出，因此，急性心肌梗死较早地出现血液和尿液中肌红蛋白增高。细胞坏死后，心肌细胞内的谷氨酸－草酰乙酸转氨酶（GOT）、谷氨酸－丙酮酸转氨酶（GPT）、肌酸磷酸激酶（CPK）及乳酸脱氢酶（LDH）透过细胞膜释放入血，引起相应的酶在血液内浓度升高，其中CPK、LDH对临床诊断的参考意义较大。

（4）并发症 可并发下列病变：①心力衰竭：是心肌梗死常见的死亡原因之一。梗死的心肌收缩力显著减低或心脏收缩功能失调而引起心力衰竭，心内膜下心肌梗死可因乳头肌断裂功能失调而引起心力衰竭。②心源性休克：当梗死面积大于40%时，心肌收缩力极度减弱，心排血量显著下降可发生心源性休克。③心律失常：占心肌梗死75%～95%，梗死累及传导系统或直接引起电生理紊乱，而导致心律失常。④心脏破裂：常发生在梗死后1～2周，占致死病例3%～13%。原因是梗死灶心肌坏死、中性粒细胞和单核细胞释放水解酶使梗死灶心肌溶解，加之心脏收缩，心腔内压力增高冲击室壁所致。心脏破裂后，血液流入心包导致心包填塞引起猝死；若室间隔破裂，左心室血液流入右心室，可致急性右心功能不全。⑤室壁瘤形成：常见于愈合期，梗死心肌或瘢痕组织，在心腔内压力的作用下向外膨出形成室壁瘤。多发于左心室前壁近心尖处，可继发血栓形成或破裂出血。⑥附壁血栓形成：因梗死波及心内膜使之受损及室壁瘤形成涡流等易诱发附壁血栓形成，其脱落可引起栓塞。⑦急性心包炎：透壁性心肌梗死累及心外膜则易引起急性浆液纤维素性心包炎。

**3. 心肌纤维化（myocardial fibrosis）** 是指由于中、重度的冠状动脉狭窄，心肌长期缓慢缺血缺氧，引起心肌细胞萎缩、间质纤维组织增生。肉眼可见心脏体积增大，心腔扩张，以左心室明显，但心壁厚度可正常；心肌纤维化影响心肌收缩力导致慢性心功能不全。

**4. 冠状动脉性猝死（sudden coronary death）** 是心源性猝死中最常见的一种。多见于40～50岁，男多于女。常发生于某种诱因如饮酒、劳累、吸烟及运动后，患者突然昏倒，四肢抽搐，小便失禁，或突然发生呼吸困难，口吐白沫，迅速昏迷。可立即死亡或在一至数小时后死亡，也有的死于夜间睡眠中。患者常有1支以上的冠状动脉中至重度粥样硬化或有继发病变（血栓形成或斑块内出血），致冠状动脉狭窄，导致急性缺血、血流中断。也有病例病变较轻，可能与合并冠状动脉痉挛有关。

# 第三节 高血压病

高血压病（hypertension）又称为原发性高血压，是一种原因未明的以体循环动脉血压升高为主要特征的独立性全身性疾病，是我国最常见的心血管疾病之一，多见于中、老年人，其发病率目前仍呈上升趋势，55岁前男性发病率较高，75岁时女性发病率高于男性。病变主要累及全身细小动脉，常引起脑、心、肾等重要脏器的病变及相应的临床表现，严重者可因脑出血、心力衰竭、肾衰竭而死亡。

在未服用降压药物的情况下，2次或2次以上非同日多次血压测定，成人收缩压≥140mmHg和（或）舒张压≥90mmHg时被定义为高血压。高血压分为原发性和继发性两大类：原发性高血压即高血压病，占高血压的90%，是本节叙述的重点。继发性高血压又称症状性高血压，较少见，占高血压的5%～10%，是继发于其他疾病（如肾动脉狭窄、肾炎、肾上腺和垂体肿瘤等）所引起的血压增高，其血压升高只是某些疾病的一个症状或体征，常随着原发疾病的治愈而逐渐恢复。

### 一、病因和发病机制

本病病因及发病机制尚未完全清楚，目前多认为主要是在遗传因素和环境因素的作用下，正常血压调节机制失调所致。

#### （一）发病因素

**1. 遗传因素** 本病常有明显的家族集聚性，多数高血压患者具有遗传素质，目前认为高血压病可能是一种多基因遗传。据调查父母无高血压者，子女高血压发病率只有 3.1%；父母一方有高血压者，子女发病率达 28.3%；父母均有高血压者，子女发病率达 46%。研究表明：某些基因的变异和突变，或遗传缺陷与高血压发生有密切关系，并已发现肾素 – 血管紧张素系统（RAS）的编码基因有多种变化（多态性和突变点）；高血压患者及有高血压家族史者的血清中有一种激素样物质，可抑制细胞膜的 $Na^+$–$K^+$–ATP 酶的活性，导致细胞内 $Na^+$、$Ca^{2+}$ 浓度升高，细小动脉壁平滑肌收缩加强，从而使血压增高。

**2. 膳食因素** 日均摄盐量高的人群高血压病的发病率较摄盐量低的人群明显升高，多食富含 $K^+$ 和 $Ca^{2+}$ 的饮食可降低发病率；过度饮酒也可致血压升高；超重肥胖、腹型肥胖者高血压患病率高。

**3. 职业和社会心理应激因素** 不同职业发病率有显著差异，如长期或反复处于紧张状态、注意力高度集中的职业，高血压病的发病率较高。长期不良情绪或情绪性应激反应，如暴怒、惊恐、忧伤者，高血压发病率也高。

**4. 缺乏体力活动** 体力活动具有降压作用，并可减少降压药的剂量，维持降压药的效果。缺乏体力活动使高血压的发生危险增高。

**5. 神经内分泌因素** 交感神经、缩血管神经递质、扩血管神经递质均影响血管的紧张性，具有升压或降压作用。

#### （二）发病机制

高血压病的发病机制并未完全清楚，从生理学的角度来说，血压是流动的血液对血管壁的侧压力，血压与心排血量和血管外周阻力成正比。而心排血量又与心肌收缩力和血容量有关。因此，凡是能增加心肌收缩力、增加血容量和血管紧张度的因素都能导致血压升高。

**1. 水钠潴留** 各种因素引起水钠潴留均可导致血容量增加，进而增加心排血量，导致血压升高。摄入的钠盐过多或因遗传缺陷所引起的肾素 – 血管紧张素系统基因缺陷或上皮 $Na^+$ 通道蛋白单基因突变等，均可导致水钠潴留。此外，各种原因所致的醛固酮过多，也可造成水钠潴留，而升高血压。

**2. 功能性血管收缩和结构性血管肥厚** 长期的精神紧张、焦虑，可致大脑皮质功能失调，使皮质下中枢产生以收缩为主的冲动，使交感 – 肾上腺髓质系统兴奋，分泌儿茶酚胺类物质增多，引起细小动脉痉挛收缩使血压升高。此外，细小动脉痉挛可引起肾缺血，也可刺激肾素 – 血管紧张素 – 醛固酮系统，使其活动增强，使细小动脉强烈收缩，进一步引起血压升高。遗传缺陷、基因变异或突变、职业和社会心理应激因素、各种神经内分泌因素、血管内皮功能紊乱等，都可激活肾素 – 血管紧张素 – 醛固酮系统。长期过度的血管收缩可使平滑肌细胞肥大和增生；一些血管收缩因子（如血管紧张素Ⅱ）也可作为生长因子引起血管平滑肌细胞肥大、增生和基质的沉积，从而使管壁增厚，管腔狭窄，血压升高。

总之，高血压病的发生可能是多种因素综合作用的结果，高级神经中枢功能失调在发病中起重要作用，遗传、神经－内分泌调节失衡、摄钠过多和血管重塑等也是重要因素。

## 二、类型和病理变化

### （一）缓进型高血压病

缓进型高血压病又称为良性高血压病，占原发性高血压的95%以上，多见于中、老年人，病程长，进展慢，可达十余年或数十年。按其发展过程可分为三期。

**1. 机能紊乱期**　是高血压病的早期阶段，全身细小动脉间歇性痉挛收缩，管腔缩小，外周阻力增加，使血压增高。动脉血管本身无器质性病变，痉挛缓解后血压可恢复正常。

临床上可无明显症状，血压呈波动性增高，可伴有头昏、头痛、失眠等。经适当休息或服用镇静药后，血压可恢复正常，一般不需服用降压药物。

**2. 动脉病变期**　长期反复的细小动脉痉挛和血压升高，使血管逐渐发生器质性病变。

（1）细动脉硬化　是缓进型高血压的特征性病变，表现为细动脉壁玻璃样变性，管壁增厚、变硬，管腔狭窄甚至闭塞。多发于肾小球入球动脉、脾小体中央动脉、视网膜动脉等。其发生是由于细动脉的持续痉挛及血压持续升高，使管壁缺氧，内皮间隙扩大，基底膜受损，内膜通透性增加，使血浆蛋白渗入内膜下并沉积、凝固；加之内皮细胞和平滑肌细胞分泌细胞外基质增多，继而平滑肌细胞因缺氧而发生变性坏死，结构消失，即形成玻璃样变性。光镜下可见细动脉壁增厚，均质红染无结构，管腔缩小甚至闭塞（图1-15）。

（2）小动脉硬化　主要累及肌性小动脉，如肾弓形动脉、小叶间动脉及脑内小动脉。光镜下主要为内膜胶原纤维及弹力纤维增生，内弹力膜分裂。中膜有不同程度的平滑肌细胞增生、肥大，胶原纤维及弹力纤维增生，致中膜增厚。最终管壁增厚，管腔狭窄。

（3）大动脉病变　主要波及主动脉及其分支，可无明显变化或可伴发动脉粥样硬化。

此期血压进一步升高，并呈持续性，需服用降压药物才能缓解。

**3. 内脏病变期**　随着细小动脉的硬化及血压的持久性增高，内脏发生多发性病变，最重要的是心、脑及肾等器官的病变。

（1）心脏病变　又称高血压性心脏病。因细小动脉硬化，外周阻力增加，长期的血压升高，使左心室压力性负荷增加，久之发生代偿性肥大。肉眼观，心脏体积增大，重量增加，可达400g以上（正常为280g左右），左心室壁增厚，可达1.5～2.0cm（正常<1cm），乳头肌和肉柱增粗，但心腔不扩张，称为向心性肥大（图5-5）。光镜下，心肌细胞变粗、变长，有较多分支，细胞核大、深染。晚期负荷继续增加，超过其代偿能力而逐渐失代偿，以致心肌收缩力降低，逐渐出现心腔扩张，称为离心性肥大。严重时可发生左心衰竭，出现急性肺淤血、肺水肿，可有心悸、气急、呼吸困难、发绀等，最后可导致右心衰而出现全身淤血、水肿。

（2）肾脏病变　表现为原发性颗粒性固缩肾，或称高血压性固缩肾。由于入球

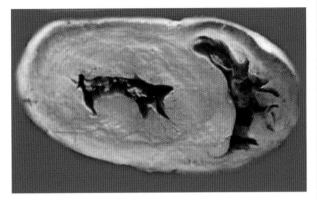

图5-5　高血压病导致左心室肥厚（肉眼观）

左心室壁及室间隔肥厚

动脉玻璃样变和叶间动脉硬化，导致所属肾单位缺血、萎缩而纤维化，最终使肾脏萎缩硬化。双肾对称性体积缩小，重量减轻，质地变硬，表面呈均匀弥漫的细颗粒状；切面肾皮质变薄，皮髓质分界不清。光镜下，肾入球动脉呈典型的玻璃样变性，管腔狭窄或闭塞，相应的肾小球发生纤维化或玻璃样变，肾小管萎缩、消失，肾间质纤维结缔组织增生、淋巴细胞浸润；残存肾单位呈代偿性肥大、扩张，管腔内可见蛋白管型。萎缩与代偿性肥大的肾单位弥漫性交杂分布，使肾表面呈细颗粒状外观。临床上早期无明显症状，晚期随着肾单位受损，逐渐出现肾功能不全，可有蛋白尿、管型尿，严重者可出现慢性肾衰竭、尿毒症，甚至危及生命。

（3）脑病变　由于脑细小动脉痉挛、硬化造成局部组织缺血，毛细血管通透性增高，可引起脑实质的病变。

主要表现：①脑出血：是高血压病最严重的、也是致命的并发症。出血多发于基底节、内囊，其次为大脑白质、脑桥和小脑，多为大出血。出血区脑组织被破坏，形成囊腔，其内充满坏死组织及血凝块（图5-6）。引起脑出血的原因是脑内细小动脉痉挛、硬化，细小动脉壁变脆，同时脑组织缺血缺氧致脑软化使血管失去支撑，加之高血压的冲击，使动脉壁向外膨出而形成微小动脉瘤。当血压突然增高时，血管壁或微小动脉瘤可破裂出血。因供应基底节、内囊区域的豆纹动脉几乎呈直角从大脑中动脉发出，且比较细

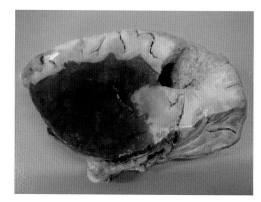

图5-6　高血压病导致脑出血（肉眼观）

小，易受压力比较高的大脑中动脉血流的冲击，以致豆纹动脉更易破裂，因此脑出血多发于此处。出血的后果取决于出血的部位、出血的量。内囊出血可引起对侧肢体偏瘫及感觉消失；左侧脑出血常引起失语；桥脑出血可引起同侧面神经及对侧肢体瘫痪；出血量大，可引起颅内高压，并发脑疝而死亡。②脑水肿：脑实质内细小动脉的硬化或痉挛，使局部缺血缺氧，毛细血管通透性增加，发生脑水肿。患者出现不同程度的颅内压升高的表现，如头痛、头晕、呕吐等。病变严重者，血压急剧升高，可有剧烈头痛、意识障碍、抽搐等症状，称为高血压危象。如不及时救治，可引起死亡。可见于高血压的各个时期。③脑软化：脑细小动脉的病变导致供血区脑组织缺血而出现液化性坏死，形成筛网状病灶，通常为多发性而较小的梗死灶，最终可由胶质细胞增生修复。由于梗死灶较小，一般不引起严重后果。

（4）视网膜病变　高血压早期眼底视网膜动脉痉挛变细；细动脉硬化时，视网膜中央动脉迂曲僵硬、反光增强，动静脉交叉处静脉受压出现压痕（图5-7）；晚期或严重者视乳头水肿和视网膜出血，视力可受到不同程度的影响。视网膜病变可直接反映高血压病的进展时期。

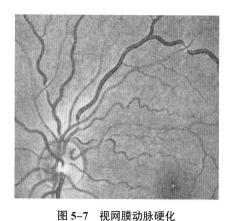

图5-7　视网膜动脉硬化
动脉僵硬、反光增强，动静脉交叉处有压痕

## （二）急进型高血压病

急进型高血压病又称为恶性高血压，较少见，约占高血压病的5%。多见于青壮年，多数发病即是恶性高血压，少数继发于缓进型高血压，病情严重，进展迅速，预后差。患者血压显著升高，尤以舒张压明显，常高于130mmHg。

病变特征是坏死性细动脉炎和增生性小动脉硬化，主要累及肾脏。前者病变累及入球动脉的内膜和中膜，管壁发生纤维素样坏死，周围有单核细胞及中性粒细胞浸润；病变亦可累及肾小球血管丛，从而发生节段性坏死和微血栓形成。后者主要累及叶间动脉，突出改变是内膜显著增厚，胶原纤维及弹力纤维增生，平滑肌细胞增生肥大，使血管壁呈同心圆层状增厚，状如洋葱切面，管腔狭窄或闭塞。

上述病变也可发生于脑和视网膜。患者一般较早出现蛋白尿、血尿、管型尿、肾衰竭，多在一年内死于尿毒症。也可因脑出血、心力衰竭而死亡。

# 第四节　风湿病

风湿病（rheumatism）是一种与 A 族乙型溶血性链球菌感染有关的全身性变态反应性疾病，病变主要累及全身结缔组织，形成具有诊断意义的特征性风湿性肉芽肿。最常累及心脏、关节、血管等，以心脏病变最为严重。临床上常有多发性关节炎、心肌炎、环形红斑、皮下结节、小舞蹈病等，并伴有发热、外周血白细胞增高、血沉加快、血中抗链球菌溶血素 "O" 抗体滴度增高等表现。风湿病的急性期也称风湿热，为风湿活动期。风湿热病变多次反复发作后，常造成轻重不等的心脏器质性损害，形成慢性心瓣膜病。

风湿病多发于冬春季，寒冷潮湿地区。好发年龄为 5 ～ 15 岁，以 6 ～ 9 岁为发病高峰，男女患病率无差别。出现心瓣膜变形常在 20 ～ 40 岁。

## 一、病因和发病机制

### （一）致病因素

**1. 与 A 族乙型溶血性链球菌感染有关**　本病可能与咽喉部 A 族乙型溶血性链球菌感染有关。发病前常有咽峡炎、扁桃体炎等上呼吸道感染病史；发病与链球菌感染的高发季节有关；抗生素治疗不仅能预防和治疗咽峡炎及扁桃体炎，且可减少本病的发生和复发。

**2. 遗传易感性**　机体的抵抗力与反应性的变化在发病过程中是不可忽视的内因，链球菌性咽喉炎的患者仅有 1% ～ 3% 发生风湿病，现已证明风湿热患者 B 淋巴细胞表面标记物 $CD_3^+$ 的表达明显高于正常人群。此外，风湿热患者 60% ～ 70% 为 HLA（人类白细胞抗原）–DR4，而非风湿热患者仅为 10% ～ 15%。

### （二）发病机制

风湿病的确切发病机制尚未清楚。临床上风湿病常发生在链球菌感染后的 2 ～ 3 周；其典型病变不是化脓性，而是具备变态反应性炎的纤维素样坏死和与迟发性变态反应有关的肉芽肿，并可在血中查到抗心肌抗体和抗某些心瓣膜成分的抗体，病变部位从未培养出链球菌。说明本病的发生既与链球菌感染有关又不是链球菌直接感染引起的。因此，多年来一直倾向于与变态反应有关。

链球菌感染（咽峡炎、扁桃体炎），细菌可在局部释放出菌体蛋白，如 M 蛋白、C 糖蛋白和溶血素 "O" 等，这些生物大分子进入血液，可刺激机体免疫细胞产生相应抗体，链球菌细胞壁的 C 抗原（即 C 糖蛋白）引起的抗体（C 抗体）可与结缔组织的糖蛋白发生交叉反应。链球菌壁的 M 抗原（即 M 蛋白）引起的抗体（M 抗体）可与心肌、血管平滑肌的某些成分发生交叉反应。也有研究显示，多数风湿病患者具有可对心内膜、心外膜、心肌、血管平滑肌等起反应的自身抗体，链球菌感染可能激发患者对自身抗原的自身免疫反应而引起相应病变，或与免疫复合物形成有关。

## 二、基本病理变化

病变主要是全身结缔组织的变态反应性炎，按病变发展过程一般分为三期。

### （一）变质渗出期

变质渗出期是风湿病的早期病变，主要是心脏、浆膜、关节、皮肤等部位的结缔组织基质黏液样变性和胶原纤维的纤维素样坏死。同时有浆液、纤维素渗出及少量以淋巴细胞为主的炎细胞浸润，此期持续 1 个月左右。

### （二）增生期或肉芽肿期

此期特点是在变质渗出的基础上形成具有特征性的肉芽肿，称为风湿小体或阿少夫小体（Aschoff body），又称风湿性肉芽肿，对风湿病有诊断意义（图 5-8）。病变主要分布于心肌间质、心内膜下和皮下结缔组织中，由纤维素样坏死、成团的风湿细胞及少量淋巴细胞等组成。风湿细胞也称阿少夫细胞（Aschoff cell），是由增生的巨噬细胞吞噬纤维素样坏死物质转变而来，细胞体积较大，呈圆形或卵圆形，胞浆丰富，略嗜碱性，核呈大圆形或卵圆形，核膜清晰，核染色质集中于中央，横切面呈枭眼状，纵切面呈毛虫状。也可见多个核的 Aschoff 巨细胞。此期病变持续 2 ～ 3 个月。

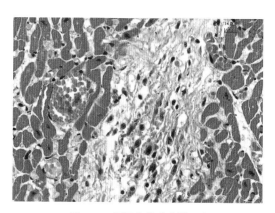

**图 5-8　风湿小体（光镜下）**

心肌间质血管旁可见风湿小体，由纤维素样坏死、风湿细胞及少量淋巴细胞组成

### （三）纤维化期或愈合期

风湿小体中的纤维素样坏死物逐渐被溶解吸收，风湿细胞转变为成纤维细胞，使风湿小体纤维化，最终形成梭形小瘢痕，此期持续 2 ～ 3 个月。

风湿病的整个病程 4 ～ 6 个月，常反复发作，在受累器官和组织中各期病变可同时并存，最终常导致较严重的纤维化和瘢痕形成，破坏组织结构，影响器官功能。

## 三、风湿病相关器官病变

### （一）风湿性心脏病

风湿病累及心脏可引起风湿性心内膜炎、风湿性心肌炎和风湿性心外膜炎。若累及心脏全层组织，则称风湿性全心炎（rheumatic pancarditis）。儿童风湿病患者中，65% ～ 80% 有心脏炎的临床表现。

**1. 风湿性心内膜炎（rheumatic endocarditis）** 病变主要侵犯心瓣膜，尤以二尖瓣最常受累，其次为二尖瓣和主动脉瓣同时受累，再次为主动脉瓣，其他瓣膜极少受累。

病变初期瓣膜肿胀，间质有黏液样变性和纤维素样坏死；在血流的冲击下，肿胀的瓣膜损伤，常在瓣膜迎血流面闭锁缘上形成单行排列、粟粒大小的疣状赘生物。赘生物呈灰白色、半透明，不易脱落，故又称为疣状心内膜炎（图5-9）。光镜下，赘生物是由血小板和纤维素构成的白色血栓，病变瓣膜伴有小灶的纤维素样坏死、少许的炎细胞浸润和少量的风湿细胞。

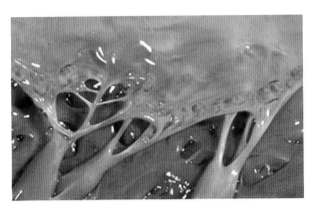

**图 5-9 风湿性心内膜炎（肉眼观）**
瓣膜闭锁缘可见单行排列的粟粒大小的赘生物

病变后期，由于病变反复发作，赘生物机化，瓣膜纤维化及瘢痕形成，导致瓣膜增厚、变硬、卷曲、短缩，瓣叶间可粘连，腱索增粗、缩短而形成慢性心瓣膜病。由于瓣口狭窄，血流冲击房室内膜可引起灶性增厚及附壁血栓形成，尤以左房后壁较重，常形成纤维增厚的斑块，称McCallum斑。

**2. 风湿性心肌炎（rheumatic myocarditis）** 病变主要累及心肌间质结缔组织，多为灶状间质性心肌炎，心肌间质水肿，间质小血管附近风湿小体形成。病变反复发作后，风湿小体机化形成小瘢痕。病变见于左心室、室间隔、左心房及左心耳等处。临床上风湿性心肌炎可出现窦性心动过速，第一心音减弱，如病变累及传导系统，心电图显示心律失常、传导阻滞、P-R间期延长等。儿童风湿性心肌炎患者可发生急性充血性心力衰竭。

**3. 风湿性心外膜炎（rheumatic pericarditis）** 病变主要累及心外膜脏层，以浆液和浆液纤维素渗出为主，常与风湿性心内膜炎和风湿性心肌炎同时发生。当渗出以浆液为主时，形成心包积液，谓之湿性心包炎。当渗出以纤维素为主时，覆盖于心外膜表面的纤维素可因心脏的不停搏动和牵拉而形成绒毛状，故称绒毛心，即干性心包炎。渗出的大量纤维素如不能被溶解吸收，则发生机化使心外膜脏壁层粘连，形成缩窄性心包炎。

临床上，湿性心外膜炎可有胸闷不适，听诊心音弱而遥远，X线检查心影增大等；干性心外膜炎可有心前区疼痛，听诊可闻及心包摩擦音。

### （二）风湿性关节炎

约75%急性风湿热可出现风湿性关节炎（rheumatic arthritis）。主要累及膝、踝、肩、肘、腕等大关节，各关节先后受累，呈多发性、游走性、对称性反复发作。关节局部出现红、肿、热、痛及功能障碍。关节腔内有浆液及纤维素渗出，病变滑膜充血、周围软组织可出现纤维素样坏死及典型的风湿性肉芽肿病变。由于病变不侵犯关节软骨，且急性期后渗出物易被完全吸收，故一般不遗留关节变形等后遗症。

### （三）皮肤病变

**1. 环形红斑（erythema annullare）** 为渗出性病变，真皮浅层血管扩张充血，血管周围组织水肿，淋巴细胞、单核细胞浸润。好发于躯干及四肢，呈环形或半环形淡红色斑，边缘红晕，中心保持皮肤本色。常在1~2天内消退，是风湿活动的表现之一，对风湿病具有诊断意义。

**2. 皮下结节（subcutaneous nodules）** 为增生性病变，结节中央为纤维素样坏死，周围有增生的成纤维细胞和风湿细胞围绕呈栅栏状排列，伴有淋巴细胞浸润。多发生于腕、肘、膝、踝等大关节处的伸面皮下结缔组织，结节直径0.5~2cm，呈圆形或椭圆形，质地较硬，境界清楚，可活动，压之不痛。风湿活动停止后，结节纤维化，形成小瘢痕。

### （四）风湿性动脉炎

风湿性动脉炎（rheumatic arteritis）可累及各级动脉，以中小动脉受累最为常见，如冠状动脉、肾动脉、肠系膜动脉、脑动脉、肺动脉及其分支等，主要为血管壁发生纤维素样坏死和淋巴细胞、单核细胞浸润，可有风湿小体形成，晚期因血管壁纤维化而增厚，管腔狭窄甚至闭塞。

### （五）风湿性脑病

脑的风湿病变多见于5~12岁儿童，女性多见。病变主要累及大脑皮质、基底节、丘脑及小脑皮质。表现为动脉炎和皮质下脑炎，病变局部充血，血管周围淋巴细胞浸润，神经细胞变性及胶质细胞增生。当病变侵犯锥体外系统时，可出现面肌及肢体不自主运动，称为小舞蹈病。

## 第五节　感染性心内膜炎

感染性心内膜炎（infective endocarditis）是由病原微生物经血行途径直接侵袭心内膜特别是心瓣膜而引起的炎症，因其多由细菌引起，故也称细菌性心内膜炎。根据病程通常分为急性和亚急性两类。

### 一、急性感染性心内膜炎

急性感染性心内膜炎（acute infective endocarditis）通常是由致病力强的化脓菌（如金黄色葡萄球菌、溶血性链球菌、肺炎球菌等）引起的脓毒血症、败血症侵犯心内膜所致。多发生在正常的心内膜上，主要侵犯二尖瓣和主动脉瓣，引起急性化脓性炎，可造成瓣膜溃烂、穿孔或破裂。在破溃的瓣膜表面，易形成巨大、松脆、污秽含菌的疣状赘生物，这种赘生物易破碎，形成含菌栓子，引起心、脑、肾、脾等器官的感染性梗死和继发脓肿。受累瓣膜可发生破裂、穿孔或腱索断裂，引起急性心瓣膜功能不全。

本病起病急、病程短、病情严重，多数患者数日或数周内死亡。

### 二、亚急性感染性心内膜炎

亚急性感染性心内膜炎（subacute infective endocarditis）也称为亚急性细菌性心内膜炎，多由致病力相对较弱的草绿色链球菌引起，少数也可见于肠球菌、革兰阴性杆菌、立克次体、衣原体及真菌等引起。病原体可自感染灶（扁桃体炎、牙周炎、骨髓炎等）或医源性操作（拔牙、手术、心导管等）入血形成菌血症或败血症，并侵犯心内膜。常发生在风湿性心瓣膜病、先天性心脏病等已有病变的心瓣膜上。在原有病变的瓣膜上形成息肉状或菜花状赘生物，呈污秽灰黄色、干燥、松脆，易破碎、脱落，引起脑、脾、肾等器官的栓塞和梗死。受累瓣膜易变形，发生溃疡和穿孔。镜下赘生物由血小板、纤维素、中性粒细胞、脓性坏死组织、细菌组成。

本病起病隐匿，病程较长，常迁延数月，甚至 1～2 年。由于毒力较弱的细菌和毒素的持续作用，临床上除有心脏症状外，常有长期低热、点状出血（皮肤、黏膜、眼底）、栓塞症状、脾大、进行性贫血、血细菌培养阳性等迁延性败血症表现。患者大多可治愈，少数患者可因心力衰竭或心、脑栓塞而死亡。

# 第六节 心瓣膜病

心瓣膜病（valvular heart disease）是指心瓣膜受各种致病因素损伤后或因发育异常造成瓣膜器质性病变。为常见的慢性心脏病之一。在代偿阶段，可不出现明显的血液循环障碍症状。随着瓣膜病变逐渐加重进入失代偿期，常导致心功能不全，引起全身血液循环障碍。

心瓣膜病可分为瓣膜口狭窄和关闭不全。瓣膜口狭窄是相邻瓣膜互相粘连、瓣膜增厚、弹性减弱，瓣膜环硬化和缩窄，当瓣膜开放时不能充分张开，使血流通过障碍；瓣膜关闭不全是瓣膜增厚、硬化、卷曲，腱索增粗、短缩，使瓣膜关闭时瓣膜口不能完全闭合，使部分血液反流。瓣膜口狭窄和关闭不全可单独存在，也可同时并存。病变可累及一个瓣膜，也可累及两个以上瓣膜同时或先后受累（也称联合瓣膜病）。

## 一、二尖瓣狭窄

二尖瓣狭窄（mitral stenosis）多由风湿性心内膜炎反复发作，少数由感染性心内膜炎所致。正常成人二尖瓣口面积约为 5cm$^2$，可通过两个手指。狭窄时可缩小到 1.0～2.0cm$^2$，严重时窄达 0.5cm$^2$。病变早期瓣膜轻度增厚，呈隔膜状；后期瓣膜增厚、硬化、腱索短缩使瓣膜口呈鱼口状或漏斗状，常合并关闭不全。

早期由于二尖瓣口狭窄，心脏舒张期左心房血液流入左心室受阻，使左心房代偿性扩张、肥大，使血液在加压情况下迅速通过狭窄瓣口，并引起漩涡和震动，产生心尖区舒张期隆隆样杂音。之后，左心房失代偿，造成左心房淤血，肺静脉回流受阻，引起肺淤血、肺水肿。临床上可出现呼吸困难、发绀、咳嗽和咳带血泡沫状痰等症状。长期肺淤血可使肺循环压力增高，以致肺动脉高压，右心室代偿性肥大，进而失代偿，右心室扩张、右心衰。临床上出现颈静脉怒张、肝淤血肿大、下肢水肿、浆膜腔积液等右心衰竭表现。当狭窄严重时，左心室可相对缩小或轻度缩小，X 线显示为倒置"梨形心"。

## 二、二尖瓣关闭不全

二尖瓣关闭不全（mitral insufficiency）与二尖瓣狭窄一样多由风湿性心内膜炎和亚急性细菌性心内膜炎引起，常与二尖瓣狭窄同时出现。另外二尖瓣脱垂、瓣环钙化、先天性病变及腱索异常、左心乳头肌功能障碍亦可导致此病发生。

二尖瓣关闭不全时，心脏收缩期左心室部分血液反流到左心房，并在局部引起漩涡与震动，产生心尖区收缩期吹风样杂音。左心房既接受肺静脉回流的血液又接受左心室反流的血液，使其血容量比正常增加，压力升高，左心房代偿性扩张肥大。进而左心房、左心室容积性负荷增加，使左心室代偿性肥大扩张、左心衰。左心失代偿后逐渐出现肺淤血、肺动脉高压、右心室代偿性肥大、右心衰竭和体循环淤血。X线显示，四个心腔均肥大扩张，呈"球形心"。

### 三、主动脉瓣狭窄

主动脉瓣狭窄（aortic stenosis）主要由风湿性主动脉瓣炎引起，少数由先天发育异常或主动脉粥样硬化引起的瓣膜钙化所致。风湿性者常与二尖瓣病变合并发生联合瓣膜病变。主动脉瓣狭窄时，心脏收缩期，左心室血液排出受阻，左心室因压力性负荷升高而发生代偿性肥大。由于左心室血液排出受阻，使脉压变小；血液通过狭窄的主动脉瓣口时，产生涡流，引起主动脉瓣听诊区出现收缩期喷射性杂音。后期左心室失代偿相继出现左心衰竭、肺淤血、肺动脉高压及右心衰竭。临床上因脉压减小出现冠状动脉供血减少而致心绞痛频发；X线显示左心室肥大，心脏呈"靴形心"。

### 四、主动脉瓣关闭不全

主动脉瓣关闭不全（arotic insuffciency）主要由风湿性主动脉瓣炎引起，还可见于主动脉粥样硬化、梅毒性主动脉炎、亚急性感染性心内膜炎等。当主动脉瓣关闭不全时，主动脉部分血液经关闭不全的瓣口反流回左心室，左心室既接受左心房回流的血液又接受主动脉逆流的血液，使左心室容积性负荷增加而发生代偿性肥大，失代偿后发生左心衰竭。继而肺淤血、肺动脉高压、右心衰竭。临床上因主动脉部分血液反流回左心室引起舒张压降低并出现主动脉瓣听诊区舒张期吹风样杂音；舒张压降低可导致冠状动脉灌注不足而引发心绞痛。舒张压降低还可使脉压增大，出现颈动脉搏动、水冲脉、血管枪击音及毛细血管搏动等现象。

## 第七节　心肌炎与心肌病

### 一、心肌炎

心肌炎（myocarditis）是指各种原因引起的心肌局限性或弥漫性炎症。常规尸检中发现有1%～2%的病例。在心肌内可见局限性炎细胞浸润，但一般无临床症状。临床最常见为病毒性、孤立性心肌炎和免疫反应性心肌炎。

#### （一）病毒性心肌炎

病毒性心肌炎（viral myocarditis）是由嗜心肌病毒引起的原发性心肌炎症。引起本病的常见病毒是柯萨奇B组病毒、埃可病毒、腺病毒、流感病毒等。病毒可直接引起心肌细胞损伤，也可通过T细胞介导的免疫反应而引起心肌的炎症。

病变心脏体积稍大或无明显改变。初期心肌细胞变性坏死，心肌间质水肿，间质内淋巴细胞和单核细胞浸润并将心肌分割成条索状，有的心肌断裂。晚期心肌间质明显纤维化，伴有代偿性心肌肥大及心腔扩张。

临床表现轻重不一，如累及心脏传导系统，可出现不同程度的心律失常。一般预后较好，但病变严重者及婴幼儿可导致心力衰竭等并发症。

#### （二）细菌性心肌炎

细菌性心肌炎（bacterial myocarditis）是由化脓菌引起的心肌化脓性炎。主要是全身性脓毒血症的继发性含菌栓子造成心脏小血管栓塞的结果。

病变为心肌和间质多发性小脓肿形成，脓肿周围心肌细胞有不同程度变性、坏死和间质内大量以中性粒细胞为主的炎细胞浸润。

### （三）孤立性心肌炎

孤立性心肌炎（isolated myocarditis）或称特发性巨细胞性心肌炎，又称 Fiedler 心肌炎。病因不明。多见于 20～50 岁的中青年，急性型常导致心脏扩张，可突然发生心衰而死亡。根据病理变化分为两型。

**1. 弥漫性间质性心肌炎**　主要是心肌间质小血管周围可见大量淋巴细胞、浆细胞和巨噬细胞浸润，早期心肌细胞变性、坏死较少见，病程长者，心肌间质纤维化、心肌细胞肥大。

**2. 特发性巨细胞性心肌炎**　心肌内可见灶性坏死及肉芽肿形成。肉芽肿的中心多为红染、无结构的坏死物，周围有淋巴细胞、浆细胞、单核细胞及嗜酸性粒细胞浸润，其间可见较多的多核巨细胞。

### （四）免疫反应性心肌炎

免疫反应性心肌炎（miacarditis due to immune-mediated reactions）主要见于一些变态反应性疾病如风湿性心肌炎、类风湿性心肌炎、系统性红斑狼疮、结节性多动脉炎所引起的心肌炎。其次是某些药物引起的过敏性心肌炎，如磺胺类、抗生素类（青霉素、四环素、链霉素）、消炎药及抗癫痫药等。

病变主要为心肌间质性炎。在心肌间质可见嗜酸性粒细胞、淋巴细胞、单核细胞浸润，偶见肉芽肿形成。心肌细胞有不同程度的变性、坏死。

## 二、心肌病

心肌病（cardiomyopathy）是一类与高血压、冠心病、风湿性心脏病、先天性心脏病等无关的以心肌结构与功能异常为主要表现的疾病，又称原发性心肌病、特发性心肌病，多数原因不明。随着研究的进展，目前多根据病因学、发病因素结合临床表现及病理改变，将其分为扩张性心肌病、肥厚性心肌病、限制性心肌病等类型。主要病变是心肌细胞变性，部分心肌细胞肥大，纤维组织增生的非炎症性病变。

### （一）扩张性心肌病

扩张性心肌病（dilated cardiomyopathy）以进行性心脏肥大、心腔扩张和收缩力下降为特征，故又称为充血性心肌病。此型最常见，约占心肌病的 90%。男多于女，以 20～50 岁高发。大约有 50% 病因不明，其次与基因突变、家族遗传背景有关，少数可能与病毒感染、酗酒、妊娠有关。

病变心脏重量增加，可达 500～800g。心室壁略增厚或正常，各心腔明显扩张。心尖部室壁呈钝圆形。二尖瓣和三尖瓣可因心室扩张而关闭不全，心内膜可增厚并常伴附壁血栓。光镜下，心肌细胞可见不均匀性肥大、伸长，细胞核大、核型不规整；肥大和萎缩心肌细胞交错排列。心肌细胞常发生空泡变性及小灶性肌溶解，心内膜下及心肌间质纤维化、微小坏死灶和瘢痕灶形成。临床上表现为慢性心力衰竭症状和体征，常有运动后气急、乏力、心律失常等，部分患者可发生猝死。

### （二）肥厚性心肌病

肥厚性心肌病（hypertrophic cardiomyopathy）以左心室显著肥厚，室间隔不匀称肥厚、舒张期心室充盈异常及左心室流出道受阻为特征。我国患病率为 180/10 万，20～50 岁多见。本病属于遗传病，50% 有家族史，多为家族性常染色体显性遗传，由编码心肌的肌节蛋白基因突变所致，部分患者与代谢、内分泌紊乱有关。

病变心脏增大，重量增加。成人患者可达 500g 以上。两侧心室肌肥厚，室间隔肥厚尤为突出，并呈不均匀性肥厚，明显突向左心室，故左心室腔狭窄；室间隔厚度大于左心室游离侧，两者之比大于 1.3（正常为 0.95）；二尖瓣及主动脉瓣下心内膜局限性增厚。光镜下，心肌细胞弥漫性肥大，核大、深染，心肌纤维排列紊乱。电镜下，肌原纤维排列方向紊乱，肌丝交织或重叠状排列，Z 带不规则并可见巨大线粒体。临床上，因心排血量下降引发心绞痛，肺动脉高压导致呼吸困难以及附壁血栓脱落造成栓塞。

### （三）限制性心肌病

限制性心肌病（restrictive cardiomyopathy）以心室内膜及心内膜下心肌进行性纤维化，导致心室壁顺应性降低，心腔狭窄，心室充盈受限为特点。本型心肌病较上述两型少见。

病变心脏心腔狭窄，心内膜及内膜下纤维性增厚可达 2～3mm，灰白色，以心尖部较重，向上蔓延，累及三尖瓣或二尖瓣，可引起关闭不全。光镜下，心内膜纤维化及玻璃样变，并可见钙化及附壁血栓形成，内膜下心肌常发生萎缩、变性，亦称心内膜的心肌纤维化。临床上，主要表现为心力衰竭和栓塞，少数可发生猝死。

第六章

# 呼吸系统疾病

扫一扫，查阅本章数字资源，含PPT、音视频、图片等

呼吸系统由鼻、咽、喉、气管、支气管和肺组成，以环状软骨为界，分为上呼吸道和下呼吸道。支气管由肺门进入肺逐级分支形成叶支气管、段支气管、小支气管、细支气管、终末细支气管、呼吸细支气管、肺泡管、肺泡囊、肺泡，3～5个终末细支气管及其各级分支和分支末端的肺泡组成肺小叶，Ⅰ级呼吸细支气管及其远端所属肺组织称为肺腺泡，是肺的基本功能单位。气管、支气管、细支气管均被覆假复层或单层纤毛柱状上皮或柱状上皮，这些纤毛与杯状细胞及黏液腺分泌的黏液共同构成黏液－纤毛排送系统；肺泡表面被覆Ⅰ型和Ⅱ型肺泡上皮，肺泡壁上有肺泡间孔，Ⅰ型肺泡上皮、基底膜和肺泡壁毛细血管内皮细胞组成气血屏障，是气体交换必须经过的结构。

呼吸道与外界相通，环境中的有害气体、粉尘、病原微生物及某些致敏原可随空气经气道进入肺内，引起气管、支气管和肺的疾病。但呼吸系统有黏液－纤毛排送系统，可有效防止有害因子入侵造成损伤。当其清除、防御功能受损或吸入的粉尘微粒或病原微生物的毒力强、数量多或肺处于高敏状态时，将导致呼吸系统疾病的发生。

## 第一节　慢性阻塞性肺疾病

慢性阻塞性肺疾病（chronic obstructive pulmonary diseases，COPD）是一组由各种原因引起的以肺实质和小气道受损，导致慢性不可逆性的气道阻塞、呼吸阻力增加和肺功能不全为共同特征的肺疾病的统称。主要包括慢性支气管炎、支气管哮喘、支气管扩张症和肺气肿等。

### 一、慢性支气管炎

慢性支气管炎（chronic bronchitis）是指支气管黏膜及其周围组织的慢性非特异性炎症。临床以反复发作的咳嗽、咳痰或伴有喘息为特征，且症状每年至少持续3个月，连续2年以上。病情进展常并发慢性阻塞性肺气肿和慢性肺源性心脏病。本病是呼吸系统常见的慢性疾病，尤以老年人多见，40～65岁人群中患病率可达15%～20%。

#### （一）病因和发病机制

慢性支气管炎往往是多种因素长期综合作用所致，起病与感冒密切相关，多在气候变化比较剧烈的季节发病。与慢性支气管炎发病有关的因素如下：

**1. 大气污染和气候变化**　大气中的刺激性烟雾、有害气体及寒冷空气刺激等，使支气管黏膜受损，纤毛清除功能下降，腺体分泌增加，为病原体入侵创造条件。

**2.感染**　呼吸道反复病毒和细菌感染是引起本病发生、发展的重要因素。凡是能引起感冒的病毒均能引起本病的发生和复发。病毒感染可造成呼吸道黏膜上皮损伤，使局部防御功能下降，为细菌感染创造条件。

**3.吸烟**　与慢性支气管炎的发生关系密切，约90%的慢支患者为吸烟者。烟雾中的有害成分使支气管黏膜受损，上皮纤毛变短、运动受限；杯状细胞增生，腺体分泌增多，黏液排出障碍，使支气管净化能力减弱，有利于病原菌感染；吸烟使肺泡巨噬细胞吞噬清除细菌的能力减弱。

**4.过敏因素**　据调查，喘息型慢性支气管炎往往有过敏史，过敏反应可使支气管收缩或痉挛、组织损害和炎症反应而导致本病。

**5.其他**　机体内在因素亦参与慢性支气管炎的发生，如免疫系统功能下降、自主神经功能失调、营养缺乏等。

### （二）病理变化

病变常起始于较大支气管，随病程进展，逐渐向纵深发展，可累及小支气管和细支气管。主要病变有（图6-1）：

**1.黏膜上皮损伤与修复**　支气管黏膜上皮纤毛粘连、倒伏甚至脱失；上皮细胞变性、坏死、脱落及杯状细胞增生，可伴有鳞状上皮化生，晚期黏膜萎缩。

**2.腺体肥大、增生及黏液腺化生**　黏液腺肥大、增生、分泌亢进；浆液腺化生为黏液腺。较多的黏液栓潴留于支气管腔内可形成阻塞。

**3.慢性炎性渗出**　支气管壁各层组织充血、水肿，淋巴细胞、浆细胞浸润，急性发作时可见中性粒细胞浸润，炎症可向周围组织蔓延。

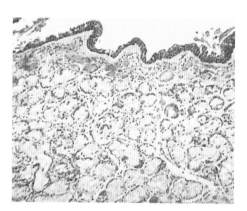

**图6-1　慢性支气管炎（光镜下）**
支气管黏膜上皮鳞状化生，黏膜及黏膜下层可见淋巴细胞浸润

**4.平滑肌、软骨损伤**　管壁平滑肌束断裂、萎缩，喘息型患者，平滑肌束可增生、肥大，管腔变窄；软骨可发生变性、萎缩、钙化或骨化。晚期管壁纤维组织增生，造成管壁僵硬或塌陷。

随着慢性支气管炎病程的延长，病变逐渐向纵深发展的同时，细支气管壁的炎症亦沿管壁横向蔓延，可波及周围组织及肺泡，导致细支气管周围炎。受累细支气管越多，气道阻力越大，肺损伤越严重，最终引起慢性阻塞性肺气肿。

### （三）临床病理联系

慢性支气管炎时的咳嗽、咳痰是由于支气管黏膜的炎症刺激、黏液分泌物增多所致。痰液一般呈白色黏液泡沫状，黏稠不易咳出。急性发作伴细菌感染时，咳嗽加重，并出现黏液脓性痰或脓性痰。部分患者由于支气管痉挛或支气管腔狭窄及黏液、渗出物阻塞而出现喘息，听诊时，两肺可闻及哮鸣音、干湿啰音。病变晚期因黏膜和腺体萎缩，分泌物减少，痰量减少甚至无痰。

### （四）结局及并发症

患者如能积极做好病因预防，如戒烟或避免接触有害气体、粉尘等，并及时有效地治疗感染，且适当进行体育锻炼，增强机体抗寒和抗感染能力，慢性支气管炎可逐渐痊愈。但如致病因素持续存在，疏于预防，治疗又不及时、彻底，病变加重可导致小气道狭窄或阻塞，出现阻塞性通气障碍，使末梢肺组织过度充气而并发慢性阻塞性肺气肿，进一步可发展为慢性肺源性心脏病。如果支气管壁的炎症致其弹性下降及支撑力削弱，加之长期慢性咳嗽，使支气管吸气时被动扩张，呼气时不能充分回缩，久之则形成支气管扩张症。

## 二、支气管哮喘

支气管哮喘（bronchial asthma）简称哮喘，系由于各种内、外因素引发呼吸道过敏反应而导致的以支气管可逆性发作性痉挛为特征的支气管慢性炎症。约 20% 有家族史，各年龄组均可发病，但半数以上发生于儿童。临床表现为反复发作性喘息，带有哮鸣音的呼气性呼吸困难、胸闷、咳嗽等，多在夜间或凌晨发病。发作间歇期可完全无症状。

### （一）病因和发病机制

大多认为哮喘的病因与多基因遗传有关，并与环境因素相互作用。诱发本病的环境因素主要包括各种吸入物（尘螨、花粉、真菌、二氧化硫等）、多种病原体所致的感染、食物、药物、气候变化、妊娠等。

哮喘发病机制尚不清楚，目前对外因型具有 1 型变态反应的哮喘发生机制研究较多。多数学者认为哮喘主要与变态反应、气道炎症、气道高反应性及神经因素等相互作用有关。过敏原经呼吸道或其他途径进入人体后，可激活 T 淋巴细胞并使其分化为 Th1、Th2，同时释放多种白细胞介素（interleukin，IL），Th2 可释放 IL-4、IL-5。IL-4 可促进 B 淋巴细胞增殖、分化，形成浆细胞，产生 IgE，IgE 与肥大细胞、嗜碱性粒细胞表面的高亲和性 IgE 受体结合。IL-5 可选择性促进嗜酸性粒细胞分化，并使其激活，参与过敏反应。当过敏原再次进入体内，可与肥大细胞、嗜碱性粒细胞表面的 IgE 结合，并使该细胞合成、释放多种炎症介质导致平滑肌收缩，黏液分泌增加，血管通透性增强。气道炎症被认为是哮喘的本质。多种因素相互作用构成复杂的网络，使气道反应性增高，受轻微刺激即可发生明显收缩。气道高反应性常有家族倾向，受遗传因素影响。神经因素也被视为支气管哮喘发病的主要环节，哮喘患者 β - 肾上腺素受体常呈遗传性封闭或敏感性降低，迷走神经张力亢进均可导致支气管强烈痉挛。

### （二）病理变化

肉眼观，肺组织膨胀、柔软、疏松、有弹性，支气管腔内有黏稠的痰液及黏液栓，支气管壁增厚，黏膜充血肿胀，黏液栓阻塞处局部呈灶状肺不张。光镜下，支气管壁增厚，黏膜水肿，局部黏膜糜烂，有时可见鳞状上皮化生、杯状细胞增生、黏液腺增生及平滑肌肥大、基底膜增厚并发生玻璃样变；管壁各层大量嗜酸性粒细胞、单核细胞、淋巴细胞及浆细胞浸润；管腔中可见黏液栓、炎性渗出物及坏死脱落的黏膜上皮，黏液栓中可见尖棱状 charcot-leyden 结晶（嗜酸性粒细胞的崩解产物）及 Curschmann 螺旋（崩解的上皮细胞和黏液成分形成的螺旋状细丝）。

### （三）临床病理联系

哮喘发作时，因细支气管痉挛和黏液栓的阻塞，导致呼气性呼吸困难、喘息、胸闷、气短并伴有哮鸣音等。

### （四）结局及并发症

哮喘发作症状可经治疗或自行缓解，反复发作或严重的哮喘可引起胸廓变形及肺气肿，偶可发生自发性气胸。

### 三、支气管扩张症

支气管扩张症（bronchiectasis）是以肺内支气管的持久性扩张伴管壁纤维性增厚为特征的慢性疾病，扩张支气管常因分泌物潴留而继发化脓性炎症。临床常表现慢性咳嗽、大量脓痰、反复咯血等症状。

#### （一）病因和发病机制

支气管扩张症的主要病因是支气管及肺组织感染造成支气管壁支撑组织的破坏及支气管腔阻塞；其次，少数与支气管先天性发育缺陷及遗传因素有关；30% 的患者病因不明，可能与机体的免疫功能失调有关。

**1. 支气管壁的炎性损伤** 婴幼儿百日咳及麻疹后支气管肺炎、慢性支气管炎、肺结核等疾病时，由于反复感染和化脓性炎症损伤了支气管壁的弹力纤维、平滑肌乃至软骨等支撑组织或细支气管周围肺组织纤维化，牵拉管壁致使呼气时管壁不能完全回缩，支气管壁逐渐发展为持久性扩张。

**2. 支气管先天性发育缺陷和遗传因素** 支气管壁先天性发育障碍，弹力纤维及平滑肌、软骨等支撑组织薄弱，再继发感染，极易发生支气管扩张。常染色体隐性遗传性胰腺囊性纤维化病常合并肺囊性纤维化，患者因末梢肺组织发育不良，细小支气管常呈筒状及囊状扩张。

#### （二）病理变化

肉眼观，病变的支气管呈囊状或筒状扩张，病变可局限于一个肺段或肺叶，也可累及双肺，以左肺下叶最多见。扩张的支气管、细支气管可呈阶段性扩张，也可连续延伸至胸膜下，扩张支气管多者可致肺切面呈蜂窝状；扩张的支气管腔内可见黏液脓性渗出物或血性渗出物。光镜下，病变支气管壁呈慢性炎症改变伴不同程度组织破坏。黏膜上皮可萎缩、脱落或增生、鳞状上皮化生，亦可有糜烂或溃疡形成，支气管壁平滑肌、弹力纤维及软骨萎缩、变性，甚至完全消失，管壁被炎性肉芽组织所取代，并可见淋巴细胞、浆细胞、中性粒细胞浸润。扩张支气管周围纤维组织增生，逐渐发生纤维化。

#### （三）临床病理联系

由于慢性炎性渗出和黏液分泌增多并继发感染导致咳嗽、咳脓痰；若支气管壁血管遭受炎症破坏可引起咯血，大量咯血导致失血过多或血凝块阻塞气道，从而危及生命；反复继发感染可引起发热、乏力、食欲减退、消瘦、贫血等全身中毒症状。病变严重者可出现胸闷、呼吸困难、发绀。临床可借助支气管造影或高分辨率 CT 确诊。

#### （四）并发症

支气管扩张症常因并发化脓菌感染而引起肺炎、肺脓肿、脓胸、脓气胸、肺坏疽；病程长，肺组织广泛纤维化，肺毛细血管床严重破坏时，可导致肺循环阻力增加，肺动脉高压，引起慢性肺源性心脏病。

## 四、肺气肿

肺气肿（pulmonary emphysema）是指呼吸性细支气管、肺泡管、肺泡囊和肺泡因过度充气呈持久性扩张，并伴有肺泡间隔破坏，肺组织弹性减弱，导致肺容积增大、通气功能降低的一种病理状态。

### （一）病因和发病机制

肺气肿与吸烟、空气污染、小气道感染及尘肺等关系密切，尤其慢性支气管炎是引起肺气肿的重要原因。

**1. 细支气管及其周围组织的损害**　慢性细支气管炎症时炎性渗出物和黏液栓阻塞支气管腔；炎症引起细支气管壁纤维性增厚，管腔狭窄；加之细支气管周围炎破坏了细支气管壁和肺间质的支撑组织。从而引起肺泡内吸入的气体排出不畅，肺内残气量增加，导致肺组织过度膨胀、肺泡扩张、间隔断裂、肺泡融合等而形成肺气肿。

**2. 弹性蛋白酶及其抑制物失衡**　慢性支气管炎时，肺内渗出的中性粒细胞、单核巨噬细胞释放大量弹性蛋白酶（elastase）和氧自由基。弹性蛋白酶对支气管壁及肺泡间隔的弹力蛋白有破坏溶解作用；$\alpha_1-$抗胰蛋白酶（$\alpha_1$-antitrypsin，$\alpha_1$-AT）是存在于血清、组织液及炎细胞中的多种蛋白水解酶的抑制物，特别能抑制炎症时中性粒细胞、单核巨噬细胞分泌的弹性蛋白酶。氧自由基可氧化 $\alpha_1$-AT 活性中心的蛋氨酸使其失活，从而对弹性蛋白酶的抑制减弱，使其活性增强，过多降解肺组织中的弹性硬蛋白、Ⅳ型胶原蛋白及蛋白多糖，致肺中支撑组织破坏，肺泡间隔断裂，肺泡融合形成肺气肿。当 $\alpha_1$-AT 失活或遗传性缺乏时，不能对肺组织起保护作用，则容易发生肺气肿。$\alpha_1$-AT 缺乏的家族，肺气肿的发病率比一般人高 15 倍。

**3. 吸烟**　长期吸烟可引起并促进肺气肿的形成。吸烟导致肺组织内中性粒细胞和单核巨噬细胞渗出，并释放弹性蛋白酶和大量氧自由基而致肺气肿。

### （二）类型及病理变化

**1. 类型**　依病变的解剖学部位将肺气肿分为肺泡性肺气肿和间质性肺气肿。

（1）肺泡性肺气肿　病变发生于肺腺泡，常合并有小气道的阻塞性通气障碍，故也称阻塞性肺气肿。根据发生的部位和范围的不同，又可将其分为三型：①腺泡中央型肺气肿：最为常见，多见于中老年吸烟者或有慢性支气管炎病史者。位于肺腺泡中央的呼吸性细支气管呈囊状扩张，肺泡管、肺泡囊无明显变化。②全腺泡型肺气肿：常见于青壮年、先天性 $\alpha_1$-AT 缺乏症患者。整个肺腺泡从呼吸性细支气管至肺泡均呈弥漫性扩张，含气小囊腔遍布肺腺泡内。肺泡间隔破坏严重时，可形成直径超过 1cm 的较大囊泡，称囊泡性肺气肿。③腺泡周围型肺气肿：此型多不合并慢阻肺肺腺泡远端的肺泡管和肺泡囊扩张，近端的呼吸性细支气管无明显改变（图 6-2）。

（2）间质性肺气肿　是由于肺内压急骤升高时，肺泡壁或细支气管壁破裂，气体进入肺间质所致。常由胸部外伤或肋骨骨折引起。

**2. 病理变化**　肉眼观，肺体积膨大，边缘变钝，色灰白，肺组织柔软而缺乏弹性，指压后遗留压迹；切面干燥、呈蜂窝状，可见扩大的肺泡囊腔。光镜下，肺泡扩张，间隔变窄或断裂，相邻肺泡互相融合形成较大囊腔；肺毛细血管床减少，肺小动脉内膜呈纤维性增生、肥厚；小支气管和细支气管可见慢性炎症（图 6-3）。

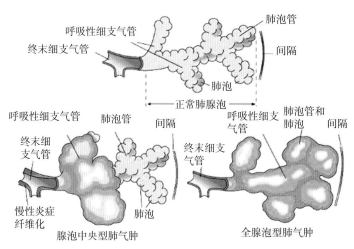

图 6-2 肺泡性肺气肿模式图

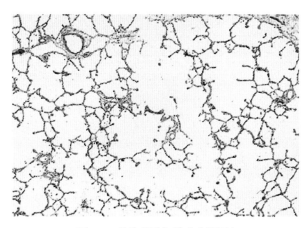

图 6-3 肺泡性肺气肿（光镜下）

肺泡腔扩大，肺泡间隔变窄、断裂，相邻肺泡融合

## （三）临床病理联系

患者除咳嗽、咳痰等慢性支气管炎症状外，随着病变加重，逐渐出现呼气性呼吸困难、胸闷、发绀等症状。肺功能降低，肺活量下降，残气量增加。严重者出现肺气肿典型临床体征，患者胸廓前后径增宽，呈"桶状胸"，叩诊过清音，心浊音界缩小，肋骨上举，肋间隙增宽，膈肌下降，触诊语颤减弱，听诊呼吸音弱，呼气延长。X线检查见肺野扩大、横膈下移、透光度增强。

## （四）结局及并发症

本病结局与病情的程度及是否经过合理的治疗有关。长期严重的肺气肿，由于病变破坏肺泡间隔毛细血管床，使肺循环阻力增加，肺动脉压增高，可引起慢性肺源性心脏病及右心衰竭；肺大泡破裂可引起自发性气胸；急性呼吸道感染易引起支气管肺炎，患者出现发热、寒战、咳嗽、咳痰加重及呼吸困难等，外周血白细胞计数增高。

# 第二节　慢性肺源性心脏病

慢性肺源性心脏病（chronic cor pulmonale）简称肺心病，是因慢性肺疾病、肺血管疾病及胸廓运动障碍性疾病引起肺循环阻力增加、肺动脉压升高、右心室肥厚、扩张甚至发生右心衰竭的心脏病。我国北方地区多见，且常在寒冷季节发病。患者年龄多在 40 岁以上，随着年龄增长患病率增高。

### 一、病因和发病机制

**1. 支气管、肺疾病** 以慢性支气管炎并发阻塞性肺气肿最常见，占 80% ～ 90%；其次为支气管哮喘、支气管扩张症、肺尘埃沉着症、慢性纤维空洞型肺结核、弥漫性肺间质纤维化等。这些疾病可引起阻塞性通气障碍，破坏肺的气血屏障结构，减少气体交换面积，导致氧气弥散障碍而发生低氧血症。缺氧可引起肺小动脉痉挛，肺小动脉中膜增厚，无肌细动脉肌化，管腔狭窄；同时，此类疾病可引起肺毛细血管床减少，小血管纤维化、闭塞等。以上因素共同作用使肺循环阻力增加、肺动脉压升高，导致右心室肥大、扩张。

**2. 胸廓运动障碍性疾病** 较少见。严重的脊柱畸形、类风湿脊椎炎、胸膜广泛性粘连及胸廓成形术后造成的严重胸廓畸形等，均可导致胸廓运动障碍。不仅进一步引起限制性通气障碍，还可压迫肺部造成较大的肺血管受压、扭曲、肺萎陷，导致肺循环阻力增加引起肺心病。

**3. 肺血管疾病** 甚少见。原发性肺动脉高压症、广泛或反复发作的多发性肺小动脉栓塞及肺小动脉炎等，均可引起肺动脉高压导致肺心病。

### 二、病理变化

**1. 肺部病变** 除原有的慢性阻塞性肺疾病的病变外，主要病变是肺小动脉的改变。表现为肺小动脉硬化、无肌细动脉肌化、肺小动脉炎、小动脉血栓形成和机化。肺泡间隔毛细血管床显著减少。

**2. 心脏病变** 以右心室病变为主。肉眼观，心脏体积增大，重量增加，右心室肥厚，心室腔扩张，心尖钝圆且主要由右心室构成。肺动脉圆锥显著膨隆，右心室内乳头肌、肉柱增粗，室上嵴增厚。肺心病的病理诊断标准是肺动脉瓣下 2cm 处右心室肌壁厚度 ≥ 5mm（正常 3 ～ 4mm）。光镜下，代偿区心肌细胞肥大，核增大、染色深；缺氧区心肌纤维萎缩、肌浆溶解、横纹消失以及间质胶原纤维增生等。

### 三、临床病理联系

肺心病发展缓慢，临床上除原有肺疾病的表现之外，逐渐出现呼吸功能不全及右心衰竭的症状及体征。表现为气促、呼吸困难、心悸、心率增快、发绀、下肢水肿、腹水等。

### 四、结局及并发症

由于肺组织的严重损伤导致缺氧和 $CO_2$ 潴留，严重者可并发肺性脑病。此外，还可并发酸碱平衡紊乱、电解质紊乱、心律失常、上消化道出血、DIC 及休克等。肺性脑病是肺心病的主要死因。

## 第三节 肺 炎

肺炎（pneumonia）通常是指肺的急性渗出性炎症，为呼吸系统的常见病、多发病。肺炎的分类方法有多种，依病因分为细菌性、病毒性、支原体性、真菌性、寄生虫性、超敏反应性及理化性肺炎等；依病变部位分为肺泡性肺炎（炎症主要发生于肺泡内）和间质性肺炎（炎症主要发生于肺间质）；依病变累及范围分为大叶性肺炎和小叶性肺炎（图 6-4）；按病变性质分为浆液性、纤维素性、化脓性、出血性、干酪性及肉芽肿性肺炎等。临床上以细菌性肺炎最为常见，约占肺炎的 80%。

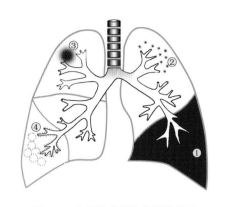

**图 6-4　各型肺炎累及范围模式图**
①大叶性肺炎；②小叶性肺炎；③融合性肺炎；④间质性肺炎

## 一、细菌性肺炎

### （一）大叶性肺炎

大叶性肺炎（lobar pneumonia）是主要由肺炎链球菌引起的以肺泡内弥漫性纤维素渗出为主要病变的炎症。病变起始于肺泡，并迅速扩展至肺段或整个肺大叶。多见于青壮年。临床上起病急，主要表现为寒战、高热、胸痛、咳嗽、咳铁锈色痰和呼吸困难，并有肺实变体征及外周血白细胞增多等。一般经过 5～10 天，体温下降，症状体征消退。

**1. 病因和发病机制**　多种细菌可引起大叶性肺炎，但 90% 以上是由肺炎链球菌（streptococcus pneumoniae）引起，其中以Ⅲ型毒性最强。此外，肺炎杆菌、金黄色葡萄球菌、溶血性链球菌和流感嗜血杆菌等也可引起。当机体受寒、醉酒、感冒、麻醉、过度疲劳或患有慢性病、免疫功能低下等，使呼吸道的防御功能减弱，细菌侵入肺泡引起肺炎，其中超敏反应可能起重要作用。通常表现为肺泡间隔毛细血管扩张，通透性增高，浆液和纤维蛋白大量渗出，细菌在富含蛋白的渗出物中迅速繁殖，并沿肺泡间孔或呼吸性细支气管迅速向邻近肺组织蔓延，从而波及一个肺段或整个肺大叶。

**2. 病理变化及临床病理联系**　大叶性肺炎的病变主要为肺泡内纤维素性炎。一般累及单侧肺，多见于肺下叶，也可同时或先后发生于两个以上肺叶。典型的自然发展过程大致可分为四期。

（1）充血水肿期　为发病 1～2 天的变化。肉眼观，病变肺叶充血、肿大，重量增加，呈暗红色，切面可挤出淡红色浆液。光镜下，病变肺叶弥漫性肺泡间隔毛细血管扩张充血，肺泡腔内可见较多的浆液性渗出物（图 6-5），少量红细胞、中性粒细胞和巨噬细胞。

细菌可在浆液性渗出物中大量生长繁殖，并在肺内迅速播散，累及相邻肺泡。此期渗出液中常可检出肺炎链球菌。患者因毒血症而表现寒战、高热等，肺泡内浆液性渗出可引起咳嗽、咳痰，听诊可闻及捻发音或湿啰音。炎症可使外周血白细胞计数增高。X 线检查可见片状分布的云雾状阴影。

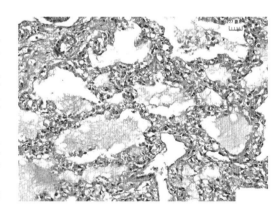

**图 6-5　大叶性肺炎充血水肿期（光镜下）**
肺泡间隔毛细血管扩张充血，肺泡腔内大量浆液

（2）红色肝样变期　一般为发病 3～4 天的变化。肉眼观，病变肺叶肿大，呈暗红色，质地变实似肝，切面灰红、粗糙，病变肺叶相应胸膜面可见纤维素性渗出物。光镜下，肺泡间隔毛细血管仍扩张充血，肺泡腔内可见大量红细胞及纤维素，一定量的中性粒细胞和少量巨噬细胞。其中的纤维素连接成网并常穿过肺泡间孔与相邻肺泡中的纤维素网相连，既有利于限制细菌的扩散，又有利于吞噬细胞吞噬病原菌。

本期渗出物中仍能检出大量肺炎链球菌。病变范围较广者，由于肺泡腔内充满渗出物，使肺泡换气功能下降出现发绀等缺氧症状及呼吸困难。肺泡腔内的红细胞被巨噬细胞吞噬，崩解后形成含铁血黄素使痰液呈铁锈色。由于病变波及胸膜，引起纤维素性胸膜炎，患者常感胸痛，并随呼吸或咳嗽而加重。听诊可闻及支气管呼吸音，叩诊为浊音，触诊语颤增强，即为肺实变体征。X 线检查可见大片致密阴影。

（3）灰色肝样变期　发病 5 ～ 6 天进入此期。肉眼观，病变肺叶仍肿大，呈灰白色，质实如肝，切面干燥粗糙呈颗粒状（图 6-6）。光镜下，肺泡腔内纤维素性渗出物增多，纤维素网中有大量中性粒细胞，肺泡间隔毛细血管因受压呈缺血状态（图 6-7）。相邻肺泡中纤维素经肺泡间孔互相连接的情况更为多见。

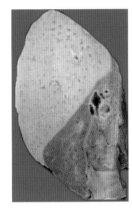

**图 6-6　大叶性肺炎灰色肝样变期（肉眼观）**

肺叶颜色灰白，质地实变如肝

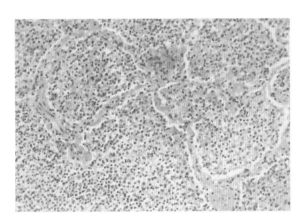

**图 6-7　大叶性肺炎灰色肝样变期（光镜下）**

肺泡间隔毛细血管贫血，肺泡腔内大量纤维素和中性粒细胞

此期机体的特异性抗体形成，渗出物中肺炎链球菌已大多被消灭，故不易检出。病变肺泡虽无通气，但肺泡间隔毛细血管缺血，流经病变肺部的血液减少，故静脉血氧合不足的情况缓解，缺氧状况有所改善，呼吸困难、发绀明显减轻。患者咳出的痰液由铁锈色逐渐变成黏液脓性痰。X 线检查及实变体征同红色肝样变期。

（4）溶解消散期　发病后 1 周左右进入此期。肉眼观，病变肺叶质地变软，实变病灶逐渐消失，渐呈淡黄色，切面可挤出少量脓性液体。最终肺组织可完全恢复正常，胸膜渗出物被吸收或轻度粘连。光镜下，肺泡腔内有大量的巨噬细胞，渗出的纤维素逐渐溶解，中性粒细胞变性、坏死，肺泡间隔毛细血管受压状况随之缓解。

此期机体抗菌防御功能加强，病原菌被吞噬消灭。肺泡腔内中性粒细胞变性坏死，释放出大量蛋白溶解酶，使纤维素被溶解，可经气道咳出或经淋巴道、血道吸收，或被巨噬细胞吞噬。听诊可闻及湿性啰音。肺内炎症完全消散、功能恢复，需 1 ～ 3 周。临床上表现为体温下降，X 线检查可见病变区阴影逐渐减弱以至消失。

大叶性肺炎的上述病变是一个连续的过程，彼此之间无绝对的界限，同一病变肺叶的不同部位可呈现不同阶段的病理改变。目前，临床上在疾病早期即使用抗生素，干预了疾病的自然发展过程，故已很少见到上述典型的四期变化。

**3. 结局及并发症**　绝大多数病例经及时治疗，可以痊愈；如延误诊断或治疗不及时，则可产生下列并发症：

（1）中毒性休克　是大叶性肺炎的严重并发症，见于重症病例，表现为全身中毒症状和微循环衰竭，称休克性或中毒性肺炎。临床上并不罕见，病死率较高。

（2）肺脓肿及脓胸　见于伴有金黄色葡萄球菌的混合感染，现已少见。

（3）败血症或脓毒败血症　严重感染时，细菌侵入血流繁殖所致。

（4）肺肉质变　见于某些患者中性粒细胞渗出过少，其释出的蛋白酶不足以溶解肺泡腔内的纤维素等渗出物，则由肉芽组织予以机化。肉眼观，病变肺组织变成褐色肉样组织，称肺肉质变（pulmonary carnification）

（5）胸膜肥厚和粘连　见于伴发纤维素性胸膜炎时，纤维素性渗出物较多所致。

## （二）小叶性肺炎

小叶性肺炎（lobular pneumonia）是主要由化脓菌引起，病变以细支气管为中心、以肺小叶为单位的灶状急性化脓性炎，故又称支气管肺炎（bronchopneumonia）。病变常起始于细支气管，并向其周围所属肺泡蔓延。本病多见于小儿、老人及体弱多病或久病卧床者。临床主要表现发热、咳嗽、咳痰等症状，听诊肺部可闻及散在的湿性啰音。

**1. 病因和发病机制**　小叶性肺炎常由多种细菌混合感染所致。凡能引起支气管炎的细菌几乎均可致本病。常见的致病菌为上呼吸道内致病力较弱的常驻菌，如肺炎链球菌、葡萄球菌、流感嗜血杆菌、肺炎克雷白杆菌、链球菌、绿脓杆菌及大肠杆菌等。病原菌绝大多数经气道侵入肺组织，偶尔也可在败血症时经血道引起肺炎。

凡能引起上呼吸道黏液分泌亢进、机体抵抗力特别是呼吸道防御机能降低者，均可成为本病诱因。如患麻疹、百日咳、流感及白喉等急性传染病，或受寒、营养不良、恶病质、醉酒、手术后等，上述病原菌容易侵入细支气管及末梢肺组织引起小叶性肺炎。长期卧床或慢性心力衰竭患者全身抵抗力降低，肺组织特别是肺下叶下部或背侧往往淤血水肿，容易引起坠积性肺炎（hypostatic pneumonia）。昏迷、全麻等患者及新生儿，可误将上呼吸道分泌物或呕吐物吸入肺内，从而引起吸入性肺炎（inhalation pneumonia）。因此，小叶性肺炎常是某些疾病的并发症。

**2. 病理变化**　小叶性肺炎的病变特征是在肺组织内散在一些以细支气管为中心的化脓性炎症病灶。肉眼观，两肺表面和切面散在分布灰黄色实变病灶，尤以下叶和背侧多见。病灶大小不等，直径多在 0.5 ~ 1cm（相当于肺小叶范围），形状不规则，病灶中央常见 1 ~ 2 个细支气管断面。严重者，病灶互相融合甚或累及全叶，形成融合性支气管肺炎（confluent bronchopneumonia）。光镜下，病灶中央的细支气管黏膜充血、水肿，中性粒细胞浸润，黏膜上皮变性、坏死、脱落，管腔内充满脓性渗出物。其周围的肺泡腔内出现较多中性粒细胞，少量红细胞和脱落的肺泡上皮细胞（图6-8）。病灶周围肺组织充血，可有浆液渗出，部分肺泡可呈代偿性肺气肿。

**3. 临床病理联系**　小叶性肺炎临床上较早表现为发热、咳嗽和咳黏液脓性痰。因病灶一般较小且散在分布，除融合性支气管肺炎外，肺实变体征一般不明显。由于病变区细支气管和肺泡内含有渗出物，听诊可闻及湿啰音。X线检查可见散在小灶状模糊阴影。

**4. 结局及并发症**　由于抗生素的广泛应用，本病多数经及时治疗，病灶可吸收、消散而痊愈。但幼儿、老人，特别是营养不良、麻疹、百日咳及其他疾

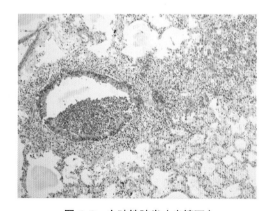

**图 6-8　小叶性肺炎（光镜下）**
细支气管腔内有大量脓性渗出物，周围肺泡内以中性粒细胞浸润为主

病并发小叶性肺炎者，预后较差，常可发生心功能不全、呼吸功能不全、肺脓肿及脓胸、支气管扩张症、脓毒血症等并发症。

## 二、病毒性肺炎

病毒性肺炎（viral pneumonia）是由上呼吸道病毒感染向下蔓延所引起的急性间质性肺炎。本病常由飞沫经呼吸道传染，传播速度快。冬春季节多见。可发生于任何年龄，但主要为儿童。引起肺炎的病毒种类较多，常见的是流感病毒，其次有呼吸道合胞病毒、腺病毒、副流感病毒、麻疹病毒等。该肺炎可由一种病毒感染，也可由几种病毒混合感染或继发于细菌感染。临床症状轻重不等，除因病毒血症而引起的发热、全身中毒症状外，还常表现为频繁难治的咳嗽、气促，甚至发绀等症状。病变特点及其严重程度因病毒类型和患者状态而异。

### （一）病理变化

病毒性肺炎的基本病变为急性间质性肺炎。

**1. 肉眼观**　病变常不明显，肺组织体积轻度增大。

**2. 光镜下**　为沿支气管、细支气管壁及其周围和小叶间隔以及肺泡间隔分布的肺间质炎症。表现为间质血管充血、水肿以及淋巴细胞、巨噬细胞浸润（图6-9），肺泡间隔明显增宽；肺泡腔内无明显渗出物。病变较重者，可见支气管、细支气管上皮的灶性坏死，肺泡腔内可见浆液、少量纤维素、红细胞及巨噬细胞等炎性渗出物。

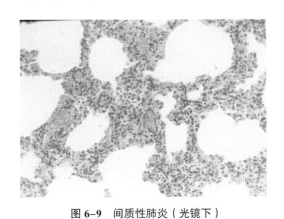

**图 6-9　间质性肺炎（光镜下）**

肺泡间隔增宽，间隔内有明显炎细胞浸润

有些病毒性肺炎（如流感病毒、麻疹病毒和腺病毒性肺炎等）的肺泡腔内渗出变化较明显，渗出物浓缩凝结成一层红染的膜样物贴附于肺泡内表面，即透明膜形成。支气管上皮和肺泡上皮也可增生，甚至形成多核巨细胞，故有巨细胞性肺炎之称。在增生的上皮细胞和多核巨细胞的胞浆和（或）胞核内可检到病毒包涵体，是病毒性肺炎病理诊断的重要依据。病毒包涵体常呈圆形、椭圆形，红细胞大小，多为嗜酸性，周围有一清晰的透明晕。

有些混合感染，如麻疹病毒合并腺病毒感染，特别是又继发细菌感染的病毒性肺炎，病变更为严重，病灶可呈小叶性、节段性或大叶性分布。支气管和肺组织明显坏死、出血，并可混杂化脓性病变，从而掩盖了病毒性肺炎的病变特征。

### （二）临床病理联系

由于病毒血症可出现发热、头痛、全身酸痛等症状，因炎症刺激支气管而出现较剧烈的咳嗽，但痰较少。病变严重者可出现明显缺氧、呼吸困难和发绀等症状。X 线检查肺部呈斑点状、片状或均匀的阴影，肺纹理增加。无并发症的病毒性肺炎预后较好，严重者预后较差，可并发心功能不全及中毒性脑病等。

### 三、支原体肺炎

支原体肺炎（mycoplasmal pneumonia）是由肺炎支原体引起的一种急性间质性肺炎。主要由飞沫经呼吸道传播，常发于秋冬季节，多见于青少年。通常为散发，偶尔流行。患者起病较急，多有发热、头痛、咽痛及顽固的剧烈咳嗽、气促及胸痛，咳少量黏液痰。听诊可闻及干、湿啰音。X 线检查显示肺纹理增强及网状或斑块状阴影。外周血白细胞计数有轻度升高，淋巴细胞和巨噬细胞增多。痰、鼻分泌物及咽拭子能培养出肺炎支原体。

#### （一）病理变化

肺炎支原体感染可引起整个呼吸道黏膜和肺的炎症。肺部病变常累及一叶肺组织，以下叶多见，病灶呈节段性或局灶性分布。

**1. 肉眼观** 病变常不明显，肺体积轻度增大、色暗红，气管及支气管腔内可见黏液性渗出物。
**2. 光镜下** 病变区肺泡间隔毛细血管扩张充血，间质水肿，常有多量淋巴细胞、巨噬细胞浸润。肺泡腔内无明显渗出物。小、细支气管壁及周围组织也常有炎细胞浸润。重症病例上皮细胞可变性、坏死、脱落，肺泡表面可有透明膜形成。

#### （二）结局及并发症

大多数支原体肺炎预后良好，自然病程约为 2 周，患者可完全痊愈，死亡率在 0.1% ~ 1% 之间。

### 【附：严重急性呼吸综合征】

严重急性呼吸综合征（severe acute respiratory syndrome，SARS）是 2003 年由世界卫生组织命名的以呼吸道传播为主的急性传染病，国内又称"非典型性肺炎"。SARS 由新型冠状病毒（SARS-associated coronavirus，SARS-CoY）引起，具有传染性强、病情重、进展迅速、危害大等特点。SARS-CoY 主要通过近距离飞沫传播，直接接触患者粪便、尿液和血液等也会受感染，故医务人员为高发人群，发病有家庭和医院聚集现象。SARS 的发病机制尚未阐明，可能与病毒损伤呼吸系统和免疫器官有关。临床症状比一般病毒性肺炎严重，以高热为主，伴有头痛、肌肉和关节酸痛、咳嗽、少痰等。外周血白细胞计数一般不升高，或降低，常有淋巴细胞计数降低。X 线检查肺部有不同程度斑块状阴影。

根据 SARS 死亡病例尸检显示，该病以肺和免疫器官病变最为突出。肉眼观，双肺呈斑块状实变，严重者双肺完全性实变；表面暗红色，切面可见出血灶和出血性梗死灶。光镜下，以弥漫性肺泡损伤为主，表现为渗出性、增生性和纤维化三种病变的混杂。早期，主要为渗出性改变，肺泡腔内可见大量浆液、纤维素及炎细胞，并常伴透明膜形成。中期，主要为 Ⅱ 型肺泡上皮增生、脱屑、巨细胞形成，出现脱屑性肺泡炎（desquamative alveolitis）。部分上皮内可见病毒包涵体。晚期，主要是在透明膜和纤维素渗出的基础上，成纤维细胞增生，胶原纤维沉积，肺泡内和肺泡间隔逐渐发生纤维化。脾和淋巴结的淋巴组织萎缩，T 细胞和 B 细胞大量减少。心、肝、肾等实质性器官也有不同程度的变性、坏死和出血。本病若能及时发现并有效治疗，大多可治愈；

不足 5% 的严重病例可因呼吸衰竭而死亡。

2019 年起在全球爆发的新型冠状病毒肺炎的病原体是 SARS-CoV-2，WHO 明确该疾病名称为 COVID-19（corona virus disease 2019，COVID-19）。COVID-19 与 SARS 的肺脏病理特征相似，但又有不同之处。COVID-19 患者肺脏渗出明显、胶冻状黏稠分泌物较多，小、细支气管腔内可见黏液栓。外周血流式细胞术分析发现，$CD_4^+$ 和 $CD_8^+$ 细胞数量明显减少，但以 Th17 增加和 $CD_8^+$ 细胞的高细胞毒性为表现的 T 细胞过度活化。COVID-19 危重型死亡率较高。

# 第四节 呼吸系统常见恶性肿瘤

## 一、鼻咽癌

鼻咽癌（nasopharyngeal carcinoma，NPC）是鼻咽部上皮组织发生的恶性肿瘤。本病可见于世界各地，但以我国南方各省发病率最高，特别是广东、广西、福建、香港和台湾，东南亚一些国家也不少见，有明显的地区多发性。本病男性多于女性，发病年龄多在 40 岁以后。临床常表现涕中带血、鼻塞、鼻衄、耳鸣、听力减退、头痛、颈淋巴结肿大及脑神经受损等。

### （一）病因

鼻咽癌的病因尚未完全阐明，国内外多年的研究证实可能与遗传因素、EB 病毒感染、环境污染等有关。

### （二）病理变化

鼻咽癌最常见于鼻咽顶部，其次是外侧壁和咽隐窝，前壁最少见，但原发癌灶在两个部位（如顶部和侧壁）同时发生的也不少见。

**1. 肉眼分型** 可呈结节型、菜花型、浸润型、溃疡型四种形态，以结节型为多见，菜花型次之。早期局部黏膜粗糙或隆起，逐渐发展可表现为结节型、菜花型。浸润型鼻咽癌黏膜可完好，癌组织在黏膜下浸润生长，以致在原发癌尚未被发现之前，已发生颈淋巴结转移。据报道，患者以颈淋巴结肿大（癌转移）作为最初症状者居多数。

**2. 组织学类型** 鼻咽癌绝大多数起源于鼻咽黏膜柱状上皮的储备细胞，该储备细胞是一种原始多潜能细胞，既可向柱状上皮分化，又可向鳞状上皮分化。2005 年 WHO 将鼻咽癌分为三类：①角化性鳞状细胞癌：即为高分化鳞癌，极少见，主要为老年人。②非角化性癌：此型根据分化程度不同分未分化型和分化型两个亚型。未分化型，较常见，旧称泡状核细胞癌（vesicularnucleus cell carcinoma）或大圆形细胞癌；分化型，癌细胞较小，易与淋巴瘤混淆。③基底样鳞状细胞癌：较少见，由基底细胞样癌细胞和鳞癌细胞构成。

### （三）扩散途径

**1. 直接蔓延** 癌组织向上蔓延可侵犯并破坏颅底骨，以卵圆孔处被破坏多见。晚期可破坏蝶鞍，通过破裂孔进入颅内，侵犯第Ⅱ～Ⅵ对颅神经；向下蔓延可侵犯口咽、腭扁桃体和舌根；向下后方蔓延可侵犯梨状隐窝、会厌及喉腔上部；向外侧蔓延可侵犯耳咽管至中耳；向后扩展侵犯上段颈椎；向前扩展则进入鼻腔甚至侵入眼眶。

**2. 淋巴道转移** 鼻咽黏膜固有层有丰富的淋巴管，故早期即可发生淋巴道转移。当原发癌尚小，临床上不易检出时，颈淋巴结可能已发生转移。先累及咽后壁淋巴结，然后转移到颈上深淋巴结，极少转移至颈浅淋巴结。患者常在胸锁乳头肌后缘上 1/3 和 2/3 交界处出现无痛性包块，咽后及颈上深淋巴结的肿大可压迫第Ⅸ～Ⅻ对颅神经和颈交感神经引起相应症状。颈淋巴结转移常为同侧，其次为双侧，极少为对侧。

**3.血道转移**　晚期常转移至肝、肺、骨，其次是肾、肾上腺及胰腺等处。

### （四）临床病理联系

鼻咽癌早期症状不明显，确诊时多已进入中、晚期，治愈率低，故早期诊断极为重要。对有鼻涕带血、耳鸣、鼻塞等症状的患者要做详细的鼻咽部检查。60% 以上患者以颈部出现肿块为首发症状而就医，要尽早做活检以明确诊断。鼻咽癌的治疗及效果与其组织学类型有关，非角化型鳞癌对放射治疗较敏感。

## 二、喉癌

喉癌（carcinoma of the larynx）是来源于喉黏膜上皮组织的恶性肿瘤。好发于中老年男性。喉癌的发生与吸烟、酗酒、长期吸入有害物质及乳头状瘤病毒感染等因素有关。

### （一）病理变化

喉癌以声带癌最常见，其次为声门上癌，声门下癌最少。

肉眼观，肿瘤可呈乳头状、疣状或菜花状隆起，也可形成溃疡。组织学上，喉癌以鳞状细胞癌最多见，占 95%～98%，腺癌少见，约占 2%。喉鳞癌依其发展程度可分为原位癌、早期浸润癌、浸润癌三种类型。喉原位癌较少见，原位癌经过一段时间可突破上皮基底膜向下浸润，在固有层形成癌巢，从而发展为浸润癌。喉浸润癌绝大多数为高分化鳞癌，低分化鳞癌少见。

### （二）扩散途径

喉癌向黏膜下浸润可破坏邻近软组织。向前可破坏甲状软骨、颈前软组织、甲状腺，向后扩散可累及食管，向下可蔓延至气管。喉癌一般较晚发生转移，多经淋巴道转移至颈部淋巴结，颈总动脉分叉处淋巴结常受累。很少发生血道转移，可转移至肺、骨、肝等。

## 三、肺癌

肺癌（carcinoma of the lung）是常见的恶性肿瘤之一。近年来，世界许多国家和地区原发性肺癌的发病率和死亡率呈上升趋势，尤以人口密度较高的工业发达国家更为突出。据统计，在多数发达国家肺癌居恶性肿瘤首位。在我国多数大城市，肺癌的发病率和死亡率居所有恶性肿瘤的第一或第二位。发病年龄高峰在 40～70 岁，男性多见，男女发病之比约为 1.5∶1。

### （一）病因

肺癌的病因复杂，目前认为主要与下列因素有关：

**1.吸烟**　吸烟是肺癌发生的重要危险因素之一，据调查统计每日吸 40 支卷烟者的肺癌发病率比不吸烟者至少高 20 倍。烟雾中含有多种有害的化学物质，其中尼古丁、3，4- 苯并芘等多环芳烃类化合物、砷、镍等均与肺癌的发生有关。

**2.空气污染**　工业及生活用能源（煤、汽油、柴油等）燃烧后的废气或烟尘，机动车排出的废气等均可造成空气污染。被污染的空气中含有 3，4- 苯并芘、二乙基亚硝胺和砷等致癌物。调查表明，工业化城市中肺癌的发病率与空气中苯并芘的浓度呈正相关。

**3. 职业因素**　长期从事某些职业如采矿（铀矿、锡矿、萤石矿等）、冶炼（镍业等）、接触石棉、砷粉及放射线的人员，由于接触化学致癌物质和放射性物质致使肺癌的发生率增高。

**4. 基因的改变**　目前已知，在肺癌中有 10 ～ 20 种癌基因的突变或肿瘤抑制基因的失活。如小细胞肺癌主要是 *c-myc*、肺腺癌主要是 *K-ras* 的突变，而最常失活的是 *p53*。此外，EB 病毒、人乳头瘤病毒（HPV）与肺癌发生的关系，也日益受到重视。

## （二）病理变化

**1. 肉眼类型**　根据肺癌在肺内分布部位，可将其分为中央型、周围型和弥漫型三种主要类型。这与临床 X 线分型基本一致。

（1）中央型（肺门型）　是主支气管或叶支气管黏膜发生的肺癌，最为常见，占肺癌的 60% ～ 70%，癌块位于肺门部，形成结节型或巨块型（图 6-10）。进一步发展时，癌瘤沿支气管浸润扩展，除浸润管壁外还累及周围组织，并经淋巴道蔓延至支气管肺门淋巴结，在肺门部融合成环绕癌变支气管的巨大癌块，形状不规则或呈分叶状，与肺组织的界限不清，癌块周围可有卫星灶。

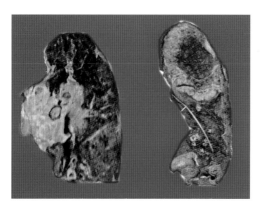

**图 6-10　肺癌（肉眼观）**
左图为中央型肺癌，右图为周围型肺癌

（2）周围型　此型常在靠近胸膜的肺周边部形成孤立的癌结节（图 6-10）。癌多起源于肺段以下支气管或肺泡。肿瘤形态多为球形或结节状无包膜肿块，直径在 2 ～ 8cm 之间。本型发生肺门淋巴结转移常较中央型晚，但可侵犯胸膜，其发生率仅次于中央型。

（3）弥漫型　此型少见。肿瘤呈多数播散性粟粒大小的结节，弥漫侵犯部分肺大叶或全肺叶，似肺炎或播散性肺结核。

关于早期肺癌和隐性肺癌，国际尚未统一。一般认为癌块直径< 2cm，并局限于肺内的管内型和管壁浸润型称之为早期肺癌。所谓隐性肺癌是指痰细胞学检查癌细胞阳性，临床和 X 线检查为阴性，手术切除标本经病理学检查证实为支气管黏膜原位癌或早期浸润癌无淋巴结转移者。

**2. 组织学类型**　2015 年，WHO 将肺癌的组织学类型分为鳞状细胞癌、腺癌、神经内分泌癌、大细胞癌、腺鳞癌等类型。

（1）鳞状细胞癌　为肺癌中最常见的类型，约占肺癌手术切除病例的 60%。此型多来自肺段以上的支气管，为支气管黏膜上皮经鳞状上皮化生、癌变而来。此型 80% ～ 85% 属中央型肺癌，纤维支气管镜检查易被发现，痰脱落细胞学检查阳性率高达 88% 以上。患者以中老年男性居多，且大多有吸烟史。

（2）腺癌　是原发性肺癌中较为多见的一种类型。此型来源于支气管黏膜上皮及腺体。肺腺癌多数为周围型肺癌，女性患者较多，患者不吸烟但多有被动吸烟史。其临床治疗效果及预后不如鳞癌，切除后 5 年存活率不到 10%。

（3）神经内分泌癌　包括小细胞癌、大细胞神经内分泌癌和类癌等。小细胞癌占原发性肺癌的 15%～20%，好发于中年男性，与吸烟及职业性接触密切相关。其恶性度极高，生长迅速，转移早，多数存活期不超过 1 年，5 年存活率仅 1%～2%。因多有早期转移，一般不适合手术切除，但对化疗及放疗敏感。本型癌细胞小，呈短梭形或小圆形（淋巴细胞样），核浓染，胞质稀少形似裸核。癌细胞常密集成群，有时围绕小血管排列成假菊形团样结构，癌组织常发生坏死。

（4）大细胞癌　是一种未分化非小细胞癌，恶性度高，生长迅速，早期发生转移，确诊后极少存活 1 年以上。光镜下癌细胞大，胞质丰富。

（5）腺鳞癌　此型肺癌含有腺癌细胞及鳞癌细胞两种成分，属于混合型癌。其发病率占肺癌的 0.4%～4%，现认为此型肺癌发生于支气管上皮的具有多向分化潜能的干细胞，故有上述两类癌细胞表型。

### （三）扩散途径

**1. 直接蔓延**　中央型肺癌常直接侵及纵隔、心包及周围血管，或沿支气管向同侧甚至对侧肺组织蔓延。周围型肺癌可直接侵犯胸膜，在胸壁生长。

**2. 转移**　肺癌早期即可发生广泛的淋巴道和（或）血道转移：①沿淋巴道转移时首先转移至肺门淋巴结，再扩散至纵隔、锁骨上、腋窝和颈部淋巴结。周围型肺癌时，癌细胞可到达胸膜下淋巴丛，形成胸膜下转移灶并引起胸腔的血性渗出。②血道转移，常见于肝、脑、肾上腺、骨及肾等处。

### （四）临床病理联系

肺癌早期因症状不明显易被忽视，患者可有咳嗽、咳痰带血及胸痛等症状，其中咯血是最易引起注意而就医的症状。癌块压迫或阻塞支气管可引起远端肺组织萎陷或化脓性炎、脓肿形成（阻塞性肺脓肿）。癌组织侵及胸膜可引起胸腔血性积液；侵犯纵隔，压迫上腔静脉可引起面颈部浮肿及颈、胸部静脉曲张（上腔静脉综合征）。肺尖部肺癌易侵犯交感神经引起病侧眼睑下垂、瞳孔缩小和胸壁皮肤无汗等交感神经麻痹综合征（Horner 综合征）。如食管受侵犯，可引起气管－食管瘘。小细胞肺癌可因 5- 羟色胺分泌过多而引起类癌综合征，表现为哮喘样支气管痉挛、阵发性心动过速、水样腹泻及皮肤潮红等。

肺癌的预后较差，早期诊断非常重要，临床常采用 X 线、痰涂片细胞学和纤维支气管镜活检、活体组织检查等，以期做出早期诊断。

# 第七章
# 消化系统疾病

消化系统由消化管和消化腺组成。消化管包括口腔、咽、食管、胃、小肠（十二指肠、空肠和回肠）和大肠（盲肠、阑尾、结肠、直肠和肛管）及肛门。消化腺包括涎腺及肝、胰、消化管的黏膜腺体等。消化腺的分泌物通过导管排入消化管内。消化系统具有消化、吸收、排泄、解毒以及内分泌等功能。

消化系统易患多种疾病。胃炎、消化性溃疡病、肠炎、肝炎、肝硬化等是临床常见疾病；食管癌、胃癌、肝癌和大肠癌居国内十大恶性肿瘤之列。本章主要介绍消化系统常见疾病。

## 第一节 胃 炎

胃炎（gastritis）是一种常见胃黏膜炎性疾病，可分为急性胃炎和慢性胃炎。急性胃炎常有明确的病因，病理变化较单一；慢性胃炎病因及发病机制较复杂，胃黏膜幽门螺杆菌的发现，对其有了新的认识和进展，其病理变化较多样。

### 一、急性胃炎

一般由饮食不当和理化因素及微生物感染引起，常见有以下四种。

**1. 急性刺激性胃炎（acute irritant gastritis）** 急性刺激性胃炎又称单纯性胃炎，多因暴饮暴食，食用过热或刺激性食物以及烈性酒所致。病理变化可见黏膜潮红、充血、水肿、有黏液附着，或糜烂。

**2. 急性出血性胃炎（acute hemorrhagic gastritis）** 急性出血性胃炎多由服药不当或过度酗酒所致。有时，严重创伤及大手术等引起的应激反应也可诱发。病理变化可见胃黏膜急性出血合并轻度糜烂，也可伴发多发性应激性浅表性溃疡形成。

**3. 腐蚀性胃炎（corrosive gastritis）** 腐蚀性胃炎多由吞服腐蚀性化学试剂引起。病理变化可见胃黏膜坏死、溶解，病变较重。可累及深层组织甚至穿孔。

**4. 急性感染性胃炎（acute infective gastritis）** 急性感染性胃炎少见，可由金黄色葡萄球菌、链球菌或大肠杆菌等化脓菌经血道或胃外伤直接感染引起，胃黏膜病变是败血症或脓毒血症表现的一部分，病理变化呈急性蜂窝织炎性胃炎（acute phlegmonous gastritis）。

### 二、慢性胃炎

慢性胃炎（chronic gastritis）是胃黏膜的慢性非特异性炎症，发病率较高。

## （一）病因和发病机制

病因和发病机制目前仍不十分清楚。

**1. 幽门螺杆菌（helicobacter pylori，HP）感染**　幽门螺杆菌是一微弯曲棒状革兰阴性杆菌，可分泌尿素酶、细胞毒素相关蛋白及细胞空泡毒素等物质而致病。尿素酶能水解尿素，产生氨和二氧化碳，可抵御胃酸对细菌的杀灭作用。在慢性胃炎、胃十二指肠溃疡内镜活检标本中，幽门螺杆菌的检出率均较高，一般存在于患者的胃型上皮表面和腺体内的黏液层中。目前认为幽门螺杆菌是慢性胃炎的主要病因，其感染与慢性胃炎、消化性溃疡密切相关。

**2. 长期慢性刺激**　长期饮酒、吸烟、滥用水杨酸类药物、喜食热烫或浓碱及刺激性食物、急性胃炎反复发作等，容易引起慢性胃炎。

**3. 十二指肠液反流**　可致胃黏膜屏障破坏，常为亚洲人慢性胃炎的病因之一。

**4. 自身免疫性损伤**　多见于欧美国家。

## （二）类型及病理变化

**1. 非萎缩性胃炎（non-atrophic gastritis）**　即慢性浅表性胃炎（chronic superficial gastritis），又称慢性单纯性胃炎，是胃黏膜最常见的病变之一，国内胃镜检出率高达 20% ～ 40%，以胃窦部最为常见。病变呈多灶性或弥漫状。胃镜所见，病变部胃黏膜充血、水肿，呈淡红色，可伴有点状出血和糜烂，表面可有灰黄或灰白色黏液性渗出物覆盖。光镜下，病变主要表现为黏膜浅层固有膜内淋巴细胞、浆细胞等慢性炎细胞浸润，但腺体保持完整，无萎缩性改变。严重者炎症可累及黏膜深层。大多经治疗或合理饮食而痊愈，少数转变为慢性萎缩性胃炎。

**2. 慢性萎缩性胃炎（chronic atrophic gastritis）**　本病以胃黏膜萎缩变薄，黏膜腺体减少或消失并伴有肠上皮化生或胃黏膜上皮异型增生，固有层内多量淋巴细胞、浆细胞浸润为特点。本型胃炎的病因较复杂，部分可能与吸烟、酗酒或用药不当有关；部分可能与十二指肠液、胆汁反流有关；部分由慢性浅表性胃炎迁延发展而来；部分属自身免疫性疾病。

本型胃炎分为 A、B 两型：①A 型：欧美国家多见，好发在胃体和胃底部，属于自身免疫性疾病，患者血中抗壁细胞抗体和抗内因子抗体及血清中自身抗体检查阳性；胃内 G 细胞的增生使患者血清胃泌素水平增高；壁细胞受损，血清维生素 $B_{12}$ 水平降低，并伴有恶性贫血；主细胞受损，胃酸分泌明显降低，一般不伴发消化性溃疡。②B 型：我国患者多见，病变多见于胃窦部，以上抗体检查阴性，胃酸分泌可以正常，不伴发恶性贫血，但容易恶变。

两型胃黏膜病变基本相似。光镜下病变特点：①病变区胃黏膜变薄，腺体变小，数目减少，并可有囊性扩张；②胃黏膜固有层内有多量淋巴细胞、浆细胞浸润，病程长者可形成淋巴滤泡；③胃黏膜内可见纤维组织增生；④常出现腺上皮化生现象。以肠上皮化生（intestinal metaplasia）（图 7-1）为常见。肠上皮化生是指病变区胃黏膜上皮被肠型腺上皮替代的现象。在胃窦部病变区，胃黏膜表层上皮细胞中出现分泌酸性黏液的杯状细胞、有纹状缘的吸收上皮细胞和帕内特（Raneth）细胞等。在肠上皮化生中，可出现细胞异型性增生。肠化生上皮有杯状细胞和吸收上皮细胞者称为完全化生，只有杯状细胞者为不完全化生。不完全化生中根据其黏液组化反应，氧乙酰化唾液酸阳性者为大肠型不完全化生，阴性者则为小肠型不完全化生。

目前多数研究者认为大肠型不完全化生与肠型胃癌的发生关系较密切。有时还有另一种化生叫假幽门腺化生，即胃体部或胃底部的腺体壁细胞和主细胞消失，被类似幽门腺的黏液分泌细胞所取代。

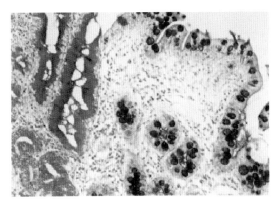

**图 7-1　胃黏膜肠上皮化生**

（阿尔新蓝过碘酸雪夫染色，AB-PAS 染色）

部分胃黏膜腺体被肠上皮取代肠上皮化生细胞呈蓝色，胃上皮呈红色

本型胃炎由于病变特点主要为胃腺萎缩、壁细胞和主细胞减少或消失，因而胃液分泌也会减少，患者出现消化不良、食欲不佳、上腹部不适等症状。A 型患者由于壁细胞破坏明显，内因子缺乏，维生素 $B_{12}$ 吸收障碍，故易发生恶性贫血。萎缩性胃炎伴有不同程度的肠腺化生，在化生过程中，可能伴随局部上皮细胞的不断增生，若出现异常增生，则可能导致癌变。

### 三、特殊类型胃炎

特殊类型胃炎由不同原因引起，种类很多，但临床较少见。下面仅介绍其中几种。

**1. 慢性肥厚性胃炎（chronic hypertertrophic gastritis）**　本病病因尚不清楚。病变主要发生于胃底和胃体部。胃镜检查主要有以下特点：胃黏膜皱襞粗大加深变宽，呈脑回状；胃黏膜皱襞上可见横裂，有多数疣状隆起的小结；黏膜隆起的顶端常伴有糜烂。镜下，腺体肥大增生，腺管延长，有时增生的腺体可穿过黏膜肌层。黏膜表面黏液分泌细胞数量增多，分泌功能增强。黏膜固有层炎细胞浸润不显著。

**2. 化学性胃炎（chemical gastritis）**　也称化学性胃病（chemical gastropathy）或反应性胃炎（reactive gastritis），是因含有胆汁、胰酶的十二指肠液反流入胃或服用对胃黏膜有损伤作用的物质引起，主要病理表现是胃小凹上皮细胞增生，炎细胞浸润较少。

**3. 疣状胃炎（gastritis verrucosa）**　本型胃炎原因不明，是一种有特征性病理变化的胃炎。病变多见于胃窦部，肉眼观（胃镜检查）病变处胃黏膜可见许多中心凹陷的疣状突起病灶，光镜下病灶中心凹陷部胃黏膜上皮变性坏死并脱落，伴有不同程度的急性炎性渗出物覆盖病灶表面。

## 第二节　消化性溃疡病

消化性溃疡病（peptic ulcer disease）是好发于成人的一种常见病，临床上，患者有慢性、节律性和周期性上腹部疼痛、反酸、嗳气等特点；病理上，以胃或十二指肠黏膜形成慢性溃疡为特征。其发生与胃液的自我消化作用有关，故称为消化性溃疡病。十二指肠溃疡病较胃溃疡病多见，前者约占 70%，后者占 25%，胃和十二指肠两者并存的复合性溃疡占 5%。

### 一、病因和发病机制

消化性溃疡病的病因和发病机制还不十分清楚，很多因素可以损伤胃、十二指肠黏膜防御屏障而形成溃疡。

## （一）胃黏膜屏障的防御作用

正常的胃黏膜具有保护胃黏膜和胃壁完整性的功能，胃黏膜防御屏障的作用包括以下因素。

**1. 黏液屏障的作用** 胃黏膜分泌的黏液形成黏液膜覆盖于黏膜表面构成黏液屏障，可以避免和减少胃酸和胃蛋白酶同胃黏膜的直接接触，胃酸和胃蛋白酶是从腺体通过陷窝处腺体开口，以喷射的方式分泌到表面黏液层，进入胃腔，碱性黏液还具有中和胃酸的作用，黏膜上皮细胞膜的脂蛋白可阻止胃酸中氢离子逆向弥散入胃黏膜内。

**2. 黏膜屏障的作用** 胃黏膜细胞间连接，并和脂蛋白构成黏膜屏障。胃肠黏膜表面上皮具有较强再生能力，从而能保证表面上皮的完整性和屏障功能；正常的胃黏膜血液循环可清除胃腔内回流的氢离子，胃黏膜合成前列腺素有利于维持良好的黏膜血液循环，而维持旺盛的胃黏膜上皮细胞代谢和再生功能。各种因素造成胃黏膜防御屏障的破坏均可能导致消化性溃疡的发生。

## （二）胃黏膜防御屏障受损

前述的一些胃炎类型及其病因可以直接损伤胃黏膜引起溃疡病变，长期服用阿司匹林等非固醇类消炎药物（非甾体消炎药），可直接刺激胃黏膜，还可通过抑制胃黏膜前列腺素的合成，影响血液循环而损伤胃黏膜；吸烟也可能损害黏膜血液循环，进而损害黏膜防御屏障等，在此重点介绍以下因素。

**1. 幽门螺杆菌的作用** 目前研究证明，幽门螺杆菌在胃及十二指肠溃疡病的发病机制中具有以下作用。

（1）幽门螺杆菌可释放细菌型血小板激活因子，促进黏膜毛细血管内血栓形成、阻塞血管，使黏膜缺血，胃、十二指肠黏膜防御屏障受损。

（2）幽门螺杆菌可以分泌多种酶类，损伤胃黏膜屏障，如尿素酶可以分泌催化游离氨生成，蛋白酶可以裂解胃黏膜糖蛋白，磷酸酯酶可以破坏黏膜表面上皮细胞脂质膜等。

（3）幽门螺杆菌分泌具有生物活性的白细胞三烯等，有利于胃酸直接接触上皮并进入黏膜内。

（4）幽门螺杆菌促进胃黏膜 G 细胞增生，胃酸分泌增加。

（5）幽门螺杆菌具有趋化作用，使中性粒细胞释放髓过氧化物酶而产生次氯酸，在氨的存在下合成一氯化氨。次氯酸和一氯化氨均可破坏黏膜上皮细胞，诱发消化性溃疡。

**2. 胃液的消化作用** 尽管许多胃溃疡患者胃酸水平正常，约一半以上的十二指肠溃疡患者胃酸不高，而且胃酸高者也不一定形成溃疡，但有研究证明，胃液中的胃酸和胃蛋白酶的作用，使胃、十二指肠黏膜防御屏障破坏，是形成溃疡的重要原因。当胃黏液分泌不足或黏膜上皮受损时，胃液中的氢离子便可以逆向弥散入胃黏膜，损伤黏膜毛细血管，并促使黏膜中的肥大细胞释放组胺，引起局部血液循环障碍，黏膜组织受损伤。氢离子还可触发胆碱能效应，促使胃蛋白酶原分泌，加强胃液的消化作用，导致溃疡形成。十二指肠溃疡时可见分泌胃酸的壁细胞总数明显增多，造成胃酸分泌增加。空肠和回肠内为碱性环境，一般极少发生这种溃疡病。氢离子由胃腔进入胃黏膜的弥散能力在胃窦部为胃底的 15 倍，而十二指肠又为胃窦的 2～3 倍，故溃疡好发于十二指肠和胃窦部。

**3. 神经内分泌功能失调** 溃疡病患者常有精神过度紧张或忧虑，精神因素刺激可引起大脑皮层功能紊乱，从而导致神经内分泌功能失调。迷走神经功能亢进促使胃酸分泌增多，这与十二指肠溃疡发生有关；而迷走神经兴奋性降低，胃蠕动减弱，胃内容物潴留，促进胃泌素分泌增加，进而胃酸分泌增加，引起胃溃疡形成。

## 二、病理变化

### （一）胃溃疡病变

肉眼观，胃溃疡多位于胃小弯侧，近幽门处，以胃窦部多见，胃底和胃体及大弯侧少见。溃疡通常单发，呈圆形或椭圆形，直径多在 2cm 以内，溃疡边缘整齐，状如刀切，溃疡周围的胃黏膜皱襞因受溃疡底部瘢痕组织的牵拉而呈放射状，底部平坦、干净，溃疡通常穿越黏膜下层，深达肌层甚至浆膜层（图 7-2）。

镜下观，溃疡底部由四层成分构成：最表层由少量炎性渗出物（白细胞、纤维素等）覆盖；其下为坏死组织层；第三层为肉芽组织层；其下为由肉芽组织移行来的瘢痕组织（图 7-3）。瘢痕底部小动脉因炎症刺激常有增殖性动脉内膜炎改变，使小动脉管壁增厚，管腔狭窄或伴有血栓形成，可造成局部供血不足，影响组织再生和溃疡愈合，但却可防止溃疡血管破裂、出血。溃疡底部的神经节细胞及神经纤维常发生变性和断裂及小球状增生，这种变化可能是患者产生疼痛症状的原因之一。

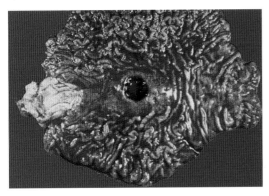

图 7-2　慢性胃溃疡（肉眼观）

胃小弯见一圆形溃疡，直径小于 2cm

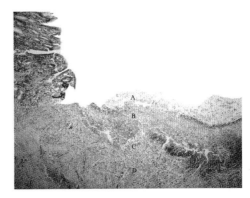

图 7-3　慢性胃溃疡（光镜下）

A. 渗出层；B. 坏死层；C. 肉芽组织层；D. 瘢痕层

### （二）十二指肠溃疡病变

十二指肠溃疡病变与胃溃疡相似，十二指肠溃疡多发生在十二指肠球部的前壁或后壁，溃疡一般较小，直径常在 1cm 以内，溃疡较浅且易愈合。

## 三、结局及并发症

### （一）愈合

溃疡底部渗出物及坏死组织逐渐被吸收、排出，已被破坏的肌层不能再生，由底部的肉芽组织增生形成瘢痕组织填充修复，周围黏膜上皮再生覆盖溃疡面而愈合。

### （二）并发症

**1. 出血（hemorrhage）**　占患者的 10%～35%，是主要的并发症。若溃疡底部毛细血管轻度破裂，溃疡面有少量出血，则大便隐血试验常呈阳性；若溃疡底部大血管破裂，则可出现呕血及柏油样便，严重者出现失血性休克。

**2. 穿孔（perforation）** 约占患者 5%。十二指肠溃疡因肠壁较薄容易发生穿孔，穿孔后由于胃肠内容物漏入腹腔而引起腹膜炎。

**3. 幽门狭窄（pyloric stenosis）** 约占患者 3%。幽门管溃疡和十二指肠溃疡局部充血水肿，或炎症刺激引起幽门括约肌痉挛，以及慢性溃疡大量瘢痕形成，均可引起幽门狭窄，使胃内容物通过困难，继发胃扩张，患者出现反复呕吐。严重者可致碱中毒。

**4. 癌变（cancerous transformation）** 一般不足 1%。癌变多发生于长期慢性胃溃疡患者，十二指肠溃疡一般不发生癌变，癌变细胞来自溃疡边缘的黏膜上皮或腺体或干细胞，溃疡癌变要与原发性溃疡型癌相鉴别。

### 四、临床病理联系

**1. 上腹部周期性、节律性疼痛** 胃溃疡常出现餐后痛，可能与进食的时间、胃内容物多少、胃酸刺激溃疡病变及局部神经末梢有关；十二指肠溃疡常出现空腹痛、夜间痛，可能与迷走神经兴奋性增高，刺激胃酸分泌增多有关。

**2. 反酸、嗳气** 与胃幽门括约肌痉挛，胃逆蠕动，以及早期幽门狭窄，胃内容物排空受阻，滞留在胃内的食物发酵等因素有关。

若发生并发症，临床上可出现相应的症状和体征。

# 第三节 病毒性肝炎

病毒性肝炎（viral hepatitis）是一组由肝炎病毒引起的以肝实质细胞变性坏死为主要病变的常见传染病。引起病毒性肝炎的肝炎病毒有甲型（HAV）、乙型（HBV）、丙型（HCV）、丁型（HDV）、戊型（HEV）及庚型（HGV）六种。病毒性肝炎发病率较高，全球各地均有发病或流行，各年龄及男女均可患病。

## 一、病因和发病机制

目前，对于病毒性肝炎的病因（肝炎病毒）比较清楚，但其发病机制比较复杂，尚未完全阐明，其发病情况取决于各种肝炎病毒的特性、数量、传染途径和机体的免疫状态。

### （一）甲型肝炎病毒（HAV）和戊型肝炎病毒（HEV）

HAV 和 HEV 分别引起甲型肝炎和戊型肝炎，二者有相似特点：均为单链 RNA 病毒，主要是通过消化道传播，潜伏期短，通常急性发病，可散发或造成流行，粪便中可查到病毒，一般不引起病毒携带者状态和慢性肝炎，大多数预后良好。甲型肝炎极少发生急性重型肝炎；妊娠期戊型肝炎发生重症肝炎的比例较高，病死率也较高。

### （二）乙型肝炎病毒（HBV）和丁型肝炎病毒（HDV）

HBV 属于 DNA 病毒，HDV 属于复制缺陷型 RNA 病毒，但二者有些共同特点和密切关系，HDV 必须依赖同 HBV 复合感染才能复制，二者传染途径相同，多经过不良输血、注射或密切生活接触传播。HDV 与 HBV 同时感染，HDV 约 90% 可恢复，仅少数演变成慢性 HBV/HDV 复合性慢性肝炎，少数发生急性重型肝炎；在 HBV 携带者中再感染 HDV，约 80%HDV 可转变成慢性 HBV/HDV 复合型慢性肝炎，也可发生急性重型肝炎。

HBV 具有糖蛋白外壳，称 B 型肝炎表面抗原（HBsAg），在感染的肝细胞表面可分泌大量 HBsAg，激活 $CD_8T$ 细胞，识别并杀伤感染细胞，导致肝细胞坏死；在机体缺乏有效的免疫功能的情况下表现为 HBV 携带者。HBV 的核壳体有"核心蛋白"（乙型肝炎核心抗原，HBcAg），HBcAg 一直在感染的肝细胞内。在核心区还有一多肽转录物即 HBeAg，分泌在血液中。HBV 在我国是慢性肝炎的主要病因，最终可导致肝硬化，也可引起急性普通型肝炎、急性重型肝炎。

### （三）丙型肝炎病毒（HCV）

HCV 是单链 RNA 病毒，主要通过注射或输血传染。饮酒可促进病毒的复制、激活和肝纤维化的发生。HCV 病毒可直接或通过免疫因素破坏肝细胞，约 3/4 可演变为慢性肝炎，20% 可进展为肝硬化，部分可发生肝细胞性肝癌。

### （四）庚型肝炎病毒（HGV）

HGV 感染主要发生在透析的患者，通过污染的血液或血制品传播，或可能经性接触传播。部分患者可变成慢性肝炎。HGV 是否为肝炎病毒尚无定论。

## 二、基本病理变化

各型病毒性肝炎病变基本相同，属于变质性炎，以肝细胞的变性、坏死为主，同时伴有不同程度的炎细胞浸润、肝细胞再生和间质纤维组织增生。

### （一）肝细胞变性

**1. 细胞水肿**　为最常见的病变。光镜下见肝细胞明显肿大，胞质疏松呈网状、半透明，称为胞质疏松化。随着病变进展，肝细胞体积进一步肿大，由多角形变为圆形，胞质几乎完全透明，呈气球样，称气球样变。电镜下见内质网不同程度扩张，呈囊泡状，核蛋白颗粒脱失，线粒体明显肿胀，溶酶体增多。

**2. 嗜酸性变**　一般仅累及单个或数个肝细胞，散在于肝小叶内。光镜下见病变肝细胞由于胞质水分脱失浓缩使肝细胞体积变小，胞质嗜酸性增强，故红染；细胞核染色亦变深染。

### （二）肝细胞坏死与凋亡

**1. 溶解性坏死（lytic necrosis）**　较多见，由严重的细胞水肿发展而来，结果为细胞解体，可呈点状、碎片状、桥接状或大片状。

（1）点状坏死（spotty necrosis）　是指肝小叶内单个或数个肝细胞的灶状坏死，常见于急性普通型肝炎。

（2）碎片状坏死（piecemeal necrosis）　指肝小叶周边部界板肝细胞的灶性坏死和崩解，常见于慢性肝炎。

（3）桥接坏死（bridging necrosis）　指中央静脉与汇管区之间，两个汇管区之间，或两个中央静脉之间出现的互相连接的坏死带，常见于中度和重度慢性肝炎。

（4）大片坏死（massive necrosis）　指大部分肝小叶的坏死，常见于重型肝炎。

**2. 凋亡（apoptosis）**　以往称嗜酸性坏死（acidophilic necrosis），是由上述的嗜酸性变发展而来，胞质进一步浓缩，核也浓缩消失，最终形成深红色浓染的圆形小体，称为嗜酸性小体（acidophilic body）（图 7-4），即凋亡小体。

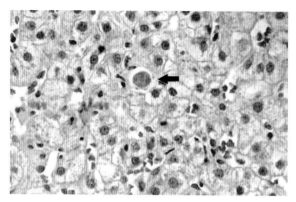

**图 7-4　嗜酸性小体（急性普通型肝炎）（光镜下）**

弥漫性肝细胞水肿，箭头所示嗜酸性小体

### （三）炎细胞浸润

炎细胞浸润主要为淋巴细胞和单核细胞呈散在性或灶状浸润于肝小叶内或汇管区，也可见少量浆细胞或中性粒细胞。

### （四）肝细胞再生和间质反应性增生

**1.肝细胞再生**　坏死的肝细胞由周围的肝细胞通过直接或间接分裂再生而修复。再生的肝细胞体积较大，胞质略呈嗜碱性，细胞核大且深染，有时可见双核。这种再生的肝细胞可沿原有网状支架排列。当坏死严重时，原小叶内的网状支架塌陷，再生的肝细胞则呈团块状排列，称为结节状再生。

**2.Kupffer 细胞增生**　属于肝内单核吞噬细胞系统的反应，增生的细胞突出于窦壁或可脱入窦腔内变为游走的吞噬细胞，参与炎性反应。

**3. 间叶反应性增生和胆管增生**　成纤维细胞增生参与间质反应并纤维化，早期纤维化沿汇管区周围或中央静脉周围分布，或胶原直接沉积在 Disse 腔内。随着病变进展纤维化，可分割肝小叶细胞形成结节，最终形成肝纤维化。慢性且坏死较严重的病例，在汇管区或大片坏死灶内，可见小胆管增生。目前认为肝纤维化在一定情况下可以吸收，是可逆性病变。

### 三、临床病理类型

各型肝炎病毒引起的肝炎其临床表现基本相似。临床病理类型可根据病因分类，如甲、乙、丙、丁、戊、庚 6 型病毒性肝炎；其他原因，如 EB 病毒、巨细胞病毒、单纯疱疹病毒、自身免疫因素或药物等均可引起相应的肝炎；一般地，把病毒性肝炎从临床病理角度分为普通型和重型两大类。在普通型中又分为急性、慢性两类。急性有急性无黄疸型及黄疸型；慢性有轻、中、重三型。重型中又分为急性及亚急性两种。

### （一）急性（普通型）肝炎

急性（普通型）肝炎最为常见。临床根据患者是否出现黄疸而分为黄疸型及无黄疸型两种。我国以无黄疸型多见，主要为乙型病毒性肝炎，一部分为丙型病毒性肝炎。黄疸型肝炎病变稍重，病程较短，多见于甲型、丁型和戊型肝炎。

**1.病变特点**　黄疸型与无黄疸型肝炎病理变化基本相同。肉眼观，肝脏肿大，质较软，表面光滑。镜下观，肝细胞广泛变性，以细胞水肿为主，表现为肝细胞胞质疏松淡染和气球样变，肝细胞体积增大，肝血窦受压变窄，肝细胞内可见淤胆现象。肝细胞坏死轻微，肝小叶内可见点状坏死或嗜酸性小体。汇管区可见轻度炎细胞浸润。黄疸型坏死一般稍重，毛细胆管内常有淤胆和胆栓形成。

**2. 临床病理联系** 弥漫性肝细胞肿大，使肝脏体积变大，被膜紧张，引起肝区疼痛。肝细胞变质性改变，造成肝细胞内酶释放入血，血清谷丙转氨酶（SGPT）升高，并伴发多种肝功能异常，病变严重者出现黄疸。

**3. 结局** 本型肝炎患者多数在6个月内治愈，点状坏死肝细胞能完全再生修复。但乙型、丙型肝炎往往恢复较慢，其中乙型肝炎5%～10%、丙型肝炎约70%可转变为慢性肝炎。

### （二）慢性（普通型）肝炎

病毒性肝炎病程持续半年以上者即为慢性肝炎。导致肝炎慢性化的因素包括感染的病毒类型、治疗不当、营养不良、同时患有其他传染病、饮酒、服用对肝有损害的药物，以及免疫因素等。根据坏死、炎症细胞及纤维化程度，将慢性肝炎分为以下三型。

**1. 轻度慢性肝炎** 常见点状坏死，肝小叶界板无破坏，小叶结构清楚；偶见轻度碎片状坏死，汇管区慢性炎细胞浸润，周围有少量纤维组织增生。

**2. 中度慢性肝炎** 肝细胞变性、坏死较明显，中度碎片状坏死，可见桥接坏死，小叶内有纤维间隔形成，肝小叶结构多数保存。

**3. 重度慢性肝炎** 可见重度碎片状坏死与大范围的桥接坏死，坏死区周围可见肝细胞再生，纤维组织增生明显，分割肝小叶结构。

慢性肝炎晚期逐步转变为肝硬化，也可转变为重型肝炎。

毛玻璃样细胞常见于慢性肝炎和乙型肝炎表面抗原（HBsAg）携带者，HE染色切片光镜下可见，肝细胞胞质内充满嗜酸性细颗粒物质，胞质不透明似毛玻璃样，称为毛玻璃样肝细胞。免疫组织化学和免疫荧光检查HBsAg反应呈阳性。电镜下见细胞质滑面内质网增生，内质网池内可见较多的HBsAg颗粒。

### （三）重型病毒性肝炎

重型病毒性肝炎是最严重的一型病毒性肝炎，较少见。根据发病缓急及病变程度的不同，又分为急性重型和亚急性重型两种。

**1. 急性重型肝炎** 少见，起病急骤，病程短，大多为10天左右，病变严重，病死率高。临床上将本型肝炎称为暴发型肝炎。

（1）病变特点 肉眼观，肝体积明显缩小，重量减至600～800g，以左叶为甚，被膜皱缩，质地柔软，切面呈黄色或红褐色，部分区域呈红黄相间的斑纹状，因而又称急性黄色肝萎缩或急性红色肝萎缩。镜下观，肝细胞坏死严重，肝细胞索解离，肝细胞溶解，出现弥漫性大片坏死。肝细胞坏死多从肝小叶中央开始向四周扩展，仅小叶周边部残留少许变性的肝细胞。溶解坏死的肝细胞很快被清除，仅残留网状支架。肝血窦明显扩张、充血甚至出血，Kupffer细胞增生肥大，吞噬活跃。肝小叶及汇管区内大量炎细胞浸润，淋巴细胞和巨噬细胞浸润为主。数日后网状支架塌陷，残留的肝细胞无明显再生现象。

（2）临床病理联系 大量肝细胞坏死，肝功能障碍，临床上患者出现相应的表现：①肝细胞对胆红素代谢障碍，胆红素大量入血引起严重的肝细胞性黄疸；②凝血因子合成障碍，导致明显的出血倾向；③肝衰竭，对各种代谢产物的解毒功能出现障碍导致肝性脑病。此外，由于胆红素代谢障碍及血液循环障碍等，还可诱发肾衰竭，表现为肝肾综合征（hepatorenal syndrome）。

（3）结局　本型肝炎大多数在短期内死亡，死亡原因主要为肝衰竭，其次为消化道大出血、肾衰竭及 DIC 等。少数迁延为亚急性重型肝炎。

**2. 亚急性重型肝炎**　起病较急性重型肝炎稍慢，病程较长，数周至数月，大多数由急性重型肝炎迁延而来。

（1）病变特点　肉眼观，肝体积缩小，表面被膜皱缩不平，质地软硬程度不一，部分区域呈大小不等的结节状。切面见坏死区呈红褐色或土黄色，结节因胆汁淤积而呈现黄绿色。镜下观，特点为肝细胞的大片坏死和结节状肝细胞的再生并存。坏死区网状纤维支架塌陷和胶原化（无细胞硬化），使残存的肝细胞再生时不能沿原有支架排列，而呈结节状。肝小叶内可见明显的炎细胞浸润，主要为淋巴细胞和单核细胞，肝小叶周边部有小胆管增生，可有明显的纤维组织增生。

（2）结局　本型肝炎正确治疗，病变可停止发展，有治愈可能；多数患者发展为坏死后性肝硬化。

# 第四节　肝硬化

肝硬化（liver cirrhosis）是一种常见的慢性肝脏疾病。临床上，大多数发病年龄在 20～50 岁，男女发病率差异不大，早期可能无明显症状，晚期患者常表现有门静脉高压和肝功能障碍；病理上，是由多种原因引起肝细胞弥漫性变性、坏死，纤维组织增生和肝细胞结节状再生，这三种病变反复交错进行而导致肝脏变形、变硬而称为肝硬化。国内根据病因、病变特点以及临床表现将肝硬化分为门脉性肝硬化、坏死后性肝硬化、胆汁性肝硬化、淤血性肝硬化、寄生虫性肝硬化等多种类型。

## 一、门脉性肝硬化

门脉性肝硬化（portal cirrhosis）是最常见的一型肝硬化。

### （一）病因和发病机制

**1. 病因**　很多病因均可引起肝细胞变性、坏死，伴有纤维组织增生并发展为肝硬化。

（1）病毒性肝炎　是我国肝硬化的主要病因，乙型和丙型病毒性肝炎与肝硬化的发生关系密切。

（2）慢性酒精中毒　长期酗酒是肝硬化的一个重要因素，在欧美一些国家可能为主要病因。

（3）营养不良　如食物中长期缺乏蛋氨酸或胆碱类物质时，使肝脏合成磷脂障碍而经过脂肪肝发展为肝硬化。

（4）有毒物质的作用　许多化学物质可以损伤肝细胞，例如四氯化碳、辛可芬等，其长期作用可致肝细胞损伤而引起肝硬化。

**2. 发病机制**　引起肝硬化病变的机制，首先是引起肝细胞弥漫性变性坏死，如有关肝炎病毒通过免疫反应引起肝细胞损伤，或酒精在体内代谢过程中产生的乙醛对肝细胞的直接损伤作用，或有毒物质致肝细胞损伤等。以上病因长期反复作用，可导致肝内广泛的胶原纤维增生。增生的胶原纤维有以下来源：一是肝细胞坏死后，肝小叶内原有的网状支架塌陷、聚积、胶原化（又称无细胞硬化）；二是由肝星状细胞转变为肌成纤维细胞样细胞（myofibroblast–like cell）产生胶原纤维；三是汇管区的成纤维细胞增生并分泌产生胶原纤维。同时，肝细胞进行再生，肝小叶内网状支架塌陷后，再生的肝细胞不能沿原有支架排列，而形成不规则的再生结节即肝细胞结节性再生。增生的胶原纤维从周围向肝小叶内伸展，分割肝小叶；并且与肝小叶内的胶原纤维连接包绕肝细胞或再生的肝细胞形成团，即假小叶形成。随着病变反复进展，最终弥漫全肝，并导致肝内血液循环改建和肝功能障碍而形成肝硬化。

### （二）病理变化

肉眼观，早期肝体积可正常或稍增大，质地正常或稍硬。晚期肝体积明显缩小，重量减轻，可减至 1000g 以下，表面呈弥漫性小结节。结节大小相仿，直径多在 1cm 以下。切面见有圆形或类圆形岛屿状结节，其大小与表面的结节一致，周围有灰白色间隔（纤维组织条索）包绕，肝被膜可增厚（图 7-5）。

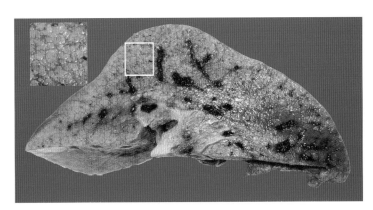

**图 7-5 门脉性肝硬化（肉眼观）**
肝体积缩小，切面布满大小相对一致的结节

镜下观，肝硬化的特征性病变是正常肝小叶结构被破坏，形成假小叶（图 7-6）。假小叶是指由广泛增生的纤维组织分割原来的肝小叶并包绕成大小不等的圆形或类圆形肝细胞团。假小叶内的肝细胞索排列不规则，肝血窦变狭窄，可见肝细胞变性、坏死及再生，中央静脉常缺如、偏位或两个以上或可见汇管区。再生的肝细胞体积大，核大且深染，或有双核。包绕假小叶的纤维间隔宽窄比较一致，内有少量淋巴细胞和单核细胞浸润，并可见小胆管增生。

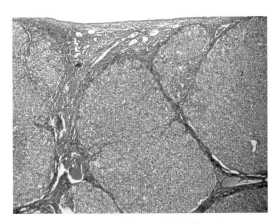

**图 7-6 门脉性肝硬化（光镜下）**
肝脏原有小叶结构被破坏，假小叶形成，假小叶内肝细胞变性，假小叶间可见纤维间隔

### （三）临床病理联系

**1. 门脉高压症** 引起门脉高压的原因有：①肝内广泛的结缔组织增生，肝血窦变窄或窦周纤维化，使门静脉循环受阻（窦性阻塞）；②假小叶压迫小叶下静脉，使肝窦内血液流出受阻，进而影响门静脉血流入肝血窦（窦后性阻塞）；③肝内肝动脉小分支与门静脉小分支在汇入肝窦前形成异常吻合，使高压力的动脉血流入门静脉内（窦前性）。门静脉压力升高后，患者常出现门脉高压症，主要表现如下：

（1）脾大 肝硬化患者中有70%～85%出现脾大。肉眼观，脾大，重量一般在500g以下，少数可达800～1000g。镜下见脾窦扩张，窦内皮细胞增生、肿大，脾小体萎缩，红髓内纤维组织增生，脾大可伴发脾功能亢进，继而出现贫血、白细胞和血小板减少症。

（2）腹水 呈淡黄色，为漏出液，可使腹部膨隆。腹水形成的原因有：①门静脉压力升高，使门静脉系统的毛细血管流体静压升高，管壁通透性增大，液体漏入腹腔；②低蛋白血症，使血浆胶体渗透压降低，利于腹水形成；③肝功能障碍，使肝灭活作用减弱，血中醛固酮、抗利尿激素水平升高，水钠潴留使腹水形成。

（3）侧支循环形成 门静脉压力升高可形成侧支循环。①食管下段静脉丛曲张：门静脉血经胃冠状静脉、食管静脉丛、奇静脉入上腔静脉，常致胃底与食管下段静脉丛曲张，甚至破裂致大出血，是肝硬化患者死亡的常见原因之一。②直肠静脉丛曲张：门静脉血经肠系膜下静脉、直肠静脉丛、髂内静脉进入下腔静脉，引起直肠静脉丛曲张，形成痔核，破裂可出现便血。③脐周及腹壁静脉曲张：门静脉血经附脐静脉、脐周静脉网，而后向上经胸腹壁静脉进入上腔静脉，向下经腹壁下静脉进入下腔静脉，引起脐周浅静脉高度扩张，形成"海蛇头"（caput medusae）现象。

（4）胃肠淤血、水肿 门静脉压力升高，胃肠静脉血回流受阻，导致胃肠壁淤血、水肿，影响胃的消化和吸收功能，患者可出现腹胀和食欲减退等症状。

**2. 肝功能障碍** 主要是肝细胞长期反复受损的结果，可表现以下症状及体征。

（1）蛋白质合成障碍 合成蛋白的功能下降，使血浆白蛋白减少，免疫系统合成球蛋白增多，血清学检查可出现白蛋白降低，白/球蛋白比值下降或倒置现象。

（2）胆色素代谢障碍 肝细胞坏死及毛细胆管淤胆，使患者出现黄疸。

（3）激素灭活功能障碍 肝内雌激素灭活障碍，体内雌激素水平升高，出现男性乳房发育或蜘蛛状血管痣，部分男性患者还可出现睾丸萎缩，女性患者出现月经不调、不孕等。蜘蛛状血管痣是小动脉末梢扩张，在患者的颈部、胸部和面部多见。

（4）出血倾向 肝脏合成凝血因子减少以及脾大、脾功能亢进，可使患者皮肤、黏膜或皮下出血。

（5）肝性脑病 肝功能极度衰竭则表现为神经系统症状和体征，甚至昏迷（肝昏迷），是肝硬化患者死亡的重要原因之一。

## 二、坏死后性肝硬化

坏死后性肝硬化（postnecrotic cirrhosis）是在肝细胞大片坏死的基础上形成的。本型肝硬化肝细胞坏死较严重，病程较短，肝功能障碍较门脉性肝硬化明显并且出现较早，而门脉高压症较轻且出现较晚，癌变率较高。

## （一）病因和发病机制

**1.病毒性肝炎**　多由亚急性重型肝炎迁延而来；慢性肝炎反复发作，坏死严重，也可发展为本型肝硬化。

**2.毒物中毒**　包括某些药物或砷、四氯化碳等化学物质可引起肝细胞弥漫性中毒性肝坏死，继而出现结节状再生而发展为坏死后性肝硬化。

## （二）病理变化

肉眼观，肝脏体积缩小、变硬，以左叶为重。肝脏变形明显，结节大小不一，最大结节直径可达 5～6cm，切面纤维组织间隔较宽，且厚薄不均。

镜下观，正常肝小叶结构破坏，肝细胞坏死范围及其形状不规则，假小叶形态大小不一，较大的假小叶内可见较完整的肝小叶，有的可见残存的汇管区集中现象；假小叶内的肝细胞有不同程度的变性、坏死，常可见肝细胞水肿、嗜酸性变或有嗜酸性小体形成。纤维间隔较宽，其内有大量炎细胞浸润及小胆管增生。

### 三、胆汁性肝硬化

胆汁性肝硬化（biliary cirrhosis）是由于胆道阻塞、胆汁淤积引起的一型肝硬化，较少见。根据病因不同，分为原发性和继发性两种。

## （一）病因和发病机制

**1.原发性胆汁性肝硬化**　在我国少见。一些患者血中可检测到自身抗体，可能与自身免疫反应有关。也可由肝内小胆管的慢性非化脓性胆管炎引起。

**2.继发性胆汁性肝硬化**　与长期肝外胆管阻塞和胆道上行性感染两种因素有关。长期的胆管阻塞、胆汁淤积，使肝细胞变性、坏死，继发纤维组织增生而导致肝硬化。

## （二）病理变化

肉眼观，早期肝脏常肿大，随着病情进展，肝脏可变小，但不明显，质地中等硬度，表面较光滑，呈深绿色或绿褐色，结节细小或无明显结节。

镜下观，原发性胆汁性肝硬化早期小叶间胆管上皮细胞水肿、坏死，周围有淋巴细胞浸润，最后由小胆管破坏而致结缔组织增生并伸入肝小叶内，假小叶呈不完全分割型。继发性胆汁性肝硬化可见肝细胞胞浆内胆色素沉积，肝细胞、变性坏死，坏死肝细胞肿大，胞质疏松呈网状，核消失，称网状或羽毛状坏死，假小叶周围纤维组织分割包绕不完全，毛细胆管淤胆，胆栓形成。

# 第五节　消化系统常见恶性肿瘤

### 一、食管癌

食管癌（carcinoma of esophagus）是食管黏膜上皮或食管腺上皮发生的恶性肿瘤。国内食管癌高发，多见于华北地区特别是河南省。男性发病率较女性高，发病年龄多在40岁以上，晚期临床上主要表现为进行性吞咽困难。中医学称本病为"噎膈"。

### （一）病因和发病机制

**1. 生活习惯**  长期食用含亚硝胺类物质较高的食物，如腌制品及肉类食品的保存剂和着色剂，可能引起食管癌。长期饮酒与食管癌发病有关，酒精可以作为致癌物的溶剂，促进致癌物进入食管，造成食管黏膜损伤，为食管癌的发生创造条件。吸烟与食管癌有关，并与食管癌存在一定的剂量反应关系。长期食用过热、过硬及粗糙的饮食，刺激和损伤食管黏膜，也可能与食管癌的发生有关。

**2. 慢性炎症**  各种长期不愈的食管炎可能是食管癌的癌前病变。病理学研究表明，食管癌患者食管黏膜的非癌部分均有不同程度的慢性炎症，即使是非常早期的食管癌甚至是原位癌，其癌旁非癌上皮及固有膜均呈慢性炎症改变，有时炎症非常明显。

**3. 遗传因素**  在食管癌高发区中，食管癌的家族聚集现象较为明显，可能与遗传因素有关。

### （二）病理变化

食管癌好发于三个生理性狭窄部，以中段最多见，其次为下段，而上段最少见。

**1. 早期食管癌**  临床无明显症状。病变局限，多为原位癌或黏膜内癌，未侵犯肌层，无淋巴结转移。

肉眼观，癌变黏膜处呈轻度糜烂或表面呈颗粒状或微小乳头状。

镜下组织诊断，绝大多数为鳞状细胞癌。

**2. 中晚期食管癌**  患者多出现典型的吞咽困难等症状。

根据肉眼形态特点可分为以下四型：

（1）髓质型  最多见，癌组织在食管壁内浸润性生长累及食管全周或大部分，管壁增厚、管腔变窄，切面癌组织质地较软，似脑髓，色灰白；癌组织表面常有溃疡。

（2）蕈伞型  肿瘤组织浸润累及食管管周的部分或大部，癌成扁圆形肿块，呈蘑菇状突向食管腔，表面有浅溃疡，边缘外翻。

（3）溃疡型  癌组织浸润食管管周的一部分。癌表面有较深溃疡，深达肌层，底部凹凸不平。

（4）缩窄型  癌组织浸润食管全周并伴有大量组织增生，使局部食管壁呈环形狭窄，狭窄上端食管腔扩张。

根据镜下组织学分类，中国人食管癌患者约95%以上为鳞状细胞癌，腺癌次之，偶见腺棘皮癌与神经内分泌系统来源的肿瘤。大部分腺癌来自贲门，少数来自食管黏膜下腺体。

### （三）扩散

**1. 直接蔓延**  癌组织穿透食管壁后，可向周围组织及器官浸润。可累及喉部、气管、肺或心脏等处。

**2. 转移**

（1）淋巴道转移  是常见的转移方式，转移部位与食管淋巴引流途径一致。食管上段癌可转移至颈和上纵隔淋巴结；中段癌常转移到食管旁或肺门淋巴结；下段癌常转移至贲门旁及腹腔上部淋巴结。

（2）血道转移  为晚期转移方式，常转移至肝、肺。

### （四）临床病理联系

早期食管癌，无明显浸润，无肿块形成，症状不明显，部分患者出现轻微的胸骨后疼痛、烧灼感或哽噎感，可能与食管痉挛或肿瘤浸润黏膜有关。中晚期食管癌，由于癌组织不断浸润生长，使管壁狭窄，患者出现吞咽困难，进行性加重，甚至不能进食，最终导致恶病质、全身衰竭而死亡。

## 二、胃癌

胃癌（carcinoma of stomach）是胃黏膜上皮和腺上皮发生的恶性肿瘤，是消化道最常见的恶性肿瘤之一，男性多于女性，好发年龄为 40 ～ 60 岁，好发部位为胃小弯侧胃窦部。

### （一）病因和发病机制

**1. 饮食与环境因素** 胃癌的发生与饮食习惯有关，如长期食用黄曲霉素污染的食物或肉类熏制品或含亚硝胺类物质高的食物容易患胃癌；动物实验证明，用亚硝基胍类化合物饲喂鼠和犬等动物，均可诱发胃癌。与一定的地理环境特点有关，如在日本及中国的某些地区胃癌发病率远高于美国和西欧。流行病学调查发现，从高发区移民到低发区，其下一代胃癌的发病率相应降低；由低发区移民到高发区，其下一代胃癌的发病率也相应升高。

**2. 幽门螺杆菌** 幽门螺杆菌感染与胃癌发生可能有关。研究表明幽门螺杆菌感染可以导致胃黏膜上皮细胞肿瘤相关基因的 CpG 岛甲基化而诱发胃癌。

**3. 胃黏膜癌前病变** 长期未愈的慢性胃疾病如慢性萎缩性胃炎、胃息肉、胃溃疡病伴有异型增生及胃黏膜大肠型肠上皮化生等癌前病变是胃癌发生的重要病理基础，可发展为胃癌。

### （二）病理变化

**1. 早期胃癌** 是指癌组织浸润仅限于黏膜层或黏膜下层，与有无淋巴结转移无关。早期胃癌中，癌直径小于 0.5cm 者称为微小癌，直径为 0.6 ～ 1.0cm 者称为小胃癌。内镜检查时在该病变处钳取活检确诊为癌，但手术切除标本经节段性连续切片均未发现癌者，称为胃一点癌。早期胃癌大体分为以下三种类型。

（1）隆起型（protruded type，Ⅰ型） 肿瘤从黏膜面明显隆起或呈息肉状。

（2）表浅型（superficial type，Ⅱ型） 肿瘤呈扁平状，稍隆起于黏膜表面。此型可分：①表浅隆起型（superficial elevated type，Ⅱa型），较周围黏膜稍隆起，一般不超过黏膜厚度的 2 倍；②表浅平坦型（superficial flat type，Ⅱb型），与周围黏膜几乎同高；③表浅凹陷型（superficial depressed type，Ⅱc型），较周围黏膜稍有凹陷，其深度不超过黏膜层。

（3）凹陷型（excavated type，Ⅲ型） 又名溃疡周边癌性糜烂，系溃疡周边黏膜的早期癌，此型最多见。

镜下，早期胃癌以原位癌及高分化管状腺癌多见，其次为乳头状腺癌，最少见者为未分化癌。

早期胃癌术后 5 年生存率可达 90% 以上，10 年生存率约 75%，小胃癌及微小胃癌术后 5 年生存率为 100%。

**2. 中晚期胃癌** 是指癌组织浸润超过黏膜下层或浸润胃壁全层的胃癌。癌组织侵袭越深，预后越差，属于进展期胃癌。肉眼形态可分为以下三型（图 7-7）。

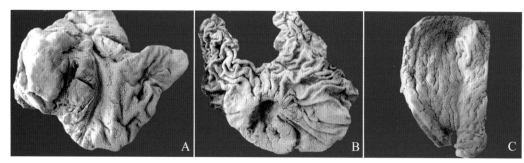

**图 7-7 进展期胃癌（肉眼观）**
A.蕈伞型；B.溃疡型；C.浸润性

（1）蕈伞型 又称息肉型，癌组织向黏膜表面生长，呈息肉状或蕈伞状，突入胃腔内。

（2）溃疡型 癌组织坏死脱落形成溃疡，溃疡一般比较大，直径常大于2cm，边界不清，黏膜皱襞中断，边缘不整齐、隆起如火山口状，底部凹凸不平，常有出血、坏死。

（3）浸润型 癌组织向胃壁内局限性或弥漫性浸润，其表面胃黏膜皱襞大部分消失，可见浅表溃疡，为本型特点。如弥漫性浸润，可导致胃壁普遍增厚、变硬，胃腔变小，状如皮革，而称为"革囊胃"。

胶样癌是指上述三型中的任何一型当癌细胞分泌大量黏液时，癌组织肉眼呈半透明的胶冻状而得名。

镜下观，组织学类型主要为腺癌，常见类型有管状腺癌和黏液腺癌（图7-8）。少数病例也可为腺棘皮癌或鳞状细胞癌。

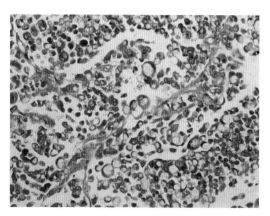

**图 7-8 黏液腺癌（光镜下）**
肿瘤细胞内大量黏液，将核挤至边缘，呈印戒样

## （三）扩散

**1.直接蔓延** 癌组织向胃壁各层浸润，当穿透浆膜后，癌组织可连接不断地向周围组织和邻近器官广泛蔓延生长，例如向肝脏和大网膜等部位浸润蔓延。

**2.转移**

（1）淋巴道转移 为主要转移途径，首先转移到局部淋巴结，最常见于幽门下局部淋巴结。进一步转移至腹主动脉旁淋巴结、肝门或肠系膜根部淋巴结。晚期可经胸导管转移至左锁骨上淋巴结。

（2）血道转移 多发生于胃癌的晚期，常经门静脉转移至肝，也可转移到肺、脑及骨等器官。

（3）种植性转移 胃癌特别是胃黏液癌浸润至胃浆膜表面时可脱落至腹腔，种植于腹腔及盆腔器官的浆膜表面。

### 三、结直肠癌

结直肠癌即大肠癌（carcinoma of large intestine），指大肠黏膜上皮和腺体发生的恶性肿瘤，包括结肠癌与直肠癌。大肠癌是常见十大恶性肿瘤之一，常见于欧洲、北美。在中国其发病率有上升趋势。

临床上患者常有贫血、消瘦、大便次数增多、血便、腹痛、腹部包块等表现。

#### （一）病因和发病机制

**1.饮食习惯** 高营养而少纤维的饮食与本病发生有关。因为高营养而不易消化的饮食残渣不利于有规律的排便，使肠黏膜与食物中可能含有的致癌物质的接触时间延长。

**2.遗传因素** 遗传性大肠癌主要有两类：①家族性腺瘤性息肉病（familial adenomatous polyposis，FAP）癌变，其发生是由于 *APC* 基因的突变；②遗传性非息肉病性大肠癌（hereditary nonpolyposis colorectal cancer，HNPCC），其发生是由于错配修复基因（mismatch repair genes）的突变，如 *hMSH*2、*hMLH*1 等。

**3.慢性肠疾病** 例如肠息肉状腺瘤、增生性息肉病、幼年性息肉病、绒毛状腺瘤、慢性血吸虫病及慢性溃疡性结肠炎等可伴有黏膜上皮过度增生而发展为癌。

**4.大肠黏膜上皮癌变的分子生物学基础** 在大肠癌发生发展过程中，需要众多基因改变的相互作用，如 *APC*、*c-myc*、*ras*、*p53*、*p16*、*DCC*、*MCC*、*DPC4* 或错配修复基因等。其中约90%的大肠癌中可见 *c-myc* 癌基因的过度表达，多数大肠癌有 *p53* 基因的突变、*von hippel-lidneu* 基因的缺失等。

#### （二）病理变化

大肠癌好发部位以直肠最多见，约占50%，其余依次为乙状结肠、盲肠及升结肠、横结肠和降结肠。

根据肉眼形态分为以下四型（图7-9）。

**1.隆起型** 肿瘤呈息肉状或盘状向肠腔突出，可伴表浅溃疡。

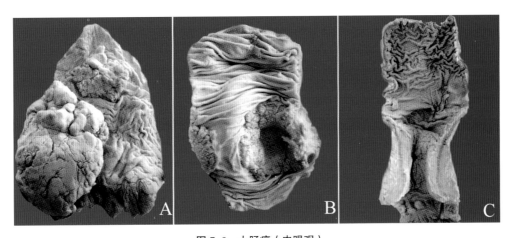

**图7-9 大肠癌（肉眼观）**
A.隆起型；B.溃疡型；C.浸润型

**2. 溃疡型**　肿瘤表面形成较深溃疡或呈火山口状，本型临床较多见。

**3. 浸润型**　癌组织向肠壁深层弥漫浸润，常累及肠管全周，导致局部肠壁增厚、变硬，若同时伴有肿瘤间质结缔组织明显增生，则使局部肠管周径明显缩小，可形成环状狭窄。

**4. 胶样型**　肿瘤表面及切面均呈半透明、胶冻状。本型预后较差。

左侧大肠癌浸润型多见，易引起肠腔狭窄，早期出现梗阻症状。右侧结肠癌隆起型多见。

镜下组织学类型有乳头状腺癌、管状腺癌、黏液腺癌或印戒细胞癌、未分化癌、腺鳞癌、鳞状细胞癌。大肠癌主要以高分化管状腺癌及乳头状腺癌为多见。

WHO 肿瘤分类对大肠癌的定义已有明确的界定，大肠肿瘤组织只有侵犯黏膜肌层到达黏膜下层才称为癌。只要不超过黏膜肌层，就不称为癌，而称为上皮内瘤变。

### （三）扩散

**1. 直接蔓延**　当癌组织浸润肌层达浆膜层后，可直接蔓延至邻近器官，如前列腺、膀胱及腹膜等处。

**2. 转移**

（1）淋巴道转移　癌组织未穿透肠壁肌层时，较少发生淋巴道转移。一旦穿透肌层，则转移率明显增加。一般先转移至癌所在部位的局部淋巴结，再沿淋巴引流方向到达远隔淋巴结，可侵入胸导管而达锁骨上淋巴结。

（2）血道转移　晚期大肠癌细胞可沿血道转移至肝，甚至更远的肺和脑等器官。

（3）种植性转移　癌组织穿破肠壁浆膜后，到达肠壁表面，癌细胞脱落，播散到腹腔或盆腔内形成种植性转移。

## 四、原发性肝癌

原发性肝癌（primary carcinoma of liver）简称为肝癌，是肝细胞或肝内胆管上皮细胞发生的恶性肿瘤。本癌在我国发生率较高，为我国常见恶性肿瘤之一，中老年男性多发。肝癌发病隐匿，早期无临床症状，临床发现时多已为晚期，病死率较高。

### （一）病因和发病机制

**1. 肝炎病毒**　流行病学及病理学资料均表明乙型和丙型肝炎病毒与肝癌关系密切。有报道肝癌高发地区 60%～90% 的肝癌患者有 HBV 感染。目前学者们已发现，肝癌患者常见有 HBV 基因整合到肝癌细胞基因组内。HBV 基因组编码的 HBx 蛋白能够抑制 P53 蛋白功能，还能激活有丝分裂原活化的蛋白激酶（MAPK）和 Janus 家族酪氨酸激酶（JAK）信号转导通路及转录激活因子通路（STATA），活化原癌基因，诱导肝癌发生。

**2. 肝硬化**　我国肝癌常合并有肝硬化，大多数为坏死后性肝硬化。据统计，一般需经 7 年左右肝硬化可发展为肝癌。

**3. 酒精**　是一种肝癌的致癌因子，可间接经由肝硬化病变，而后发展为肝癌。

**4. 真菌及其毒素**　黄曲霉菌、青霉菌等可以引起实验性肝癌，尤其是黄曲霉素 $B_1$ 与肝细胞肝癌的关系密切。

### （二）病理变化

**1. 小肝癌**　小肝癌定义是直径小于 2cm 的肝癌，又分为早期肝癌（界限不清、没有明确包膜）和小进展型肝癌（有边缘、一般有包膜）。小进展型肝癌生长特点与大肝癌类似。因此，并非小肝癌就一定预后好。

**2. 晚期肝癌**

（1）肉眼观　肝脏体积明显增大，重量显著增加，可达 2000～3000g 以上，肉眼形态分为以下三型。（图 7-10）

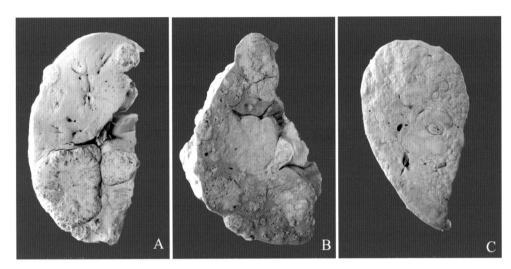

**图 7-10　肝癌（肉眼观）**
A. 巨块型；B. 多结节型；C. 弥漫型

①巨块型：肿瘤体积巨大，直径常大于 15cm，圆形，右叶多见。切面肿瘤中心部常有出血、坏死。瘤体周围常有多少不一的卫星状癌结节。

②多结节型：最常见，通常在合并有肝硬化病变基础上，可见散在癌结节，圆形或椭圆形，大小不等，如融合则形成较大结节。

③弥漫型：癌组织弥散于肝硬化病变中，结节不明显，形态上与肝硬化易混淆。此型较少见。

（2）镜下　镜下组织学类型有以下三种。

①肝细胞癌：发生于肝细胞，最多见。分化较高者肝癌细胞类似肝细胞，分泌胆汁，癌细胞排列呈巢状，血管丰富，类似肝血窦，间质少。分化低者异型性明显，癌细胞大小不一，形态各异。

②胆管细胞癌：发生于肝内胆管上皮细胞。瘤细胞呈腺管状排列，可分泌黏液，癌组织间质较多。一般不并发肝硬化。

③混合细胞型肝癌：最少见，癌组织中具有肝细胞癌及胆管细胞癌两种成分。

## （三）扩散

癌组织首先在肝内直接蔓延，经肝内门静脉分支播散、转移，使肝内出现多处转移结节，呈卫星状。肝外转移通过淋巴道，可转移至肝门淋巴结、上腹部淋巴结和腹膜后淋巴结。晚期通过肝静脉转移至肺、肾上腺、脑及肾等处。侵及肝表面的肝癌细胞脱落后可形成种植性转移。

# 第八章

# 泌尿系统疾病

泌尿系统由肾脏、输尿管、膀胱和尿道组成。肾脏的主要功能是生成尿液，借此来排泄体内的代谢废物，调节体内水、电解质和酸碱平衡。此外，肾脏还具有内分泌功能，分泌促红细胞生成素、肾素、前列腺素、1,25-$(OH)_2D_3$ 等，参与红细胞的生成、血压的调节以及钙磷的代谢等。

肾单位（nephron）是肾脏的基本结构和功能单位，由肾小体和肾小管组成。每个肾含有 50 万～ 150 万个（平均 60 万～ 70 万）个肾单位。

肾小体（renal corpuscle）直径 150 ～ 250μm，由位于中央的血管球（glomerrulus，又译为"肾小球"）和周围的肾球囊（肾小囊）组成。肾小体有两个极，微动脉出入端被称为血管极，对侧一端与近曲小管相连，称尿极（图 8-1）。肾小球由盘曲的毛细血管袢构成。肾小球血管出入端称为肾小球的血管极，一条入球小动脉在血管极进入肾球囊后分成 5 ～ 8 个初级分支，每个初级分支再分出 20 ～ 40 个网状吻合的毛细血管袢，最终汇聚成出球小动脉，经血管极离开肾小球。初级分支及其所属分支构成肾小球的小叶或节段。肾小球滤过膜由血管内皮细胞、基膜和脏层上皮细胞组成：①内皮细胞（endothelial cell）构成滤过膜的内层，为胞体布满直径为 70 ～ 100nm 窗孔的单层扁平上皮；②肾小球基底膜（glomerular basement membrane，GBM）构成滤过膜的中层，厚约 300nm，由中间的致密层和内外两侧疏松层组成，是肾小球滤过的主要机械屏障；③脏层上皮细胞（visceral epithelial cell）又称为足细胞，构成滤过膜的外层，足突间存在 20 ～ 50nm 的裂孔，其间被覆一层带有直径为 4 ～ 14nm 筛孔的裂隙膜。除上述滤过膜的机械屏障外，滤过膜的三层结构均带有丰富的负电荷，其滤过作用还受电荷屏障的影响。因此，滤过膜的机械屏障和电荷屏障有效地阻止了血浆内带负电的白蛋白等小分子物质的漏出。

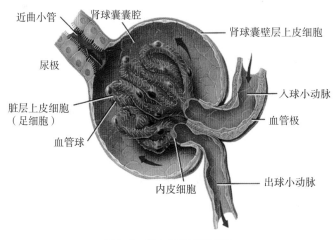

图 8-1　肾小体结构模式图

肾小球系膜（mesangium）位于毛细血管袢之间，构成毛细血管小叶的中轴，起支持毛细血管的作用。系膜由系膜细胞（mesangial cell）和系膜基质（mesangial matrix）组成。系膜细胞具有收缩、增殖、合成系膜基质、吞噬和降解沉积在基底膜上的免疫复合物、分泌多种生物活性物质的功能。系膜基质的结构与基底膜致密层相似，但电子密度稍低。

肾小球内皮细胞、基底膜、足细胞与系膜之间的关系见图 8-2。

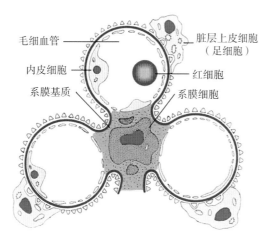

**图 8-2　肾小球内皮细胞、基底膜、足细胞与系膜之间的关系模式图**

肾球囊又称鲍曼囊（Bowman capsule），内层为脏层上皮细胞，外层为壁层上皮细胞。壁层上皮细胞为单层扁平上皮，一端与脏层上皮相连，另一端和近端肾小管上皮细胞相延续。脏、壁两层上皮细胞之间构成肾球囊囊腔，原尿在此形成。肾球囊囊腔与近曲小管连接处称为肾小球的尿极。

泌尿系统的疾病分为肾和尿路疾病。病变的类型包括炎症、肿瘤、代谢性疾病、尿路梗阻、血管疾病、先天畸形、中毒和遗传性疾病等。肾脏疾病较为常见，根据病变主要累及的部位，分为肾小球疾病、肾小管疾病、肾间质疾病和肾血管性疾病。本章主要介绍肾小球肾炎、肾盂肾炎及肾和膀胱常见恶性肿瘤。

# 第一节　肾小球肾炎

肾小球肾炎（glomerulonephritis，GN）是以肾小球损伤和改变为主的一组疾病。主要临床表现为蛋白尿、血尿、水肿和高血压。肾小球肾炎可分为原发性肾小球肾炎、继发性肾小球肾炎和遗传性肾小球肾炎。原发性肾小球肾炎是原发于肾脏的独立疾病，多数是由抗原抗体反应引起的免疫性疾病，肾为唯一或主要受累的脏器。继发性肾小球肾炎是肾脏病变继发于其他疾病或作为全身性疾病的一部分，如狼疮性肾炎、紫癜性肾炎、糖尿病肾病、高血压肾病等。遗传性肾炎指一组以肾小球改变为主的遗传性家族性疾病，如 Alport 综合征。本节主要讨论原发性肾小球肾炎。

## 一、病因和发病机制

原发性肾小球肾炎的病因和发病机制尚不十分明确。大量临床和实验研究表明，大部分肾小球肾炎是由异常免疫反应引起，主要机制为抗原抗体复合物沉积引起的超敏反应。

引起肾小球肾炎的抗原包括内源性抗原和外源性抗原两大类。内源性抗原包括肾小球抗原和非肾小球抗原，前者包括肾小球基底膜抗原、足细胞的足突抗原、内皮细胞和系膜细胞的胞膜抗原等；后者包括 DNA、核抗原、免疫球蛋白、肿瘤抗原、甲状腺球蛋白等。外源性抗原包括细菌、病毒、寄生虫、真菌和螺旋体等生物性病原体成分，以及药物、外源性凝集素和异种血清等。

抗原抗体复合物沉积引起肾小球损伤主要有两种方式，即肾小球内原位免疫复合物形成和循环免疫复合物在肾小球内沉积。此外，与肾小球肾炎发生相关的其他机制包括细胞免疫异常、炎症介质的损伤。

### （一）肾小球内原位免疫复合物形成

肾小球性抗原或植入性抗原，在肾小球内与抗体结合形成原位免疫复合物，引起原位免疫复合物型肾小球肾炎。

**1. 肾小球性抗原** 肾小球性抗原引起的原位免疫复合物型肾小球肾炎主要分两类。

（1）抗肾小球基底膜肾炎（anti-GBM antibody-induced nephritis） 该类肾炎由肾小球基底膜本身的抗原成分与抗体结合引起。该模型用大鼠肾皮质免疫兔后提取兔抗大鼠肾组织的抗体，将该抗体注入健康大鼠体内，抗体与大鼠肾小球基底膜成分发生反应，引起肾小球肾炎。而人类抗肾小球基底膜肾炎由抗 GBM 的自身抗体引起。免疫荧光检查显示抗体沿 GBM 沉积，呈连续的线性荧光（图 8-3）。

（2）Heymann 肾炎 Heymann 肾炎模型是研究人类原发性膜性肾小球病的经典动物模型。该模型用近曲小管刷状缘成分免疫大鼠，使之产生抗体，引起与人膜性肾小球病相似的病变。肾脏病变由抗体（与近曲小管刷状缘存在交叉反应）与足细胞基底侧小凹细胞膜外表面的抗原复合物反应引起。免疫荧光检查显示弥漫的颗粒状荧光。电镜检查显示基底膜与足细胞之间有电子致密沉积物。

**2. 植入性抗原** 肾小球以外的成分随血液循环流入肾小球后，与肾小球某种成分结合而定位于肾小球。免疫荧光检查显示散在的颗粒状荧光。

### （二）循环免疫复合物在肾小球内沉积

外源性或非肾小球性的内源性抗原与抗体结合形成循环免疫复合物，随血液循环流经肾时，在肾小球内沉积，引起Ⅲ型超敏反应。电镜下，免疫复合物表现为电子致密沉积物，可定位于：①系膜区；②内皮细胞与基底膜之间，形成内皮下沉积；③基底膜与脏层上皮细胞之间，形成上皮下沉积。免疫荧光检查可显示沉积物内的免疫球蛋白或补体，在肾小球病变部位可见不连续的颗粒状荧光（内皮下沉积或上皮下沉积）或团块状荧光（系膜内沉积）（图 8-4）。

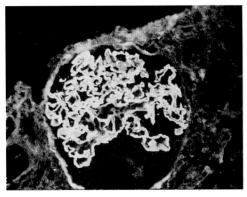

图 8-3 免疫荧光染色显示连续的线性荧光

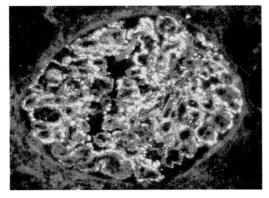

图 8-4 免疫荧光染色显示不连续的颗粒状荧光

### （三）肾小球肾炎的细胞免疫异常

越来越多的研究证实肾小球肾炎发病机制可能与致敏 T 淋巴细胞产生的异常细胞免疫相关。

### （四）肾小球肾炎的炎症介质损伤

肾小球内出现的免疫复合物或致敏 T 淋巴细胞仅作为肾小球肾炎的致炎因子，需要炎症介质的参与才能引起肾小球损伤。参与肾小球肾炎形成的主要炎症介质有：

**1. 补体**　沉积的免疫复合物可激活补体，激活的补体发挥多种生物学活性。有些补体（如 C5a）具有趋化作用，可引起中性粒细胞和单核细胞浸润；C5～C9 形成的膜攻击复合体可引起细胞溶解；C3a、C4a、C5a 可刺激细胞释放组胺等血管活性物质，使毛细血管的通透性增加。

**2. 肾小球固有细胞及其产物**　肾小球固有细胞包括系膜细胞、内皮细胞和上皮细胞，受炎症刺激活化后可分泌多种炎症介质，如细胞因子（IL-1、TNF-α、上皮细胞生长因子、转化生长因子、血小板衍化生长因子等）、蛋白酶、生物活性酯等，可促进细胞增生或肾小球硬化过程。

**3. 炎细胞及其产物**　巨噬细胞、中性粒细胞、淋巴细胞、NK 细胞、血小板等可产生多种蛋白酶、血管活性物质，参与变质、渗出和增生的炎症过程。

## 二、基本病理变化

肾穿刺病理学检查在肾小球疾病的诊断方面意义重大，既可以明确诊断，又可以指导治疗和判断预后。除光镜检查苏木素 – 伊红（HE）常规染色外，还可进行过碘酸　Schiff（PAS）染色、过碘酸六胺银（PASM）染色和 Masson 三色染色等特殊染色，以及免疫荧光和透射电镜检查。

肾小球肾炎的基本病理变化如下。

### （一）增生性变化

**1. 细胞增多**　肾小球内细胞数目增多是肾小球肾炎的最重要特征之一。一般以基底膜为界，分为毛细血管内增生和毛细血管外增生。前者指基底膜内侧细胞成分增生，表现以内皮细胞和系膜细胞增生为主；后者指基底膜外侧细胞成分增生，表现以肾球囊壁层上皮细胞增生为主，可形成新月体。

**2. 基底膜增厚**　光镜下，PAS 和 PASM 等染色可显示毛细血管基底膜增厚，电镜观察显示基底膜的改变可以是其本身增厚，也可以是上皮下、内皮下或基底膜内免疫复合物沉积。

### （二）渗出性变化

病变肾小球内常有中性粒细胞、单核细胞等炎细胞浸润和纤维素渗出。

### （三）变质性变化

病变肾小球内毛细血管壁发生玻璃样变性（光镜下 HE 染色显示均质的嗜酸性物质沉积），甚至发生纤维素样坏死，基底膜受损，血管壁通透性增加。严重时毛细血管管腔狭窄甚至闭塞，肾小球固有细胞变性、坏死，胶原纤维增加，最终导致节段性或整个肾小球硬化。肾小球玻璃样变性和硬化为各种肾小球病变发展的最终结局。

### 三、临床表现

肾小球肾炎的临床表现包括尿的改变、水肿、高血压等。尿的改变包括尿量的改变和尿性状的改变。尿量的改变包括少尿（尿量＜ 400mL/d）、无尿（尿量＜ 100mL/d）、多尿（尿量＞ 2500mL/d）或夜尿。尿性状的改变包括血尿、蛋白尿（尿中蛋白量＞ 1.5mg/d）、管型尿。血尿分为肉眼血尿（每升尿中含血量＞ 1mL）和镜下血尿（尿中红细胞＞ 3 个 / 高倍视野）。管型是由蛋白质、细胞或细胞碎片在远曲小管、集合管中凝聚而成的圆柱形质块，由蛋白质构成的称为透明管型；由细胞构成的称为细胞管型，包括上皮细胞、红细胞、白细胞等；由细胞碎片构成的称为颗粒管型。尿中出现大量管型则为管型尿。

肾小球肾炎常表现为具有结构和功能联系的症状组合，即综合征。肾小球肾炎的临床表现和病理类型之间存在紧密联系，但并非完全对应。同一病理类型的肾小球肾炎可引起不同的临床表现，不同病理类型的肾小球肾炎可引起相似的症状和体征。肾小球肾炎的临床综合征主要有以下类型。

#### （一）急性肾炎综合征

起病急，常表现为明显的血尿，轻到中度的蛋白尿，并出现水肿和高血压，严重者出现肾功能不全。急性肾炎综合征主要由毛细血管内增生性肾小球肾炎引起。

#### （二）急进性肾炎综合征

起病急，进展快，在出现血尿、蛋白尿等改变后，迅速发展为少尿或无尿，伴氮质血症，并进展为急性肾衰竭。急进性肾炎综合征主要由新月体性肾小球肾炎引起。

#### （三）肾病综合征

主要表现为大量蛋白尿（尿中蛋白量≥ 3.5g/d）、低蛋白血症、高度水肿和高脂血症。肾病综合征可由多种类型的肾小球肾炎引起，主要包括膜性肾小球病、微小病变性肾小球病、膜增生性肾小球肾炎、系膜增生性肾小球肾炎、局灶性节段性肾小球硬化。

#### （四）无症状性血尿或蛋白尿

临床表现为持续或反复发作的肉眼血尿或镜下血尿，或轻度蛋白尿，主要由 IgA 肾病引起。

#### （五）慢性肾炎综合征

主要表现为多尿、夜尿、低比重尿、高血压、贫血、氮质血症和尿毒症等，最终发展成为肾衰竭。慢性肾炎综合征为各型肾小球肾炎终末阶段的表现。

### 四、病理类型

肾小球疾病的病理诊断可反映病变的分布情况。根据病变肾小球的数量和比例，肾炎分为弥漫性和局灶性两大类：弥漫性肾炎指病变累及全部或大部分（50% 以上）肾小球；局灶性肾炎指病变仅累及少部分（50% 以下）肾小球。根据病变肾小球受累毛细血管襻的范围，肾炎分为球性和节段性两大类：球性病变指累及整个肾小球的全部或大部分毛细血管襻；节段性病变指仅累及肾小球的少部分毛细血管襻（不超过肾小球切面的 50%）。原发性肾小球疾病的病理分型见表 8-1。

表 8-1　原发性肾小球疾病的分型

| 类　型 |
| --- |
| 微小病变性肾小球肾炎（minimal change glomerulonephritis） |
| 局灶性节段性肾小球肾炎 / 肾小球硬化（focal segmental glomerulonephritis/ glomerulosclerosis） |
| 弥漫性肾小球肾炎（diffuse glomerulonephritis） |
| 　膜性肾小球肾炎（membranous glomerulonephritis） |
| 　增生性肾小球肾炎（proliferative glomerulonephritis） |
| 　　毛细血管内增生性肾小球肾炎（endocapillary proliferative glomerulonephritis） |
| 　　新月体性肾小球肾炎（crescentic glomerulonephritis） |
| 　　系膜增生性肾小球肾炎（mesangial proliferative glomerulonephritis） |
| 　　膜增生性肾小球肾炎（membranoproliferative glomerulonephritis） |
| 　硬化性肾小球肾炎（sclerosing glomerulonephritis） |
| IgA 肾病（IgA nephropathy） |
| 未分类肾小球肾炎（unclassified glomerulonephritis） |

本节主要介绍原发性肾小球肾炎的常见病理类型。

## （一）毛细血管内增生性肾小球肾炎

毛细血管内增生性肾小球肾炎（endocapillary proliferative glomerulonephritis）又称急性弥漫性增生性肾小球肾炎（acute diffuse proliferative glomerulonephritis），其病变特点是弥漫性毛细血管内皮细胞和系膜细胞增生，伴有中性粒细胞和单核细胞浸润。多见于儿童和青少年，大多数病例与链球菌（尤其是 A 组乙型溶血性链球菌）感染有关，临床上患者在发病前 1～4 周有扁桃体炎、咽喉炎等感染史，除链球菌外，还可能由其他病原体如肺炎球菌、葡萄球菌和麻疹、水痘、腮腺炎、肝炎等病毒引起，故又称为感染后肾小球肾炎（post-infectious glomerulonephritis）。临床主要表现为急性肾炎综合征，又称为急性肾小球肾炎。

**1. 病理变化**

（1）肉眼观　双侧肾脏轻度至中度肿大、充血，被膜紧张，表面光滑，色红，故称"大红肾"（图 8-5）；有的肾脏表面及切面出现散在的小出血点，又称"蚤咬肾"。

（2）光镜观　病变累及双肾的绝大多数肾小球。肾小球体积增大，内皮细胞和系膜细胞增生、肿大，同时可见中性粒细胞和单核细胞浸润（图 8-6）。上述病变使毛细血管腔狭窄或闭塞，肾小球血量减少；病变严重时毛细血管壁可发生纤维素样坏死，引起出血。

近曲小管上皮细胞因缺血发生细胞水肿、玻璃样变性等；肾小管管腔内可见各种管型，包括透明管型、白细胞管型、红细胞管型及颗粒管型；肾间质充血、水肿并伴有少量炎细胞浸润。

（3）电镜观　多在脏层上皮细胞与肾小球基底膜之间显示驼峰状的电子致密沉积物，也可在内皮下、基底膜内或系膜区出现类似的沉积物（图 8-7）。

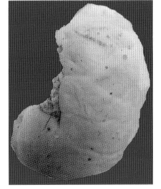

图 8-5　毛细血管内增生性肾小球肾炎（肉眼观）

肾脏肿大，充血，被膜紧张，表面滑光，色红

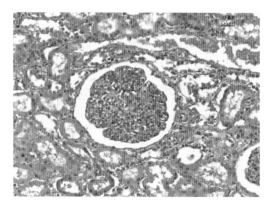

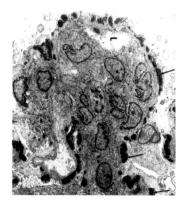

图 8-6　毛细血管内增生性肾小球肾炎（光镜下）

肾小球细胞数量增多，毛细血管管腔狭窄

图 8-7　毛细血管内增生性肾小球肾炎（电镜下）

上皮下驼峰状电子致密沉积物

（4）免疫荧光检查　肾小球内常见 IgG、IgM 和 C3 沉积，沿肾小球毛细血管壁呈现不连续的颗粒状荧光。

**2.临床病理联系**　临床主要表现为急性肾炎综合征。

（1）尿的变化　表现为少尿或无尿、蛋白尿、血尿和管型尿。①少尿或无尿：由于肾小球毛细血管内皮细胞和系膜细胞增生、肿胀，使毛细血管管腔狭窄甚至闭塞，导致肾小球血量减少，肾小球滤过率降低，而肾小管重吸收功能正常，故出现少尿甚至无尿；②血尿、蛋白尿：肾小球基底膜受损，滤过膜通透性增加，红细胞、血浆蛋白可漏出至肾球囊腔内而形成血尿、蛋白尿；③管型尿：部分肾球囊腔内的血浆蛋白、红细胞、白细胞等成分随原尿流至远端肾小管，在其内酸性环境下浓缩、凝集而形成管型，随尿排出，称为管型尿。

（2）水肿　水肿首先出现在眼睑等组织疏松部位，继而波及下肢，严重者遍及全身。肾炎性水肿的发生机制主要为肾小球滤过率降低，而肾小管重吸收功能正常，致使体内水钠潴留。此外，超敏反应引起毛细血管壁通透性增加也可加重水肿的发生。

（3）高血压　血压升高主要原因可能是肾小球滤过率下降引起水钠潴留而致血容量增加。血浆肾素水平一般不增高。

**3.预后**　绝大多数儿童患者预后好，病变逐渐消退、症状逐渐消失而痊愈。但不到 1% 的患儿转化为急进性肾小球肾炎，少数患儿病情缓慢进展为慢性肾小球肾炎。持续大量蛋白尿和肾小球滤过率下降者预后不佳。成人患者预后较差，部分转为慢性肾小球肾炎，部分则转为急进性肾小球肾炎。

### （二）新月体性肾小球肾炎

新月体性肾小球肾炎（crescentic glomerulonephritis）的病变特点是肾小球壁层上皮细胞增生，有大量新月体形成。增生的壁层上皮细胞主要分布在毛细血管外，故又称毛细血管外增生性肾小球肾炎（extracapillary proliferative glomerulonephritis）。新月体性肾小球肾炎可为原发性，也可为继发性，大部分由免疫机制引起。根据免疫学和病理学检查可将新月体性肾小球肾炎分为 3 型：Ⅰ型（抗肾小球基底膜型）、Ⅱ型（免疫复合物型）和Ⅲ型（免疫反应缺乏型）。本病多见于青、中年人，起病急，进展快，病情重，预后差，故又称快速进行性肾小球肾炎。临床上主要表现为急进性肾炎综合征，由血尿、蛋白尿等症状迅速发展为少尿或无尿，如不及时治疗，常在数周至数月内进展为急性肾衰竭甚至死亡，故又称急进性肾小球肾炎（rapidly progressive glomerulonephritis）。

**1. 病理变化**

（1）肉眼观　双肾肿大，色苍白，表面可见散在出血点，切面见肾皮质增厚。

（2）光镜观　多数（50%以上）肾小球内有新月体形成（图8-8）。新月体主要由增生的壁层上皮细胞和渗出的单核细胞构成，还可见中性粒细胞和淋巴细胞。上述成分堆积在球囊壁层呈新月形或环状结构，称为新月体或环状体。早期新月体以细胞成分为主，称为细胞性新月体；随之胶原纤维增生，转变为纤维-细胞新月体；最终新月体纤维化成为纤维性新月体。新月体形成导致肾小球球囊腔狭窄或闭塞，并压迫毛细血管丛，使其萎缩、纤维化及玻璃样变性，最终导致肾小球功能丧失。

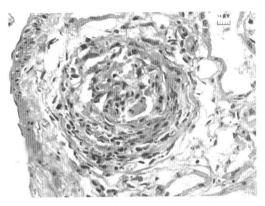

**图8-8　新月体性肾小球肾炎（光镜下）**
肾球囊壁层上皮细胞增生形成新月体

肾小管上皮细胞萎缩、变性，严重者可发生坏死。肾间质水肿、炎细胞浸润，晚期发生纤维化。

（3）电镜观　肾小球基底膜缺损或断裂，Ⅱ型可见电子致密沉积物。肾小球基底膜损伤使血浆纤维蛋白原漏出至肾球囊腔内形成纤维素，进而刺激壁层上皮细胞增生形成新月体。

（4）免疫荧光检查　结果与新月体性肾小球肾炎类型有关。Ⅰ型显示基底膜内IgG和C3呈连续的线性荧光；Ⅱ型显示基底膜和系膜区颗粒状荧光；Ⅲ型显示免疫荧光为阴性。

**2. 临床病理联系**　临床主要表现为急进性肾炎综合征。

（1）尿的变化　表现为明显血尿、中度蛋白尿，并迅速出现少尿、无尿。由于肾小球基底膜损伤及毛细血管壁纤维素样坏死，大量红细胞和血浆蛋白漏出导致血尿、蛋白尿；因弥漫性新月体形成，肾球囊囊腔狭窄、闭塞而致囊内压增加，进而肾小球滤过率降低导致少尿；晚期肾小球纤维化，使肾小球滤过面积迅速减少导致无尿。

（2）氮质血症　因肾小球滤过率显著降低，血中尿素、肌酐等体内代谢废物不能排出，造成血液中尿素、尿酸、肌酐等非蛋白氮的含量超过正常值。

**3. 预后**　此型肾炎预后较差。患者的预后与出现新月体的肾小球的比例密切相关。新月体肾小球比例超过80%的患者预后极差，多数在半年内死于尿毒症。

## （三）膜性肾小球肾炎

膜性肾小球肾炎（membranous glomerulonephritis）的病变特点是肾小球毛细血管壁弥漫性增厚，是引起成人肾病综合征最常见的原因。膜性肾小球肾炎是由抗肾小球的自身抗体引起的自身免疫性疾病。本病多见于中老年人，40岁以上为发病高峰期，起病隐匿，进展缓慢，病程较长。由于本型渗出、增生等炎症表现不明显，故又称膜性肾病（membranous nephrosis）或膜性肾小球病（membranous glomerulopathy）。

**1. 病理变化**

（1）肉眼观　双肾肿大，色苍白，故称"大白肾"。

（2）光镜观　早期毛细血管壁的改变不明显，之后毛细血管壁弥漫性增厚，并导致毛细血管腔狭窄甚至闭塞。肾小球内通常未见细胞增生及炎细胞浸润等炎症病变。六胺银染色将基底膜和与其垂直相连的钉突（梳齿状）染成黑色（图8-9）。由于肾小球滤过膜结构损伤及负电荷的丢失，致使其通透性显著增高。近曲小管上皮细胞常发生玻璃样变性，间质有炎细胞浸润。

（3）电镜观 足细胞肿胀，足突消失，基底膜与足细胞之间沉积大量电子致密沉积物（图8-10）。沉积物之间基膜样物质增生形成钉突。随着病变的进展，钉突逐渐向沉积物表面延伸，并将其覆盖，致使基底膜高度增厚。其中的沉积物逐渐被溶解吸收，形成虫蚀状空隙，最终由基膜样物质将虫蚀状空隙填充。

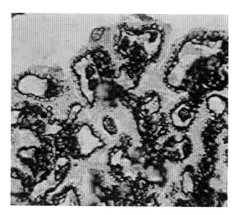

图8-9 膜性肾小球肾炎（PASM染色）

肾小球毛细血管壁上皮细胞侧形成钉突，
犹如梳齿状，血管壁明显增厚

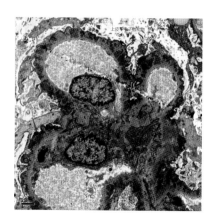

图8-10 膜性肾小球肾炎（电镜下）

见上皮下电子致密沉积物，上皮细胞足突消失

（4）免疫荧光检查 免疫球蛋白（IgG为主、IgM偶见）和C3沿肾小球毛细血管壁沉积，呈典型的颗粒状荧光。

**2. 临床病理联系** 临床主要表现为肾病综合征。

（1）大量蛋白尿 由于基底膜严重损伤，通透性显著增加，血浆蛋白等大分子蛋白也可漏出，引起非选择性蛋白尿，每日排出蛋白量可超过3.5g。

（2）低蛋白血症 大量血浆蛋白随尿丢失所致。

（3）明显水肿 由于低蛋白血症，血浆胶体渗透压下降，血管内液体向组织间隙移动增多，导致水肿；同时，血容量减少使肾小球缺血和滤过率降低，引起继发性醛固酮、抗利尿激素分泌增多，水钠潴留，进一步使水肿加重。

（4）高脂血症 表现为血中胆固醇和甘油三酯增多。其机制不明，可能与低蛋白血症刺激肝脏合成蛋白质（如脂蛋白）增多有关。

**3. 预后** 膜性肾小球肾炎常为慢性进行性，患者对肾上腺皮质激素不敏感。部分患者病情可缓解或得到控制，约50%患者最终发展为慢性肾功能不全。肾活检时见肾小球硬化者提示预后较差。

## （四）微小病变性肾小球肾炎

微小病变性肾小球肾炎（minimal change glomerulonephritis），又称微小病变性肾病（minimal change nephrosis）或微小病变性肾小球病（minimal change glomerulopathy），病变特点是弥漫性肾小球脏层上皮细胞（足细胞）足突融合或消失，故又称为足突病，是引起儿童肾病综合征最常见的原因。光镜下肾小球基本正常，但肾小管上皮细胞发生脂肪变性，也称为脂性肾病。本型肾炎病因和发病机制尚不明确，目前认为可能为细胞免疫功能异常，产生的细胞因子损伤足细胞的足突而导致肾小球滤过膜通透性增加。本病多见于2～6岁的儿童。

**1. 病理变化**

（1）肉眼观 双肾肿大，色苍白，切面肾皮质因肾小管上皮细胞内脂质沉积而出现黄白色条纹。

（2）光镜观　肾小球无明显病变，肾近曲小管上皮细胞内出现大量脂肪空泡（脂肪变性）和蛋白小滴（玻璃样变性）。

（3）电镜观　肾小球内脏层上皮细胞弥漫性足突融合，胞体肿胀，细胞表面微绒毛增多，胞质内常有空泡形成（图 8-11）。肾小球基底膜和系膜无明显变化，肾小球内无电子致密沉积物。

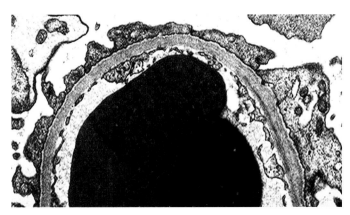

**图 8-11　微小病变性肾小球肾炎（电镜下）**
见脏层上皮细胞足突融合、消失

（4）免疫荧光检查　肾小球内无免疫球蛋白和补体沉积。

**2. 临床病理联系**　临床主要表现为肾病综合征，水肿为最早出现的症状。蛋白尿主要以小分子白蛋白为主，多为选择性蛋白尿。通常不出现血尿和高血压。

**3. 预后**　儿童患者预后较好，90% 以上的患儿对肾上腺皮质激素敏感，疗效显著。部分病例病情反复，甚至出现肾上腺皮质激素依赖或抵抗现象；成人患者预后较差，对肾上腺皮质激素治疗反应缓慢或疗效不明显。

### （五）IgA 肾病

IgA 肾病（IgA nephropathy）的病变特点是系膜区有 IgA 沉积。IgA 肾病由 Berger 于 1968 年最先描述，故又称为 Berger 病。本病在世界范围内可能是最常见的肾炎类型，但发病率存在较大的地区差异，亚洲和太平洋地区发病率最高。IgA 肾病分为原发性和继发性，前者指不明原因的 IgA 肾病；后者主要继发于某些全身性疾病，如过敏性紫癜、肝脏疾病、肠道疾病等。本病发病机制尚未阐明，现有资料表明原发性 IgA 肾病的发生与先天性或获得性免疫调节异常有关。由于细菌、病毒或食物蛋白等对呼吸道或消化道的刺激作用，使 IgA 合成增多，IgA 或含 IgA 的免疫复合物在系膜区沉积，并激活补体替代途径，引起肾小球损伤。本型肾炎多见于青年和儿童，临床通常表现为复发性血尿，血尿发作时常伴有上呼吸道感染，血清 IgA 水平升高。

**1. 病理变化**

（1）光镜观　IgA 肾病的组织学改变差异较大。最常见者为系膜增生性病变，即系膜细胞增生及系膜基质增多，也可表现为局灶性节段性肾小球增生或硬化，少数病例可有新月体形成。

（2）电镜观　系膜区有电子致密沉积物。

（3）免疫荧光检查　系膜区主要以 IgA 沉积为主，常伴有 C3，也可有少量 IgG 或 IgM 的沉积，呈现团块状或颗粒状荧光（图 8-12）。

**2. 临床病理联系**　临床主要症状为复发性血尿，多为肉眼血尿，少数为镜下血尿，可伴有轻度蛋白尿。部分患者表现为急性肾炎综合征，少数患者表现为肾病综合征。血尿通常持续数天后消失，但每隔数月复发。

**3. 预后**　本病预后差异较大。多数患者肾功能可长期维持正常，但 15%～40% 的患者病情进展缓慢，20 年内发展成慢性肾衰竭。发病年龄大、出现大量蛋白尿、高血压或肾活检提示血管硬化或新月体形成者预后较差。

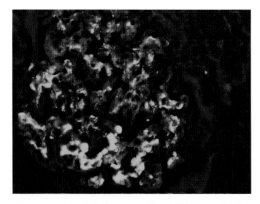

图 8-12　免疫荧光显示系膜区团块状及颗粒状 IgA 沉积

### （六）硬化性肾小球肾炎

硬化性肾小球肾炎（sclerosing glomerulonephritis）为各种不同类型肾小球肾炎发展的终末阶段，临床多称慢性肾小球肾炎（chronic glomerulonephritis），简称慢性肾炎。病变特点是大量肾小球硬化、纤维化和玻璃样变性。多见于成年人，临床主要表现为慢性肾炎综合征。

**1. 病理变化**

（1）肉眼观　双肾对称性缩小，质硬，表面呈弥漫性细颗粒状（图 8-13）。切面肾皮质变薄，皮髓质分界不清。肾盂周围脂肪组织增多。慢性硬化性肾小球肾炎的肉眼变化被称为继发性颗粒性固缩肾。

（2）光镜观　早期肾小球分别具有原发肾小球肾炎的病理变化。随着病变进展，多数肾小球毛细血管基底膜明显增厚，严重时毛细血管腔闭塞，肾小球毛细血管硬化；继续进展肾小球可以完全被纤维组织取代，以致纤维化；继而有嗜酸性红色无结构的团块样物质沉积，发生玻璃样变。故可见大量肾小球内发生

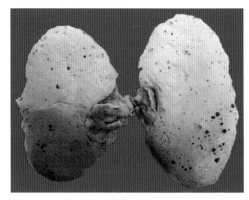

图 8-13　硬化性肾小球肾炎（肉眼观）

肾体积缩小，表面均匀分布凹凸不平的细颗粒

硬化、纤维化和玻璃样变性，其所属的肾小管萎缩甚至消失；间质纤维化，伴淋巴细胞、浆细胞浸润（图 8-14）。间质纤维化使病变的肾小球相互靠拢集中，呈现"肾小球集中"现象。健存的肾小球呈代偿性肥大，所属的肾小管代偿性扩张，肾小管腔内可见各种管型。

硬化、纤维化和玻璃样变性的肾单位与代偿肥大的肾单位相互交错，使肾脏呈现颗粒状外观。

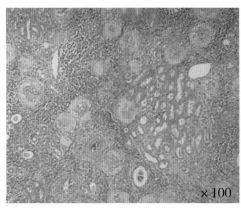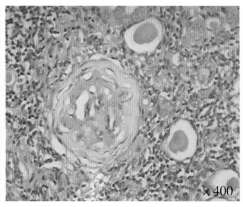

图 8-14　硬化性肾小球肾炎（光镜下）

肾小球硬化、纤维化、玻璃样变性，肾小管萎缩消失，间质纤维组织增生，炎细胞浸润

**2. 临床病理联系** 临床主要表现为慢性肾炎综合征。

（1）尿的变化 表现为多尿、夜尿、低比重尿，主要机制为大量肾单位结构受损、功能丧失，血液流经健存肾单位时速度加快，肾小球滤过率增加，但肾小管重吸收功能有限，尿液浓缩功能降低。

（2）高血压 因大多数肾小球硬化，肾组织严重缺血，故肾素分泌增多，引起血压升高。高血压使全身细、小动脉硬化，肾缺血加重，血压持续升高，最终可引起左心室肥大及左心衰竭。

（3）氮质血症 因大量肾单位结构受损，肾小球滤过面积严重减少，代谢产物排出障碍而在体内潴留。表现为血中尿素、尿酸、肌酐等非蛋白氮明显升高，水、电解质和酸碱平衡紊乱，出现氮质血症。

（4）贫血 肾组织破坏，促红细胞生成素分泌减少；另外，体内毒性代谢产物堆积可抑制骨髓造血功能。

（5）尿毒症 随着肾功能障碍不断加重，大量代谢产物和内源性毒性物质不能及时排出而引起自身中毒，继而引起全身各系统继发性病变，出现一系列临床症状和体征，即为尿毒症。

**3. 预后** 硬化性肾小球肾炎病程进展的速度差异很大，但预后均很差。如不能及时进行血液透析或肾移植，患者晚期多死于尿毒症、心力衰竭、脑出血。

# 第二节 肾盂肾炎

肾盂肾炎（pyelonephritis）是细菌感染引起肾盂、肾间质和肾小管的化脓性炎症，是最常见的肾脏感染性疾病。本病多见于女性，发病率为男性的 9～10 倍。

## 一、病因和发病机制

肾盂肾炎主要由革兰阴性杆菌引起，其中大肠杆菌最多见，其他细菌（如葡萄球菌、产气杆菌、变形杆菌等）和真菌也可致病。

细菌通过两条途径引起肾盂肾炎。

**1. 血源性感染** 血源性感染是肾盂肾炎较为少见的感染途径，指细菌从体内某处感染灶侵入血流，并随血流到达肾引起肾盂、肾盏及肾间质的炎症，故又称为下行性感染，如败血症、感染性心内膜炎等。最常见的病原菌为金黄色葡萄球菌，病变常累及双侧肾脏。

**2. 上行性感染** 上行性感染是肾盂肾炎最常见的感染途径，指尿道炎或膀胱炎等下尿路感染时，细菌可沿尿道逆行侵入膀胱，继而沿输尿管或输尿管周围淋巴管上行至肾盂、肾盏及肾间质而引起炎症。病原菌主要以大肠杆菌为主，病变可累及单侧或双侧肾脏。

正常情况下，尿液排出对泌尿道有冲洗自净作用，膀胱黏膜分泌的有机酸、IgG、IgA 具有杀菌作用，含高浓度尿素的尿液 pH 值偏低而不利于细菌生长，因此正常膀胱内尿液呈无菌状态。当正常防御机制减弱时，细菌乘虚侵入方可感染泌尿道，引起肾盂肾炎。肾盂肾炎的易感因素：①泌尿道完全或不完全梗阻：泌尿道结石、前列腺肥大、妊娠子宫及肿瘤压迫等引起的泌尿道梗阻，可致尿液排出不畅、尿潴留，利于细菌繁殖。②泌尿道黏膜损伤：导尿、膀胱镜检查或其他尿道手术引起的泌尿道黏膜损伤，为细菌感染提供侵入机体的条件。③膀胱输尿管反流和肾内反流：正常情况下，输尿管斜形穿过膀胱壁，膀胱充盈或内压升高时单向活瓣瓣口关闭，防止尿液反流。先天性输尿管开口异常时，输尿管插入膀胱的部分缺失或变短，排尿时输尿管口单向活瓣瓣口不能完全关闭，尿液可向输尿管反流。排尿后残留的尿量增加，有助于细菌繁殖，且含菌的尿液可通过反流进入肾盂、肾盏，通过肾乳头的乳头孔进入肾实质，从而形成肾内反流。④解剖、生理特征：女性尿道感染率远多于男性，与女性尿道解剖、生理特征密切相关。尿道口距离肛门和阴道较为接近，尿道短而宽，细菌易侵入；女性激素水平的变化有利于细菌对尿道黏膜的黏附；女性缺乏男性含抗菌物质的前列腺液。⑤机体免疫力降低：慢性消耗性疾病、长期服用免疫抑制剂或肾上腺皮质激素等因素导致机体抵抗力下降，容易引起肾盂肾炎。

## 二、临床类型

肾盂肾炎分为急性肾盂肾炎和慢性肾盂肾炎两大类。

### （一）急性肾盂肾炎

急性肾盂肾炎（acute pyelonephritis）是肾盂、肾间质和肾小管为主的急性化脓性炎症。

**1. 病理变化**

（1）肉眼观　上行性感染引起的病变可为单侧性，也可为双侧性；血源性感染引起的病变多为双侧性。肾脏体积增大，表面充血、散在分布稍隆起的黄白色小脓肿，周围见暗红色充血出血带。相邻多个小脓肿可融合形成大脓肿。切面肾髓质内见黄色条纹，并向皮质延伸。肾盂黏膜充血、水肿，表面可见脓性渗出物及散在小出血点，严重者肾盂内可有脓液积聚。

（2）光镜观　特征性病变为间质性化脓性炎或脓肿形成、肾小管腔内中性粒细胞聚集和肾小管坏死。上行性感染引起的病变首先累及肾盂，局部黏膜充血、水肿伴大量中性粒细胞浸润；早期中性粒细胞仅局限于肾间质，随病变的进展累及肾小管，可见中性粒细胞管型，继而肾小管结构破坏，脓肿形成，肾小球一般未累及。血源性感染引起的肾盂肾炎首先累及肾皮质，病变发生于肾小球及其周围的肾间质，炎症逐渐蔓延至肾盂。

**2. 并发症**

（1）肾乳头坏死　又称急性坏死性乳头炎。肉眼可见肾锥体乳头侧2/3区域内出现边界清楚的灰白色或灰黄色梗死灶，病变累及单个或多个肾乳头。光镜下见肾乳头发生凝固性坏死，周围有大量中性粒细胞浸润。肾乳头坏死常见于糖尿病或尿路梗阻的患者。

（2）肾盂积脓　严重尿路梗阻，特别是高位尿路梗阻时，脓性渗出物不能排出，潴留于肾盂和肾盏内，形成肾盂积脓。

（3）肾周脓肿　病变严重时，肾内脓性渗出物可穿破肾被膜，蔓延至肾周组织，形成肾周脓肿。

**3. 临床病理联系**

（1）全身症状　发热、寒战、白细胞增多等症状。

（2）局部症状　①腰痛、肾区叩痛：肾脏体积增大，被膜紧张，神经纤维受到牵拉所致；②脓尿、菌尿：由肾盂黏膜表面化脓、肾间质脓肿破溃入肾小管等，脓细胞和细菌随尿液排出引起；③血尿：肾间质和肾盂黏膜炎症灶内的血管破裂出血所致；④膀胱刺激症状：表现为尿频、尿急、尿痛，炎症累及膀胱、尿道所致。

### （二）慢性肾盂肾炎

慢性肾盂肾炎（chronic pyelonephritis）的病变特点为肾间质慢性炎症、纤维化和瘢痕形成，并伴有肾盂、肾盏明显变形，常为急性肾盂肾炎反复发作的结果。慢性肾盂肾炎是慢性肾衰竭的常见原因之一。

**1. 病理变化**

（1）肉眼观 单侧或双侧肾脏体积缩小，且两侧病变常不对称，肾脏表面凹凸不平，出现粗大不规则的瘢痕，瘢痕数量不等，分布不均，多见于肾的上、下两极。该病与慢性肾小球肾炎的区别在于后者两侧肾脏病变对称，表面均匀分布凹凸不平的细颗粒。肾脏切面皮、髓质界限不清，肾乳头萎缩，肾盏、肾盂因瘢痕收缩而变形，肾盂黏膜粗糙。

（2）光镜观 肾间质和肾小管的慢性非特异性炎症，表现为局灶性淋巴细胞、浆细胞浸润和间质纤维组织增生。病灶不规则或片状分布于相对正常的肾组织之间；部分肾小管萎缩、消失，部分肾小管呈代偿性扩张，其管腔内出现均质红染的胶样管型，形似甲状腺滤泡（图8-15）。早期肾小球未受累，晚期因肾球囊周围纤维组织增生累及中央肾小球，导致肾小球纤维化、玻璃样变性。

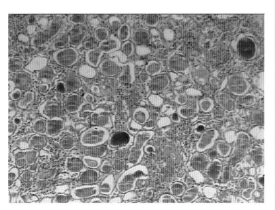

图8-15 慢性肾盂肾炎（光镜下）

**2. 临床病理联系** 慢性肾盂肾炎常反复发作，表现为腰痛、发热、频发的脓尿和菌尿等与急性肾盂肾炎相似的症状。由于肾小管病变较肾小球病变出现早且重，故肾小管功能障碍出现早而明显。肾小管浓缩功能严重障碍，多尿、夜尿显著。电解质丢失过多，可引起低钠血症、低钾血症及代谢性酸中毒。肾小球硬化和肾间质小血管硬化导致肾缺血，肾素分泌增加，引起高血压。晚期肾间质和肾小球纤维化，出现氮质血症甚至尿毒症。

# 第三节 肾和膀胱常见恶性肿瘤

## 一、肾细胞癌

肾细胞癌（renal cell carcinoma）简称肾癌，多见于40岁以上的中老年人，男性患者多于女性，是成年人原发性肾肿瘤最常见的类型。肾细胞癌起源于肾小管上皮细胞，故又称肾腺癌（renal adenocarcinoma）。

### （一）病因和发病机制

流行病学调查显示，吸烟是肾细胞癌最重要的危险因素。吸烟者肾细胞癌的发生率比非吸烟者增加一倍。长期接触砷或饮用含砷的水，发生肾细胞癌的危险性增加30%。其他危险因素包括肥胖（特别是女性），高血压，接触石棉、石油产品和重金属等。

肾细胞癌有散发性和遗传性两种类型。绝大多数病例为散发性肾细胞癌，发病年龄大，肿瘤多发生于一侧肾脏。约4%的病例为遗传性肾细胞癌，为常染色体显性遗传，发病年龄小，多数肿瘤为双侧多灶性。

### （二）病理变化

**1. 肉眼观** 肿瘤多见于肾的上、下两极，尤以肾上极最为常见。多为单发，球形，常有假包膜形成，与周围肾组织界限清楚。肿瘤多数为实性，少数为囊性。切面淡黄色或灰白色，常伴出血、坏死、软化、钙化或纤维化等改变，形成红、黄、灰、白等多种颜色相间排列的多彩特征（图 8-16）。

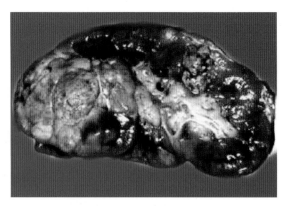

图 8-16　肾细胞癌（肉眼观）

**2. 光镜观**　根据对散发性和遗传性肾细胞癌的组织病理学和遗传学综合分析，将肾细胞癌分为三种主要类型。

（1）**肾透明细胞癌**（renal clear cell carcinoma，RCCC）　为最常见类型，占肾细胞癌的 70%～80%。肿瘤细胞体积较大，圆形或多边形，胞质丰富呈透明或颗粒状，细胞核小而深染。胞浆透明是由于胞浆中含有大量脂质和丰富的糖原。癌细胞多排列成腺泡状或实性癌巢，间质内几乎无纤维组织，富含毛细血管（图 8-17）。

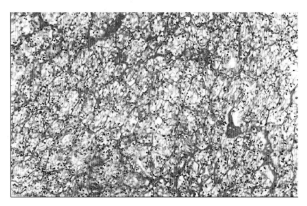

图 8-17　肾透明细胞癌（光镜下）
癌细胞圆形或多边形，胞质丰富透明，核小而深染，排列成腺泡状或实性癌巢，间质少

（2）**乳头状肾细胞癌**（papillary renal cell carcinoma，PRCC）　占肾细胞癌的 10%～15%。肿瘤细胞呈立方形或矮柱状，乳头状排列，乳头中轴间质内常见砂粒体和泡沫细胞，并可伴有水肿、出血、坏死和钙化。

（3）**嫌色性肾细胞癌**（chromophobe renal cell carcinoma，CRCC）　约占肾细胞癌的 5%。肿瘤细胞较大，多角形，胞质淡染或略嗜酸性，细胞膜清晰，核周常见空晕。癌细胞呈实性或腺样排列，可有灶状钙化和纤维间隔，间质可见偏心性玻璃样变性的厚壁血管。

肾细胞癌的其他类型包括低度恶性潜能的多房囊性肾肿瘤、透明细胞乳头状肾细胞癌、管状囊性肾细胞癌、髓质癌、MiT 家族异位相关性肾细胞癌、集合管癌（collecting duct carcinoma）和未分类性肾癌（renal cell carcinoma，unclassified）。

## （三）播散途径

肾细胞癌可直接蔓延侵入肾盂、肾盏，甚至输尿管；癌细胞穿破肾被膜，可侵犯肾上腺和肾周脂肪组织。肾细胞癌常侵入肾静脉发生血道转移，最常转移至肺，其次是骨髓和对侧肾脏。肾细胞癌还可侵犯局部淋巴结发生淋巴道转移，最先到达的部位是肾门淋巴结和主动脉旁淋巴结。

## （四）临床病理联系

肾细胞癌早期症状多不明显，发现时肿瘤体积常已较大。血尿、腰痛和肾区肿块是典型的肾细胞癌三联症，但三者同时出现的概率较小。无痛性血尿为肾细胞癌的主要症状，血尿常为间歇性，早期可仅表现为镜下血尿。肿瘤可产生异位激素或激素样物质，患者可出现多种副肿瘤综合征，如红细胞增多症、高钙血症、Cushing 综合征和高血压等。

肾细胞癌患者的预后较差，5 年生存率约为 45%，无转移者可达 70%。肿瘤侵及肾静脉和肾周组织的患者，5 年生存率更降至 15% ～ 20%。

## 二、肾母细胞瘤

肾母细胞瘤（nephroblastoma），又称 Wilms 瘤（Wilms tumor）。肾母细胞瘤起源于肾胚基组织，多见于儿童，偶见于成人，是儿童期肾脏最常见的恶性肿瘤。男女发病率无差别。多数为散发性，仅有 1% ～ 2.4% 的病例为遗传性，以常染色体显性方式遗传，伴不完全外显性。

### （一）病因和发病机制

在三种先天畸形综合征患者中，肾母细胞瘤的发病率最高。这三种先天畸形综合征为：① WAGR（Wilms tumor，aniridia，genital anomalies，mental retardation）综合征，表现为 Wilms 瘤、虹膜缺如、生殖泌尿道畸形和智力迟钝。33% 的患者发生 Wilms 瘤。研究发现 WAGR 综合征患者染色体 11p13（含有与 Wilms 瘤相关的抑癌基因 *WT*1）缺失。② Denys–Drash 综合征，特征为性腺发育不全（男性假两性畸形）和幼年发生的肾脏病变（如弥漫性肾小球系膜硬化）并导致肾衰竭。该病患者容易发生 Wilms 瘤，研究显示主要与 *WT*1 基因的突变有关。③ Beckwith–Wiedemann 综合征，特点为器官肥大、巨舌、偏身肥大、脐突出和肾上腺皮质细胞肥大。该病患者发生 Wilms 瘤的比例非常高，常可检测到染色体 11p15.5 的缺失，推测 11p15 含有另一个与 Wilms 瘤有关的 *WT*2 基因。

肾母细胞瘤的发生可能是由间叶胚基细胞向后肾组织分化过程中出现障碍，并且持续增殖诱发的。

### （二）病理变化

**1. 肉眼观**　肾母细胞瘤多为单发实性肿物，少数病例为双侧、多灶性。肿瘤体积较大，边界清楚，可有假包膜形成，质软，切面鱼肉样，灰白色或灰红色，可出现灶状出血、坏死或囊性变。

**2. 光镜观**　肾母细胞瘤具有肾脏不同发育阶段的幼稚肾小球或肾小管样结构。细胞成分包括上皮样细胞、间叶组织细胞和幼稚细胞三种。上皮样细胞体积小、圆形、多边形或立方形，胞质少，核深染，可形成肾小球或肾小管样结构，并可出现鳞状上皮分化。间叶组织细胞多为纤维性或黏液性，细胞体积小，梭形或星形，可出现不同分化阶段的横纹肌、软骨、骨或脂肪等。幼稚细胞为小圆形或卵圆形原始细胞，胞质少（图 8-18）。

### （三）播散途径

肾母细胞瘤可直接蔓延侵及肾周脂肪组织或直接侵入肾静脉，经血道转移至肺等脏器。

### （四）临床病理联系

肾母细胞瘤具有儿童肿瘤的共同特征：肿瘤的发生与先天性畸形有一定的相关性，肿瘤的组织结构与起源组织胚胎期结构有相似之处；临床治疗效果较好。

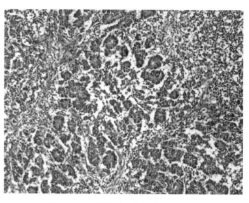

**图 8-18　肾母细胞瘤（光镜下）**
肿瘤细胞形成肾小管样结构

肾母细胞瘤的主要症状是腹部肿块。部分病例可伴有腹痛、血尿、高血压和肠梗阻等症状。手术切除结合术后放化疗的综合疗法效果显著。

## 三、膀胱尿路上皮肿瘤

尿路上皮肿瘤可发生于肾盂、输尿管、膀胱和尿道，以膀胱最为常见。膀胱肿瘤主要起源于上皮组织，绝大多数为尿路上皮（即移行上皮），称为尿路上皮肿瘤（urothelial tumor）或移行上皮肿瘤（transitional cell tumor）。膀胱还可以发生鳞状细胞癌、腺癌和间叶组织起源的肿瘤，但均较少见。

膀胱癌多见于男性，男女发病比例为 3：1。多数患者在 50 岁之后发病，发达国家发病率高于发展中国家，城市人口发病率高于农村。

### （一）病因和发病机制

吸烟可明显增加膀胱癌的发病率，是最重要的危险因素。此外，接触芳香胺类化合物、埃及血吸虫感染、辐射、膀胱黏膜的慢性炎症等均与本病的发生有关。

尿路上皮癌的细胞遗传学和分子改变具有异质性。研究表明 30% ～ 60% 的病例 9 号染色体为单体或发生 9p 或 9q 的缺失，其他改变还包括 17p、13q、11p 和 14q 的缺失。浅表乳头状癌和少数非侵袭性扁平癌常出现 9p（含 *p*16 基因）的缺失，许多侵袭性尿路上皮癌常发生 17p（含 *p*53 基因）的缺失或 13q（含 *Rb* 基因）的缺失。

### （二）病理变化

**1. 肉眼观**　膀胱尿路上皮癌好发于膀胱侧壁和膀胱三角区近输尿管开口处。肿瘤可为单发或多发，大小不等。分化好者多呈乳头状或息肉状，通过蒂与膀胱黏膜相连；分化差者多呈扁平斑块状，基底部宽，无蒂，并可向膀胱壁深层浸润。切面灰白色，可伴有坏死等改变。

**2. 光镜观**　根据世界卫生组织组织（WHO）和国际泌尿病理学会（International Society of Urological Pathology，ISUP）分类，将尿路（移行）上皮肿瘤分为尿路上皮乳头状瘤、低度恶性潜能的乳头状尿路上皮肿瘤、低级别乳头状尿路上皮癌、高级别乳头状尿路上皮癌等。

（1）尿路上皮乳头状瘤　仅占膀胱肿瘤的 1%，多见于青年人。肿瘤呈乳头状，乳头的轴心由血管和结缔组织等间质成分构成，表面覆盖分化良好的移行上皮细胞。

（2）低度恶性潜能的乳头状尿路上皮肿瘤　其组织学特征与乳头状瘤相似，差别为上皮增厚、乳头增粗、细胞核普遍增大。

（3）低级别乳头状尿路上皮癌　其细胞和组织结构较规则。肿瘤细胞排列紧密，极性正常，但有明显的小灶状胞核异型性改变，表现为核大、深染，少量核分裂象（多见于基底部）和轻度核多形性。低级别乳头状尿路上皮癌术后可复发，少数可发生浸润。

（4）高级别乳头状尿路上皮癌　组织异型性和细胞异型性均显著。肿瘤细胞层次增多，排列紊乱，极性消失。部分肿瘤细胞分化差，核深染，核分裂象增多，可出现病理性核分裂象，还可见瘤巨细胞（图8-19）。高级别乳头状尿路上皮癌多为浸润性，并易发生转移。

（5）浸润性尿路上皮癌　肿瘤细胞浸润基底膜以下，可伴有鳞状分化、腺性分化等。

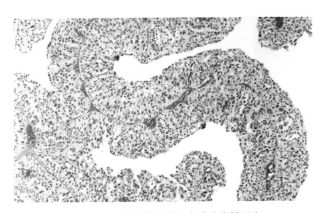

图 8-19　乳头状尿路上皮癌（光镜下）

癌细胞层次增多，排列紊乱，极性消失，异型性明显

## （三）播散途径

膀胱尿路上皮癌可直接蔓延侵及邻近的前列腺、精囊、子宫和阴道、直肠等。膀胱尿路上皮癌可经淋巴道转移到局部淋巴结，可累及子宫旁、髂动脉旁和主动脉旁淋巴结。晚期还可经血道转移至肝、肺、骨、肾和肾上腺等器官。

## （四）临床病理联系

膀胱尿路上皮癌最常见的症状是无痛性血尿，主要由肿瘤乳头的断裂、肿瘤表面坏死和溃疡引起。部分患者出现尿频、尿急和尿痛等膀胱刺激症状，可能与肿瘤侵犯膀胱壁，刺激膀胱黏膜或并发感染有关。如肿瘤阻塞输尿管开口时可引起肾盂积水、肾盂肾炎甚至肾盂积脓。

膀胱尿路上皮癌无论分化程度如何，术后均易复发。部分复发肿瘤的分化程度较原发肿瘤低。患者的预后与肿瘤的分级和有无浸润、转移密切相关。乳头状瘤、低度恶性潜能的乳头状尿路上皮肿瘤和低级别乳头状尿路上皮癌患者的10年生存率可达90%以上，而高级别乳头状尿路上皮癌的10年生存率仅为40%左右。

扫一扫，查阅本章数字资源，含PPT、音视频、图片等

免疫（immunity）是机体免疫系统"识别自身、排斥异己"的一种重要生理功能，是对自身成分产生天然免疫耐受，对非己异物产生免疫应答并清除，维持机体生理平衡和稳定的能力。免疫性疾病（immune diseases）是指免疫调节失去平衡影响机体的免疫应答而引起的疾病，广义的免疫性疾病还包括先天或后天性因素导致的免疫系统结构上或功能上的异常。本章着重介绍常见的几种自身免疫病、免疫缺陷病的发生机制及病理变化。

## 第一节　自身免疫性疾病

自身免疫性疾病（autoimmune disease）是指由机体自身产生的抗体或致敏淋巴细胞破坏、损伤自身组织和细胞成分，导致组织损害和器官功能障碍的原发性免疫病。自身抗体的存在与自身免疫病并非两个等同的概念，自身抗体可存在于无自身免疫病的正常人，特别是老年人，如抗甲状腺球蛋白、胃壁细胞、细胞核 DNA 的抗体等；此外，受损或抗原性发生变化的组织也可激发自身抗体的产生，如心肌梗死后，机体能产生相应的抗心肌的自身抗体，但此抗体并无致病作用，是一种继发性自身免疫反应。故自身抗体并不必然引发自身免疫病，确定自身免疫病一般需依据：①有自身免疫反应存在；②排除继发性免疫反应的可能；③排除其他病因的存在。

### 一、自身免疫性疾病的发病机制

免疫耐受（immune tolerance）是指机体对某种特定的抗原不产生免疫应答，自身耐受（self-tolerance）是指机体对自身组织抗原不产生免疫应答。自身免疫耐受性的终止和破坏是自身免疫病发生的根本机制，遗传因素或某些微生物感染可能是促发因素。

### （一）免疫耐受的丧失及隐蔽抗原的暴露

通常机体对自身抗原是耐受的，即自身耐受状态。免疫耐受的机制十分复杂，根据 T、B 细胞的成熟程度不同，接触的自身抗原的量及方式不同，可通过下述不同机制获得耐受状态：①克隆消除（clonal deletion），是指未成熟或成熟的 T、B 细胞在中枢或外周免疫器官中接触自身抗原，诱导自身反应性细胞克隆死亡并被除去；②克隆无变应性（clonal anergy），在某些情况下，T、B 细胞虽然仍有与抗原反应的 T 细胞受体或膜免疫球蛋白表达，但对该抗原递呈功能上呈无应答或低应答状态；③T 细胞外周抑制（peripheral suppression by T cell），抑制性 T 细胞抑制其他自身反应性 T 细胞的功能。而下列情况可导致自身耐受的丧失。

**1. Th 细胞"免疫不应答"功能丧失**　许多自身抗原属于一种半抗原和载体的复合体，其中

B 细胞识别的是半抗原的决定簇，T 细胞识别的是载体的决定簇，引起免疫应答时两种信号缺一不可，机体对这类抗原的耐受往往出现在相应 Th 细胞（helper T cell）处于克隆消除或克隆无变应状态时。可能导致 Th 细胞"免疫不应答"功能丧失的两种机制如下：①分子修饰：如果自身抗原被 T 细胞识别的载体部分经过修饰，改变其构造，则可被相应 Th 细胞克隆作为外来抗原识别，B 细胞则产生大量自身抗体。②协同刺激分子表达：抗原特异性 T 细胞的激活需同时识别表达于抗原呈递细胞的二类分子，即主要组织相容性复合体（major histocompatibility complex，MHC）和协同刺激分子（如 B7-1 和 B7-2）。当 T 细胞暴露于只表达自身抗原的体细胞时，则表现为无反应状态。感染、组织坏死和局部炎症等，均可激活巨噬细胞产生协同刺激分子，从而导致自身反应性 T 细胞活化。在多发性硬化、类风湿关节炎和银屑病中，可观察到协同刺激分子 B7-1 的表达增高。

**2.活化诱导的 T 细胞凋亡功能丧失** 在正常情况下，T 细胞识别自身抗原可能会收到信号，然后通过 Bcl-2（Bim）- 线粒体凋亡途径或者 Fas-Fas 受体系统，诱导自身凋亡。如果 T 细胞激活时不能诱导细胞凋亡，则自身反应性 T 细胞在外周组织中持续增殖。

**3.Tr 细胞和 Th 细胞功能失衡** Tr 细胞（regulatory T cell）和 Th 细胞对自身反应性 B 细胞的调控作用十分重要，当 Tr 细胞功能过低或 Th 细胞功能过强时，则可有多量自身抗体形成。系统性红斑狼疮小鼠模型的研究验证了这一结论。

**4.交叉免疫反应** 与机体某些组织抗原成分相同的外来抗原称为共同抗原，由共同抗原刺激机体产生的共同抗体，可与相应组织发生交叉免疫反应，引起免疫损伤。例如 A 组乙型溶血性链球菌细胞壁的 M 蛋白与人体心肌细胞的肌膜有共同抗原，链球菌感染后，抗链球菌抗体可与心肌细胞发生交叉免疫反应，引起心肌细胞损伤，导致风湿性心肌炎。

**5.隐蔽抗原释放** 有些器官组织的抗原成分从胚胎期开始就与免疫系统隔离，成为隐蔽抗原，机体对这些组织、细胞的抗原成分无免疫耐受性，一旦外伤、感染或其他原因导致隐蔽抗原释放，则可引发自身免疫反应。例如一侧眼球外伤后，可导致双侧眼球发生交感性眼炎。

### （二）遗传因素

自身免疫病的易感性与遗传因素密切相关：①一些自身免疫病如系统性红斑狼疮、自身免疫性溶血性贫血、自身免疫性甲状腺炎等均具有家族史。②有些自身免疫病与人类 MHC 的表达产物人类白细胞抗原（human leukocyte antigen，HLA），特别是 HLA-II 类抗原相关。例如系统性红斑狼疮与 $DR_2$、$DR_3$ 有关，类风湿关节炎与 $DR_1$、$DR_4$ 有关，自身免疫性甲状腺炎与 $DR_3$ 有关。③自身免疫病相关基因，例如人类强直性脊柱炎与 *HLA-B27* 关系密切，将 *HLA-B27* 基因转至大鼠，可导致转基因大鼠发生强直性脊柱炎。*HLA* 基因在自身免疫中的确切作用尚不清楚。

### （三）微生物因素

各种微生物，包括细菌、支原体和病毒可导致自身免疫性疾病的发生，其方式包括：①在微生物作用下，自身抗原决定簇发生改变，或微生物抗原与组织抗原结合形成复合抗原，从而使 Th 细胞"免疫不应答"功能丧失。②某些病毒（如 EB 病毒）和细菌产物可激活非特异性多克隆 B 细胞和 T 细胞增生，从而产生自身抗体或破坏 T 细胞的无反应性。③导致 Tr 细胞功能丧失。④微生物感染引起组织坏死和局部炎症，使共同刺激分子表达升高，破坏 T 细胞的无反应性。⑤存在自身抗原。

此外，自身免疫病多见于女性，提示女性激素可能对某些自身免疫病有促进发生的作用。

### 二、自身免疫性疾病的类型

目前，自身免疫性疾病常分为器官或细胞特异性和系统性两种类型（表9-1）。前者的病理损害和功能障碍仅限于抗体或致敏淋巴细胞所针对的某一器官或某一类细胞；后者的自身抗原为多器官、组织的共有成分，例如细胞核、线粒体等，故能引起多器官组织的损害，因其病变主要出现在多种器官的结缔组织或血管内，故又称为胶原血管病或结缔组织病。本节主要介绍几种常见的系统性自身免疫性疾病，其他自身免疫性疾病参见有关章节相应的内容。

表 9-1　自身免疫病的常见类型

| 器官或细胞特异性自身免疫病 | 系统性自身免疫病 |
| --- | --- |
| 慢性淋巴细胞性甲状腺炎 | 系统性红斑狼疮 |
| 自身免疫性溶血性贫血 | 类风湿关节炎 |
| 恶性贫血伴自身免疫性萎缩性胃炎 | 口眼干燥综合征 |
| 自身免疫性脑脊髓炎 | 炎性肌病 |
| 自身免疫性血小板减少症 | 系统性硬化 |
| 胰岛素依赖型糖尿病 | 结节性多动脉炎 |
| 重症肌无力 | |
| 溃疡性结肠炎 | |
| 膜性肾小球肾炎 | |

#### （一）系统性红斑狼疮

系统性红斑狼疮（systemic lupus erythematosus，SLE）是一种较常见的全身性自身免疫性疾病，由以抗核抗体为主的多种自身抗体引起。年轻女性多发，男女患者比例约 1：10。临床表现复杂多样，以发热及皮肤、肾、关节、心、肝及浆膜等组织损害为主，病程常迁延反复，预后不良，严重者常因肾衰竭死亡。

**1. 病因与发病机制**　免疫耐受的终止和破坏导致大量自身抗体产生是本病发生的根本原因。抗核抗体是其中最主要的自身抗体，可分为四类：抗 DNA 抗体、抗组蛋白抗体、抗 RNA- 非组蛋白抗体、抗核仁抗原抗体。临床上常用间接免疫荧光法检测患者血清中抗核抗体的类型，其中抗双链 DNA 和抗核糖核蛋白（Smith 抗原）抗体具有相对特异性，阳性率分别为 40% ～ 70% 和 15% ～ 30%。此外，许多患者血清中还存在抗红细胞、血小板和淋巴细胞的自身抗体。

遗传因素、免疫因素以及药物、性激素、紫外线损伤等均可能影响 SLE 的免疫耐受。

（1）遗传因素　遗传因素与本病的关系表现为：①在纯合子双胞胎中有很高的一致性（＞20%）；② SLE 患者家族成员中发病的可能性明显增加；③北美白人中 SLE 与 HLA DR$_2$、DR$_3$ 有关；④有些患者（约 6%）表现为补体成分的遗传缺陷。

（2）免疫因素　患者体内有多种自身抗体形成，提示 B 淋巴细胞活动亢进是本病的发病基础。理论上，B 细胞克隆本身的缺陷、Th 细胞的过度刺激或 Tr 细胞功能过低皆可导致 B 细胞活动亢进。

（3）其他因素　非遗传因素在启动自身免疫反应中亦起着一定作用，这些因素包括药物、性激素、紫外线损伤等。

SLE 的组织损伤与自身抗体的存在有关，多数内脏病变为免疫复合物所介导的Ⅲ型变态反应，其中主要为 DNA- 抗 DNA 复合物所致的血管和肾小球病变；其次为特异性抗红细胞、粒细胞、血小板自身抗体，经Ⅱ型变态反应导致相应血细胞的损伤和溶解，引起全血细胞减少。抗核抗体并无细胞毒性，但能攻击变性或胞膜受损的细胞，一旦它与细胞核接触，即可使细胞核肿胀，呈均质一片，并被挤出胞体，形成狼疮小体（苏木素小体），为诊断 SLE 的特征性依据。狼疮小体对中性粒细胞和巨噬细胞有趋化作用，在补体存在时可促进这些细胞的吞噬作用，吞噬了狼疮小体的细胞称狼疮细胞。

**2. 病理变化**　病变多种多样，除狼疮细胞外，并无其他特异性改变。急性坏死性小动脉炎、细动脉炎是基本病变，几乎存在于所有患者并累及全身各器官。活动期病变以纤维素样坏死为主；慢性期血管壁纤维化明显，管腔狭窄，血管周围淋巴细胞浸润伴水肿及基质增加。

（1）皮肤　约80%的 SLE 患者有不同程度的皮肤损害，以面部蝶形红斑最为典型（图9-1），亦可累及躯干和四肢。镜下，表皮常有萎缩、角化过度、毛囊角质栓形成、基底细胞液化等病变，表皮和真皮交界处水肿，基底膜、小动脉壁和真皮的胶原纤维可发生纤维素样坏死；血管周围常有淋巴细胞浸润。免疫荧光证实 SLE 患者皮肤病变部位的真皮与表皮交界处有 IgG、IgM 及 C3 的沉积，形成颗粒或团块状的荧光带即"狼疮带"，对本病有诊断意义（图9-2）。

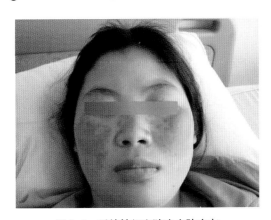

图 9-1　系统性红斑狼疮皮肤病变

患者面部呈现蝶形红斑

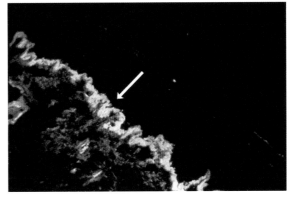

图 9-2　系统性红斑狼疮"狼疮带"

表皮和真皮交界处 IgG 免疫荧光呈颗粒或团块状的荧光带

（引自美国 Duke University 网站）

（2）肾　约60%的 SLE 患者出现以狼疮性肾炎为主要表现的肾损害。原发性肾小球肾炎的各种组织学类型在狼疮性肾炎时均可出现，但以系膜增生性（10%～15%）、局灶性（10%～15%）、膜性（10%～20%）和弥漫增生性（40%～50%）常见，晚期可发展为硬化性肾小球肾炎。其中弥漫增生性狼疮性肾炎中肾小球内皮下大量免疫复合物的沉积，是 SLE 急性期的特征性病变（图9-3）。病变严重者出现肾衰竭，是导致 SLE 患者死亡的主要原因。

（3）心　约50%的患者病变累及心脏，以心瓣膜非细菌性疣赘性心内膜炎最为典型，赘生物常累及二尖瓣或三尖瓣。

（4）关节　约95%的病例有不同程度关节受累。表现为滑膜充血水肿，单核细胞、淋巴细胞浸润，紧邻上皮处浅表部位的结缔组织内可出现纤维素样坏死灶。

（5）脾　体积略增大，常见滤泡增生，红髓中出现大量浆细胞。最突出的变化是小动脉外膜纤维化，形成洋葱皮样结构（图9-4）。

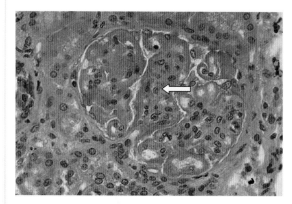

**图 9-3 狼疮性肾炎**

肾小球毛细血管袢呈线圈状，反映出内皮细胞下广泛的免疫复合物沉积（引自美国 Duke University 网站）

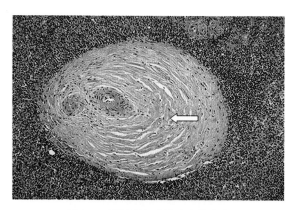

**图 9-4 系统性红斑狼疮之脾病变**

脾小体中央动脉呈洋葱皮样改变

（引自美国 Duke University 网站）

## （二）类风湿关节炎

类风湿关节炎（rheumatoid arthritis，RA）是以多发性和对称性增生性滑膜炎为主要表现的慢性全身性自身免疫病，绝大多数患者血浆中有类风湿因子（rheumatoid factor，RF）及其免疫复合物存在。本病高发年龄为 25～55 岁，也可见于儿童，女性发病率比男性高 3～5 倍。滑膜炎症加剧和缓解反复交替进行，引起关节软骨和关节囊的破坏，最终导致关节强直、畸形。

**1. 病因与发病机制**　尚不清楚，可能与遗传、免疫及感染等因素有关，主要表现在以下三个方面：①细胞免疫：滑膜病变中浸润的淋巴细胞大部分是活化的 $CD_4^+$ Th 细胞，而 $CD_4^+$ Th 细胞可分泌多种细胞因子和生长因子，从而激活其他免疫细胞和巨噬细胞，后者可分泌一些炎症介质和组织降解因子，其中，IL-1 和 TGF-β 可引起滑膜细胞和成纤维细胞增殖，刺激滑膜细胞和软骨细胞分泌蛋白水解酶和基质降解酶，导致滑膜和关节软骨的损伤破坏。②体液免疫：发现近 80% 的患者有 IgG 分子 Fc 片段的自身抗体，即 RF，可存在于血清或滑膜液中。血清中 RF 最主要的成分是 IgM，亦有 IgG、IgA 和 IgE 等，它们的出现及滴度高低与疾病的严重程度一致，因而可作为临床诊断及预后判断的重要指标；血液中的 RF 在本病发生中所起作用尚不明确，但存在于关节滑膜液中的 IgG 型 RF 可形成免疫复合物 IgG-抗 IgG，固定并激活补体，吸引中性粒细胞和单核细胞游出，能通过Ⅲ型变态反应引起关节组织损伤。③感染：导致 T 细胞激活和 RF 形成的原因可能与 EB 病毒、支原体、小 DNA 病毒和分枝杆菌等感染有关。

**2. 病理变化**　类风湿关节炎是一种全身性疾病，可在全身多个部位出现病变。

（1）关节病变　最常累及手、足小关节，其次肘、腕、膝、踝、髋等大关节及脊椎等也可受累，病变常为多发性、对称性。组织学上，受累关节表现为慢性滑膜炎：①滑膜细胞增生、肥大呈多层，有时可形成绒毛状突起；②滑膜下结缔组织多量淋巴细胞、巨噬细胞和浆细胞浸润，常形成淋巴滤泡；③大量新生血管形成，血管内皮细胞可表达高水平黏附分子；④高度血管化、炎细胞浸润和增生状态的滑膜覆盖于关节软骨表面，形成血管翳，并逐渐向心性伸展，覆盖整个关节软骨表面；⑤随病变发展，关节软骨严重破坏，血管翳最终充满关节腔，引起关节纤维化和钙化，导致永久性关节强直，并在病程中晚期，造成患者关节梭形肿胀、畸形（图 9-5）。

（2）关节以外的病变　多种器官组织可被累及。类风湿小结是关节以外类风湿病中最常见病变，具有一定特征性，1/4 患者见于皮下，其次为肺、脾、心包、大动脉和心瓣膜。光镜下，小结中央为大片纤维素样坏死，周围有呈栅状或放射状排列的上皮样细胞，外围为肉芽组织。心和肺等器官和组织除类风湿小结以外，还可见血管炎和淋巴细胞、浆细胞和巨噬细胞浸润等改变。病变累及浆膜可致纤维素性胸膜炎或心包炎。血管病变主要是累及大、小血管的坏死性血管炎。

## （三）口眼干燥综合征

口眼干燥综合征（sjögren syndrome）是指由于泪腺、唾液腺受免疫损伤所致的以眼干、口干等为临床特征的自身免疫病。本病可单独存在（原发性），也可与其他自身免疫病如类风湿关节炎、SLE 等同时存在（继发性）。

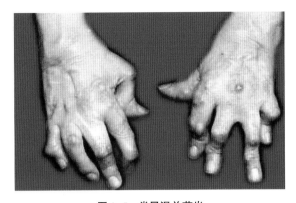

图 9-5　类风湿关节炎

双手指关节多发性和对称性肿胀、畸形，手背皮下见多个类风湿小结

**1. 发病机制**　发病机制不明。研究提示，本病的免疫损伤以腺管上皮为靶器官，高 γ-球蛋白血症、抗核抗体及类风湿因子的存在表明 B 淋巴细胞功能过度，其原因可能是 Th 细胞的作用。近年来发现两种特征性抗核糖核蛋白成分的自身抗体对本病的诊断有参考价值，分别命名为抗 SS-A 和抗 SS-B。

**2. 病理变化**　病变主要累及唾液腺和泪腺，其他外分泌腺如呼吸道、胃及阴道腺体也可受累。病变腺体主要表现为大量淋巴细胞和浆细胞浸润，有时可形成淋巴滤泡并有生发中心形成，伴腺体结构破坏。导管细胞增生，形成实体性团块即上皮肌上皮岛（epi-myoepithelial island）。泪腺结构破坏可导致角膜上皮干燥、炎症及溃疡形成；唾液腺破坏可引起口腔黏膜干裂及溃疡形成；呼吸道受累可导致相应的鼻炎、喉炎、支气管炎和肺炎；近 25% 患者（尤其是抗 SS-A 抗体阳性患者）可累及中枢神经系统、皮肤、肾和肌肉，肾脏病变主要表现为间质性肾炎伴肾小管运输障碍，与 SLE 不同，极少发生肾小球肾炎。

## （四）炎性肌病

炎性疾病（inflammatory myopathy）不常见，依据临床特点、形态学和免疫特点分为三种类型：皮肌炎、多发性肌炎及包涵体肌炎，可单独发生，也可伴发于其他类型的自身免疫病，如系统性硬化等。

**1. 皮肌炎**　病变累及皮肤及肌肉，特点是皮肤出现典型的红疹及对称性缓慢进行性肌无力。最初累及近端肌肉，远端肌肉受累及运动障碍发生较晚；约 1/3 的患者由于口、咽及食管肌肉受累造成吞咽困难；有些患者可出现间质性肺病、血管炎和心肌炎等肌肉以外的表现。光镜下，肌束周边可见萎缩的肌纤维为本病病变特征。此外，还可见小血管周围及周围结缔组织炎细胞浸润，肌纤维坏死及再生。

**2. 多发性肌炎**　是以肌肉损伤和炎症反应为特征的自身免疫性疾病。临床主要表现为双侧、对称性肌无力，往往起始于躯干、颈部和四肢的肌肉。镜下主要表现为淋巴细胞浸润及肌纤维的变性和再生。本病的发生可能由细胞毒性 T 细胞介导，大多数患者有抗核抗体存在，其中抗 t-RNA 合成酶的 Jo-1 抗体具有特异性。

**3. 包涵体肌炎**　发病隐匿，患者年龄多在 50 岁以上。初始累及远端肌肉，特别是膝部伸肌及腕、手指的曲肌，肌肉无力可以是不对称的。光镜下，病变特点为围绕血管周围的炎细胞浸润，肌细胞内有空泡，周围有嗜碱性颗粒。另外，空泡状的肌纤维含有淀粉样沉积物，刚果红染色阳性。浸润的炎细胞与多发性肌炎相似。

### （五）系统性硬化

系统性硬化（systemic sclerosis）以全身多个器官间质纤维化和炎性改变为特征，主要累及皮肤、胃肠道、肾脏、心脏、肌肉及肺。本病可发生于任何年龄，但以 30 ～ 50 岁多见，男女患者比例约 1 : 3。临床上分为两类：①弥漫性系统性硬化：特点是在发病时皮肤广泛受累伴快速进展及早期内脏受累；②局限性系统性硬化：相对局限的皮肤受累，如手指、前臂、面部及其他部位，内脏受累较晚，预后相对较好。

**1. 病因和发病机制**　病因不明。纤维化是本病的特征性病变，其启动可能与免疫系统激活、血管损伤及成纤维细胞活化有关，但三者之间的关系及相互作用机制尚不清楚。研究提示其过程可能是识别某一与本病相关的 $CD_4^+$ T 细胞在皮肤内积聚并释放细胞因子，从而激活肥大细胞和巨噬细胞，释放能激活成纤维细胞的细胞因子和生长因子，如 IL-1、PDGF 和 PGF 等，最终导致纤维化。

系统性硬化早期即可出现微血管病变。系统性硬化患者指小动脉出现纤维化，可能由于内皮损伤的反复发生伴血小板凝集导致血小板源性生长因子的释放，引起管壁纤维化，造成血管腔狭窄，从而导致组织缺氧而引起纤维化。

**2. 病理变化**　主要累及皮肤、胃肠道、肾脏、心脏、肌肉及肺等部位。

（1）皮肤　病变由指端开始，呈向心性发展，累及前臂、肩、颈及面部。镜下，疾病早期仅表现为真皮水肿，血管周围 $CD_4^+$ T 细胞浸润；随病变进展，真皮中胶原纤维明显增加，表皮萎缩变平，附属器萎缩消失，真皮内小血管壁增厚、玻璃样变（图 9-6）。有时可出现局灶性或弥漫性皮下组织钙化，尤其是局限性系统性硬化患者更易发生，并可出现雷诺现象（Raynaud's phenomenon）、食管蠕动障碍、手指硬化和毛细血管扩张，即 CREST 综合征。晚期手指细而呈爪状，关节活动受限，有时指端甚至发生坏死脱落，面部无表情呈假面具状。

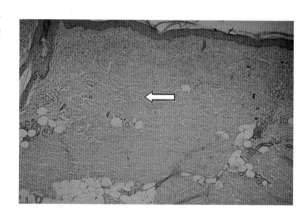

**图 9-6　系统性硬化之皮肤**

皮肤真皮层内胶原纤维明显增多，皮肤附件明显减少，表皮萎缩变薄（引自美国 Duke University 网站）

（2）消化道　约 80% 患者消化道受累，病变主要表现为管壁进行性萎缩和纤维化，伴血管周围淋巴细胞浸润，小血管壁进行性增厚。

（3）肾　叶间小动脉病变最为突出，表现为内膜黏液样变性伴内皮细胞增生及随后的管壁纤维化，引起动脉管腔明显狭窄，部分病例伴有细动脉纤维素样坏死，约 50% 患者死于肾衰竭。

（4）肺　可出现弥漫性间质纤维化，肺泡扩张、肺泡间隔断裂，形成囊样空腔。

（5）关节　关节受累可导致关节周围结缔组织硬化，骨骼肌受累可发生肌肉萎缩。

## 第二节　免疫缺陷病

免疫缺陷病（immunodeficiency disease）是一组由免疫系统发育不全或遭受损害导致免疫功能缺陷而引发的疾病。常分为两类：①原发性免疫缺陷病，又称先天性免疫缺陷病；②继发性免疫缺陷病，又称获得性免疫缺陷病。

免疫缺陷病的临床表现因其性质不同而异，体液免疫缺陷患者产生抗体能力低下，因而发生连绵不断的细菌感染；淋巴组织内无生发中心，也无浆细胞存在，血清免疫球蛋白定量测定有助于这类疾病的诊断。细胞免疫缺陷患者在临床上可表现为严重的病毒、真菌、胞内寄生菌（如结核杆菌等）及某些原虫的感染；患者的淋巴结、脾及扁桃体等淋巴样组织发育不良或萎缩，胸腺依赖区和周围血中淋巴细胞减少，功能下降，迟发性变态反应微弱或缺如。免疫缺陷患者除表现难以控制的机会性感染外，自身免疫病及恶性肿瘤的发病率也明显增高。

## 一、原发性免疫缺陷病

原发性免疫缺陷病是一组与遗传相关的罕见病，常发生于婴幼儿，患儿出现反复感染，严重威胁生命。按免疫缺陷性质的不同，可分为体液免疫缺陷为主、细胞免疫缺陷为主，以及两者兼有的联合性免疫缺陷三大类。此外，补体缺陷、吞噬细胞功能缺陷等非特异性免疫缺陷也属于此类疾病（表9-2）。

表 9-2 原发性免疫缺陷病的常见类型

| 体液免疫缺陷为主 | 细胞免疫缺陷为主 | 联合性免疫缺陷病 |
| --- | --- | --- |
| 原发性丙种球蛋白缺乏症 | DiGeorge 综合征 | 重症联合性免疫缺陷病 |
| 孤立性 IgA 缺乏症 | Nezelof 综合征 | Wiscott-Aldrich 综合征 |
| 普通易变免疫缺陷病 | 黏膜皮肤念珠菌病 | 毛细血管扩张性共济失调症 |
| | | 腺苷酸脱氢酶缺乏症 |

## 二、继发性免疫缺陷病

继发性免疫缺陷病较原发性更为常见，可发生于任何年龄。许多疾病可伴发继发性免疫缺陷病，如感染（风疹、麻疹、巨细胞病毒感染、结核病等）、恶性肿瘤（霍奇金淋巴瘤、白血病、骨髓瘤等）、自身免疫病（SLE、类风湿关节炎等）、免疫球蛋白丧失（肾病综合征）、免疫球蛋白合成不足（营养缺乏）、淋巴细胞丧失（药物、系统感染等）和免疫抑制剂治疗等。继发性免疫缺陷病可因机会感染引起严重后果，因此及时诊断和治疗十分重要。本节重点叙述发病率日增且病死率极高的获得性免疫缺陷综合征（acquired immunodeficiency syndrome，AIDS），即艾滋病。

艾滋病是由人类免疫缺陷病毒（human immunodeficiency virus，HIV）感染引起，其特征为免疫功能缺陷伴机会性感染和（或）继发性肿瘤及神经系统症状。临床表现为发热、乏力、体重下降、全身淋巴结肿大及神经系统症状。艾滋病 1981 年由美国疾病控制中心首先报道，自 1985 年传入我国，现阶段已进入流行期，HIV 在许多普通人群中存在，其防治工作已成为医疗卫生工作者面临的严峻课题。

### （一）病因和发病机制

**1. 病因** 本病由 HIV 感染引起，HIV 为逆转录 RNA 病毒，目前分为 HIV-1 和 HIV-2 两个亚型，按世界卫生组织和美国国立卫生研究所沿用的亚型分类标准，HIV-1 又被分为 A ～ H 及 O 共 9 个亚型。世界各地的 AIDS 主要由 HIV-1 所引起，HIV-2 在西非地区呈地方性流行，迄今为止，我国两种病毒类型均存在。

HIV-1 病毒颗粒为球形，病毒核心由两条 RNA 链（病毒基因组）、逆转录酶和核心蛋白 p17 及 p24 构成，并由来自宿主细胞的脂质膜包被，膜上嵌有由病毒编码的糖蛋白即外膜蛋白 gp120 和跨膜蛋白 gp41，在感染宿主细胞过程中发挥重要作用（图 9-7）。HIV-1 基因组包括 9 个基因，其中 3 个结构基因 *gap*、*env*、*pol* 编码病毒结构蛋白：*gap* 基因编码核心蛋白 p13、p17 和 p24 等，*env* 基因编码包膜蛋白 gp41、gp120，*pol* 基因编码病毒复制所必需的逆转录酶、内切核苷酸酶和蛋白合成酶。除此以外，还有 6 个调节基因，*tat* 是反式正向调节基因，能增加所有基因表达；*rev* 能增加 *gap* 和 *env* 基因表达；*nef* 为反式负向调节基因；*vif* 基因编码病毒传染因子，*vpu* 基因编码病毒蛋白 U，*vpr* 基因编码病毒蛋白 R。HIV-2 与 HIV-1 核苷酸序列差异较大，但基因结构基本相同。

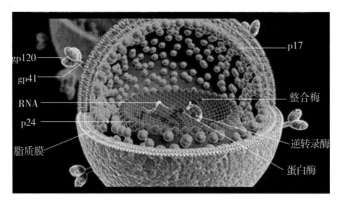

图 9-7    HIV-1 结构模式图

患者与无症状病毒携带者是本病的传染源。HIV 主要存在于宿主血液、精液、子宫及阴道分泌物和乳汁中；其他体液如唾液、尿液或眼泪中偶尔可分离出病毒，但目前尚无确定证据表明能够传播本病。AIDS 的主要传播途径包括：①性接触传播：同性恋或双性恋男性曾是高危人群，占报告病例的 60% 以上，但目前异性性传播已成为世界 HIV 流行的普遍规律，目前全球 HIV 感染者中 3/4 是通过异性性接触感染；②血道传播：包括使用被病毒污染的针头静脉注射、输血、含有病毒的血液和血制品的应用等；③母婴垂直传播：母体病毒经胎盘感染胎儿或通过哺乳、黏膜接触等方式感染婴儿；④医务人员职业传播，该途径临床较少见。

**2. 发病机制**    HIV 主要累及免疫系统和中枢神经系统。严重的细胞免疫缺陷是 AIDS 的主要特征，主要是 HIV 选择性地侵犯和破坏 $CD_4^+$ T 细胞。HIV 有选择性地与 $CD_4^+$ 细胞结合，包括 $CD_4^+$ T 细胞、巨噬细胞和树突状细胞（后两者细胞表面表达少量 $CD_4^+$），病毒在细胞内复制、储存、释放后侵犯其他靶细胞。HIV 释放时溶解破坏在免疫应答中起核心作用的 $CD_4^+$ T 细胞，导致一系列细胞免疫功能缺陷；单核 – 巨噬细胞和树突状细胞感染 HIV 后不会迅速死亡，反而成了 HIV 的储存场所，在病毒扩散中起重要作用。此外，B 细胞和其他淋巴细胞功能均有不同程度受损和破坏，促使各种严重的机会性感染和肿瘤发生。受感染的单核 – 巨噬细胞可携带病毒通过血 – 脑屏障，引起中枢神经系统感染。脑组织中的小胶质细胞也是 HIV 的靶细胞。HIV 不感染神经元。

（1）HIV 感染 $CD_4^+$ T 细胞    $CD_4$ 分子是 HIV 的主要受体。HIV 病毒包膜上的 gp120 与 $CD_4$ 分子结合，淋巴细胞表面的 CXCR4 或巨噬细胞（一些淋巴细胞）表面的 CCR5 作为共受体，三者结合后发生构象改变，从而病毒与宿主细胞融合。

进入细胞后，病毒 RNA 链经逆转录酶的作用在细胞内合成反义 DNA，然后被运送至细胞核，在核内经多聚酶作用复制为双链 DNA，经整合酶的作用，与宿主基因组整合。整合后的环状病毒 DNA 称前病毒，此时病毒处于潜伏状态，经数月至数年的临床潜伏期，前病毒可被某些因子激活而开始不断复制，在细胞膜上装配成新病毒并以芽生方式释放入血，释出后的病毒再侵犯其他靶细胞。病毒复制的同时可直接导致受感染 $CD_4^+T$ 细胞破坏、溶解。因 $CD_4^+T$ 细胞在免疫应答中起核心作用，故 $CD_4^+T$ 细胞的消减可导致：①淋巴因子产生减少；② $CD_8^+T$ 细胞的细胞毒活性下降；③巨噬细胞溶解肿瘤细胞、杀灭胞内寄生菌和原虫的功能减弱；④ NK 细胞功能降低；⑤ B 细胞在特异性抗原刺激下不产生正常的抗体反应；⑥作用于骨髓中造血干细胞，影响造血细胞的分化。

（2）HIV 感染组织中单核巨噬细胞　存在于脑、淋巴结和肺等器官组织中的单核巨噬细胞可有 10% ～ 50% 被感染，其感染过程与 $CD_4^+T$ 细胞存在不同之处，具体表现：①因巨噬细胞表达低水平 $CD_4$，所以 HIV 一方面可通过 gp120 与 $CD_4$ 结合的方式感染巨噬细胞，另一方面也可通过细胞的吞噬作用进入细胞或经 Fc 受体介导的胞饮作用而使由抗体包被的 HIV 进入细胞。②病毒可在巨噬细胞内大量复制，但通常储存于胞质内，不像 $CD_4^+T$ 细胞那样在胞膜上大量出芽。单核巨噬细胞能抵抗 HIV 的致细胞病变作用，因而不会迅速死亡，反而可成为 HIV 的储存场所，并在病毒扩散中起重要作用，其可携带病毒通过血 - 脑脊液屏障，从而引起中枢神经系统感染。

淋巴结生发中心的滤泡树突状细胞也可受到 HIV 的感染并成为 HIV 的"储备池"。其树突可表达 IgG 的 Fc 受体，从而与由 IgG 型抗体包被的 HIV 结合，使病毒进入细胞内。

### （二）病理变化

艾滋病病变主要累及人体免疫系统，造成淋巴组织破坏。在免疫功能损伤至一定程度后便可并发机会性感染和（或）继发肿瘤，其基本病变包括以下三方面。

**1. 淋巴组织的形态变化**　早期，淋巴结肿大。光镜下，最初有淋巴滤泡明显增生，生发中心活跃，髓质内出现较多浆细胞等现象；随后滤泡外层淋巴细胞减少或消失，小血管增生，生发中心被零落分割；晚期的淋巴结内 T、B 淋巴细胞几乎消失殆尽，仅残留一些巨噬细胞和浆细胞，并伴纤维组织增生，脾、胸腺也表现为淋巴细胞减少。

**2. 继发机会性感染**　机会性感染是本病的特征之一，即多种在正常人体不致病的病原体感染。病原包括原虫、真菌、细菌、病毒等，感染范围广泛，可累及全身各器官，其中以中枢神经系统、肺、消化道受累最为常见。

70% 以上的患者可经历一次或多次肺孢子虫感染，可引起肺泡扩张或融合，伴间质性肺炎，在机会感染而致死亡的病例中，半数为该类感染；中枢神经系统常感染弓形虫、新型隐球菌而导致脑炎或脑膜炎；消化道常感染白色念珠菌、沙门菌、鸟型结核杆菌等，可引起假膜性炎、化脓性炎，从口腔到肠道可见多处炎症及溃疡。

**3. 继发恶性肿瘤**　约 30% 的患者可继发皮肤、口腔及其他部位的 Kaposi 肉瘤，皮肤的 Kaposi 肉瘤表现为局部红斑，可发生坏死（图 9-8），其他常见的伴发肿瘤为淋巴瘤。

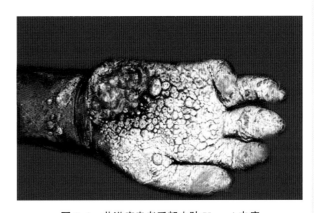

**图 9-8　艾滋病患者手部皮肤 Kaposi 肉瘤**

腕前区、手掌和手指掌侧面见大小不等结节状肿物并发生坏死和溃疡

### （三）临床病理联系

本病潜伏期较长，一般经数月至10年或更长时间才发展为AIDS，其病程可分为三个阶段：①早期（急性期），HIV感染后引起病毒血症，出现咽痛、发热、肌肉酸痛等非特异性表现，但由于患者尚有较好的免疫反应能力，2～3周后症状可自行缓解。②中期（慢性期），机体的免疫功能与病毒之间处于相互抗衡的阶段，在某些病例此期可长达数年或不再进入末期。此期临床可无明显症状或出现明显的全身淋巴结肿大，常伴发热、乏力、皮疹等。③后期（危险期），机体免疫功能全面崩溃，病人持续发热、乏力、消瘦、腹泻，并出现神经系统症状，明显的机会性感染及恶性肿瘤，血液化验可见淋巴细胞明显减少，$CD_4^+T$细胞减少尤为显著，细胞免疫反应丧失殆尽。

抗病毒治疗和免疫调节是目前的主要治疗原则，抗HIV治疗主要采用逆转录酶抑制剂和蛋白酶抑制剂，但预后较差。尽管疫苗研究已经开展，并被试用，但疫苗的前景尚不乐观，对安全有效且具免疫持久性的免疫原的进一步开发及接种对象的选择等方面仍有很多工作需要开展。因此，大力开展预防工作，是现阶段防治艾滋病的重要环节。

# 第十章
# 生殖系统和乳腺疾病

扫一扫，查阅本章数字资源，含PPT、音视频、图片等

生殖系统和乳腺疾病是临床上的常见病、多发病，严重危害患者的身体健康。本章主要从病因、病理变化和临床病理联系等方面对该类疾病进行阐述，为相关临床知识的学习打下基础。

## 第一节　慢性子宫颈炎与子宫颈癌

### 一、慢性子宫颈炎

慢性子宫颈炎（chronic cervicitis）是育龄期妇女最常见的疾病。常因急性宫颈炎治疗不彻底，病原体隐藏于宫颈黏膜内形成慢性炎症；也有患者无急性宫颈炎症状，直接发生慢性宫颈炎。临床上主要表现为白带过多。

#### （一）病因

病原体主要为链球菌、大肠杆菌、葡萄球菌及肠球菌。少数也可因感染淋病奈瑟菌、沙眼衣原体、人类乳头状瘤病毒及单纯疱疹病毒等引起。此外，分娩、流产及手术也是慢性子宫颈炎的诱发因素。

#### （二）病理变化

镜下为子宫颈非特异性炎症，可见黏膜充血水肿，上皮下有淋巴细胞、浆细胞及单核细胞浸润，子宫颈柱状上皮及腺上皮常伴有不同程度鳞状上皮化生。

慢性子宫颈炎时子宫颈阴道部鳞状上皮坏死脱落，形成表浅的缺损，称真性糜烂，较少见。临床上常见的宫颈糜烂（cervical erosion）实质上是宫颈损伤的鳞状上皮被宫颈管内柱状上皮增生外移取代，上皮下血管显露而呈红色，糜烂面与周围的正常鳞状上皮有清楚的界限。

在慢性子宫颈炎时，当腺管被周围增生的组织所挤压，使腺管口阻塞，腺体内的分泌物潴留，腺腔逐渐扩张形成大小不等的囊形肿物，内含无色黏液，称为子宫颈囊肿，又称纳博特囊肿（Nabothian cyst）。

有时可见子宫颈黏膜上皮、腺体和间质结缔组织呈局限性增生而形成子宫颈息肉。直径一般约1cm，呈粉白色或粉红色，常有蒂，质软而脆，易出血。

### 二、子宫颈癌

子宫颈癌（cervical carcinoma）是最常见的女性生殖系统恶性肿瘤。发病年龄多为 40 ～ 60

岁，平均50岁。子宫颈癌初期没有任何症状，由于宫颈脱落细胞学筛查的普及，使得以早期发现和治疗，因此病死率已有明显下降。

### （一）病因

子宫颈癌的病因尚不清楚，可能与以下因素相关。

**1. 生物学因素** 至今认为有3种病毒可能与宫颈癌的发生有关：单纯疱疹病毒Ⅱ型（herpes simplex virus-2，HSV-2）、人乳头状瘤病毒（human papilloma virus，HPV）、人巨细胞病毒（human cytomegalovirus，HCMV）。其中高危型HPV持续感染是宫颈癌的主要危险因素，90%以上的宫颈癌伴有高危型HPV感染，尤其是HPV16、18、31、33型。沙眼衣原体、滴虫、真菌等病原体的感染在高危HPV感染导致宫颈癌的发病过程中可起协同作用。

**2. 性生活** 国内外大量资料证实，性生活过早、紊乱、初产年龄小、多孕多产等与宫颈癌的发生密切相关。初次性生活小于18岁的妇女，其宫颈癌的发病率较18岁以后开始性生活的要高4倍；若同时患有梅毒、淋病等性传播疾病，则其宫颈癌的发病率将高6倍。这可能是青春期前的女性下生殖道尚未成熟，对致癌因素的刺激比较敏感，若较早开始性生活，一旦感染容易引发癌症。若妇女与多个男子发生性关系，其发生宫颈癌的概率也较高，处女则很少患宫颈癌。妇女多次分娩且围产期保持及分娩过程不好，也会增加宫颈癌的发生率。

**3. 其他** 吸烟作为HPV感染的协同因素可以增加子宫颈癌的患病风险，吸烟者患宫颈癌的机会要比不吸烟者增加2倍。另外，宫颈癌的发病还与内分泌、营养不良、包皮垢刺激、精神创伤、家族肿瘤史等因素有关。

### （二）病理变化

**1. 根据发展过程分** 子宫颈癌可分为原位癌、早期浸润癌及浸润癌。

（1）原位癌 最初，癌变仅局限于子宫颈黏膜上皮层内，未突破基底膜，称为原位癌（图10-1）。原位癌的子宫颈大致正常，一般肉眼不能判断，只能在显微镜下观察。

（2）早期浸润癌 当上皮内癌突破基底膜向固有层浸润，浸润深度不超过基底膜下5mm，为早期浸润癌，又称微小浸润癌。病变常限于子宫颈某处，稍隆起，直径多在1cm以内，发红、质脆、触之易出血。

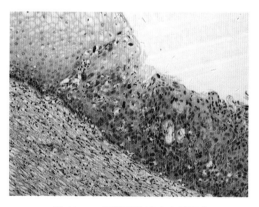

**图10-1 宫颈原位癌（光镜下）**

宫颈鳞状及柱状上皮交界区，病变区域异型细胞累及宫颈鳞状上皮全层，未突破基底膜，细胞拥挤，大小不一，极性紊乱，细胞核大深染，核浆比例增大，核分裂增多

（3）浸润癌 癌组织突破基底膜，明显浸润到间质内，浸润深度超过基底膜下5mm，并伴有临床症状者为浸润癌。肉眼观主要表现为外生菜花型、内生浸润型及溃疡型。

①外生菜花型：最多见，呈菜花样或乳头状，常伴有坏死、感染、出血现象。

②内生浸润型：主要向子宫颈深部浸润，子宫颈普遍肥大，流血少。

③溃疡型：癌组织先破坏子宫颈表面，逐渐侵入，继而癌组织大块坏死脱落而形成溃疡，呈火山口样，易合并感染。

**2. 按组织学类型分** 主要有鳞癌、腺癌和腺鳞癌三种。

（1）鳞癌 鳞癌在子宫颈癌中最为常见，约占 80% 以上。按其分化程度可分为三型：高分化鳞癌，癌细胞主要为多角形，有角化珠形成，核分裂象不多；中分化鳞癌，多为大细胞型，癌细胞为椭圆形或大梭形，细胞异型性较明显，无明显角化珠，核分裂象多见；低分化鳞癌，多为小细胞型，细胞呈小梭形，异型性及核分裂象都很明显。

（2）腺癌 子宫颈腺癌较鳞癌少见。主要来源于宫颈表面及腺体的柱状上皮，少数起源于柱状上皮下的储备细胞。镜下见腺上皮细胞增生呈多层，异型性明显，见核分裂象，可分为高、中、低分化腺癌。按癌细胞生长特征分为腺癌非特殊型、普通型、黏液性胃型、黏液性肠型等。早期易发生转移，预后较鳞癌差。

（3）腺鳞癌 是由储备细胞同时向腺细胞和鳞状细胞分化发展而形成。癌组织中含有腺癌和鳞癌两种成分。

### （三）扩散

子宫颈癌的主要扩散途径为直接蔓延和淋巴道转移。癌组织可直接蔓延而侵犯邻近的器官及组织，向上可浸润整段子宫颈，向下可侵犯阴道壁，向两侧可以累及宫颈旁、阴道旁及骨盆壁，可因肿瘤压迫输尿管而引起肾盂积水，晚期可侵犯膀胱和直肠。淋巴道转移一般是通过宫颈旁淋巴结转移至闭孔、髂内、髂外等淋巴结，而后再转移至髂总、腹股沟或骶前淋巴结，晚期可转移至锁骨上淋巴结。血道转移在宫颈癌很少见，晚期可转移至肺、肝或骨骼等。

### （四）临床病理联系

早期宫颈癌常无明显症状和体征，多在普查中发现。随着病情进展，患者可出现阴道分泌物增多、阴道出血和疼痛等。

**1. 阴道分泌物增多** 大多数宫颈癌患者有不同程度的阴道分泌物增多。初期宫颈腺体受刺激而分泌功能亢进，产生黏液样白带，晚期因癌组织坏死脱落及继发感染，白带变混浊，如米汤样或脓样带血，伴恶臭。

**2. 阴道出血** 表现为早期少量血性白带、接触性阴道出血（即性生活后或妇科检查后出血）及绝经后阴道出血，出血往往不规则，晚期大血管被侵蚀可引起致命的大出血。由于长期的反复出血，患者常常继发贫血。

**3. 疼痛** 为晚期宫颈癌的症状。产生疼痛的原因，主要是盆腔神经受到癌肿浸润或压迫。若闭孔神经、骶神经、大血管或骨盆壁受累，可引起严重的疼痛，有时向下肢放射。

**4. 其他症状** 晚期宫颈癌侵犯膀胱时，可引起尿频、尿急、尿痛或血尿，甚至发生膀胱阴道瘘。如两侧输尿管受压阻塞，则可引起肾盂积水。当癌肿向后蔓延压迫或侵犯直肠时，常有里急后重、便血或排便困难，甚至形成直肠阴道瘘。

## 第二节　子宫内膜增生症及子宫内膜癌

### 一、子宫内膜增生症

子宫内膜增生症（endometrial hyperplasia）是由内源性或外源性雌激素增多引起的子宫内膜腺体或间质增生。常见于 35 岁以上妇女，临床表现为功能性子宫出血。

## （一）病因

### 1. 内源性雌激素增多

（1）不排卵　当青春期、围绝经期、下丘脑-垂体-卵巢轴失调、多囊卵巢综合征时，可见不排卵现象。因雌激素持续刺激子宫内膜，无孕激素对抗，内膜长期处于增生状态，缺少周期性分泌期的转化。

（2）肥胖　女性肾上腺分泌的雄烯二酮可被脂肪组织内的芳香化酶催化而生成雌酮。因而肥胖妇女血浆中雌酮水平较高，造成持续性雌激素的影响。

（3）内分泌功能性肿瘤　垂体腺的促性腺功能不正常、卵巢颗粒细胞瘤，可导致持续性雌激素分泌。

### 2. 外源性雌激素增多

（1）雌激素替代疗法（estrogen replacement therapy，ERT）　围绝经期或绝经后女性，由于体内雌激素缺乏，因而应用雌激素替代疗法。但是雌激素替代疗法单纯使用雌激素，可刺激子宫内膜增生。

（2）他莫昔芬的应用　他莫昔芬有抗雌激素的作用，故被用于绝经后晚期乳腺癌患者。然而当女性雌激素水平低下时，他莫昔芬又有微弱的类似雌激素作用，故长期服用可使子宫内膜增生。

## （二）病理变化

### 1. 肉眼观
病变的子宫稍大，内膜普遍增厚，可达 0.5～1cm，表面光滑，柔软，也可呈不规则形或息肉状。

### 2. 镜下观
根据细胞形态和腺体结构增生、分化程度的不同，可分三种类型。

（1）单纯性增生　单纯性增生曾称为轻度增生或囊性增生。子宫内膜腺体及间质均增生，腺体数量增多、大小不一、分布不均，某些腺体扩张成囊状。细胞形态和排列与增生期子宫内膜相似，无异型性。1% 的子宫内膜单纯性增生可发展为子宫内膜腺癌。

（2）复杂性增生　复杂性增生曾称腺瘤型增生，以腺体增多和间质稀少为特征。腺体明显增生，出现背靠背现象。腺上皮细胞为高柱状，假复层，核分裂象常见，无细胞异型性，可向腺腔内呈乳头状或向间质内呈出芽性生长，约3% 可发展为腺癌。

（3）非典型增生　非典型增生是在单纯性增生或复杂性增生的基础上，出现上皮细胞异型性，细胞极性紊乱或消失，体积增大，核浆比例增加，染色质浓聚，核仁清楚，可见多少不等的核分裂象。重度非典型增生有时和子宫内膜高分化腺癌较难鉴别，若有间质浸润则归属为癌，1/3 的患者可发展为腺癌。

## （三）临床病理联系

由于雌激素增多，抑制垂体前叶分泌卵泡刺激素，使卵泡发生退化，雌激素分泌因而急骤下降，增生的子宫内膜由于雌激素突然不足而发生坏死脱落，引起功能性子宫出血，表现为月经不规则、经期延长和月经量过多，血量较多或持续时间较长会引发贫血，急剧大量出血可导致休克。

## 二、子宫内膜癌

子宫内膜癌（endometrial carcinoma）为起源于子宫内膜腺体的恶性肿瘤，是妇科常见的恶性肿瘤，近年来发病率有上升趋势，多发生在绝经期和绝经期后女性，主要临床表现为阴道不规则流血。

## （一）病因

确切病因不明，危险因素有：

**1. 长期持续的雌激素刺激**　多见于卵巢不排卵、多囊卵巢综合征、卵巢颗粒细胞瘤、绝经延迟以及绝经后长期服用雌激素的妇女。子宫内膜受到雌激素持续性刺激，又无周期性的黄体酮拮抗，长期处于增生状态。

**2. 遗传**　约20%的子宫内膜癌患者有家族史。据研究，p53抑癌基因的突变是其最重要的特征之一。

**3. 其他**　一般将肥胖-高血压-糖尿病，称为子宫内膜癌三联征，可能与下丘脑-垂体-肾上腺的功能失调或代谢异常有关。同时，垂体促性腺功能也可能不正常，造成无排卵、无孕激素分泌，使子宫内膜长期受到雌激素的持续刺激。

## （二）病理变化

肉眼观，分弥漫型及局限型两种。弥漫型的子宫内膜呈弥漫性增厚。局限型多位于宫底或宫角，后壁多于前壁，常呈息肉状或菜花状。癌组织松软质脆，常见出血、坏死或溃疡形成，可浸润肌层，深浅不一。

镜下观，按分化程度，癌组织可呈高、中、低分化，以高分化腺癌居多。高分化腺癌腺体较规则，细胞排列紧密，呈假复层或复层，核分裂象少见；中分化腺癌腺体不规则，有较多腺样结构或小腺体形成，可见少量实性灶，癌细胞分化较差，核分裂象易见；低分化腺癌腺体结构极少见，癌巢多为实性，细胞异型性明显，核分裂象多见。按癌细胞生长特征分为子宫内膜样腺癌、黏液性癌、浆液性癌、透明细胞癌等。

## （三）扩散

子宫内膜癌一般生长缓慢，可较长期地局限于宫腔内，但也有极少数发展较快。其扩散途径主要是直接蔓延和淋巴道转移，晚期也可有血道转移。

**1. 直接蔓延**　癌组织沿子宫内膜蔓延生长，向上经子宫角至输卵管，向下至宫颈管、阴道，向外经肌层浸润至浆膜面而蔓延到输卵管、卵巢，并可广泛种植在盆腔腹膜、直肠子宫陷凹及大网膜等处。

**2. 淋巴道转移**　宫体上部和宫底部的腺癌可沿阔韧带上部淋巴管转移至卵巢，并向上引流至腹主动脉旁淋巴结，子宫角部的癌灶可沿圆韧带转移至腹股沟淋巴结；子宫中段的腺癌引流至髂总及腰淋巴结；宫体下部的腺癌累及宫颈时，转移方式同宫颈癌，可至子宫旁、髂内、髂外和髂总淋巴结，子宫后壁癌灶可沿宫骶韧带转移至直肠淋巴结，也可以由于淋巴逆流而转移至阴道及尿道周围淋巴结。

**3. 血道转移**　晚期患者可转移至肺、肝、骨等处。

## （四）临床病理联系

阴道不规则出血是子宫内膜癌最常见和最早出现的症状。癌组织坏死脱落可引起渗液，呈血性米汤样或为脓性伴有臭味。晚期病人由于肿瘤压迫神经而造成疼痛，可发生在腰骶部、下腹部，并可向腿部放射。

# 第三节 乳腺增生性病变及乳腺癌

## 一、乳腺增生性病变

### （一）乳腺纤维囊性变

乳腺纤维囊性变（fibrocystic changes）是最常见的乳腺疾病，以末梢导管和腺泡扩张、上皮和纤维组织增生为特点。多见于 25 ~ 45 岁的女性，与卵巢内分泌失调、孕激素减少而雌激素分泌增多有关。

**1. 非增生型纤维囊性变** 肉眼观，双侧多见，囊肿大小不一，多少不等，边界不清，呈结节状灶性分布，聚集的小囊肿和增生的纤维组织相互交错，可产生斑驳不一的外观，大的囊肿内含有半透明的浑浊液体，外表可呈蓝色，又称作蓝顶囊肿（blue-domed cysts）。

镜下观，囊肿被覆扁平上皮，也可见立方或柱状上皮，亦可上皮缺如，仅见纤维性囊壁。若囊肿破裂，内容物外溢，可致周围组织炎症反应和纤维组织增生，进而发生玻璃样变性。囊肿上皮常可见大汗腺化生。

**2. 增生性纤维囊性变** 增生性纤维囊性变除有囊肿形成和纤维增生外，常伴有末梢导管和腺泡上皮的增生。增生的上皮呈乳头状突入囊内，顶部相互吻合，形成筛状结构。若上皮出现异型增生时可演化为乳腺癌。

### （二）硬化性腺病

硬化性腺病（sclerosing adenosis）是增生性纤维囊性变的少见类型，主要特征为小叶末梢导管上皮、肌上皮和纤维组织增生，增生的纤维组织压迫小叶腺泡使其扭曲变形，一般无囊肿形成。

肉眼观，灰白色，质硬，界限不清。镜下，终末导管的腺泡增多，小叶体积增大。病灶中央的纤维组织增生压迫腺泡，周围的腺泡扩张，腺泡外层的肌上皮细胞明显可见，若腺泡挤压明显，管腔可消失成条索状，与浸润性小叶癌很相似。

## 二、乳腺癌

乳腺癌是发生于乳腺终末导管小叶上皮的恶性肿瘤。居我国女性恶性肿瘤的第一位，且发病率逐年上升。乳腺癌常见于 40 ~ 60 岁、绝经期前后的女性，仅 1% ~ 2% 的患者是男性，半数以上的病变发生于乳腺外上象限，其次为乳腺中央区和其他象限。

### （一）病因

乳腺癌的病因尚未完全阐明。一般认为遗传因素、年龄增长是乳腺癌发生的危险因素，此外初潮年龄早、绝经迟、未婚、不育、晚育、未哺乳、长期服用外源性雌激素等也与乳腺癌发病有关。

## （二）病理变化

根据发展过程，乳腺癌可分为非浸润性癌及浸润性癌。

**1. 非浸润性癌**　是乳腺癌的早期阶段，癌瘤局限在乳腺导管或腺泡内，未突破基底膜，包括导管内原位癌和小叶原位癌。

（1）导管内原位癌　癌细胞局限于导管内，未突破管壁基底膜，多发生于中小导管。根据组织学改变分为粉刺癌和非粉刺型导管内癌。粉刺癌多发生于乳头周围，肉眼观，切面可见扩张的导管，内含灰黄色半固体性坏死物质，挤压时可由导管内溢出，状如皮肤粉刺，故称之。镜下观，细胞排列紧密成巢状，充满导管腔，致使导管扩张，中央有大片坏死。癌细胞体积较大，异型性显著，胞质丰富、嗜酸（图 10-2）；非粉刺型导管内癌细胞排列成巢状、乳头状、筛状或小管状，一般无坏死，癌细胞体积较小，形态较规则。

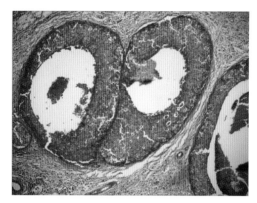

**图 10-2　粉刺癌（光镜下）**
癌细胞增生，充满管腔，中央癌细胞坏死，伊红色

（2）小叶原位癌　小叶原位癌发生于小叶导管及末梢导管。小叶体积增大，小管高度扩张，癌细胞充满末梢导管或腺泡，基底膜完整。癌细胞体积增大、形态大小一致，胞核稍大，圆形及卵圆形，染色质分布较均匀，核分裂象少见，胞浆丰富淡染。

**2. 浸润性癌**

（1）非特殊类型浸润性乳腺癌　为乳腺癌中最常见的类型，多由导管内原位癌发展而来。

肉眼观，肿块呈灰白色，质硬，边缘不整，常可见到癌组织呈放射状侵入邻近组织内。如果侵及皮肤、真皮内淋巴管可阻塞致皮肤水肿，而毛囊汗腺处皮肤出现微小凹陷，呈橘皮样外观；如累及乳头，由于周围纤维组织收缩，可出现乳头回缩、下陷现象。镜下观，组织形态多样，癌细胞排列成巢状或腺样，向间质纤维组织中浸润性生长。癌细胞常呈多形性，核异型性显著，核分裂象易见。

（2）浸润性小叶癌　浸润性小叶癌由小叶原位癌突破基底膜向间质浸润所致。

肉眼观，肿块色白柔韧，与周围乳腺组织的边界不清。镜下观，癌细胞常呈单行线状或围绕导管呈环状排列。癌细胞小，大小一致，多呈圆形、椭圆形或梭形。

（3）浸润性特殊癌　包括乳头状癌、管状癌、筛状癌、化生癌、黏液癌等。

## （三）扩散

**1. 直接蔓延**　癌细胞可直接浸润结缔组织及皮肤，或向深部发展，侵及胸肌，后期可侵及肋间肌、肋骨和胸壁。

**2. 淋巴道转移**　乳腺癌的淋巴道转移最多见。首先，癌细胞沿着胸大肌外侧缘的淋巴管侵入同侧腋窝淋巴结，继而达到锁骨上淋巴结，偶尔可见对侧腋窝淋巴结转移。

**3. 血道转移**　乳腺癌细胞可直接侵入血管引起远处转移。最常转移到肺，其次为骨、肝、脑、肾上腺等。

# 第四节　前列腺增生症及前列腺癌

## 一、前列腺增生症

前列腺增生症（prostatic hyperplasia）为前列腺的一种良性病变，是老年男性的常见疾病之一，其发病率依年龄增长而增加，但多无症状。

### （一）病因

一般认为前列腺增生与体内雄激素和雌激素的平衡失调有关。睾酮是男性主要雄激素，在酶的作用下，变为双氢睾酮，双氢睾酮是雄激素刺激前列腺增生的活性激素。前列腺增生的原因可能和雄激素减少、雌激素相对增高的平衡失调有关。

### （二）病理变化

肉眼观，前列腺增生多见于尿道两侧与后侧，偶见只限于尿道后侧，将尿道压迫成一裂隙，并在膀胱的尿道开口处向膀胱内凸出。增生的前列腺可达正常的 2～4 倍，甚至可达 300g。呈结节状，一般直径在 0.5～2cm，有纵横交错的条纹，切面的颜色、质地与增生的成分有关，如纤维和平滑肌增生较显著时，呈白色、质地较实韧；如腺体增生较显著，则呈灰黄色、蜂窝状或囊性结构。

镜下观，可见前列腺的腺体、平滑肌和纤维结缔组织呈不同程度增生，形成大小不等的、由纤维及肌组织包绕的腺体结节。增生的腺体数目增多，体积也不同程度的扩大成囊状。腺体的上皮由两层细胞构成，内层细胞呈柱状，外层细胞呈立方或扁平形，有完整的基底膜包绕。上皮细胞可呈乳头状突入腺腔内。腺腔内可见分泌物及脱落的上皮细胞，偶可见淀粉样小体。间质可见多少不等的淋巴细胞浸润（图 10-3）。

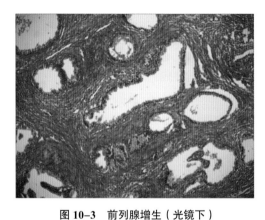

**图 10-3　前列腺增生（光镜下）**

平滑肌和腺体增生，部分腺上皮形成乳头状突起，有些扩张成小囊状。腔内为伊红色潴留物。间质中慢性炎症细胞浸润

### （三）临床病理联系

前列腺增生的早期症状不典型，随着下尿路梗阻加重，症状逐渐明显，出现尿频、尿急、排尿困难、尿失禁、血尿、急性尿潴留等症状，长期病变可引起肾积水和肾功能损害，还可并发感染、膀胱结石等。

## 二、前列腺癌

前列腺癌（prostatic cancer）是指发生在前列腺的上皮恶性肿瘤，是男性生殖系统最常见的恶性肿瘤，多发生于 60 岁以上的老年人，且发病率随年龄的增加而增长，发病有明显的地区差异，我国较欧美国家少见。

（一）病因

前列腺癌的病因尚不十分清楚，一般认为性激素特别是雄激素可能起重要作用。此外，前列腺癌的发病与遗传、性活动、种族、地区有关。

（二）病理变化

肉眼观，早期癌肿为单个或多个质地硬韧的结节，几乎都发生于被膜下，其中大多数发生于后叶，其次是两侧及前叶。晚期肿瘤可扩展到全部前列腺，使前列腺明显增大而质地变硬。切面灰白色，夹杂多少不等的纤维性间隔。

镜下观，前列腺癌大部分为腺泡腺癌，依其分化程度可分为高、中、低 3 型。高分化腺癌最多见，癌细胞排列成大小不等的腺样结构，较规则，有时可呈乳头状或筛状结构，并常可见癌组织向间质浸润生长，癌细胞核体积增大，呈空泡状，核分裂象少见；中分化腺癌全部或部分呈腺样结构，但腺体排列较紊乱，核异型性较明显，且有时形成筛状结构；低分化腺癌的癌细胞一般较小，排列成巢状或条索状，腺腔样结构少见。2016 年 WHO 泌尿与男性生殖系统肿瘤分类采用 Gleason 分级系统分为 5 个级别：Gleason1 级；Gleason2 级；Gleason3 级；Gleason4 级；Gleason5 级（1 级分化最好，5 级分化最差）。少部分为导管内癌和导管腺癌。另外还有神经内分泌癌、黏液癌及尿路细胞癌和鳞状细胞癌。

（三）扩散

高分化腺癌蔓延和转移较晚，可长期局限于前列腺内，预后较好。分化较差的腺癌可直接向附近组织或邻近器官浸润，首先侵及两侧叶，穿破被膜，至输精管壶腹、精囊、膀胱颈和后尿道。前列腺癌的淋巴道转移比较常见，最常侵犯的淋巴结有髂内、髂外、腹主动脉旁、腹股沟等淋巴结，也可侵入胸导管、锁骨下淋巴结等处。血行转移可转移至骨、肺、肝等处，特别是腰椎、骨盆及肋骨的转移较常见。

（四）临床病理联系

前列腺癌早期常无症状，随着肿瘤的增大，压迫尿道可引起进行性排尿困难，压迫直肠可引起大便困难或肠梗阻，压迫神经引起会阴部疼痛，并可向坐骨神经放射，盆腔淋巴结转移可引起双下肢水肿，骨转移可引起骨痛或病理性骨折、截瘫，前列腺癌也可侵及骨髓引起贫血或全血象减少。

# 第十一章

# 神经系统疾病

扫一扫，查阅本章数字资源，含PPT、音视频、图片等

神经系统在病理方面主要表现：①病变定位与功能障碍之间关系密切，如一侧大脑额叶前中央回病变可引起对侧肢体偏瘫；②相同的病变发生在不同部位，可出现不同的临床表现及后果，如额叶前皮质区（联络区）的小梗死灶可不产生任何症状，但若发生在延髓则可导致严重的后果，甚至致命；③对各种致病因子的病理反应较为单一，主要表现为神经元的变性与坏死、髓鞘的脱失、小胶质细胞的激活及星形胶质细胞的增生；④脑的恶性肿瘤极少发生颅外转移，而颅外恶性肿瘤却常可转移至脑；⑤某些解剖生理特征具有双重影响，如颅骨虽有保护作用，但又是引起颅内高压的重要因素；⑥神经系统的病变可导致由其支配的其他部位功能障碍和病变，而其他器官系统的疾患也可引起神经系统的功能失调；⑦颅内无固有的淋巴组织和淋巴管，免疫活性T、B细胞均须由周围血液输入。

## 第一节 感染性疾病

中枢神经系统的感染性疾病，可由多种病原微生物引起，但以病毒、细菌感染多见。病原微生物可通过下列途径侵入中枢神经系统：①血源性感染：如脓毒血症、感染性栓子等；②局部扩散：如颅骨开放性骨折、乳突炎、中耳炎、鼻窦炎等；③直接感染：如创伤或医源性（腰椎穿刺等）感染；④经神经感染：某些病毒如狂犬病病毒可沿周围神经，单纯疱疹病毒可沿嗅神经、三叉神经侵入中枢神经系统而引起感染。此外，乙型脑炎是乙脑病毒经蚊媒介传播引发。本节主要介绍细菌感染性疾病中的流行性脑脊髓膜炎和病毒感染性疾病中的乙型脑炎。

### 一、流行性脑脊髓膜炎

流行性脑脊髓膜炎（epidemic cerebrospinal meningitis）是由脑膜炎双球菌感染引起的脑脊髓膜的急性化脓性炎症。多为散发性，在冬春季可引起流行，称为流行性脑膜炎（简称流脑）。患者多为儿童和青少年。临床上可出现发热、头痛、呕吐、皮肤瘀点或瘀斑、脑膜刺激症状，部分患者可出现中毒性休克。

### （一）病因和发病机制

脑膜炎双球菌具有荚膜，能抵抗白细胞的吞噬作用，并能产生毒素，造成细菌栓塞，使小血管或毛细血管出血、坏死，致皮肤、黏膜出现瘀点、瘀斑。该菌存在于病人或带菌者鼻咽部，通过咳嗽、喷嚏等借飞沫传播，经呼吸道侵入人体，但大多数不发病，或仅有轻度局部卡他性炎，成为带菌者。当机体抵抗力低下或菌量多、毒性大时，细菌在局部大量繁殖，同时产生内毒素，

引起短期菌血症或败血症。其中约 2% ～ 3% 机体病菌到达脑（脊）膜，定位于软脑膜，引起化脓性炎。化脓菌可在蛛网膜下腔的脑脊液循环中迅速繁殖、播散，因此脑膜炎症一般呈弥漫性分布。

### （二）病理变化

**1. 上呼吸道感染期**　细菌在鼻咽部黏膜繁殖，经 2 ～ 4 天潜伏期后出现上呼吸道感染症状，主要表现为黏膜充血、水肿、少量中性粒细胞浸润和分泌物增多。

**2. 败血症期**　上述症状持续 1 ～ 2 天后，部分患者出现皮肤、黏膜的瘀点、瘀斑，该处刮片常可见细菌，血培养阳性。

**3. 脑膜炎症期**　病变进一步发展，可出现特征性脑脊髓膜化脓性炎症。肉眼观，脑脊髓膜血管高度扩张充血，病变严重的区域，蛛网膜下腔充满灰黄色脓性渗出物，覆盖着脑沟脑回，以致结构模糊不清（图 11-1），边缘病变较轻的区域，可见脓性渗出物沿血管分布。由于炎性渗出物的阻塞，脑脊液循环发生障碍，可引起不同程度的脑室扩张。光镜下，蛛网膜血管高度扩张充血，蛛网膜下腔增宽，其中有大量中性粒细胞、浆液及纤维素渗出和少量淋巴细胞、单核细胞浸润（图 11-2）。用革兰染色在中性粒细胞内外均可找到致病菌。脑实质一般不受累，邻近的脑皮质可有轻度水肿。严重病例可累及邻近脑膜的脑实质，使神经元变性，称脑膜脑炎。病变严重者，动脉、静脉管壁可受累，从而形成脉管炎和血栓，导致脑实质的缺血和梗死。

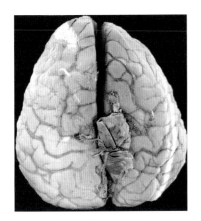

**图 11-1　流行性脑脊髓膜炎（肉眼观）**

软脑膜血管高度扩张、充血，蛛网膜下腔见多量脓性渗出物

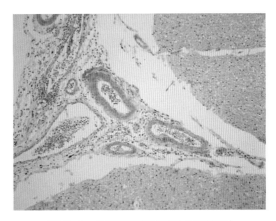

**图 11-2　流行性脑脊髓膜炎（光镜下）**

蛛网膜血管扩张、充血，蛛网膜下腔见大量中性粒细胞浸润

### （三）临床病理联系

**1. 脑膜刺激症状**　表现为颈项强直和屈髋伸膝征（Kernig sign）阳性。由于炎症累及脊髓神经根周围的蛛网膜、软脑膜和软脊膜，致使肿胀神经根通过椎间孔处受压，当颈部或背部肌肉运动时，牵引受压的神经根而产生疼痛。颈部肌肉保护性痉挛而呈僵硬紧张状态，即颈项僵直。婴幼儿腰背部肌肉发生保护性痉挛，可引起角弓反张（episthiotonus）的体征。屈髋伸膝征阳性是由于腰骶节段脊神经后根受到炎症波及而受压，当屈髋伸膝试验时，坐骨神经受到牵引而发生疼痛。

**2. 颅内压升高症状**　表现为剧烈的头痛、喷射性呕吐、小儿前囟饱满、视神经乳头水肿等症状和体征。这是由于脑膜血管充血、蛛网膜下腔脓性渗出物积聚、蛛网膜颗粒因脓性渗出物的阻塞而致脑脊液吸收障碍等原因引起，如伴有脑水肿则上述症状更显著。

**3.脑脊液改变** 主要表现为压力增高，混浊或呈脓性，脓细胞数及蛋白含量增多，糖量减少，经涂片及培养检查均可找到脑膜炎双球菌。脑脊液检查是诊断本病的重要依据。

此外，患者有感染的全身性症状如发热、外周血白细胞增高等，还可出现颅神经麻痹症状。

### （四）结局和并发症

由于及时治疗和抗生素应用，大多数患者可痊愈，目前病死率已下降至 5% 以下。只有极少数患者可并发以下后遗症：①脑积水：由于脑膜粘连，脑脊液循环障碍所致；②颅神经受损麻痹：如耳聋、视力障碍、斜视、面神经麻痹等；③脑梗死：脑底脉管炎使血管阻塞，引起相应部位脑缺血而发生梗死。

少数病例（主要是儿童）起病急，病情危重，称为暴发性流脑。根据临床病理特点，又可分为以下两型。

**1.暴发型脑膜炎双球菌败血症** 主要表现为败血症休克，而脑膜的炎症病变较轻，多见于儿童。本病起病急，短期内即出现皮肤、黏膜的广泛性出血点、瘀斑和周围循环衰竭等严重临床表现。可能与大量内毒素释放到血液中引起的中毒性休克和弥散性血管内凝血有关。病情凶险，常在短期内死亡。

**2.暴发性脑膜脑炎** 主要表现为严重脑水肿和颅内压急骤升高。由内毒素引起脑微循环障碍和血管壁通透性增高所致。临床表现为突然高热、剧烈头痛、频繁呕吐，常伴惊厥、昏迷或脑疝形成。若抢救不及时，可危及生命。

## 二、流行性乙型脑炎

流行性乙型脑炎（epidemic encephalitis B）是乙型脑炎病毒感染引起的，以神经元变性、坏死为主要病变的急性传染病。多在夏秋季节流行。本病起病急、病情重、病死率高，临床表现为高热、嗜睡、抽搐、昏迷等。儿童的发病率比成人高，尤以 10 岁以下的儿童为多，占乙型脑炎的 50% ～ 70%。

### （一）病因和发病机制

本病病原体是乙型脑炎病毒，为嗜神经性 RNA 病毒。传染源是乙型脑炎患者、隐性感染者和中间宿主家畜、家禽，其传播媒介为蚊子。带病毒的蚊子叮人吸血时，病毒可侵入人体，先在血管内皮细胞及全身单核巨噬细胞系统中繁殖，然后入血引起短暂病毒血症。病毒能否进入中枢神经系统，取决于机体免疫反应和血 – 脑屏障功能状态。凡机体免疫力强、血 – 脑屏障功能正常者，病毒不能进入脑组织，成为隐性感染者，多见于成人。如免疫功能低下、血 – 脑屏障不健全，病毒可侵入中枢神经系统而致病。由于感染神经细胞表面有膜抗原存在，机体可通过体液免疫或细胞免疫反应引起神经细胞损伤，导致本病。

### （二）病理变化

病变广泛累及脑实质，以大脑皮质、基底核、视丘最为严重；小脑皮质、延髓及脑桥次之；脊髓病变最轻，常仅限于颈段脊髓。

肉眼观，软脑膜充血，脑水肿明显，脑回变宽，脑沟变浅。切面上可见皮质深层、基底核、视丘等部位出现散在粟粒或针尖大小的半透明软化灶，境界清楚，弥散或聚集分布，严重者脑实质可有散在出血点。

镜下观，常出现以下几种基本病变。

**1. 神经细胞变性坏死** 由于病毒在神经细胞内增殖，破坏其代谢、功能和结构，导致神经细胞肿胀，尼氏小体消失，胞质内出现空泡，核偏位等。严重者，神经细胞可发生核固缩、溶解、消失，周围见多量炎细胞或以增生的少突胶质细胞。如果1个神经元由5个或5个以上少突胶质细胞围绕，称为神经细胞卫星现象（图11-3）。此外，小胶质细胞属单核-吞噬细胞系统，激活形成巨噬细胞，小胶质细胞侵入变性坏死的神经细胞内，这种现象称为噬神经细胞现象（图11-4）。

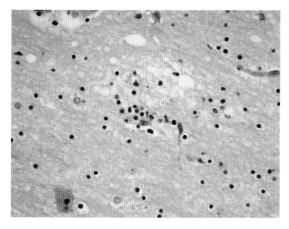

图 11-3 流行性乙型脑炎（光镜下）

神经细胞卫星现象

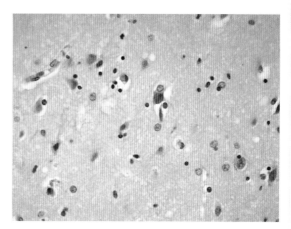

图 11-4 流行性乙型脑炎（光镜下）

噬神经细胞现象

**2. 软化灶形成** 病变严重者，神经组织发生局灶性坏死、液化，形成质地疏松、染色较淡的镂空筛网状病灶，称为软化灶（图1-21），对本病的诊断具有特征性。病灶一般呈圆形或卵圆形，边界清楚。随病程进展，软化灶可被吸收，由增生的胶质细胞取代而形成胶质瘢痕。

**3. 脑血管改变和炎症反应** 血管高度扩张充血，有时可见小出血灶；血管周围因液体渗出而致间隙增宽。浸润的炎细胞以淋巴细胞、单核细胞和浆细胞为主，灶性炎细胞浸润以变性、坏死的神经元为中心，或围绕血管周围间隙呈袖套状浸润，形成淋巴细胞套（图11-5）。

**4. 胶质细胞增生** 小胶质细胞可弥漫性、局灶性增生。增生的胶质细胞可聚集成群，形成胶质细胞结节，多位于坏死的神经细胞附近或小血管旁。少突胶质细胞增生也很明显。

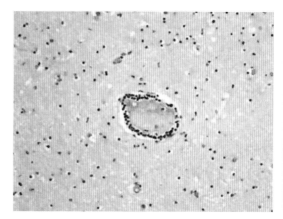

图 11-5 流行性乙型脑炎（光镜下）

血管周围淋巴细胞浸润形成血管套

### （三）临床病理联系

**1. 嗜睡和昏迷** 常是最早出现和主要的症状，由神经元广泛变性、坏死所致。此外，颅神经核受损可导致颅神经麻痹症状。

**2. 颅内压升高及脑疝形成** 由于脑实质血管高度扩张充血，血管壁通透性增加，而发生脑水肿，患者出现头痛、呕吐。严重的颅内压增高可引起脑疝，常见的有小脑扁桃体疝和海马沟回疝。小脑扁桃体疝时，由于延髓的呼吸和心血管中枢受挤压，可引起呼吸、循环衰竭而死亡。

**3. 脑膜刺激症状** 由于脑膜有轻度的炎症反应，临床上也可出现脑膜刺激症状，但较轻。

除上述症状外，本病早期出现高热、全身不适等毒血症表现，脑脊液中也可出现以淋巴细胞增多为主的细胞增多现象。

## （四）结局

本病经过治疗，多数在急性期后可痊愈，脑部病变逐渐消失。少数病变较重者，可出现痴呆、语言障碍、肢体瘫痪及颅神经麻痹所引起的吞咽困难、中枢性面瘫、眼球运动障碍等，这些表现经数月之后多能恢复正常，部分病例不能完全恢复而留下后遗症。病变严重者，可因呼吸、循环衰竭或并发小叶性肺炎而死亡。

# 第二节 神经元变性疾病

神经元变性疾病是指一组原因不明的以神经元原发性变性为主要病变的中枢神经系统疾病，其共同病理特点为受累部位神经元的萎缩、死亡和星形胶质细胞增生。本组疾病可选择性地累及某 1～2 个功能系统的神经细胞而引起受累部位特定的临床表现。如累及大脑皮层神经细胞，主要表现为痴呆；累及基底核锥体外系则引起运动障碍，临床上常表现为震颤性麻痹；累及小脑可导致共济失调。此外，不同的疾病还可有各自特殊的病变，如在细胞内形成包涵体或发生神经原纤维缠结等病变。常见的有阿尔茨海默病、帕金森病、慢性进行性舞蹈病、肌萎缩性脊髓侧索硬化及纹状体黑质变性等。本节主要介绍阿尔茨海默病和帕金森病。

## 一、阿尔茨海默病

阿尔茨海默病（Alzheimer disease，AD），又称老年性痴呆，是以进行性痴呆为主要临床表现的大脑变性疾病。起病多在 50 岁以后，高龄人群中的发病率明显增高，女性发病为男性的两倍。临床表现为进行性精神状态衰变，包括记忆（主要是近期记忆障碍）、智力、定向、判断力、情感障碍和行为失常，甚至发生意识模糊。患者通常在发病后 5～10 年内死于继发感染或全身衰竭。

### （一）病因和发病机制

本病确切病因和发病机制尚不明。目前研究认为，本病的发生可能与以下因素有关。

**1. 神经细胞的代谢异常** ① β - 淀粉样蛋白沉积是构成老年斑的主要原因；② Tau 蛋白过度磷酸化使神经微丝和微管异常聚集，造成神经原纤维缠结。

**2. 遗传因素** 约有 10% 患者有明显遗传倾向。大多数早发性家族性 AD 的发病与位于第 1 和第 14 号染色体上两个基因位点有关。

**3. 继发性递质改变** 本病最主要的改变为乙酰胆碱的减少，可引起以学习记忆和认知功能障碍为主的痴呆症状。

**4. 受教育程度** 调查资料显示，本病发病率与受教育程度有关，受教育程度越高，发病率越低，人的不断学习可促进突触的改建，防止突触的丢失。

### （二）病理变化

**1. 肉眼观** 脑萎缩明显，脑回窄，脑沟宽，病变尤以额叶、顶叶及颞叶最为显著。切面可见脑室呈代偿性扩张。

**2. 光镜下**　主要的病理学改变为老年斑、神经原纤维缠结、颗粒空泡变性和 Hirano 小体形成等。

（1）老年斑　为细胞外结构，直径 20～150μm，其本质为退变的神经轴突围绕淀粉样物质，HE 染色呈嗜伊红染色的团块状，银染显示斑块中心为均匀的嗜银团，周围有空晕环绕，外围有不规则嗜银颗粒或丝状物质。电镜下，老年斑是由多个异常扩张变性的轴突终末及淀粉样细丝构成，其数目与痴呆成正比。

（2）神经原纤维缠结　神经原纤维增粗扭曲形成缠结，HE 染色较模糊，呈淡蓝色，而银染色最清楚。电镜下证实为由双螺旋缠绕的细丝构成，此变化为神经元走向死亡的标志，多见于海马、杏仁核、颞叶内侧及额叶皮质的锥体细胞。

（3）颗粒空泡变性　表现为神经细胞胞浆内出现小空泡，内含嗜银颗粒，多见于海马的锥体细胞。

（4）Hirano 小体　为神经细胞树突近端棒形嗜酸性包涵体，生化分析证实大多为肌动蛋白，多见于海马锥体细胞。

上述均为非特异性病变，也可见于无特殊病变的老龄脑，只有当其数目增多达到诊断标准并具特定的分布部位时才能作为本病的诊断依据。

## 二、帕金森病

帕金森病（Parkinson's disease，PD）又称原发性震颤性麻痹，是一种以纹状体黑质损害为主的缓慢进行性疾病，多发生于 50～80 岁。临床表现为震颤、肌强直、运动减少、姿势及步态不稳、起步及止步困难、假面具样面容等。随年龄的增加发病率增高，病程在 10 年以上，常死于继发感染或跌伤。

本病应与帕金森综合征区别，帕金森综合征是指有明确的原发病，如脑动脉粥样硬化和重金属中毒，但可有类似于帕金森病的临床症状或病理状态的一组综合征。

### （一）病因和发病机制

本病确切病因和发病机制尚不清楚。目前认为与环境、遗传、兴奋性神经毒、老龄化、氧化应激、自身免疫及细胞凋亡等引起纹状体黑质多巴胺系统损害有关。由于多巴胺型神经元变性，多巴胺合成减少，以致多巴胺与乙酰胆碱的平衡失调，胆碱能神经功能相对亢进，引起神经功能紊乱。

### （二）病理变化

肉眼观，早期无明显病变，本病相对特征性的变化为中脑黑质、脑桥的蓝斑及迷走神经运动核等处的蓝斑颜色变浅。镜下观，病变区域神经黑色素细胞丧失，残留的神经细胞中有 Lewy 小体形成，该小体位于神经细胞胞质内，呈圆形，中心嗜酸性着色，折光性强，边缘着色浅。电镜下，Lewy 包涵小体由细丝构成，中心细丝包捆致密，周围则较松散。

近年来用左旋多巴（多巴胺的前体）来补充脑组织中多巴胺不足或用抗胆碱能药物来抑制乙酰胆碱的作用对本病有一定疗效。某些晚期病人出现痴呆症状，部分老年性痴呆病患者大脑皮质神经元也可检出 Lewy 小体。两种变性疾病之间存在何种内在联系，有待进一步研究。

# 第三节 缺氧与脑血管病

由于脑组织对氧和葡萄糖的需求量大，却不能储存能量和对糖原进行无氧酵解，因而神经细胞对氧和血供的要求特别高，缺血缺氧4分钟即可造成神经元的死亡。尽管机体存在一系列的代偿调节机制，但这种调节机制仍有一定的限度，一旦超过此极限，即可造成神经元损伤。

## 一、缺血性脑病

缺血性脑病是指由于低血压、心脏骤停、失血、低血糖、窒息等多种原因引起的缺血缺氧性脑损伤。

### （一）影响病变的因素

**1. 不同部位、不同细胞对缺氧的敏感性不尽相同** 大脑比脑干各级中枢更敏感，大脑皮质比白质敏感。各类细胞对缺氧的敏感性由高至低依次为神经元、星形胶质细胞、少突胶质细胞、内皮细胞。神经元中以皮质第3、5、6层细胞，海马锥体细胞和小脑蒲肯野细胞最为敏感，在缺血（氧）时首先受累。

**2. 损伤的部位与局部血管分布、血管的状态有关** 在发生缺血（氧）时，动脉血管的远心端供血区域最易发生灌流不足。大脑前动脉、大脑中动脉和大脑后动脉供应区之间存在一个C形分布的血供边缘带，该带位于大脑凸面，与矢状缝相平行，且旁开矢状缝1～1.5cm。发生缺血性脑病时，该区域最易受累。如果某支血管管径相对较小，或局部动脉粥样硬化，则其供血区较易受累，并非每例缺血性脑病病灶都呈C型。

**3. 损伤程度取决于缺血（氧）的程度、持续时间以及患者的存活时间** 轻度缺氧往往无明显病变，重度缺氧患者仅存活数小时者尸检时也可无明显病变，只有中度缺氧，患者存活时间12小时以上者才出现典型病变。

**4. 梗死的范围与血压下降的程度和持续的时间有关** 如血压持续下降，则梗死区自远心端向次远心端扩大，即C形梗死区向其两侧扩大，并自大脑顶部向颅底发展。极端情况下全大脑梗死，但脑干的各核团由于对缺血（氧）的敏感性较低仍可存活。

### （二）病理变化及病理类型

**1. 病理变化** 缺血早期，大脑神经元无明显形态学改变。12小时后神经元出现中央性尼氏小体溶解和坏死，髓鞘和轴突崩解，星形胶质细胞肿胀。1～2天出现脑水肿，中性粒细胞、巨噬细胞浸润，并开始出现泡沫细胞。第4天星形胶质细胞明显增生，出现修复反应。约30天左右形成蜂窝状胶质瘢痕。

**2. 病理类型** ①层状坏死：大脑皮质第3、5、6层神经元坏死、脱失、胶质化，引起皮质神经细胞层的中断，可形成C形分布的梗死灶；②海马硬化：海马锥体细胞损伤、脱失、胶质化；③边缘带梗死。

缺血性脑病的临床表现因缺血的严重程度和持续时间而异，轻者仅出现一过性精神错乱或上肢肩臂肌力和感觉减退，重者昏迷甚至死亡。

## 二、阻塞性脑血管病

脑梗死是由于血管阻塞引起局部血供中断所致。多发生在吻合支少、侧支循环不易建立的大脑中、小动脉供血区。引起脑梗死的血管阻塞，可以是血栓性阻塞，也可以是栓塞性阻塞。

### （一）类型

**1. 血栓性阻塞** 好发于颈内动脉与大脑前动脉、中动脉分支处及后交通动脉、基底动脉等，粥样斑块本身、斑块内出血和附壁血栓均可阻塞血管，脑梗死发展较慢，临床表现常在数小时或数天内不断发展，表现为偏瘫、神志不清、失语等。部分患者发病前可有一过性的局部神经系统症状或体征。

**2. 栓塞性阻塞** 栓子可来源于全身各处，但以心源性栓子居多。病变常累及大脑中动脉供应区，发生往往比较突然，以致临床表现急骤，预后也较差。

### （二）病理变化

脑梗死的病变有贫血性和出血性之分，以贫血性梗死多见。如果梗死区血供又有部分恢复或梗死前有严重淤血时可发生出血性梗死。

肉眼观，梗死数小时后病变区域灰质暗淡，灰质白质界线不清。2～3天后局部水肿，夹杂有出血点。一周后坏死组织软化，最后液化形成蜂窝状囊腔。镜下观，病变与缺血性脑病基本一致。由于脑膜和皮质之间有吻合支，故梗死灶靠近脑膜边缘的脑组织结构保存完好，这是脑梗死和脑挫伤的形态学区别。

腔隙状坏死是直径小于1.5cm的囊性软化病灶，简称腔梗，常呈多发性。可见于基底核、内囊、丘脑、脑桥基底部与大脑白质。常见原因有高血压基础上引起的小出血或深部细动脉阻塞，腔隙状坏死可无临床表现。

## 三、脑出血

脑出血可分成脑内出血、蛛网膜下腔出血和混合性出血。颅脑外伤常导致硬脑膜外出血和硬脑膜下出血。

### （一）脑内出血

脑内出血最常见原因是高血压病，也可见于血液病、血管瘤破裂等（图11-6、图5-6）。大块型脑出血临床表现为，患者突感剧烈头痛，随即频繁呕吐、意识模糊，进而昏迷。神经系统症状和体征取决于出血的部位和范围，如基底核外侧型出血常表现为对侧肢体偏瘫；内侧型出血易破入侧脑室和丘脑，脑脊液常为血性，预后极差；脑桥出血特征性表现为两侧瞳孔极度缩小呈针尖样；小脑出血表现为出血侧后枕部剧痛及频繁呕吐。

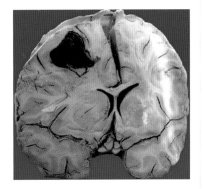

图11-6 脑出血（肉眼观）

脑内出血

### （二）蛛网膜下腔出血

自发性蛛网膜下腔出血占脑血管意外的10%～15%，常见的原因为先天性球性动脉瘤破裂。临床表现为突发剧烈头痛、脑膜刺激症状和血性脑脊液。先天性球性动脉瘤常见于动脉分支处，由于平滑肌或弹力纤维的缺如，在动脉压的作用下膨大形成动脉瘤，呈多发性。动脉瘤一旦破裂，则可引起整个蛛网膜下腔积血（图 11-7）。大量出血可导致患者死亡，蛛网膜下腔出血后机化可造成脑积水。

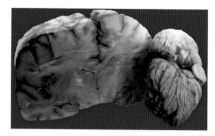

**图 11-7　脑出血（肉眼观）**
蛛网膜下腔出血

### （三）混合性出血

混合性出血，即脑内和蛛网膜下腔混合出血。常由动静脉畸形（arteriovenous malformations，AVMs）引起，AVMs 是指走向扭曲、管壁结构异常，并介于动脉和静脉之间的一类血管，其管腔大小不一，可以成簇成堆出现。约 90%AVMs 分布于大脑半球浅表层，因此同时出现脑内出血和蛛网膜下腔出血。患者除脑出血和蛛网膜下腔出血的表现外，常可有癫痫病史。

# 第四节　神经系统常见并发症

中枢神经系统疾病最常见的合并症为颅内压升高、脑水肿和脑积水，三种并发症常合并发生，互为因果，后果严重，甚至可导致死亡。

## 一、颅内压升高及脑疝形成

### （一）颅内压增高

正常脑脊液压为 0.6 ～ 1.8kPa，当侧卧位脑脊液压持续超过 2kPa 时，即为颅内压增高。临床表现为剧烈头痛、喷射性呕吐和视神经乳头水肿，称为颅内压增高三联症。颅内压增高的主要原因为颅内占位性病变和脑脊液循环障碍所致的脑积水。常见的占位性病变有脑出血、颅内血肿形成、脑梗死、脑肿瘤、脑脓肿和脑膜脑炎等，其后果与病变的大小、程度及其增大的速度有关。

病变早期，通过反应性血管收缩致脑脊液吸收增加或形成减少，使颅内血容量和脑脊液容量相应减少，颅内空间相对增加，以代偿占位性病变引起的脑容积增加。如果占位性病变和脑水肿使颅内容物继续增大，超过颅腔所能容纳的程度，则出现明显临床表现，如头痛、呕吐、眼底视乳头水肿、意识障碍、血压升高、反应性脉搏变慢和脑疝形成。颅内压严重持续升高，使脑组织灌流量减少，引起脑缺氧导致脑组织损害和血管扩张，继而引起血管运动麻痹，加重脑水肿，引起意识障碍甚至死亡。

### （二）脑疝形成

颅内压持续升高可引起脑移位及脑室变形，使部分脑组织嵌入颅脑内的分隔和颅骨孔道导致脑疝形成。常见的脑疝有以下三种类型。

**1. 扣带回疝**　又称大脑镰下疝，是因一侧大脑半球特别是额、顶、颞叶的血肿或肿瘤压迫中线向对侧移位，使同侧脑扣带回从大脑镰的游离缘向对侧膨出而致。疝出的扣带回脑组织由于受大脑镰边缘挤压，挤压处的脑组织可发生出血、坏死。大脑前动脉的胼胝体支也可因受压而引起相应脑组织梗死。大脑冠状面上可见对侧侧脑室抬高，第三脑室变形，状如新月。

**2. 海马沟回疝**　又称小脑天幕疝，是由小脑天幕以上的脑组织内肿瘤、血肿、梗死等病变引起局部脑组织体积增大并向内侧移位，使颞叶的海马沟回经小脑天幕孔向下膨出形成。其主要后果有：①同侧动眼神经在穿过小脑天幕孔处受压，使同侧瞳孔一过性缩小后散大固定、同侧眼上视和内视障碍。②中脑及脑干受压后移，可致意识丧失；导水管变窄，脑脊液循环受阻加剧颅内压增高；血管牵引过度，引起中脑和脑桥上部出血、坏死，可致昏迷和死亡。③中脑侧移，挤压对侧大脑脚，该处受小脑天幕锐利的游离缘压迫形成压迫性 Kernohan 切迹，使其出血、坏死，引起同侧瘫痪。④压迫大脑后动脉引起同侧枕叶局部脑组织出血性坏死。

**3. 枕骨大孔疝** 又称小脑扁桃体疝，是由颅内高压或后颅凹占位病变将小脑和延髓推向枕骨大孔并向下移位而致。疝入枕骨大孔的小脑扁桃体和延髓形成圆锥状，其腹侧可出现枕骨大孔压迹。由于延髓受压，生命中枢及网状结构受损，可因呼吸、循环衰竭而猝死。在颅内压升高的情况下，若腰穿放出脑脊液过多、过快，可诱发或加重小脑扁桃体疝形成。

## 二、脑水肿

脑水肿是指脑组织内液体含量过多贮积引起脑体积增大的一种病理状态。缺氧、创伤、梗死、炎症、肿瘤和中毒等病理过程中均可伴发脑水肿。脑组织易发生水肿，与其解剖生理特点有关：①血 – 脑屏障限制了血浆蛋白通过脑毛细血管的渗透性运动；②脑组织无淋巴管以运走过多的液体。常见的脑水肿类型为血管源性脑水肿和细胞毒性脑水肿。在许多疾病过程中，两种类型的脑水肿常合并存在。

### （一）血管源性脑水肿

此型最常见，是血管通透性增加的结果，多见于脑组织肿瘤、出血、外伤及脑膜炎和脑膜脑炎等。此时颅内血管壁的通透性增加，富于蛋白质的液体从血管内通过血管壁进入脑组织间隙，引起脑水肿。肉眼观，脑组织体积增大，脑回宽而扁平，脑沟浅而窄，切面白质增宽，脑室缩小，严重时可有脑疝形成。镜下观，脑组织疏松，血管和细胞周围间隙增大，有大量液体积聚。

### （二）细胞毒性脑水肿

多见于缺血、缺氧、中毒引起细胞损伤，$Na^+$–$K^+$–ATP 酶功能失常，细胞内水、钠潴留所致。可与血管源性脑水肿合并存在，在缺血性脑病时尤为如此。肉眼观，与血管源性脑水肿类似。镜下观，神经元、神经胶质细胞及血管内皮细胞体积增大，胞浆淡染，而细胞外间隙和血管间隙扩大不明显。

## 三、脑积水

脑积水是指脑室系统内脑脊液含量异常增多伴脑室持续性扩张状态。脑积水常见类型有：①阻塞性脑积水：又称非交通性脑积水，由于脑脊液循环通路阻塞引起，常见原因为脑囊虫、脑肿瘤、先天性畸形、炎症、外伤、蛛网膜下腔出血等；②非阻塞性脑积水：又称交通性脑积水，由于脑脊液产生过多或吸收障碍引起，常见于脉络丛乳头状瘤、慢性蛛网膜炎等。

由于病变部位和程度的不同，病理变化也有所差异。轻度脑积水时，脑室呈轻度扩张，脑组织呈轻度萎缩。严重脑积水时，脑室高度扩张，脑组织受压、变薄，神经组织大部分脑实质萎缩或消失。

婴幼儿颅骨未闭合前如发生脑积水，患儿头颅渐进性增大，脑室扩张，颅骨缝分开，前囟扩张。由于颅内压增高较轻，头痛、呕吐、视乳头水肿等临床表现也出现较晚，但因大脑皮质萎缩，患儿智力减退、肢体瘫痪。成人颅骨闭合后产生脑积水，因颅腔不能增大，可导致颅内压进行性升高，颅内压增高的症状和体征发生较早且较重，严重者可致脑疝形成。

# 第十二章

# 内分泌系统疾病

扫一扫，查阅本章数字资源，含PPT、音视频、图片等

内分泌系统（endocrine system）是机体的重要调节系统，它与神经系统相辅相成，共同调节机体的生长发育和各种代谢，维持内环境的稳定，并影响行为和控制生殖等。

内分泌系统包括各内分泌腺、内分泌组织和散在分布于各系统或组织内的内分泌细胞。内分泌腺是人体内一些无输出导管的腺体。内分泌细胞的分泌物称激素（hormone），按其化学性质分为含氮激素（包括氨基酸衍生物、胺类、肽类和蛋白质类激素）和类固醇激素两大类。大多数内分泌细胞分泌的激素通过血液循环作用于远处特定的靶细胞或组织；少部分内分泌细胞分泌的激素可不经血液运输而由组织液扩散直接作用于邻近细胞，此称为旁分泌（paracrine）。激素的合成与分泌受神经系统和下丘脑－垂体－靶器官之间调节机制的双重调控。下丘脑的神经内分泌细胞分泌多种肽类激素，控制垂体许多激素的合成与分泌，垂体的激素又控制着靶器官激素的合成与分泌；反之，靶器官所分泌的激素在血中的水平又对垂体及下丘脑相关激素的合成及分泌起反馈调节作用。通过上述调节，保持着各种激素的水平相对恒定。

内分泌系统的各内分泌器官或组织、细胞的病变均能引起激素分泌的增多或不足，若超过了机体的调节能力，或者调节机制异常，即可使机体内的激素水平失衡，导致相应器官功能亢进或低下，由此引起相应靶器官腺体的增生、肥大或萎缩。

内分泌系统疾病很多，本章仅介绍糖尿病及甲状腺肿。

## 第一节　糖尿病

糖尿病（diabetes mellitus）是一种体内胰岛素相对或绝对不足，或靶细胞对胰岛素敏感性降低，或胰岛素本身存在结构上缺陷而引起的碳水化合物、脂肪和蛋白质代谢紊乱的一种慢性疾病。其主要特点是高血糖、糖尿，临床表现为"三多一少"，即多饮、多食、多尿和体重减少，后期可使一些组织或器官发生形态结构改变和功能障碍，并发酮症酸中毒、肢体坏疽、多发性神经炎、失明和肾衰竭等。本病发病率日益增高，已成为全球性的常见病和多发病。

### 一、分类、病因和发病机制

根据病因，糖尿病一般可分为原发性糖尿病（primary diabetes mellitus）和继发性糖尿病（secondary diabetes mellitus）两大类。原发性糖尿病又分为胰岛素依赖型糖尿病（insulin-dependent diabetes mellitus，IDDM）和非胰岛素依赖型糖尿病（non-insulin-dependent diabetes mellitus，NIDDM）。

### （一）原发性糖尿病

**1.胰岛素依赖型糖尿病**　又称 1 型或幼年型糖尿病，占糖尿病的 10% 左右。其主要特点是青少年发病，起病急，病情重，发展快，胰岛 B 细胞明显减少，血中胰岛素降低，易出现酮症，治疗须依赖胰岛素。

目前认为本型是在遗传易感性的基础上由病毒感染等诱发的针对胰岛 B 细胞的一种自身免疫性疾病。B 细胞严重损伤，胰岛素分泌绝对不足，而引起糖尿病。其依据：①从患者体内可测到胰岛细胞抗体和细胞表面抗体，本病常与其他自身免疫性疾病并存；②与组织相容性抗原（HLA）的关系受到重视，患者血中 HLA-DR3 和 HLA-DR4 的检出率超过平均值，说明与遗传有关；③血清中抗病毒抗体滴度显著增高，提示与病毒感染有关。

**2.非胰岛素依赖型糖尿病**　又称 2 型或成年型糖尿病，约占糖尿病的 90%。主要特点是成年发病，发病年龄多在 40 岁以上。起病缓慢，病情较轻，发展较慢，胰岛数目正常或轻度减少，血中胰岛素正常、增多或降低，无抗胰岛细胞抗体，无其他自身免疫反应的表现。本型肥胖者多见，不易出现酮症，一般可以不依赖胰岛素治疗。

本型病因、发病机制尚不清楚，一般认为是与肥胖有关的胰岛素相对不足及组织对胰岛素不敏感所致。

### （二）继发性糖尿病

继发性糖尿病是指已知原因造成胰岛内分泌功能不足所导致的糖尿病，如胰腺炎症、肿瘤、手术或其他损伤等造成胰岛广泛破坏及某些内分泌疾病（如肢端肥大症、Cushing 综合征、甲亢、嗜铬细胞瘤和类癌综合征）等。

## 二、病理变化

### （一）胰岛病变

不同类型、不同时期病变差异很大。1 型糖尿病早期为非特异性胰岛炎，胰岛内及其周围见大量淋巴细胞浸润，胰岛 B 细胞颗粒脱失、空泡变性、坏死、消失，胰岛内 A 细胞相对增多，继而胰岛变小、萎缩、数目减少，纤维组织增生、玻璃样变。2 型糖尿病早期病变不明显，后期 B 细胞减少，常见胰岛淀粉样变性。

### （二）血管病变

糖尿病时，从毛细血管到各级动脉均有不同程度的病变，且发病率较一般人群高、发病早、病变严重。表现为毛细血管及细小动脉血管内皮损伤及增生、基底膜显著增厚、管壁通透性增加，血管壁增厚、变硬，管腔狭窄；细动脉玻璃样变性，有的可形成血栓。伴有高血压者更为明显。大、中动脉表现为粥样硬化或动脉中层钙化，粥样硬化病变亦较非糖尿病患者出现早且严重，并可引起相应组织结构的改变和功能障碍。

### （三）肾脏病变

肾脏病变表现：①肾脏体积增大：由于糖尿病早期肾血流量增加，肾小球滤过率增高，导致早期肾脏体积增大，通过治疗可恢复正常。②结节性肾小球硬化：表现为肾小球系膜内有结节状玻璃样物质沉积，结节增大可压迫周围毛细血管，使之闭塞。③弥漫性肾小球硬化：约见于75%的患者，肾小球内有弥漫分布的玻璃样物质沉积，主要损害肾小球毛细血管壁和系膜，肾小球基底膜普遍增厚，毛细血管腔狭窄甚可完全闭塞，最终导致肾小球缺血和玻璃样变性。④肾小管和间质损害：肾小管上皮细胞出现颗粒样变性和空泡样变性，晚期肾小管萎缩；肾间质损害包括间质纤维化、水肿和炎细胞浸润。⑤血管损害：糖尿病可累及所有肾血管，多数损害是细动脉硬化，特别是入球动脉和出球动脉硬化；肾动脉及其主要分支动脉粥样硬化。⑥肾乳头坏死：多见于糖尿病患者患急性肾盂肾炎时，由肾乳头缺血合并感染所致。

### （四）视网膜病变

早期可表现为微小动脉瘤（microaneurysms）和视网膜小静脉扩张，继而可出现渗出、水肿、微血栓形成、出血等非增生性视网膜病变；还可因血管病变引起缺氧，刺激纤维组织增生、新生血管形成等增生性视网膜病变；视网膜病变易引起失明，也易合并白内障。

### （五）神经系统病变

周围神经可因血管病变引起缺血性损伤，出现如肢体疼痛、麻木、感觉丧失、肌肉麻痹等各种症状。脑神经细胞也可发生广泛变性。

### （六）其他组织或器官病变

本病还可出现皮肤黄色瘤、肝脂肪变、糖原沉积、骨质疏松、糖尿病性外阴炎及化脓菌和真菌性感染等。

### 【附：代谢综合征】

代谢综合征（metabolic syndrome，MS）是一组由遗传因素与环境因素共同决定的，以多种代谢异常发生在同一个体为特点的综合征。这些代谢异常包括糖代谢紊乱、脂代谢紊乱、高血压、肥胖或超重、高尿酸血症、血栓及炎症状态等。MS发病的中心环节可能与胰岛素抵抗（insulin resistance，IR）有关。MS的早期诊断与干预，对2型糖尿病（trpe 2 diabetes mellitus，T2DM）和心血管疾病的防治具有重要的意义。

MS被人们认识不到100年，曾有过多种命名和定义。

1981年，Hanefeld认为这种临床代谢紊乱症候群的发生均与高胰岛素血症有关，提出了"代谢综合征"这一概念。1988年美国学者Reaven认为MS的发生与IR相关，提出了"X-综合征"（X-syndrome）的概念。1991年意大利学者De Fronzo和Ferrannini则将其命名为"胰岛素抵抗综合征"。1999年WHO正式认同"代谢综合征"命名，并将其列入"国际疾病分类"。

2005年国际糖尿病联盟（IDF）颁布了MS的首个国际多学科统一的工作定义，明确以中心性肥胖为核心，腰围为中心性肥胖的重要诊断指标，促进了相关的学术交流和发展。尽管如此，代谢综合征的概念和标准仍然处在不断变动和完善之中。该定义规定的诊断标准是：

**1. 中心性肥胖**　男性腰围：欧洲≥94cm，南美和中国≥90cm；女性腰围：欧洲≥80cm，南美和中国≥80cm。

**2. 合并以下四项指标中的2项**　①甘油三酯＞1.7mmol/L；②HDL-C水平降低：男性＜0.9mmol/L，女性＜1.1mmol/L；③血压＞130/85mmHg（或已确诊为高血压病者）；④空腹血糖（FPG）≥5.6mmol/L（或已确诊为糖尿病者），即可诊断为MS。

MS 已成为发达国家和发展中国家新的流行病和重大健康问题。在美国，MS 影响了约 35% 的成年人，其中有 85% 患有糖尿病。我国城市成年人 MS 发病率约 15%，预测在未来 10 年中患者占 35~70 岁人群的 35%。如果得不到有效遏制，MS 将严重威胁包括我国在内的世界多国的经济和人民的健康。因此 MS 已经成为临床和公共卫生共同面临的重要课题，越来越受到各国专家及学者关注，也是近年来国内外医学领域临床和基础研究的热点。

### （一）病因和发病机制

MS 的病因和发病机制尚未完全阐明，可能是多因素、多层次和多环节相互作用的结果。

**1. 病因** MS 的发病一般随年龄和肥胖程度而增高；黑种人较白种人高发；具有腹型肥胖、高血压病、糖尿病、高总胆固醇血症、心血管疾病等家族史者，发生 MS 的概率明显增高。现认为是遗传因素（基因缺陷）与环境因素（获得性）共同作用而致 MS 的发生。

（1）遗传性因素（基因缺陷） MS 呈明显的家族、种族相对高发性，提示了遗传因素的重要性。研究显示 MS 属于多基因遗传性疾病，其多基因缺陷的外显表达受到不良环境因素修饰的影响而致病。Neel（1962 年）提出"节俭基因"（thrifty gene）学说，即人类在长期生存进化和遗传过程中，倾向选择有利于脂肪作为能量存储的基因，但在食物供给丰富时，这些基因却导致肥胖。这是后天肥胖发生的潜在基因缺陷；同时发现妇女孕期营养缺乏，可以启动胎儿"节俭基因"，导致出生后易发生 MS，此"胎源"学说为"节俭基因"学说提供了强有力的理论支持。此学说较适于发展中国家 MS 病因的解释。

（2）获得性因素（环境因素） ①饮食习惯不良：MS 患者多有不良饮食习惯，包括饮酒、暴食、喜食油腻食品等。②劳逸过度：过度劳累、过度安逸、情志失调如长期焦虑或抑郁。③环境内分泌干扰物质（外源性激素或毒性物质）：Björntorp（1997 年）提出了神经内分泌学说，认为易感个体对不良的环境刺激如精神或体力应激性影响的应对欠佳，导致下丘脑 – 垂体 – 肾上腺轴敏感性增高及交感神经系统兴奋性增强，皮质醇和儿茶酚胺水平长期升高可引起体内糖、脂肪等的代谢紊乱。这一学说较适合于现代发达国家的发病情况。

**2. 发病机制** 目前认为，MS 的共同病理生理学基础为机体出现 IR。IR 是指胰岛素作用的靶器官对葡萄糖摄取和利用能力的下降，引起血糖水平升高；为保持内环境稳定和血糖正常，机体代偿性地分泌胰岛素增多而致高胰岛素血症，这是胰岛素抵抗的直接表现，即正常剂量的胰岛素产生低于正常生物学效应的一种状态。目前认为，IR 不仅是 2 型糖尿病的发病基础，更是贯穿多种代谢相关疾病的中心环节，为这些疾病的共同病理生理基础。大量的研究发现，IR 与脂肪代谢、炎症免疫、神经内分泌调节紊乱等互为因果或关联复杂，高糖毒性和脂毒性等都对 B 细胞造成明显的损害，凋亡速度加快。但是 IR 是否是这些代谢异常聚集发生的唯一或者根本机制，尚存争论。

（1）胰岛素抵抗产生的分子生物学机制 胰岛素由胰岛 B 细胞合成并分泌，是体内唯一的降糖激素，也是唯一同时促进糖原、脂肪、蛋白质合成的激素。胰岛素在细胞水平的生物作用是通过与靶细胞膜上的特异受体结合而启动，具有高度的特异性。胰岛素受体的分布非常广泛，不仅存在于肌肉、肝脏及脂肪细胞，近年在胰岛的 B 细胞和 A 细胞上也发现存在胰岛素受体。其作用属于受体酪氨酸激酶机制，即胰岛素和胰岛素受体结合后，受体内（β 亚单位）的酪氨酸激酶被激活，使受体磷酸化，调节靶细胞内酶系统活性，以调控物质代谢。胰岛素受体的数目、功能及受体后信号转导的各个途径发生异常，将影响胰岛素的生物作用，产生 IR。IR 的发生机制可能是：

①胰岛素抵抗发生的相关基因缺陷：a.胰岛素受体基因突变：胰岛素受体 mRNA 水平降低，导致胰岛素受体的生物合成减少；胰岛素受体向细胞表面转运出现障碍及降解过程加速，导致细胞表面受体减少；受体与胰岛素的亲和性下降，同时酪氨酸受体激酶的活性降低。b.磷脂酰肌醇 -3 激酶（PI-3K）基因突变：PI-3K 属蛋白激酶，由含 SH-2 的 p85 亚基与具有酶活性的 p110 亚基组成。胰岛素受体底物 1（insulin receptor substrate 1，IRS 1）基因上特异的酪氨酸残基可与 p85 亚基结合，进而激活 p110 亚基，后者经磷酸化激活蛋白激酶 B（PKB），活化的 PKB 经过不依赖 Ras/MAPK 的途径使糖摄取增加，糖原和蛋白质合成也增加。PI-3K 表达和活性降低，则胰岛素信号无法通过 PI-3K 通路向葡萄糖摄取的方向传递，出现 IR，导致葡萄糖代谢障碍，引起高血糖乃至 2 型糖尿病的发生。c.糖原合成酶（GS）基因突变：使葡萄糖进入无氧酵解途径受阻，特别是肌糖原合成受阻。d.$\beta_3$ 肾上腺受体（$\beta_3$-AR）基因突变：$\beta_3$-AR 属 G 蛋白耦联的膜表面受体家族，主要分布于脂肪组织，尤其是棕色脂肪组织，介导脂肪分解及热量的生成。$\beta_3$-AR 基因的突变，可使该受体改变，引起信号转导障碍，导致脂肪组织分解和生热作用减弱，成为肥胖、2 型糖尿病的原因之一。e.特异性蛋白磷酸酶调节亚单位 3（PPP-1R3）基因突变：PPP-1R3 属蛋白磷酸酶，调节肌糖原的合成和分解。PPP-1R3 通过糖原合成酶磷酸化激活，从而刺激糖原的合成。PPP-1R3 被认为是遗传性 IR 的候选基因。

②环境内分泌干扰物对胰岛素抵抗的作用：环境内分泌干扰物是指能够干扰生物体内维持内稳态及调节生殖、发育过程的天然激素合成、释放、运输、代谢、结合以及消除等作用的外源性物质。主要包括己烯雌酚、烷基酚类化合物、多氯联苯、邻苯二甲酸酯、三丁基锡、重金属等。

a.己烯雌酚：可通过扰乱细胞核受体信号，改变脂肪细胞的增生、分化，影响全身性脂肪自稳调节和脂肪的分布，导致肥胖。这种破坏作用如发生在胎儿或婴幼儿发育早期，其后果可能更严重。b.烷基酚类化合物：其中 4- 壬基酚（4-nonylphenol，4-NP）和双酚 A（bisphenol A，BPA）是具有代表性的环境污染物。研究表明，BPA 可加快 3T3-L1 细胞（小鼠脂肪细胞）分化为脂肪细胞，4-NP 可刺激已分化的脂肪细胞增生，均可导致肥胖的发生。c.多氯联苯：具有促进脂肪细胞的分化，增加促炎脂肪因子的表达，促进脂肪的摄取，导致脂肪细胞肥大等作用。d.邻苯二甲酸酯：能直接激活过氧化物酶体增殖物激活受体 $\gamma$（PPAR-$\gamma$），并诱导选择性的 PPAR-$\gamma$ 靶基因的活化，调节 PPAR-$\gamma$ 的信号传导，促进 PPAR-$\gamma$ 依赖的脂肪形成。e.重金属：镉能诱导 Wistar 大鼠脂肪细胞的脂肪生成；铜可明显提高动物幼年期的生长速度。

（2）脂肪代谢异常与内脏脂肪堆积　脂肪代谢异常与内脏脂肪堆积是 MS 的重要或早期特征，可能是导致 IR 的基础或主要原因。目前认为内脏脂肪含量受遗传背景的影响，亚裔人群就具有脂肪容易堆积在内脏的特点。腹腔内脏的脂肪细胞对甘油三酯的摄取是皮下脂肪细胞的 1.5 倍，而脂肪的分解速率比皮下脂肪更高。内脏脂肪一旦形成，脂肪细胞的脂解作用增强，脂解产物——游离脂肪酸和甘油三酯大量进入肝脏，使肝脏成为首先受累的脏器。游离脂肪酸的过多沉积导致脂肪肝，引起肝酶水平升高，甚至肝脏结构发生改变。同样，脂肪在胰腺堆积后可造成 B 细胞功能障碍，从而广泛影响机体的物质代谢。

①游离脂肪酸水平升高：血浆游离脂肪酸（free fatty acid，FFA）是促脂肪细胞分化因子，可明显抑制胰岛素刺激的葡萄糖摄取，而且抑制作用呈浓度依赖性。其作用机制是：

a.游离脂肪酸降低胰岛素受体的功能：游离脂肪酸可下调靶细胞膜上胰岛素受体的数目和亲和力，抑制糖的氧化和非氧化途径，抑制葡萄糖的转运，促进肝糖异生及肝糖输出，干扰胰岛素受体酶联信号（如激活蛋白激酶 C、抑制蛋白激酶 B、抑制胰岛素受体底物 -1 及胰岛素受体底物 -2 相关的 3- 磷酸肌醇激酶），干扰糖代谢基因的表达，影响胰岛素的敏感性。故游离脂肪酸升高是导致 MS 的一个重要机制。b. 游离脂肪酸对胰岛素细胞的脂毒性作用：长期游离脂肪酸升高对胰岛 B 细胞有脂毒性作用，是胰岛 B 细胞功能减退的原因之一。研究发现，绝大多数肥胖患者体内游离脂肪酸水平总是升高的，并且通过多种代谢失调导致糖尿病和非糖尿病个体的 IR，主要途径是游离脂肪酸抑制胰岛素刺激的葡萄糖转运及磷酸化、肝糖原合成和葡萄糖氧化。

②脂联素减少或分泌异常：脂联素（adiponectin）是基因编码脂肪组织分泌的一种激素，在脂肪组织中高度表达。脂联素使肌细胞内乙酰辅酶 A 羧化酶（ACC）磷酸化、脂肪酸氧化、葡萄糖摄取增加和乳酸盐堆积；肝脏内 ACC 磷酸化和抑制糖原分子的合成，从而调节血糖和胰岛素敏感性。脂联素还具有抗动脉粥样硬化、抗炎、抗糖尿病的作用。研究发现，肥胖患者尤其是腹部脂肪越多，脂联素含量越低。

③瘦素减少：瘦素（leptin）是脂肪细胞分泌的饱感信号，最重要的作用是抑制食欲、增加能量消耗而减轻体重，此外还有启动青春发育、调节免疫和炎症的作用。瘦素还可抑制胰岛素分泌，促进内脏脂肪分解，减少非脂肪细胞 TG 的堆积。瘦素基因缺陷致瘦素缺乏的个体表现为缺少饱感、极度肥胖、IR 以及 MS 的大部分特征，瘦素治疗可以逆转这些症状。

但是有研究证实，有些肥胖者血液中瘦素浓度并不减少，或显著升高，但作用却低下，称之为"瘦素抵抗"，其机制尚不明确，可能是体内存在瘦素抗体或拮抗剂；血脑屏障对瘦素通透性降低；瘦素和受体结合障碍；受体后信号转导障碍，因此内脏肥胖者常表现为食欲亢进、体重增加，慢性炎症，甚至高血压。

④脂肪细胞因子：白色脂肪组织（WAT）被认为是一个内分泌器官，分泌几十种脂肪细胞因子，包括瘦素、脂联素、肿瘤坏死因子 – α（TNF–α）、IL-12、IL-6、IL-8、IL-10、单核细胞诱导蛋白 –1、巨噬细胞游走抑制因子、神经生长因子、血管内皮生长因子、纤溶酶原激活物抑制因子 –1 和结合珠蛋白，很多与炎症反应有关。WAT 可能是肥胖症主要的炎症反应区。脂肪细胞分泌的可溶性 TNF–α 片段，能提高 TNF–α 的活性，并通过不同的机制导致 IR，如胰岛素受体和胰岛素敏感的葡萄糖载体减少。TNF–α 还参与肥胖和 IR 相关的高血压和高脂血症的病理生理过程。超过 1/3 的 IL 来自脂肪组织，IL-6 已被证实参与了高脂血症、高血压和糖尿病的发展。

（3）炎症与免疫因素 大量的流行病学调查和实验结果提示 MS 是一个低度的系统性的炎症状态，在 IR 个体，其炎症因子标记物，如 C 反应蛋白（CRP）和白介素 6（IL-6）水平会明显升高。由于胰岛素在生理浓度范围内具有广泛的抗炎、抗氧化作用，IR 会启动或加强一系列炎症反应。这种炎症细胞因子的异常产生和炎症信号通路的激活，明显参与了 MS 的发生发展，可能主要经过下述途径参与：

①核因子 κB 途径：核因子 κB（nuclear factor–κB，NF–κB）在感染、免疫反应以及控制细胞分化和凋亡中起广泛的作用。在炎症反应中，NF–κB 与其抑制蛋白（I–κB）聚合的三聚体分离，进而进入细胞核内，与 DNA 上特异部位结合，调控基因转录活化，诱导细胞合成各种生物大分子如 TNF–α、IL-6 等。TNF–α 仅作为炎症反应的起始因子引起一系列炎症因子的基因表达，此过程的失控将引起炎症反应的放大，导致胰岛 B 细胞的凋亡及胰外脏器的损伤。NF–κB 水平的升高可以预测肥胖的发展。摄入过多营养可导致 NF–κB 的激活。肥胖也可以导致线粒体的氧化产物增加、脂质过氧化，这是一种强烈的炎症信号，使得 NF–κB 活化并产生大量自由基。过氧化物可以活化 NF–κB，继而激发大量炎性基因转录。

② C-Jun 氨基末端激酶（JNK）：通路 JNK 是炎症反应的另一个关键介质。肥胖时脂肪组织来源的 TNF–α 及游离脂肪酸增加，可激活 JNK，产生 IR。JNK 的激活除受细胞因子作用外，还可由脂肪、活性氧或内质网应激所致。JNK 激活后通过多种途径抑制胰岛素信号传导，其中也

包括 NF-κB 的激活。JNK 对胰岛素作用的抑制，也是整合应激和炎症反应分子信号通道的结果。因此在 MS 及相关疾病的发生中，JNK 通路的调节作用是炎症反应途径与分子基础的中心环节。

③胰岛素受体底物的丝氨酸磷酸化：炎性因子可诱导胰岛素受体底物的丝氨酸磷酸化，阻碍其正常的酪氨酸磷酸化，导致胰岛素受体底物与胰岛素受体的结合能力下降，并减弱胰岛素受体底物激活其下游的 PI3-K 的磷酸化过程，干扰胰岛素信号经胰岛素受体 /IRS/PI3-K 通路下传。

④内质网应激作用：多种因素如缺氧、高血糖、化学毒物等可使内质网内 $Ca^{2+}$ 耗竭、蛋白质糖基化抑制、二硫键错配、蛋白质向高尔基体转运减少，导致未折叠或错误折叠蛋白质在内质网腔蓄积等，使其功能发生改变而造成内质网应激。①胰岛 B 细胞具有高度发达的内质网，过度的内质网应激可能导致 B 细胞功能受损或凋亡，是导致糖尿病发生的重要机制之一。②内质网应激可造成外周组织的 IR，肝细胞 IRS-1 的酪氨酸磷酸化明显降低，而 JNK 依赖性的丝氨酸磷酸化明显升高。阻断 JNK 通路后，可逆转上述变化，提示内质网应激可通过促进 JNK 依赖性的 IRS-1 丝氨酸磷酸化而影响胰岛素的受体信号通路，导致 IR。③代谢负担的加重可使胰岛素的合成过多，超过了内质网折叠蛋白质的能力，加剧了内质网负荷超载而引发长时间内质网应激，导致 B 细胞破坏或功能降低而加剧糖尿病。

⑤血管内皮损伤作用：IR 可引起内皮功能障碍，表现为黏附因子增多、平滑肌细胞增生以及血管扩张功能下降。这一系列改变是促进动脉粥样硬化形成的重要因素。

（4）神经与内分泌系统调节异常　机体的应激反应失常，可使下丘脑功能发生紊乱，促皮质素释放因子（CRF）分泌增多，进而导致下丘脑 - 垂体 - 肾上腺轴（HPAA）活性增高以及交感神经系统兴奋性增强。

①下丘脑 - 垂体 - 肾上腺轴（HPAA）活性增高：皮质醇分泌增多对物质代谢影响的作用主要有：a. 抑制细胞对胰岛素的敏感性，减少糖的利用，促进糖原分解，加速蛋白质分解。b. 抑制 B 细胞分泌胰岛素，抑制细胞内葡萄糖转运蛋白 4 转位到细胞表面，进而抑制细胞利用葡萄糖。③皮质醇对脂肪组织有很强的甘油三酯聚集作用，可致甘油三酯聚集，尤其是内脏脂肪的沉积，进而促进 IR 的发生。

②交感神经系统兴奋性增强：儿茶酚胺分泌增多，皮质醇与儿茶酚胺起相互促进作用。体内的升糖激素水平持续升高，可促使 IR 的发生，进而引起 MS。

## （二）代谢与功能变化

代谢综合征常在一些个体中长期存在而不引起人们重视，随着病情发展，许多严重疾病可能出现，甚至严重威胁生命。

### 1. 代谢变化

（1）糖代谢异常　早期的糖代谢变化是机体通过增加胰岛素的分泌，使血糖维持在正常水平，而出现高胰岛素血症；但是，胰岛素分泌增多后，它的靶器官对胰岛素越来越不敏感，血糖转化为肝糖原、肌糖原的作用减弱。一旦 B 细胞不能分泌足够的胰岛素来代偿，就会导致 2 型糖尿病的发生和发展。高胰岛素血症是机体动脉粥样硬化的危险因素。

（2）脂蛋白代谢异常　主要表现为高甘油三酯血症、低 HDL 胆固醇、小颗粒致密的低密度脂蛋白（sLDL）增加等。IR 及游离脂肪酸增多使极低密度脂蛋白（VLDL）合成增加。脂蛋白酯酶（lipoprotein lipase，LPL）活性降低使乳糜微粒（CM）分解减少。二者使 CM、VLDL 增加，富含甘油三酯的脂蛋白（triglyceride-rich lipoprotein，TRL）增加，在胆固醇酯转移蛋白（cholesterol ester transfer protein，CEPT）、肝脂酶（hepatic lipase，HL）作用下，sLDL 增加。体内 sLDL 增加是发生冠心病的一个危险因素，可以使冠心病的危险性增加 3 倍以上；也可以使个体发生 2 型糖尿病的危险性增加 2 倍以上。sLDL 增加还可导致动脉粥样硬化，可能与 sLDL 易被氧化有关。sLDL 增加的个体，常常同时伴有内源性高脂血症、HDL-C 降低、IR、腹部肥胖、高胰岛素血症以及其他一些代谢性改变。

（3）高尿酸血症　MS 中高尿酸血症的发生可能与 IR、高胰岛素血症、高血压、高血脂、2 型糖尿病有关，这些疾病可以加速动脉粥样硬化，造成肾脏对尿酸的清除率下降，继发血尿酸的清除率下降及血尿酸水平升高。由于高尿酸血症的发生，导致尿酸结晶在血管壁的沉积，直接损伤血管内膜，又进一步诱发和加重了动脉粥样硬化。因此，高尿酸血症与冠心病的发病也存在一定关系。

**2. 器官功能变化**

（1）高血压与冠心病　MS 患者易合并高血压和冠心病，其高血压的发病机制与各种代谢异常密切相关。IR 引起的代偿性高胰岛素血症刺激交感神经系统，导致血管收缩、心输出量增加和肾脏对钠的重吸收增加，从而引起血压升高。研究显示，50% 的高血压患者存在 IR 和高胰岛素血症。在一些大规模、前瞻性研究中，胰岛素抵抗可以预测冠心病和脑卒中的病死率。应用核素心肌灌注单光子发射计算机断层显像（SPECTMPI）方法诊断 MS 患者冠心病比率，结果显示 MS 组心肌缺血率为 81.7%，其中重度缺血情况为 56.8%，明显高于其他对照组。现在普遍认为，IR 与冠心病的高发有关，空腹高胰岛素血症是冠心病的一个显著独立的危险因素。而冠心病的其他危险因素，如高血压、高脂血症、糖耐量异常、肥胖、体力活动缺乏和吸烟等，也与 IR 和高胰岛素血症有关。IR 和高胰岛素血症可增加血浆纤溶酶原激活物抑制物 -1（PAI-1）的浓度，影响纤溶功能而增加脂质沉积，刺激血管产生多种生长因子，诱导平滑肌细胞增殖，导致动脉狭窄，影响粥样硬化斑块组成，促进动脉粥样硬化的形成。

（2）糖耐量异常和 2 型糖尿病　临床观察发现，2 型糖尿病患者普遍存在 IR。机体正常的胰岛 B 细胞对 IR 状态具有一定的代偿能力，但长期过度分泌后，胰岛区会出现淀粉样蛋白沉积和浸润，B 细胞受损，代偿能力减弱。一旦失代偿，出现高血糖，IR 将进一步恶化，称为"糖毒性"作用。如果能够及时纠正高血糖尚可使其逆转，否则，持续的高血糖可明显损害 B 细胞对葡萄糖刺激的分泌反应，B 细胞功能失调，引起永久性糖尿病。IR 也是引起继发性血管闭塞病变的主要影响因素。

（3）早期肾功能损害　微量白蛋白尿（MA）既是肾脏受损的早期标志物之一，也可反映心血管系统的损害。研究显示 MS 患者 MA 显著高于单纯高血压和糖尿病患者，而其内生肌酐清除率（Ccr）低于单纯高血压和糖尿病患者；当存在血脂异常时，MA 和 Ccr 改变更为明显。与高血压和糖尿病相比，在血压和血糖无显著差异的情况下，MS 患者的总胆固醇（TC）、LDL-C、载脂蛋白 B（ApoB）与 MA 和 Ccr 有显著的相关性。提示 MS 早期肾脏损害较单纯高血压和糖尿病明显，血脂异常对 MS 早期肾脏损害有显著影响。

（4）向心性肥胖　向心性肥胖与 IR 之间有密切的关联，既可能是因果关系，也可能二者具有共同的致病因素。在 MS 中，向心性肥胖是一个重要的临床表现，是高血压、冠心病、高脂血症、2 型糖尿病等的重要基础和危险因素。

（5）血液高凝状态　MS 的患者血液凝固性增高，包括纤维蛋白溶解功能减退，内皮阻抗血栓形成的功能减低，血小板反应性增强（糖尿病性血小板病）。现已确认 IR 时 PAI-1 增高，导致纤溶活性降低和血栓形成倾向，为心血管事件的重要危险因素，并可将 PAI-1 浓度升高和高纤维蛋白原血症作为 MS 的特征表现之一。由 IR、凝血因子异常诱发的心血管病变过程中，可能有脂肪组织的前炎症因子（IL-6、TNF-α 等）产生过多及毛细血管内皮功能障碍的参与。

综上所述，MS 是一组由遗传因素与环境因素共同决定的，以多种代谢异常发生在同一个体为特点的综合征（图 12-1）。

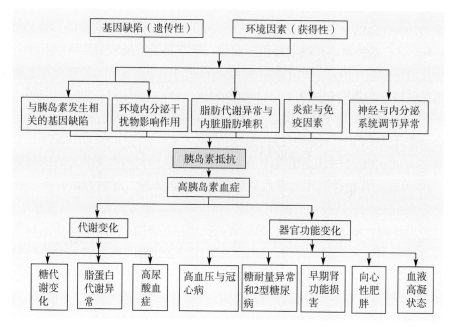

**图 12-1 代谢综合征的发病机制及代谢功能变化**

# 第二节 弥漫性非毒性甲状腺肿

弥漫性非毒性甲状腺肿（diffuse nontoxic goiter）亦称单纯性甲状腺肿（simple goiter），是由于缺碘使甲状腺素分泌不足、促甲状腺素（TSH）分泌增多、甲状腺滤泡上皮增生、胶质堆积而使甲状腺肿大，一般不伴甲状腺功能亢进。本型甲状腺肿常呈地方性分布，又称地方性甲状腺肿（endemic goiter），但也可为散发性。据报道，目前全世界约有 10 亿人生活在碘缺乏地区，我国病区人口超过 3 亿，其中大多位于内陆山区及半山区，全国各地也有散发。本病主要是弥漫性甲状腺肿大，一般无临床症状，少数患者后期可引起压迫、窒息、吞咽和呼吸困难。少数患者可伴甲状腺功能亢进或甲状腺功能低下等症状，极少数可癌变。

## 一、病因和发病机制

### （一）缺碘

缺碘是地方性甲状腺肿的主要原因之一。地方性水、土、食物中缺碘（流行地区的土壤、水和食物中的碘含量和甲状腺肿的发病率成反比）及机体生长发育期、妊娠和哺乳期对碘需求量增加而相对缺碘，可使甲状腺素合成减少，通过反馈刺激垂体 TSH 分泌增多，甲状腺滤泡上皮增生，摄碘功能增强，达到缓解。如果长期持续缺碘，一方面滤泡上皮增生，另一方面所合成的甲状腺球蛋白不能碘化而不被上皮细胞吸收利用，则滤泡内胶质堆积而使甲状腺肿大。用碘化食盐和其他食品可治疗和预防本病。

### （二）致甲状腺肿因子的作用

1. 水中大量钙和氟可引起甲状腺肿。因其影响肠道碘的吸收，且使滤泡上皮细胞膜的钙离子增多，从而抑制甲状腺素的分泌。

2. 萝卜族食物（如卷心菜、木薯、菜花、大头菜等）含有硫脲类致甲状腺肿物质，可致甲状腺肿。如木薯内含氰化物，可抑制碘化物在甲状腺内运送。

3. 硫氰酸盐及过氯酸盐妨碍碘向甲状腺聚集。

4. 药物如硫氰化钾、过氯酸钾、对氨基水杨酸、硫脲嘧啶类、磺胺类、保泰松、秋水仙素等，可抑制碘离子的浓集或碘离子有机化，妨碍甲状腺素合成和释放，从而引起甲状腺肿。

### （三）高碘

常年饮用含高碘的水，因碘摄入过高，过氧化物酶的功能基团过多地被占用，影响了酪氨酸氧化，因而碘的有机化过程受阻，甲状腺呈代偿性肿大。

### （四）遗传与免疫

家族性甲状腺肿的原因是激素合成中有关酶的遗传性缺乏，造成激素合成障碍，如缺乏过氧化物酶、脱碘酶，影响甲状腺素的合成；或缺乏水解酶，使甲状腺激素从甲状腺球蛋白分离和释放入血发生困难，均可导致甲状腺肿。这种先天性缺陷属于隐性遗传。有人认为甲状腺肿的发生有自身免疫机制参与。

## 二、病理变化

根据非毒性甲状腺肿的发生、发展过程和病变特点，一般可分为三期改变。

### （一）增生期

本期又称弥漫性增生性甲状腺肿（diffuse hyperplastic goiter）。

**1. 肉眼观**　甲状腺表面光滑，呈弥漫性对称性肿大，一般不超过 150g（正常 20 ～ 40g）。

**2. 光镜下**　滤泡上皮增生呈立方或低柱状，伴小滤泡和小假乳头形成，胶质较少，间质充血。此期甲状腺功能无明显变化。

### （二）胶质贮积期

本期又称弥漫性胶样甲状腺肿（diffuse colloid goiter）。

**1. 肉眼观**　甲状腺表面光滑，弥漫性、对称性显著增大，重 200 ～ 300g，有时可达 500g 以上。因长期持续缺碘，胶质大量贮积，切面呈淡或棕褐色的半透明胶冻状。

**2. 光镜下**　部分上皮增生，可有小滤泡或假乳头形成，大部分滤泡上皮复旧变扁平，滤泡腔高度扩大，大量胶质贮积（图 12-2）。

### （三）结节期

本期又称结节性甲状腺肿（nodular goiter）。

**1. 肉眼观**　由于滤泡上皮增生与复旧或萎缩不一致，分布不均，甲状腺呈不对称结节状增大，结节大小不一，境界清楚，但无包膜或无完整包膜。切面可有出血、坏死、囊性变、钙化和瘢痕形成。

**2. 光镜下**　滤泡大小不一，部分滤泡上皮呈柱状或乳头状增生，可形成小滤泡；部分上皮复旧或萎缩，滤泡高度扩张，胶质贮积；间质纤维组织增生、间隔包绕滤泡，形成大小不一的结节状病灶（图 12-3）。

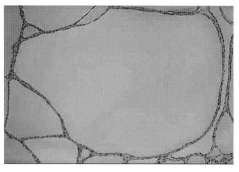
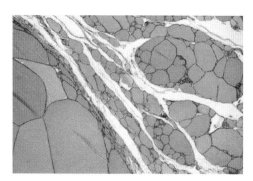

图 12-2　弥漫性非毒性甲状腺肿（胶质贮积期）
（光镜下）

图 12-3　弥漫性非毒性甲状腺肿（结节期）
（光镜下）

# 第三节　弥漫性毒性甲状腺肿

弥漫性毒性甲状腺肿（diffuse toxic goiter）是指血中甲状腺素过多，作用于全身各组织所引起的临床综合征，临床上统称为甲状腺功能亢进症（hyperthyroidism），简称"甲亢"，由于约有1/3患者有眼球突出，故又称为突眼性甲状腺肿。本病多见于女性，男女之比为 1∶4～1∶6，且以 20～40 岁人群最多见。临床上弥漫性毒性甲状腺肿主要表现为甲状腺肿大，血液中 T3 和 T4 增高、基础代谢率及神经兴奋性升高，如心悸、多汗、烦热、潮汗、脉搏快、手震颤、多食、消瘦、乏力和突眼等。

## 一、病因和发病机制

本病病因尚不清楚，但目前一般认为本病是一种自身免疫性疾病，其依据：①患者血中球蛋白增高，并有多种抗甲状腺自身抗体存在，且常与一些自身免疫性疾病并存；②患者血液中存在着与 TSH 受体结合的抗体，具有类似 TSH 作用，如甲状腺刺激免疫球蛋白（TSI）和甲状腺生长免疫球蛋白（TGI），TSI 通过激活腺苷环化酶和磷脂酰肌醇通路而引起甲状腺素过多分泌，TGI 则可刺激甲状腺滤泡上皮增生，两者共同作用引起毒性甲状腺肿；③可能与遗传有关，临床调查发现某些患者的亲属中也患有此病或其他自身免疫性疾病；④有的因精神创伤，可能干扰了免疫系统而促进自身免疫疾病的发生。

## 二、病理变化

**1. 肉眼观**　甲状腺呈弥漫性、对称性增大，为正常的 2～4 倍（60～100g），表面光滑、质较软；切面分叶状、均质似肌肉样，胶质含量少。

**2. 光镜下**　滤泡上皮增生，以小滤泡为主，上皮呈立方体状。大滤泡上皮多呈高柱状增生，有的呈乳头状增生，核位于基底部，染色正常或浓染，胞浆透亮。滤泡腔内胶质稀薄，甚至不见胶质，滤泡周边胶质出现许多大小不一的上皮细胞的吸收空泡（图 12-4）。间质血管丰富、充血，并有较多淋巴细胞浸润，可伴有生发中心形成。免疫组化显示，大部分淋巴细胞为 T 细胞。

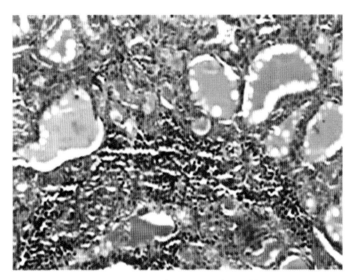

**图 12-4　弥漫性毒性甲状腺肿（光镜下）**

**3. 电镜下**　滤泡上皮细胞胞质内内质网丰富、扩张，高尔基体肥大，核糖体增多，分泌活跃。免疫荧光检查滤泡基膜上有 IgG 沉着。

甲亢患者手术前往往须经碘治疗，治疗后甲状腺病变有所减轻，甲状腺体积缩小、质变实。光镜下上皮细胞变矮、增生减轻，胶质增多变浓，吸收空泡减少；间质血管减少，充血减轻，淋巴细胞浸润也减少。

除甲状腺病变外，全身淋巴组织增生，胸腺和脾增大；心脏肥大，心腔扩张，心肌坏死及纤维化；肝细胞脂肪变性，甚至坏死及纤维化。眼球突出的原因是眼球外肌水肿、球后纤维脂肪组织增生、淋巴细胞浸润和黏液水肿。

# 第十三章
# 常见传染病及寄生虫病

扫一扫，查阅本章数字资源，含PPT、音视频、图片等

传染病（infectious disease）是由病原微生物（病毒、立克次体、细菌、螺旋体等）感染人体所引起的一类具有传染性的疾病。传染病不同于其他疾病，它有专一的病原微生物，具有传染性、流行性（根据其程度不同有散发、爆发、流行及大流行之分）及病后获得一定免疫力等特征。传染病的发生或流行必须同时具备传染源、传染途径及易感人群等基本环节，它们是传染病防治的关键，一旦大流行可使疾病在一定时间内迅速传播，波及整个国家，甚至遍及全世界，严重威胁人类的健康。我国传染病的发病率和病死率已明显下降，有些传染病如天花已绝迹，麻风及脊髓灰质炎等已接近消灭，但另一些传染病，如梅毒、淋病、结核病等发病率又有所增高，并出现了一些新的传染病，如艾滋病、艾波拉出血热、新型冠状病毒肺炎等。

寄生虫病（parasitosis）是由寄生虫引起的一类常见病和多发病，具有区域性、季节性和自然疫源性等特点，如蛔虫病、血吸虫病、丝虫病、阿米巴病等。广义的传染病包括具有传染性的寄生虫病。

本章主要介绍常见传染病及寄生虫病。

## 第一节　结核病

### 一、概述

结核病（tuberculosis）是由结核杆菌（tubercle bacillus）引起的一种慢性感染性肉芽肿性炎症，可见于全身各器官，但以肺结核最常见。典型病变为结核结节形成伴有不同程度干酪样坏死。临床上常表现有低热、盗汗、食欲不振、消瘦和血沉加快等中毒症状。

由于艾滋病的流行及耐药结核菌株的出现，从20世纪80年代以来，呈下降趋势的结核病发病率又趋上升。世界人口1/3感染结核杆菌，每年新发病900万人，300万人死于结核病。目前我国结核病年发病人数约为130万，占全球发病的14.3%，位居全球第2位，是严重危害人民群众健康的呼吸道传染病。因此结核病防治工作任重而道远，世界卫生组织把每年的3月24日定为结核病日。

### （一）病因和发病机制

结核病的病原菌是结核分枝杆菌（mycobacterium tuberculosis），简称结核杆菌，分为人型、牛型、鸟型、鼠型等。对人致病的主要是人型和牛型。人型结核杆菌感染的发病率最高，牛型次之。结核病主要经呼吸道传染，少数也可经消化道传染，偶可经皮肤伤口传染。

结核杆菌的致病性主要是由菌体和细胞壁内某些成分所决定，与其可逃脱被巨噬细胞杀伤以及诱发机体产生迟发性变态反应有关。细菌主要成分：①脂质：脂质中的糖脂最为重要，其中索状因子（cord factor）是糖脂的衍生物，具有毒性作用，能破坏线粒体膜，影响细胞呼吸，抑制白细胞游走，还与肉芽肿形成有关。另一种糖脂为蜡质 D，与菌体蛋白一起能使机体产生强烈的变态反应，造成机体损伤。脂质中的磷脂使结核杆菌不易被巨噬细胞消化，并能刺激巨噬细胞转变为上皮样细胞而形成结核结节。②蛋白质：结核菌素蛋白具有抗原性，与蜡质 D 结合后能使机体发生变态反应，引起组织坏死和全身中毒症状，在结核结节形成中也发挥一定的作用。③多糖类：脂阿拉伯甘露聚糖是结构上类似内毒素的杂多糖，可抑制巨噬细胞的吞噬活性，并促进其分泌 TNF-α 和 IL-10，引起机体发热、消瘦、体重下降及抑制 T 细胞增生和细胞免疫反应。

结核病的免疫反应和变态反应（Ⅳ型）常同时发生并相伴出现，贯穿于疾病全过程。机体对结核杆菌产生特异的细胞免疫一般需 30 ～ 50 天，这种特异的细胞免疫在临床上表现为皮肤结核菌素实验阳性。变态反应的出现提示机体已获得免疫力，且同时伴随干酪样坏死，即在杀灭结核杆菌的同时，又引起组织结构的破坏。

### （二）基本病理变化

由于感染细菌的数量、毒力和机体反应性及病变组织特性的不同，可呈现三种不同的病变类型。

**1. 以渗出为主的病变** 出现于结核性炎症的早期或机体抵抗力低下、菌量多、毒力强时，主要表现为浆液性或浆液纤维素性炎。病变早期局部有中性粒细胞浸润，但很快被巨噬细胞所取代。在渗出液和巨噬细胞中可查见结核杆菌。此型病变好发于肺、浆膜、滑膜和脑膜等处。

**2. 以增生为主的病变** 当细菌量少、毒力较低或人体免疫反应较强时，则形成具有特征性的结核结节。

结核结节（tubercle）是在细胞免疫的基础上形成的，是指由上皮样细胞（epithelioid cell）、朗汉斯巨细胞（Langhans giant cell），以及外周局部聚集的淋巴细胞和少量反应性增生的成纤维细胞构成的特异性肉芽肿。典型的结核结节中央常有干酪样坏死（图 13-1），主要由于变态反应较强所致。巨噬细胞吞噬结核杆菌后体积增大逐渐转变为上皮样细胞，呈梭形或多角形，胞

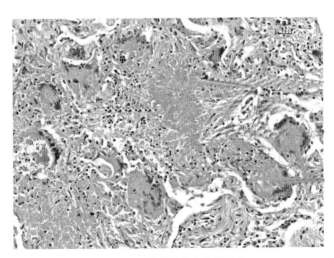

**图 13-1 结核结节（光镜下）**

中央为干酪样坏死，周围可见数个朗汉斯巨细胞、上皮样细胞和淋巴细胞

质丰富淡染，伊红色，境界不清，细胞间常有突起互相连接。核呈圆形或卵圆形，染色质较少，甚至可呈空泡状，核内有 1～2 个核仁。上皮样细胞的活性增加，有利于吞噬和杀灭结核杆菌。多个上皮样细胞互相融合或一个细胞核分裂而胞质不分裂形成多核的朗汉斯巨细胞，直径可达 300μm，胞质丰富。其胞质突起常和上皮样细胞的胞质突起相连接，核与上皮样细胞核相似。核的数目由十几个到几十个不等。核排列在胞质周围，呈花环状、马蹄形或密集在胞体一端。

单个结核结节非常小，直径约 0.1mm，肉眼和 X 线片不易看见。3～4 个结节融合成较大结节时才能见到。这种融合结节境界分明，粟粒大小，呈灰白半透明状。有干酪样坏死时略显微黄，可微隆起于器官表面。

**3. 以变质为主的病变** 在结核杆菌数量多、毒力强、机体抵抗力下降或变态反应强烈时，上述以渗出性或增生性病变均可继发干酪样坏死。坏死灶由于含脂质较多而呈淡黄色，均匀细腻，质地较实，状似奶酪或豆腐渣，故称干酪样坏死（caseous necrosis）。光镜下，为红染无结构的细颗粒状物。干酪样坏死物中多含有一定量结核杆菌，成为日后结核病恶化进展的原因之一。

上述渗出、变质和增生等变化往往同时存在而以某一种改变为主，且可以互相转化，因此在同一器官或不同器官中，结核病变是复杂多变的。其中干酪样坏死与结核结节都是结核病的特征性病变，对本病的诊断具有一定的意义。

结核病的基本病变与机体的免疫状态关系见表 13-1。

表 13-1 结核病基本病理变化与机体的免疫状态

| 病　变 | 机体状态 | | 结核杆菌 | | 病理特征 |
|---|---|---|---|---|---|
| | 免疫力 | 变态反应 | 菌　量 | 毒　力 | |
| 渗出为主 | 低 | 较强 | 多 | 强 | 浆液性炎或浆液纤维素性炎 |
| 增生为主 | 较强 | 较弱 | 少 | 较低 | 结核结节 |
| 变质为主 | 低 | 强 | 多 | 强 | 干酪样坏死 |

## （三）转归

结核病的病变发展和结局取决于机体抵抗力和结核杆菌致病力之间的力量抗衡。当机体抵抗力增强时，结核杆菌被抑制、杀灭，病变转向愈合；反之，则转向恶化。

**1. 转向愈合**

（1）吸收、消散 此为渗出性病变的主要愈合方式。渗出物经淋巴道或小血管吸收而使病灶缩小或消散。X 线可见边缘模糊、密度不匀的云絮状阴影逐渐缩小或被分割成小片，以至完全消失，临床上称为吸收好转期。较小的干酪样坏死灶及增生性病灶经积极治疗也有吸收消散或缩小的可能。

（2）纤维化、纤维包裹及钙化 增生性病变和小的干酪样坏死灶，可逐渐纤维化，最后形成瘢痕而愈合。较大的干酪样坏死灶难以全部纤维化，则由其周边纤维组织增生将坏死物包裹，继而坏死物逐渐干燥浓缩，并有钙盐沉着。病灶纤维化后，一般已无结核杆菌存活，称为完全痊愈。在纤维包裹及钙化的结核灶内常有结核杆菌残留，病变处于相对静止状态，即为临床痊愈，但当机体抵抗力降低时仍可复发进展。X 线可见纤维化病灶呈边缘清楚、密度较高的条索状阴影；钙化灶为密度较高、边缘清晰的阴影，临床称为硬结钙化期。

**2. 转向恶化**

（1）浸润进展　疾病恶化时，病灶周围出现渗出性病变（病灶周围炎），范围可不断扩大，并继发干酪样坏死。X线可见原病灶周围出现絮状阴影，边缘模糊，临床上称为浸润进展期。

（2）溶解播散　病情恶化时，干酪样坏死物可发生液化，形成的半流体物质可经体内的自然管道（如支气管、输尿管等）排出，致局部形成空洞。空洞内液化的干酪样坏死物中含有大量结核杆菌，可通过自然管道播散到其他部位，形成新的结核病灶。X线可见病灶阴影密度深浅不一，出现透亮区及大小不等的新播散病灶阴影，临床称为溶解播散期。此外，结核杆菌还可循血道、淋巴道播散至全身各处，引起全身粟粒性结核病及淋巴结结核。

## 二、肺结核病

肺结核病是最常见的结核病，约占全身结核病的90%以上。肺结核病由于初次感染和再次感染结核杆菌时机体反应性的不同，而出现不同的病理变化，可分为原发性和继发性肺结核病两大类。

### （一）原发性肺结核病

原发性肺结核病是指第一次感染结核杆菌所引起的肺结核病，多发生于儿童，又称儿童型肺结核病，偶见于未感染过结核杆菌的青少年或成年人。免疫功能严重受抑制的成年人由于丧失对结核杆菌的免疫力，因此可多次发生原发性肺结核病。

**1. 病变特点**　结核杆菌被吸入肺泡后，最先引起的病变称为原发病灶，或称为Ghon灶。原发病灶以右肺多见，通常只有一个。常位于通气较好的上叶下部或下叶上部近胸膜处，形成直径1～1.5cm的灰黄或灰白色炎性实变灶，病灶中央常有干酪样坏死。因初次感染结核杆菌，机体缺乏特异免疫力，原发病灶的结核杆菌游离或被巨噬细胞吞噬，很快侵入淋巴管，循淋巴液引流到局部肺门淋巴结，引起相应结核性淋巴管炎和淋巴结结核，表现为淋巴结肿大和干酪样坏死。肺的原发病灶、结核性淋巴管炎和肺门淋巴结结核合称为原发综合征（primary complex）（图13-2）。X线呈哑铃状阴影。

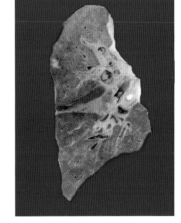

图13-2　原发综合征（肉眼观）

**2. 结局**

（1）愈合　原发综合征形成后，虽然在最初几周内结核杆菌可通过血道或淋巴道播散到全身其他器官，但随着细胞免疫的建立，约95%的患者不再发展，小的病灶可吸收、纤维化、纤维包裹和钙化。有时肺门淋巴结病变继续发展，形成支气管淋巴结结核病，经适当治疗后这些病灶仍可通过包裹和钙化而痊愈。临床症状和体征多不明显。

（2）播散　少数营养不良或同时患有其他传染病（如流感、麻疹、百日咳、白喉等）的患儿，机体抵抗力下降，病变恶化，肺内原发灶及肺门淋巴结病变继续扩大，并通过淋巴道、血道和支气管播散。①淋巴道播散：肺门淋巴结病变恶化后，结核杆菌经淋巴管到达气管分叉处、气管旁、纵隔、锁骨上下及颈部前后淋巴结引起病变。如果引流淋巴管因结核病变发生阻塞，结核杆菌可逆流到腋下、腹股沟、腹膜后及肠系膜淋巴结，引起广泛的淋巴结结核。②血道播散：结核杆菌入血后可引起血道播散。若进入血源的结核杆菌量较少而免疫力较强，则不发生明显病变；如有大量结核杆菌入血，机体抵抗力较弱时，则可引起血源性结核病，这种病变亦见于继发性结核病。③支气管播散：肺原发灶的干酪样坏死范围扩大，侵及相连的支气管，含菌的液化坏死物沿支气管排出，形成空洞，但较少见，可能与儿童支气管树发育不完善、炎症时易塌陷闭塞有关。细菌沿支气管播散亦可引起邻近或远隔的肺组织发生干酪性肺炎。

### （二）继发性肺结核病

继发性肺结核病是指再次感染结核杆菌所引起的肺结核病，多见于成人，又称成人型肺结核病。结核杆菌来源：①外源性再感染：结核杆菌由外界再次侵入机体，与原发性肺结核病关系不密切；②内源性再感染：细菌由原发性肺结核病血源播散到肺尖形成潜伏病灶而致，在多年后，当机体抵抗力下降时，潜伏病灶可发展为继发性肺结核病。

**1. 病变特点**

（1）病变多始发于肺尖部，可能与人体直立时该部动脉压低、血液循环较差，且通气不畅，以致局部组织抵抗力较低，病菌易在该处繁殖有关。

（2）由于超敏反应，病变发展迅速而剧烈，易发生干酪样坏死；同时，由于机体具有一定的免疫力，坏死灶周围常形成结核结节。

（3）由于机体有一定免疫力，使病变局限化，不易通过淋巴道和血道播散。主要通过支气管在肺内蔓延播散，并引起肺空洞。肺门淋巴结一般无明显病变，由血源性播散引起的全身粟粒性结核病亦少见。

（4）病程较长，病情复杂。随着机体免疫反应的消长，临床经过常呈波浪状起伏，时好时坏，病变有时以增生性变化为主，有时则以渗出、变质性变化为主，常新旧病变交杂存在，且临床类型多样。

**2. 临床类型和病理变化**

（1）局灶型肺结核（focal pulmonary tuberculosis） 是继发性肺结核病的最早期病变，属非活动性肺结核病。病变多位于肺尖下 2 ～ 4cm 处，右肺多见，单个或多个结节状病灶，境界清楚，一般为 0.5 ～ 1cm 大小。病变多以增生为主，中央为干酪样坏死，周围有纤维组织包裹。临床上患者常无明显自觉症状，多在体检时发现。X 线显示肺尖部有单个或多个边界清楚的阴影。如患者免疫力较强时，病灶常发生纤维化、钙化而痊愈；如免疫力降低时，可发展为浸润型肺结核。

（2）浸润型肺结核（infihrative pulmonary tuberculosis） 是临床上最常见的活动性肺结核病，多由局灶型肺结核发展而来。

病变常位于肺尖部或锁骨下肺组织，故又称锁骨下浸润。病变以渗出为主，中央有干酪样坏死，伴有病灶周围炎。患者常有低热、疲乏、盗汗、咳嗽和咯血等症状，痰中可检出结核杆菌，X 线显示锁骨下可见边缘模糊的云絮状阴影。

如及早治疗，渗出性病变可吸收好转（吸收好转期）；增生、变质性病变可通过纤维化、钙化而愈合（硬结钙化期）。如病变继续发展，干酪样坏死灶扩大（浸润进展期），坏死物液化后经支气管排出，局部形成急性空洞（图 13-3），洞壁参差不齐，内壁坏死层，其外可有薄层结核性肉芽组织包绕。洞壁坏死层内含大量结核杆菌，经支气管播散，可引起干酪性肺炎（溶解播散期）。急性空洞一般易愈合，但如果空洞靠近胸膜可穿破胸膜，造成自发性气胸；大量液化坏死物入胸腔，可

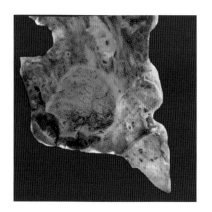

**图 13-3 结核空洞（肉眼观）**

肺内急性薄壁空洞，空洞壁附着干酪样坏死物

发生结核性脓气胸。如果急性空洞经久不愈，则可发展为慢性纤维空洞型肺结核。

（3）慢性纤维空洞型肺结核（chronic fibro-cavitative pulmonary tuberculosis）　为继发性肺结核的常见慢性类型。病变特点：①肺内有一个或多个厚壁空洞。多位于肺上叶，大小不一，不规则，壁厚可达 1cm 以上。洞壁可分三层：内层为干酪样坏死物，含有大量结核杆菌；中层为结核性肉芽组织；外层为纤维结缔组织。②同侧或对侧肺组织，特别是肺下叶可见由支气管播散引起的新旧不一、大小不等、病变类型不同的病灶，愈往下愈新鲜。③后期肺组织严重破坏，广泛纤维化、胸膜增厚并与胸壁粘连，使肺体积缩小、变形，严重影响肺功能，终致肺硬化。

由于病变空洞与支气管相通，可成为结核病的传染源，又有开放性肺结核之称。如干酪样坏死侵蚀较大血管，引起大咯血，患者可因吸入大量血液而窒息死亡；空洞穿破胸膜可引起气胸或脓气胸；经常排出含菌痰液可引起喉结核；咽下含菌痰液可引起肠结核；后期由于肺广泛纤维化可引起肺动脉高压而致肺源性心脏病。若积极治疗，小的空洞可机化闭塞；较大的空洞，内壁坏死组织脱落，肉芽组织逐渐变成瘢痕组织，由支气管上皮覆盖愈合。此时，空洞仍然存在，但已无菌，临床称开放性愈合。

（4）干酪性肺炎（caseous pneumonia）　发生于机体免疫力低下，对结核杆菌变态反应过高的患者。可由浸润型肺结核恶化进展而来，也可由急、慢性空洞内的细菌经支气管播散所致。根据病灶范围的大小可分为小叶性和大叶性干酪性肺炎（图 13-4），可见广泛的干酪样坏死。临床上起病急，病情危重，中毒症状明显，病死率高，故有"百日痨"或"奔马痨"之称。

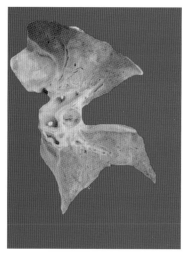

图 13-4　干酪性肺炎（肉眼观）

肺上叶局灶性实变，充满大量干酪样坏死物，伴肺门淋巴结结核

（5）结核球　又称结核瘤（tuberculoma），是指有纤维包裹的孤立的境界分明的球形干酪样坏死灶，直径 2～5cm（图 13-5）。多为单个，也可多个，常位于肺上叶。结核球可来自浸润型肺结核的干酪样坏死灶纤维包裹；或结核空洞引流支气管阻塞，空洞由干酪样坏死物填充；或多个干酪样坏死病灶融合并由纤维包裹。结核球为相对静止的病变，临床多无症状。但由于其纤维包膜的存在，抗结核药物不易发挥作用，且有恶化进展的可能，因此临床上多采取手术切除。X 线检查有时需与周围型肺癌鉴别。

（6）结核性胸膜炎　原发性、继发性肺结核病的各个时期，只要累及胸膜均可发生。

结核性胸膜炎根据病变性质可分为渗出性结核性胸膜炎和增生性结核性胸膜炎。前者又称湿性结核性胸膜炎，较常见，多见于青年人。病变主要为浆液纤维素性炎，可引起草黄色或血性胸腔积液。一般经适当治疗可吸收，如渗出物中纤维素较多，不易吸收，则可因机化而使胸膜增厚粘连。后者又称干性结核性胸膜炎，多见于成年人，很少有胸腔积液。常发生于肺尖，病变多为局限性，以增生性改变为主。一般通过纤维化而愈合。原发性肺结核病和继发性肺结核病的区别见表 13-2。

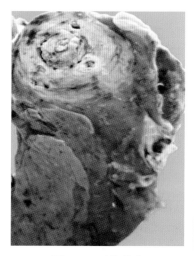

图 13-5　肺结核球

表 13-2　原发性肺结核病和继发性肺结核病的区别

|  | 原发性肺结核病 | 继发性肺结核病 |
| --- | --- | --- |
| 结核杆菌感染 | 初次 | 再次 |
| 好发年龄 | 儿童 | 成人 |
| 对结核杆菌的免疫力或过敏性 | 初始无，病程中发生 | 有 |
| 病变特征 | 肺原发综合征 | 病变多样，新旧病变并存，较局限，常见空洞形成 |
| 起始病灶部位 | 上叶下部、下叶上部近胸膜处 | 肺尖部 |
| 主要播散途径 | 淋巴道或血道 | 支气管 |
| 病程 | 短，大多自愈 | 长，需治疗 |

### 三、血源播散性结核病

原发性和继发性肺结核病恶化进展时，细菌可通过血道播散引起血源性结核病。此外，肺外结核病也可引起血源性结核病。

#### （一）急性全身粟粒性结核病

急性全身粟粒性结核病多见于原发性肺结核病恶化进展。结核杆菌短时间内一次或反复多次大量侵入肺静脉分支，经左心至体循环，播散到全身各器官如肺、肝、脾和脑膜等处，引起急性全身粟粒性结核病（acute systemic miliarytuberculosis）。肉眼观，各器官内均匀密布、大小一致、灰白色、圆形、境界清楚的小结节。光镜下主要为增生性病变，偶尔出现渗出、坏死性病变。临床上病情危重，有高热、肝脾肿大、烦躁不安、衰竭等症状。少数病例可因结核性脑膜炎而死亡，如能及时治疗仍可治愈。

#### （二）慢性全身粟粒性结核病

如急性期不能及时控制而病程迁延 3 周以上，或结核杆菌在较长时期内少量多次、不规则地进入血液，则形成慢性粟粒性结核病。此时，可见增生、坏死及渗出等新旧病变并存，大小不一致。病程较长，成人多见。

#### （三）急性肺粟粒性结核病

急性肺粟粒性结核病常是急性全身性粟粒性结核病的一部分，偶可仅限于肺。由于肺门、纵隔、支气管旁的淋巴结干酪样坏死破入邻近大静脉，或因含有结核杆菌的淋巴液由胸导管回流，经静脉入右心，沿肺动脉播散于两肺所致。肉眼可见肺表面和切面密布灰黄或灰白色粟粒大小结节（图 13-6）。X 线可见两肺有散在分布、密度均匀、粟粒大小的点状阴影。临床上起病急，有较严重的结核中毒症状。

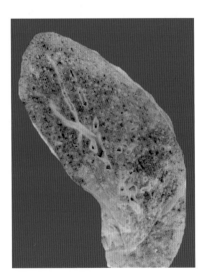

图 13-6　急性肺粟粒性结核（肉眼观）

肺内弥散均匀分布灰黄色、粟粒大小的结节状病灶

### （四）慢性肺粟粒性结核病

慢性肺粟粒性结核病多见于成人。患者原发灶已痊愈，由肺外某器官结核病灶内的结核杆菌间歇入血所致。病程较长，病变新旧及大小不一，小的如粟粒，大者直径可达数厘米以上（图13-7）。病变以增生性改变为主。

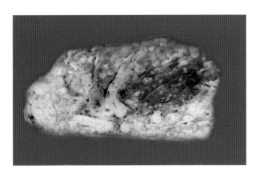

**图 13-7 慢性肺粟粒性结核（肉眼观）**
肺内散在大小不等、灰白色的结节状病灶，分布不均匀

### 四、肺外器官结核病

肺外器官结核病多为原发性肺结核的结核杆菌经血源播散到肺外器官，潜伏若干年后，再繁殖引起病变。多数只限于一个器官，呈慢性经过。肺外器官结核的基本病理变化与肺结核病相同。

### （一）肠结核

肠结核病包括原发性和继发性两种类型。前者很少见，常见于小儿，多因饮用含牛型结核杆菌的牛奶引起，形成以肠的原发性结核病灶、结核性淋巴管炎及肠系膜淋巴结结核组成的肠结核原发综合征。绝大多数肠结核继发于活动性空洞型肺结核病，因咽下含结核杆菌的痰液所致。肠结核可发生于任何肠段，以回盲部最常见（约占85%）。按病变特点的不同分两型。

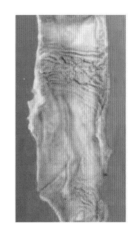

**图 13-8 溃疡型肠结核（肉眼观）**
肠壁溃疡呈半环状，与肠管长轴垂直

**1. 溃疡型** 此型多见。结核杆菌首先侵入肠壁淋巴组织，形成结核结节，继而发生干酪样坏死，病变处黏膜溃破、脱落，形成边缘不整齐、较浅的溃疡；由于病变沿环形分布的肠壁淋巴管向周围扩展，故溃疡呈半环状，与肠管长轴垂直（图13-8）。溃疡愈合后常因纤维组织增生和瘢痕收缩而致肠腔狭窄；受累肠壁的浆膜面可见灰白成串的结核结节及纤维素渗出，并常与邻近组织粘连。临床上有腹痛、腹泻与便秘交替、营养不良和结核中毒症状。

**2. 增生型** 此型少见。病变特点是肠壁内有结核性肉芽组织及大量纤维组织增生，肠壁高度增厚、变硬、肠腔狭窄，黏膜有浅表性溃疡及息肉形成。临床常有慢性不全性肠梗阻，右下腹可触及包块，需与肿瘤相鉴别。

### （二）结核性腹膜炎

结核性腹膜炎多见于青少年。常继发于溃疡型肠结核、肠系膜淋巴结结核或输卵管结核。可分干、湿两型，通常所见多为混合型。

**1. 干型** 病变腹膜上除见有结核结节外，尚有大量纤维素渗出，机化后可引起肠管间、大网膜、肠系膜等腹腔器官广泛粘连。临床上因广泛肠粘连而出现慢性肠梗阻症状。

**2. 湿型** 腹腔内有大量草黄色浆液性腹水，亦可为血性。腹膜满布结核结节。因含纤维素少，一般不粘连。临床有腹胀、腹痛、腹泻及中毒症状。

### （三）结核性脑膜炎

结核性脑膜炎多见于儿童，常由原发性肺结核血道播散所致。在成人则由肺结核、骨关节结核或泌尿生殖系统结核播散所致。也可因脑内结核球液化破溃，结核杆菌直接进入蛛网膜下腔引起。

病变以脑底最为明显。肉眼可见脑桥、脚间池、视神经交叉及大脑外侧裂等处的蛛网膜下腔内，有多量灰黄色浑浊胶冻样渗出物。光镜下可见蛛网膜下腔内的炎性渗出物主要由浆液、纤维素、巨噬细胞、淋巴细胞组成，偶见典型的结核结节。病变严重者可累及大脑皮质引起脑膜脑炎。部分病程迁延的病例，因蛛网膜下腔渗出物机化而发生蛛网膜粘连，造成第四脑室正中孔与外侧孔堵塞，引起脑积水。

### （四）肾结核病

肾结核病最常见于青壮年男性，多为单侧。主要由原发性肺结核血道播散而来。病变开始于肾皮质与髓质交界处或乳头体内。结核结节和干酪样坏死形成后，病灶逐渐扩大破坏肾乳头并溃入肾盂，形成结核性空洞（图13-9）。随着病变在肾内扩大蔓延，可形成多个结核空洞，甚至使肾脏仅剩一空壳。液化的干酪样坏死物中的结核杆菌随尿液下行，可相继累及输尿管、膀胱。输尿管黏膜可因溃疡和结核性肉芽肿形成，使管壁增厚，管腔狭窄、阻塞，引起肾盂积水和积脓。膀胱由于溃疡形成，膀胱壁纤维化，使膀胱容积缩小。此外，临床上可有血尿、脓尿及尿频、尿急、尿痛等膀胱刺激症状。

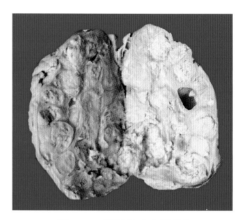

**图13-9 肾结核（肉眼观）**
肾实质内满布干酪样坏死灶，可见空洞形成

### （五）生殖系统结核病

男性生殖系统结核主要见于附睾，与泌尿系统结核病关系密切，结核杆菌经尿道相继感染前列腺、精囊、输精管及附睾，偶见睾丸受累。病变附睾肿大变硬，可与阴囊壁相连，溃破后形成长期不愈的窦道，可引起男性不育。

女性生殖系统结核以输卵管结核多见，其次是子宫内膜。多由血道播散所致，也可来源于邻近器官结核病的直接蔓延。输卵管结核病变可使管腔阻塞，引起不孕症。

### （六）骨与关节结核

**1. 骨结核病** 多见于脊椎骨及长骨骨骺等处，以第十胸椎至第二腰椎多见。可分两型：①干酪样坏死型：此型多见。病变以干酪样坏死、骨质破坏为主，多形成死骨，可累及周围软组织引起干酪样坏死，液化后形成结核性脓肿。由于脓肿局部无红、肿、热、痛，故有"冷脓肿"之称。脊椎结核时"冷脓肿"可在脊柱两侧形成，或坏死物沿筋膜间隙下流，在远隔部位形成。病变穿透皮肤可形成经久不愈的窦道。此外，脊椎骨病变可因椎体坏死软化而塌陷，引起脊柱后凸畸形，重者可压迫脊髓，引起下肢截瘫。②增生型：较少见，此型无明显的干酪样坏死及死骨形成，在病变骨组织中可见多个结核结节，骨小梁逐渐被侵蚀、吸收而消失。

**2. 关节结核病**　以髋、膝、踝、肘等处多见，常继发于骨结核，由骨骺或干骺端处干酪样坏死累及关节软骨及滑膜所引起。病变处软骨破坏，滑膜有结核性肉芽肿形成和纤维素渗出。当炎症波及周围软组织时，可引起关节明显肿胀；当干酪样坏死穿破软组织及皮肤时，可形成窦道；当病变愈合时，由于大量纤维组织增生，充填关节腔，致使关节强直。

# 第二节　伤　寒

伤寒（typhoid fever）是由伤寒杆菌引起的，以全身单核巨噬细胞系统增生为主要特征的急性传染病。病变以回肠末端淋巴组织最为突出，故有"肠伤寒"之称。临床表现主要有持续高热、相对缓脉、肝脾肿大、皮肤玫瑰疹、外周血白细胞减少等，重者可并发肠穿孔、出血等严重并发症。

## 一、病因和发病机制

### （一）病因

伤寒杆菌是一种抗原性、致病力均较强的革兰阴性沙门菌，属 D 族。其菌体"O"抗原、鞭毛"H"抗原及表面"Vi"抗原均可刺激机体产生相应抗体，前两者的抗原性较强。肥达反应（Widal reaction）是利用血清凝集试验测定抗"O"及抗"H"抗体的效价以辅助诊断伤寒的方法。菌体裂解时产生的内毒素是伤寒杆菌致病的主要因素。伤寒患者和带菌者是本病传染源，主要经消化道传播。苍蝇、蟑螂等可作为媒介。多见于儿童和青年，发病以夏秋季多见。

### （二）发病机制

患者摄入伤寒杆菌污染的食物及饮用水后，是否发病与机体抵抗力及进入胃内的菌量有关。少量细菌可被胃酸杀灭。当感染菌量较多（至少 $10^5$）时，未被胃酸杀死的细菌可进入小肠，穿过小肠黏膜上皮细胞，侵入肠壁淋巴组织如回肠末端的集合淋巴小结和孤立淋巴小结，并继续生长。此时，虽引起巨噬细胞增生、吞噬，但细胞免疫杀菌力尚未形成，而对细菌无限制作用，细菌继续沿淋巴管进入肠系膜淋巴结繁殖，并在巨噬细胞内生长，又可经胸导管进入血液，形成第一次菌血症。血中细菌很快被全身单核巨噬细胞系统的细胞吞噬并在其中繁殖，引起肝、脾、淋巴结肿大，此时患者尚无临床症状，称为潜伏期，10 天左右。其后，在巨噬细胞内繁殖的细菌及其释放的内毒素再次大量入血，形成第二次菌血症或败血症，引起全身中毒症状。病变主要发生于回肠末段，其肠壁的淋巴组织出现明显的增生肿胀，此时相当于疾病的第 1 周。当由肝脏进入胆囊的大量细菌随胆汁再次进入肠腔时，穿过肠黏膜进入肠壁，接触已致敏的回肠末端肠壁淋巴组织，引起强烈变态反应，使局部肠黏膜坏死、脱落及溃疡形成，此时相当于疾病的第 2～3周。一般在第 4 周，随着患者细胞免疫的增强，细菌逐渐消失，病变痊愈。

## 二、病理变化和临床病理联系

### （一）基本病理变化

伤寒的病变特征是全身单核巨噬细胞系统的急性增生性炎。光镜下可见巨噬细胞增生，并吞噬伤寒杆菌、红细胞、淋巴细胞及细胞碎片等，称为伤寒细胞（typhoid cell）。大量伤寒细胞聚集成境界清楚的结节状病灶，称伤寒肉芽肿（typhoid granuloma）或伤寒小结（typhoid nodule）（图 13-10），是伤寒的特征性病变，具有病理诊断价值。

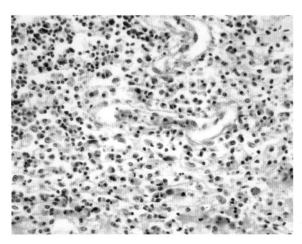

**图 13-10　伤寒肉芽肿（光镜下）**
大量伤寒细胞增生形成肉芽肿，可见吞噬红细胞、淋巴细胞及细胞碎片的伤寒细胞

### （二）肠道病变

伤寒最明显的病变位于肠道，以回肠下段集合淋巴小结和孤立淋巴小结的病变最为典型、多见。病变过程可分四期，每期 1 周左右。

**1. 髓样肿胀期**　回肠下段因固有层淋巴小结内大量巨噬细胞增生而使黏膜肿胀，呈灰红色，质软。其中以集合淋巴小结处黏膜肿胀最为明显，凸出于黏膜表面，呈椭圆形，状如脑回样隆起，故名髓样肿胀（图 13-11）。光镜下肠壁淋巴组织内，可见典型的伤寒肉芽肿。

**2. 坏死期**　肿胀的黏膜因毒素、受压或过敏等因素发生坏死，失去光泽呈灰白色或黄绿色。光镜下呈无明显结构的红染区。

**3. 溃疡期**　坏死黏膜组织因溶解、液化而脱落，形成溃疡。集合淋巴小结处的溃疡呈椭圆形，其长轴与肠管长轴平行。孤立淋巴小结处的溃疡小而圆。溃疡边缘稍隆起，底部不平，常深及黏膜下层，偶有深达肌层及浆膜，甚至肠穿孔。如病变腐蚀肠壁小动脉，可引起肠腔内出血。

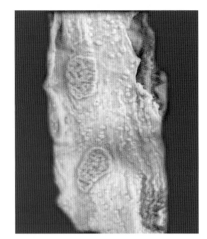

**图 13-11　肠黏膜髓样肿胀（肉眼观）**
可见肿胀的集合淋巴小结及孤立淋巴小结

**4. 愈合期**　溃疡底部逐渐有肉芽组织增生，填补肠壁缺损。接近黏膜表层时，由溃疡边缘肠上皮细胞增生覆盖于肉芽组织表面而愈合。

由于上述肠道病变，患者出现食欲减退、腹部胀痛、便秘或腹泻等症状，右下腹可有轻度压痛。病程第一周因败血症及肠道病变而开始出现持续高热，可达 40℃，第二周起粪便细菌培养阳性，第四周因病变逐渐愈合而体温下降。由于早期有效抗生素的应用，目前临床上很难见到上述四期的典型病变。

### （三）肠外单核巨噬细胞系统病变

肠系膜淋巴结、肝、脾及骨髓均因伤寒杆菌侵入引起巨噬细胞弥漫性增生而使相应脏器肿大。光镜下，各脏器内可见伤寒肉芽肿形成以及灶性坏死。因骨髓内巨噬细胞增生、压迫及伤寒杆菌的毒素作用，可导致外周血中中性粒细胞减少。

### （四）非单核巨噬细胞系统病变

非单核巨噬细胞系统病变表现：①伤寒杆菌毒素可使心肌细胞水肿或坏死，重者可引起中毒性心肌炎，也可导致迷走神经兴奋性增加而出现相对缓脉；②肾小管上皮细胞可有水肿，肾小球毛细血管壁可有免疫复合物沉积，引起蛋白尿；③因菌血症时细菌栓塞导致局部出现淡红色小斑丘疹，称玫瑰疹，多见于胸、背及腹部；④膈肌、腹直肌或股内收肌常发生凝固性坏死，使患者肌肉疼痛和皮肤知觉过敏；⑤伤寒杆菌可在胆汁内繁殖，即使患者临床症状消失后，胆囊中仍有伤寒杆菌生存，使其成为带菌者，但胆囊无明显炎症或仅有轻度炎症。

### 三、结局和并发症

伤寒患者常在 4～5 周内随特异性免疫功能的形成或适当治疗而逐步痊愈，并可获得较强的免疫力。少数患者可出现如下并发症。

**1.肠出血和肠穿孔**　常在病程第三周因溃疡形成过程中腐蚀血管破裂而出血，或因溃疡较深伴肠蠕动增强而引起穿孔，出血、穿孔可分别导致休克、腹膜炎等危及生命。

**2.支气管肺炎**　多见于儿童，因抵抗力下降或继发肺炎球菌感染等引起。

**3.中毒性心肌炎**　这是重症患者伤寒杆菌毒素作用的结果，表现为心率快、第一心音减低、心律不齐、舒张期奔马律等。

## 第三节　细菌性痢疾

细菌性痢疾（bacillary dysentery）是由痢疾杆菌所引起的常见肠道传染病，简称菌痢。病变多局限于结肠，以大量纤维素渗出形成假膜为特征，假膜脱落伴有不规则浅表溃疡形成。临床表现主要为腹痛、腹泻、里急后重、黏液脓血便。菌痢全年均可发病，但以夏秋季多见。儿童发病较多，其次为青壮年。

### 一、病因和发病机制

#### （一）病因

痢疾杆菌按抗原结构和生化反应可分为福氏、宋内、鲍氏和志贺菌四型。我国以前两型常见，所有病菌均可产生内毒素，志贺菌尚可产生强烈外毒素，但痢疾杆菌对黏膜上皮细胞的侵袭力是致病的决定因素。患者或带菌者为传染源，病菌存在于患者的粪便内，主要经粪 - 口途径传播。

### （二）发病机制

痢疾杆菌经污染的食物或饮用水进入消化道后，是否致病与其数量、侵袭力及人体胃肠正常防御功能如胃酸的作用、黏膜免疫（分泌型 IgA）功能及正常菌群的拮抗有关。一般进入结肠的细菌才可引起病变：先侵入肠上皮细胞并在其内生长，再穿过基膜进入固有层，进一步繁殖并产生内毒素，引起局部炎症反应，使肠黏膜变性、坏死、脱落形成溃疡。极少数患者固有层内细菌产生的内毒素可吸收入血引起全身毒血症。痢疾志贺菌产生的外毒素是引起菌痢早期水样腹泻的主要因素。

## 二、病理变化和临床病理联系

菌痢的病变部位主要在大肠，尤以乙状结肠和直肠为重，严重者可波及整个结肠甚至累及回肠下段。根据肠道病变特点、全身反应及病程缓急，菌痢可分以下三型。

### （一）急性细菌性痢疾

急性细菌性痢疾（acute bacillary dysentery）自然病程 1～2 周，病变初期为急性卡他性炎，随后为典型的假膜性炎及溃疡形成，最后溃疡愈合。

光镜下，早期急性卡他性炎表现为黏液分泌亢进，黏膜充血、水肿、中性粒细胞和巨噬细胞浸润，可有点状出血。1～2 天后病变加重，黏膜上皮出现变性、坏死，黏膜表面有大量纤维素及中性粒细胞渗出。渗出的纤维素与坏死组织、中性粒细胞、红细胞及细菌等形成假膜，是本病的特征性病变。

肉眼观，假膜开始散布于黏膜皱襞的顶部，呈糠皮样，随后扩大，融合成片。假膜常呈灰白色，受粪胆素浸染而呈灰绿色，伴出血时呈暗红色。发病约 1 周后，假膜逐渐溶解而脱落，形成大小不一、边缘不规则的"地图状"溃疡（图 13-12）。溃疡常表浅，很少穿破黏膜肌层。溃疡间黏膜充血、水肿，仍有假膜覆盖。随着溃疡局部病菌的杀灭，渗出物、坏死组织逐渐吸收或清除，溃疡面由少量肉芽组织及黏膜上皮细胞增生修复，常不留瘢痕。

临床上，发热、头痛、乏力、食欲减退等全身中毒症状是由于毒血症所致；腹痛、肠鸣音亢进是由于炎症介质刺激使肠管平滑肌痉挛、肠蠕动加强所致；腹泻是肠蠕动加强后影响肠腔内水分吸收的结果；里急后重和排便次数增多是直肠壁内神经末梢及肛门括约肌受炎症刺激所致；早期黏液便是急性卡他性炎黏液分泌亢进之故；当黏膜上皮变性坏死，假膜溶解、脱落伴出血时则排出脓血便。

急性菌痢经适当治疗后大多痊愈，很少有肠出血或穿孔的并发症。少数患者可转为慢性。

### （二）慢性细菌性痢疾

细菌性痢疾的病程超过两个月者为慢性细菌性痢疾（chronic bacillary dysentery），简称慢性

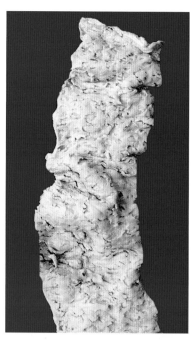

**图 13-12　急性细菌性痢疾（肉眼观）**
肠黏膜形成灰白色膜状物，有的脱落形成"地图状"溃疡

菌痢，病程长者达数月或数年。慢性菌痢常由福氏菌引起的急性菌痢转变而来。肠道病变反复发作，不断出现黏膜上皮变性、坏死、溃疡、肉芽组织修复等多种新旧病变。肠壁多处出现溃疡、纤维组织增生及瘢痕形成，导致肠壁不规则增厚、变硬，重者可使肠腔狭窄。慢性溃疡边缘黏膜常过度增生而形成息肉。

临床上患者因病变程度不一而出现不同的肠道症状，轻者可有腹痛、腹胀、腹泻或便秘等；重者可出现急性菌痢的典型症状，称慢性菌痢急性发作。

### （三）中毒性细菌性痢疾

中毒性细菌性痢疾（toxic bacillary dysentery）多见于 2 ～ 7 岁儿童。特点是发病快，全身中毒症状明显，常伴发中毒性休克或呼吸衰竭，表现为高热、惊厥、昏迷，而腹痛、腹泻等肠道症状不明显。肠黏膜仅呈轻微卡他性炎，有时伴肠壁集合淋巴小结、孤立淋巴小结滤泡增生、肿胀，而呈滤泡性肠炎改变。本型病原菌常为毒力较低的福氏或宋内菌，其发病机制尚不清楚，可能与患者特异性体质对细菌毒素产生强烈超敏反应，释放多种炎症介质和细胞因子引起微血管痉挛、缺血，导致急性微循环障碍有关。

## 第四节　肾综合征出血热

肾综合征出血热（hemorrhagic fever with renal syndrome，HFRS）又称流行性出血热（epidemic hemorrhagic fever，EHF），是汉坦病毒引起的自然疫源性急性传染病。病变以出血性血管炎为特征，临床以发热、出血、休克和急性肾衰竭等为主要表现，多短期内死于急性肾衰竭。本病广泛流行于欧亚等国家，我国大部分地区有本病流行，且疫区不断扩大，发病率也有上升趋势。

### 一、病因和发病机制

汉坦病毒（Hantaan virus）为 RNA 病毒，其核蛋白有较强的免疫原性和稳定的抗原决定簇，膜蛋白含有中和抗原和血凝素抗原。病毒可寄生于许多脊椎动物体内，鼠类是最主要的宿主和传染源。含有病毒的动物排泄物（尿、粪、唾液等）污染空气、食物后，可经呼吸道、消化道或直接接触皮肤黏膜伤口而感染人体。病毒还可经母婴垂直传播或虫媒传播，实验室的大、小白鼠及家兔等实验动物也可传染本病。各季节均可发生本病，以冬季多见，患者多为从事野外工作的青壮年。

本病发病机制尚未完全清楚。目前认为病毒感染人体后，可能的靶细胞为血管内皮细胞、巨噬细胞和淋巴细胞，侵入并在这些细胞内生长繁殖，引起病毒血症和组织损伤，同时激发机体的免疫反应和各种细胞因子的释放，导致免疫功能失调和免疫性损伤。本病的潜伏期为 2 周左右，发病后可获得较稳固而持久的免疫力。

### 二、病理变化和临床病理联系

### （一）病理变化

本病的基本病变为全身小血管和毛细血管广泛性损害，引起出血性炎。主要表现为小动脉、小静脉和毛细血管内皮细胞肿胀、坏死、脱落和管壁纤维素样坏死，微血栓形成。常出现全身皮肤、黏膜及各组织、器官广泛出血，尤以肾、心、肾上腺及脑垂体等脏器病变最为突出。

**1. 肾脏** 病变广泛，肾体积增大，切面可见皮质颜色苍白或灰白色坏死区，髓质因明显充血、出血而暗红。

**2. 心脏** 可见右心房、右心耳内膜下大片出血，可深达肌层或心外膜下，但常止于房室沟而不波及心室。光镜下可见心肌细胞轻重不等的变性、坏死。

**3. 脑垂体** 体积增大，前叶明显充血、出血并可有坏死，但垂体后叶无明显变化。

**4. 肾上腺** 髓质明显充血、出血，皮质变薄。

**5. 其他** 肺、支气管、下丘脑、肠、肝、胰、蛛网膜下腔、胸腹皮肤、口腔黏膜等均有出血、血栓形成和坏死。后腹膜及纵隔有胶冻样水肿。多脏器同时出现明显出血是本病的特征性病变，具有病理学诊断意义。

### （二）临床病理联系

典型的病程可分为五期。

**1. 发热期** 体温于发病后 1～2 天达高峰，持续 4～6 天。由病毒血症引起全身中毒症状，表现为发热、食欲减退、恶心，以及"三痛"（头痛、腰痛及眼眶痛）和"三红"（颜面、颈及上胸部潮红）等症状、体征，系脑血管、肾周及眼周组织充血、水肿所致。

**2. 低血压休克期** 多在病程的第 4～6 天接近退热时因出血引起，出现休克症状。

**3. 少尿期** 多出现于病程第 5～7 天，是继低血压、休克加重而出现肾衰竭的表现，病情严重者可出现尿毒症、酸中毒、高钾血症等。

**4. 多尿期** 肾衰竭开始好转，出现于发病 12 天后，持续约 3 周。

**5. 恢复期** 血管病变、出血、肾脏等脏器的损伤逐渐恢复，临床症状和体征逐渐消失。

# 第五节 性传播性疾病

性传播性疾病（sexually transmitted diseases，STD）是指通过性行为而传播的一类疾病。传统的性病（veneral diseases）仅指梅毒、淋病、软下疳、性病性淋巴肉芽肿和腹股沟淋巴肉芽肿等。近 20 年来 STD 逐渐增多，目前发现的已多达 20 余种。本节仅阐述淋病、尖锐湿疣和梅毒。

## 一、淋病

淋病（gonorrhea）是由淋球菌引起的急性化脓性炎症，是最常见的 STD。病变主要累及泌尿生殖系统，临床上常表现为尿道口充血、水肿、脓性渗出物。发病年龄多见于 15～30 岁，尤以 20～24 岁最常见。

患者及带菌者是主要传染源。主要通过性接触直接传染，也可通过病菌污染的毛巾、衣裤、床上用品、浴盆、便桶等间接感染。淋球菌主要靠黏附和侵入两个步骤侵犯泌尿生殖系统，对黏膜柱状上皮和移行上皮有很高的亲和力，容易侵袭前尿道或子宫颈黏膜，而对鳞状上皮不敏感。细菌从上皮细胞间隙进入上皮下组织引起局部急性化脓性炎，严重者可上行蔓延到整个泌尿生殖系统或经血道播散到全身。血行播散占总病例数的 1%～3%，以女性多见，通常发生于月经期。

## 二、尖锐湿疣

尖锐湿疣（condyloma acuminatum）是由人乳头状瘤病毒（human papilloma virus，HPV），特别是 6 型和 11 型引起的 STD，其主要特征是外生殖器良性增生性疣状病变。临床多见于

20～40岁的青壮年，主要表现为病变处瘙痒、烧灼感。好发于人体潮湿、温暖的黏膜与皮肤交界处。男性常见于阴茎冠状沟、龟头、包皮系带、尿道口或肛门附近等；女性常见于阴蒂、阴唇、会阴部及肛周等，偶见于生殖器外的部位，如乳房、腋窝、腹股沟等。主要通过性接触直接传染，也可通过非性接触而间接感染，患者及带病毒者是本病的主要传染源。

病毒接触黏膜与皮肤交界处，通过微小糜烂面进入上皮细胞。不同类型的病毒根据其衣壳蛋白与人体细胞受体间的相容性而定位于基底细胞、棘细胞等不同上皮细胞内。在基底层细胞内病毒处于静止状态，在棘细胞层病毒DNA的早期基因开始表达，而晚期基因的表达则在颗粒层的细胞核内进行，完整的病毒体仅在角质层细胞中产生。病毒复制可诱导上皮细胞增殖、表皮变厚，并伴有棘细胞增生和表皮角化形成皮肤的疣状病变。

本病潜伏期通常为3个月。病变初起为散在小而尖的突起，逐渐扩大，表面凹凸不平，呈疣状颗粒，有时融合成鸡冠状或菜花状团块，色淡红或暗红，质软，湿润。顶端可有感染溃烂，触之易出血。光镜下，表皮角质层轻度增厚，几乎全为角化不全细胞；棘层肥厚，出现有诊断意义的凹空细胞（koilocyte），其胞体较正常细胞大，核周胞浆空化或呈空晕，核增大居中，圆形、椭圆形或不规则形，染色深，可见双核或多核。真皮层可见毛细血管及淋巴管扩张，大量慢性炎细胞浸润。应用免疫组织化学法检测HPV抗原以及原位PCR技术检测HPV-DNA有助于临床诊断。值得注意的是，本病有癌变可能，约15%的阴茎癌患者曾有尖锐湿疣病史。

### 三、梅毒

梅毒（syphilis）是由梅毒螺旋体引起的慢性传染病，也是一种严重危害人体健康的STD。其基本病理变化是闭塞性动脉内膜炎及小血管周围炎，晚期出现树胶样肿的特征性病变。临床表现复杂多样，可出现硬性下疳、皮疹、主动脉炎及主动脉瘤等典型症状，也可潜伏多年甚至终身无表现。此病流行于世界各地，我国曾基本消灭了梅毒，但近年来有蔓延的趋势。

#### （一）病因和发病机制

梅毒螺旋体，又称苍白螺旋体（Treponema pallidun），运动能力强，能迅速穿过破损的皮肤、黏膜进入人体。本病95%以上通过性交传播，少数因输血、接吻、医务人员不慎受染等传播（后天性梅毒）。梅毒螺旋体也可经胎盘感染胎儿（先天性梅毒）。梅毒患者为唯一的传染源。

机体在感染螺旋体后第六周，血清出现特异性抗体及反应素。特异性抗体在补体参与下可杀死或溶解病原体，临床上测定这些产物的血清反应对梅毒的诊断有重要参考价值。随着抗体产生，机体抗螺旋体的免疫力增强，局部病变部位的螺旋体数量减少，以至早期梅毒病变有不治自愈的倾向。然而播散到全身的螺旋体常难以完全消灭，常导致梅毒复发或晚期梅毒病变的出现。少数患者感染梅毒螺旋体后，病原体可在体内终身潜伏，患者并无临床症状和病变，仅表现为血清反应阳性，或在二、三期梅毒时局部病变消失而血清反应持续阳性者，均称隐性梅毒。本病潜伏期10～90天，平均3周左右。

#### （二）病理变化与临床病理联系

**1. 基本病理变化**

（1）闭塞性动脉内膜炎（obliterative endoaaentis）和小血管周围炎 闭塞性动脉内膜炎表现为小动脉内皮细胞及纤维细胞增生，使管壁增厚、管腔狭窄或闭塞。小血管周围炎指单核细胞、淋巴细胞和浆细胞的围管性浸润，小血管周围始终有大量浆细胞的出现是本病的特点之一。这些病变可见于各期梅毒。

（2）树胶样肿（gumma） 又称梅毒瘤（syphiloma），是梅毒的特征性病变。病灶呈灰白色，质韧而有弹性，如树胶，故得名。其大小不一，小者仅在光镜下可见，大者有数厘米。光镜下结构颇似结核结节，中央为凝固性坏死，类似干酪样坏死；但坏死不彻底而尚存弹力纤维，用弹力纤维染色，病变区可见血管壁轮廓；坏死灶周围有少量上皮样细胞和朗汉斯巨细胞，而淋巴细胞和浆细胞较多，并伴有闭塞性动脉内膜炎和血管周围炎。树胶样肿后期可被吸收、纤维化，最后瘢痕收缩导致器官变形，但绝少钙化。这些病变特征与结核结节有明显不同。梅毒树胶样肿仅见于第三期梅毒，可发生于任何器官，最常见于皮肤、黏膜、肝、骨和睾丸。

**2. 后天性梅毒** 后天性梅毒（acquired syphilis）可分三期。第一、二期称早期梅毒，传染性强。第三期称晚期梅毒，传染性小，常累及内脏，故又称内脏梅毒。

（1）第一期梅毒 病原微生物侵入人体约 3 周后，在入侵局部如男性阴茎冠状沟、龟头，女性外阴、阴唇、子宫颈等处发生炎症反应，出现单个、圆形或椭圆形硬结、糜烂或溃疡病变，称下疳（chancre），直径约 1cm，色如牛肉或呈红铜色，边缘隆起，触之无痛、硬实，又称硬性下疳。下疳亦可发生于口唇、舌、肛周等处。光镜下见溃疡底部有闭塞性动脉内膜炎和小血管周围炎。

下疳出现后 1～2 周，局部淋巴结肿大，呈非特异性急性或慢性炎。下疳经 1 个月左右多自然消退，仅留浅表的瘢痕，局部淋巴结的肿大也消退，患者已无症状，但体内螺旋体仍继续繁殖。

（2）第二期梅毒 下疳发生后 8～9 周，体内螺旋体又大量繁殖入血，由于免疫复合物的沉积引起全身皮肤、黏膜的梅毒疹（syphilid），常表现为口腔黏膜、掌心、足心等处的斑疹或丘疹，以及阴茎、肛周的扁平湿疣，后者为暗红色突起斑块，表面平坦。此期伴全身淋巴结肿大。光镜下，仍见闭塞性动脉内膜炎和血管周围炎，病灶内可找到螺旋体，故此期梅毒传染性强。梅毒疹可自行消退，再次进入无症状静止期，但梅毒血清反应仍阳性。若予以治疗，可阻止梅毒向第三期发展。

（3）第三期梅毒 常发生于感染后 4～5 年，长者达 15～20 年之久。病变可累及多个脏器，最常发生于心血管，其次为中枢神经系统，再次为肝、骨及睾丸等器官。特征性的病变是树胶样肿和瘢痕形成。由于树胶样肿纤维化、瘢痕收缩引起严重的器官变形和功能障碍。

心血管梅毒主要侵犯主动脉，导致梅毒性主动脉炎、主动脉瓣关闭不全和主动脉瘤等，梅毒性主动脉瘤破裂常是患者猝死的主要原因。中枢神经系统梅毒主要累及脑脊髓膜、大脑皮质（多见于额叶）及脊髓末段，导致麻痹性痴呆和脊髓痨。肝梅毒因树胶样肿使肝脏呈结节性肿大，继而纤维化、瘢痕收缩而形成分叶肝。骨梅毒常累及鼻骨、胸骨、股骨和颅骨等，树胶样肿可导致骨折，如鼻骨被破坏可形成马鞍鼻。睾丸树胶样肿可形成无痛性肿块，易误诊为肿瘤。

**3. 先天性梅毒** 先天性梅毒（congenital syphilis）包括早发性和晚发性两种。

（1）早发性先天性梅毒 指在胎儿或 2 岁内婴幼儿期发病的先天性梅毒。梅毒螺旋体在胎儿体内和胎盘中大量繁殖，可引起早产、死胎或晚期流产。婴幼儿病变为皮肤黏膜广泛的大疱、大片剥脱性皮炎及梅毒疹；各器官由于血管周围炎及树胶样肿引起血管床减少、纤维组织增生和发育不良等，如肺组织因弥漫性纤维化而称白色肺炎。长骨骨骺端因树胶样肿引起骨软骨炎及骨膜增生，使胫骨向前弯曲形成马刀胫（saber shin），鼻骨破坏形成马鞍鼻。

（2）晚发性先天性梅毒 指在 2 岁以上幼儿发病的先天性梅毒。主要病变为间质性角膜炎、神经性耳聋及小而尖的楔形门齿，是本型梅毒的三联征。患儿也表现为马刀胫及马鞍鼻。皮肤、黏膜病变与后天梅毒相似，但不发生下疳。内脏可有类似后天性梅毒第三期的改变。患儿发育不良，智力低下。

梅毒若能及时治疗则效果满意，延误或忽视治疗则使病变从轻到重，不断恶化。

# 第六节　阿米巴病

阿米巴病（amoebiasis）是由溶组织内阿米巴（entamoeba histobtica）原虫引起的一种具有传染性的寄生虫病。原虫主要寄生于人体结肠，肠壁病变内的原虫可经血道或偶尔直接进入肝、肺、脑、皮肤、阴道等肠外部位，引起这些组织的坏死、液化及脓肿形成等病变，故本病包括肠阿米巴病及肠外阿米巴病。

阿米巴病遍及世界各地，但以热带、亚热带区多见。我国多为散发、慢性或不典型病例。发病率南方及农村分别高于北方及城市，男性多于女性，其中青年人较为多见。

## 一、肠阿米巴病

肠阿米巴病（intestinal amoebiasis）是一种以坏死为主的变质性炎。临床表现有右下腹痛、腹泻及果酱样黏液血便等痢疾样症状，故又称阿米巴痢疾（amoebic dysentery）。

### （一）病因和发病机制

**1. 病因**　溶组织内阿米巴原虫包括大滋养体、小滋养体及包囊体三种发育阶段。滋养体是致病阶段的形体，因对外界的抵抗力极弱，故无传染性。包囊体是阿米巴病传染阶段的形体，存在于患者或携带者的粪便中，直径 5 ~ 20μm，成熟时有 4 个核。包囊体随食物或饮水进入消化道后，能抵抗胃酸的作用而进入小肠，在碱性消化液作用下发育成小滋养体。在肠道功能正常时小滋养体下行至横结肠后，常停止活动转变成包囊体，随粪便排出体外，此类感染者无症状，为原虫携带者。在肠功能紊乱、免疫力降低等情况下，小滋养体可附着于结肠黏膜表面，通过分泌溶组织酶或靠变形运动穿入肠壁黏膜内，发育为大滋养体，此为致病型阿米巴，不断向周围组织侵入蔓延，使病变扩大。

**2. 发病机制**　溶组织内阿米巴的致病机制尚未完全明了，可能有如下几种作用：①机械性损伤：大滋养体能在组织中进行变形运动，破坏、吞噬组织及细胞；②接触溶解性作用：即通过滋养体胞膜上黏附素与靶细胞膜发生受体反应而溶解靶细胞；③细胞毒作用：已从溶组织阿米巴内分离到的肠毒素（enterotoxin）蛋白，能损伤肠黏膜引起腹痛、腹泻；④免疫抑制作用：溶组织内阿米巴含有半胱氨酸蛋白酶，可降解 C3 和 IgA，从而逃避宿主的免疫攻击作用。

### （二）病理变化与临床病理联系

阿米巴痢疾的基本病理变化是变质性炎，并以形成口小底大的烧瓶状溃疡为特点。病变主要位于盲肠、升结肠，其次位于乙状结肠和直肠，严重者可累及整个结肠及回肠下段。病变按病程可分急性期与慢性期两类。

**1. 急性期病变**　肠腔内的阿米巴大滋养体先在肠腺窝内繁殖，并逐步破坏黏膜层和黏膜下层结构。

（1）肉眼观　早期肠黏膜表面散布灰黄色的点状坏死区或浅表溃疡，其周围有水肿、出血、充血，随后坏死区扩大呈圆形纽扣状，滋养体继续繁殖穿过黏膜肌层，侵入疏松的黏膜下层，溶解组织并沿黏膜下层蔓延扩散，形成大小不等、圆形或卵圆形溃疡。溃疡呈口小底大的烧瓶状，边缘不整齐、肿胀，溃疡间黏膜大致正常，具有诊断意义。病变严重时溃疡底部在黏膜下层相互沟通呈隧道样，表面黏膜剥脱似絮片状，脱落后溃疡面直径增大可达 8 ～ 12cm，少数溃疡深及浆膜层可导致穿孔及腹膜炎。

（2）光镜下　溃疡底部为大片红染无结构的坏死区，其边缘有充血、出血，少量淋巴细胞、单核细胞和浆细胞浸润。坏死区与正常组织交界处及肠壁小静脉内可见阿米巴大滋养体，其核小而圆，胞浆内含有糖原空泡或吞噬有红细胞及淋巴细胞等。

临床上，患者由于结肠受炎症刺激，蠕动增强，黏液分泌增多而致右下腹疼痛、腹泻；肠黏膜组织坏死、液化及血管被腐蚀出血，使坏死物与血液混合成腥臭、果酱样脓血便；粪便检查可找到大滋养体。由于直肠及肛门病变较轻，故患者里急后重症状不明显。

急性阿米巴痢疾经适当治疗后可痊愈，少数因治疗不彻底而转入慢性阶段。

**2. 慢性期病变**　如阿米巴原虫不断引起肠壁坏死、溃疡，继而肉芽组织增生及瘢痕形成，新旧病变交替出现，导致肠黏膜纤维组织增生，使肠壁变硬、增厚或肠腔狭窄。病变处黏膜可萎缩，也可增生形成息肉，有时盲肠上皮及肉芽组织过度增生形成局限性肿块，称阿米巴肿（amoeboma），易被误诊为结肠癌。

## 二、肠外阿米巴病

肠外阿米巴病（extraintestinal amoebiasis）大多是肠阿米巴病的并发症，常侵犯肝、肺、脑等脏器，少数可累及脑膜、皮肤或泌尿系统。

### （一）阿米巴肝脓肿（amoebic liver abscess）

最常见的肠外阿米巴病，常继发于阿米巴痢疾后 1 ～ 3 个月，亦可在阿米巴痢疾症状消失数年后发生。肠道的阿米巴滋养体可经门静脉或穿过肠壁经腹腔侵入肝，引起局部组织坏死、液化而形成"脓肿"，但并非化脓性炎。

肉眼观，阿米巴肝脓肿可单个或数个，大小不等，大者可占据整个肝右叶。脓液呈红棕色果酱样，是由液化性坏死物和陈旧性出血混合而成。脓肿壁可见未完全坏死液化的间质成分，外观呈破棉絮状，炎症反应不明显。脓肿常位于肝右叶，这可能是因盲肠、升结肠的血液进入肠系膜上静脉而大部分流入肝右叶所致。

临床上，患者常表现长期发热，伴右上腹痛、肝大压痛、全身乏力、消瘦及黄疸等。如脓肿不断扩大、溃破，可引起膈下脓肿、脓胸或腹膜炎等。

### （二）阿米巴肺脓肿（amoebic pulmonary abscess）

阿米巴肺脓肿发病较少，绝大多数由阿米巴肝脓肿向上蔓延穿过横膈侵入肺引起，少数经肠入血感染所致。脓肿多为单个，大小不等，常位于右肺下叶。脓肿破入支气管，患者可咳出红棕色的痰液，痰中可查见阿米巴滋养体。

### （三）阿米巴脑脓肿（amoebic cerebral abscess）

阿米巴脑脓肿更少见，常由肝或肺阿米巴滋养体经血道侵入脑组织所致，偶见经鼻黏膜沿嗅神经进入大脑。病灶常位于大脑半球，典型病理变化为在脑组织内可见沿脑血管分布的阿米巴滋养体。患者有发热、头痛、昏迷等神经系统症状，严重可致死亡。

# 第七节 血吸虫病

血吸虫病（schistosomiasis）是由血吸虫寄生于人体引起的寄生虫病。寄生于人体的血吸虫主要有 6 种，即日本血吸虫、曼氏血吸虫、埃及血吸虫、间插血吸虫、湄公血吸虫及马来血吸虫。我国仅有日本血吸虫病流行，主要发生在长江流域及其以南 13 个省市的农村地区，近年来有的地区血吸虫病发病率有所回升。病变包括由尾蚴、童虫、成虫及虫卵引起多种组织损伤，其中以虫卵沉积引起肠、肝、脾等脏器的病变最为重要。考古研究发现本病在我国至少有 2100 多年的历史。

## 一、病因和发病机制

### （一）病因

日本血吸虫的生活史包括虫卵、毛蚴、胞蚴、尾蚴、童虫及成虫等发育阶段。虫卵随人畜粪便排出入水中，在适当温度下孵化为毛蚴，遇中间宿主钉螺在其体内经母胞蚴和子胞蚴发育成尾蚴，然后离开钉螺再次入水（疫水）。人畜接触疫水时，尾蚴依靠头腺分泌的溶组织酶及机械运动钻入皮肤或黏膜内，脱去尾部发育为童虫。童虫经小静脉或淋巴管入血，达右心及肺，并能穿过肺毛细血管网进入体循环至全身，或穿破毛细血管壁入肺组织。一般唯有到达肠系膜静脉的童虫才能发育为成虫，成虫雌雄异体合抱，交配后产卵。虫卵或顺血流沉积于肝，或逆血流沉积在肠壁内。肠壁内的虫卵可破坏肠黏膜落入肠腔，随粪便排出体外，重演其生活史。自感染尾蚴至粪检虫卵阳性需 1 个月以上。

### （二）发病机制

血吸虫的致病性除了由各阶段虫体机械性损伤引起外，还有变态反应的参与。其变应原（包括各阶段虫体的相关产物及血吸虫抗原成分）都可引起机体变态反应性损伤。

## 二、病理变化和临床病理联系

本病的病理变化包括由尾蚴、童虫、成虫及虫卵引起多种组织不同的损害和免疫病理反应，其中以虫卵沉积引起肠、肝、脾等脏器形成肉芽肿及纤维化病变最为重要。

### （一）尾蚴性皮炎

发生于尾蚴入侵的局部，是由 I 型及 IV 型变态反应参与的炎症。肉眼观，可见局部皮肤红色小丘疹或荨麻疹，奇痒，持续数日后可自行消退。光镜下，真皮毛细血管充血、出血及局部水肿，并伴有中性粒细胞、嗜酸性粒细胞和巨噬细胞的浸润。

### （二）童虫引起的肺部病变

童虫移行至肺，可引起相应肺部充血、出血、水肿、嗜酸性粒细胞和巨噬细胞浸润、血管炎和血管周围炎，但病变一般较轻且短暂。患者可出现发热、咳嗽和咯血丝痰等症状。移行至其他器官时，可引起类似的病变。

### （三）成虫引起的病变

因成虫主要寄生于门静脉系统，其代谢、分泌产物或死亡虫体主要引起门静脉系统的静脉内膜炎、静脉周围炎、血栓形成或栓塞；成虫摄取红细胞及释放毒性代谢物使机体轻度贫血；肝、脾内单核巨噬细胞增生，并吞噬血吸虫色素，该色素系成虫摄取红细胞后，在虫体内珠蛋白酶作用下，使血红蛋白分解而形成的一种血红素样色素，呈黑褐色；死亡虫体周围组织坏死，并有多量嗜酸性粒细胞浸润。

### （四）虫卵引起的病变

虫卵在肝、肠、肺、脾等组织中长期、大量沉积所引起的损害是血吸虫病的主要病变。未成熟虫卵所致的病变一般轻微。成熟虫卵的毛蚴不断分泌抗原物质引起的细胞及体液免疫反应，均可导致变态反应性损伤，表现为增生和坏死共存的特征病变。

**1. 急性虫卵结节**　肉眼观，病灶为灰黄色，结节状，粟粒至黄豆大小。光镜下，结节中央为数个成熟虫卵，其表面有红染、放射状火焰样物质，即为沉积的抗原抗体复合物。红染火焰样物质的周围是一片无结构坏死区和大量变性、坏死的嗜酸性粒细胞，酷似脓肿，习惯称嗜酸性脓肿（图13-13）。其间可见菱形或多面形蛋白质结晶（Charcot-Leyden结晶），系嗜酸性粒细胞中嗜酸性颗粒融合而成。晚期嗜酸性粒细胞减少，而巨噬细胞逐渐增多。

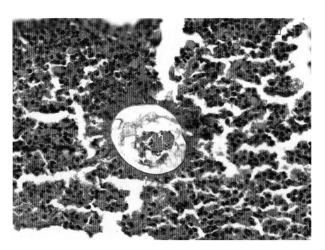

**图 13-13　急性血吸虫病之虫卵结节（光镜下）**
结节中有几个虫卵，周围大片嗜酸性坏死，外围已出现上皮样细胞

**2. 慢性虫卵结节**　在急性虫卵结节形成10余天后，虫卵内毛蚴死亡分解，变性坏死的嗜酸性粒细胞及周围组织被清除、吸收或钙化，而巨噬细胞增生，衍变为上皮样细胞和异物多核巨细胞，其外周伴有成纤维细胞、淋巴细胞增生，形成与结核结节类似的肉芽肿，称为假结核结节（pseudotubercle）。随后成纤维细胞、上皮样细胞进一步产生胶原纤维，使慢性虫卵结节纤维化和玻璃样变，但卵壳碎片或钙化的死卵会长期存留。

### 三、主要脏器的病变和后果

### （一）肠道病变

肠道病变常累及全部结肠，但主要发生于乙状结肠、直肠和降结肠，少数为升结肠与阑尾。

**1. 肉眼观**　早期肠黏膜充血、水肿，散布直径 0.5 ～ 1mm、灰黄或黄白色小结节。继而黏膜坏死脱落形成浅表溃疡。晚期因虫卵反复沉积，不断出现溃疡、纤维化，使肠壁增厚、变硬或息肉状增生，重者可有肠腔狭窄与梗阻。

**2. 光镜下**　肠壁内可见急、慢性虫卵结节。晚期有不同程度的纤维化及瘢痕形成，肠黏膜可萎缩或增生形成息肉。

溃疡形成时虫卵可随坏死物脱落入肠腔，粪便中可查见虫卵。急性期患者可表现为腹痛、腹泻和脓血便。慢性患者结肠可有梗阻症状或并发息肉等，甚至可癌变。

### （二）肝脏病变

虫卵主要沉积在汇管区门静脉分支内，以肝左叶更多见。

**1. 肉眼观**　早期肝脏轻度肿大，表面或切面上有灰白或灰黄色、粟粒或绿豆大小结节。晚期肝脏体积缩小、质地变硬、表面变形不平，有沟纹或隆起形成粗大结节，切面上因纤维结缔组织沿门静脉分支周围增生呈树枝状分布，故称干线型或管道型肝硬化，与门脉性肝硬化显著不同。

**2. 光镜下**　早期见汇管区附近有较多急性虫卵结节，肝细胞因受压而萎缩、变性或小灶状坏死，Kupffer 细胞增生并吞噬血吸虫色素。晚期患者肝内可见慢性虫卵结节，并不断纤维化，导致血吸虫性肝硬化。由于虫卵主要沉积在汇管区门静脉分支周围，因而汇管区纤维化尤为明显，正常肝小叶未遭受严重破坏，故常无假小叶形成。

因纤维组织增生主要压迫汇管区的门静脉分支，引起窦前性的门静脉高压，在临床上较早出现腹水、巨脾和食管下端静脉曲张等体征。

### （三）脾脏病变

**1. 肉眼观**　早期主要由于成虫代谢产物的作用致使脾内单核巨噬细胞增生。后期因门脉高压引起脾脏长期淤血，脾脏体积可显著增大，重量可增加到 4000g 以上。切面呈暗红色，质地坚韧，被膜增厚，脾小梁清楚，脾小体萎缩或消失，并见棕黄色含铁小结。

**2. 光镜下**　脾窦扩张，窦壁纤维组织增厚，巨噬细胞增生并有血吸虫性色素沉着。

临床上患者可有脾功能亢进，表现为贫血、白细胞和血小板减少等症状。

### （四）其他病变

肺脏有大量虫卵沉积时，形成急性虫卵结节，X 片上颇似支气管肺炎或粟粒性肺结核病。临床上可有咳嗽、气促、哮喘等表现。脑内虫卵主要沉积于大脑顶叶、颞叶和枕叶，可出现脑炎、癫痫、头痛等症状。儿童长期反复感染血吸虫可延缓生长发育，造成血吸虫病侏儒症，现已少见。

下篇
# 病理生理学

第十四章

# 疾病概论

扫一扫，查阅本章数字资源，含PPT、音视频、图片等

健康与疾病是一组对应的概念，在个体生命过程中可以相互转化，而无绝对的界限。亚健康状态是介于健康与疾病之间的一种非健康非疾病的中间状态。衰老是机体增龄过程中发生的各种退行性变化造成的不利于个体生存的状态。

## 第一节　健康与疾病

### 一、健康

世界卫生组织指出：健康不仅是没有疾病或病痛，而且是躯体上、精神上和社会上处于良好的状态。可见，健康包含着身体健康和心理健康以及良好的社会适应能力。

### 二、疾病

目前认为，疾病（disease）是机体在一定病因和条件作用下，因稳态破坏而发生损伤和抗损伤的异常生命活动。表现为组织和细胞功能代谢和形态结构的变化，出现各种临床症状、体征和社会行为的异常，对环境的适应能力减弱，甚至丧失。

病理过程（pathological process）是指存在于不同疾病中的共同的规律性的功能、代谢和形态结构的变化。例如：扁桃体炎、肺炎以及其他炎性疾病，都是以炎症这一病理过程为基础构成的。病理过程可以局部表现为主，如血栓形成、栓塞、梗死等；也可以全身反应为主，如发热、休克等。一种疾病可以包含几种病理过程，如大叶性肺炎时含有炎症、发热、缺氧甚至休克等病理过程。

病理状态（pathological state）是指相对稳定或发展极慢的局部形态变化，常是病理过程的后果。例如烧伤后的皮肤瘢痕，关节炎后的关节强直等。

### 三、亚健康

亚健康（sub-health）又称第三状态，是介于健康与疾病之间的生理功能低下状态。处于亚健康状态的机体虽然没有出现疾病症状或症状感觉轻微，但已有潜在病理性改变，尤其是功能性的病理变化。

亚健康状态的表现错综复杂，可有以下三种表现形式：①躯体性亚健康状态：主要表现为疲乏无力、精神不振等；②心理性亚健康状态：主要表现为焦虑、烦躁、睡眠不佳等；③社会性亚健康状态：主要表现为孤独感、适应能力降低。

### 四、衰老

衰老（senescence）是机体在增龄过程中由于形态改变、功能减退、代谢失调而导致机体内环境紊乱和对外部环境适应能力下降的综合状态。老年机体功能、代谢变化特点及其病理生理学意义表现为物质储备减少、稳态调控失衡、调节反应迟钝等。

# 第二节　病因学

病因学（etiology）是研究疾病发生的原因和条件的科学。

## 一、疾病发生的原因

疾病发生的原因（简称病因）是指能够引起疾病并且赋予该疾病特异性的各种因素。病因的种类很多，根据习惯，基本上可按致病因素分为以下几类。

### （一）生物性因素

生物性因素是最常见的致病因素，主要包括各种病原微生物（如细菌、病毒、真菌等）和寄生虫。这类病因的致病作用主要是病原体通过一定途径侵入机体并生长繁殖，引起疾病的传播。病原体能否引起疾病还与病原体的侵袭力、毒力、数量以及宿主的状态密切相关。

### （二）环境生态因素

清洁的水源、洁净的空气、广袤的土地和茂密的森林是人类赖以生存的环境，自然资源的过度开发，"三废"（废水、废气、废渣）处理不善造成的生态平衡破坏，大气、水和土壤的污染，已成为危害人类健康、导致疾病发生的重要因素。

### （三）理化因素

理化因素包括物理因素和化学因素。物理因素主要有机械力、电流、温度、激光、电离辐射等。物理因素是否引起疾病主要取决于这些因素的强度、作用部位和范围、持续时间等；化学因素包括无机或有机物质，达到一定剂量或浓度时可能具有毒性，可使机体中毒甚至死亡。

### （四）营养性因素

营养素为生命活动所必需，包括碳水化合物、蛋白质、脂肪、纤维素、各种维生素、水和无机盐及某些微量元素。营养过多和营养不足都可导致疾病的发生。长期摄入过多的热量可引起肥胖病；过度摄取维生素，特别是维生素 A 和维生素 D 可引起中毒；反之，维生素 A 摄入不足可引起夜盲症，维生素 D 摄入不足可引起婴幼儿发生佝偻病。

### （五）遗传性因素

遗传性因素可有两种情况：①遗传性疾病：主要是由于遗传物质基因突变或染色体畸变引起。基因突变引起分子病（如苯酮尿症、白化病等），染色体畸变引起染色体病（如先天愚型等）。②遗传易感性：是指易患某些疾病的遗传特性，即在外界环境因素影响下，较常人易患某些疾病，如高血压病、消化性溃疡、糖尿病等。

## （六）先天性因素

先天性因素是指那些能够损害正在发育的胎儿的有害因素。由先天性因素引起的疾病称为先天性疾病。例如，孕妇在妊娠期间感染风疹病毒可致胎儿先天性心脏病、感染梅毒可致胎儿先天性梅毒。

## （七）免疫性因素

某些个体对一些抗原的刺激常发生异常强烈的免疫反应，从而导致组织细胞的损伤和生理功能障碍，这种异常的免疫反应称为变态反应或超敏反应。例如异种血清蛋白、某些病原微生物、食物（如海鲜、牛乳等）、花粉、香水、药物（如青霉素等）都可引起变态反应。有些个体能对机体自身的抗原发生免疫反应并引起自身组织损害，称为自身免疫性疾病。例如系统性红斑狼疮、类风湿关节炎等。由于各种原因（如病毒、药物或遗传因素）引起体液免疫或细胞免疫缺陷可导致免疫缺陷病的发生，此类疾病的共同特点是容易发生致病微生物的感染。

## （八）精神、心理、社会因素

随着生物医学模式向生物—心理—社会医学模式的转变，精神、心理、社会因素在疾病发生中的作用越来越受到重视。长期的焦躁、悲伤、紧张等不良情绪和强烈的精神创伤是导致某些疾病发生的重要因素。精神因素如长期的精神过度紧张可使某些人发生高血压病、消化性溃疡、甲状腺功能亢进等应激性疾病。

疾病发生的原因还有很多。多数情况下，一类疾病可能由某一类致病因子所引起。但是，有些疾病也可以由不同类的致病因子所引发。例如，恶性肿瘤就是在基因突变的基础上由多种致病因子共同作用的结果。

### 二、疾病发生的条件

疾病发生的条件是指在病因的作用下，能够影响（促进，或减缓，或阻止）疾病发生发展的各种因素。条件的种类有很多，主要包括内部条件（如体质、年龄、性别等个体差异）和外部条件（如自然条件和社会条件）。条件本身并不能直接引起疾病，与疾病的特异性无关。如结核病，结核杆菌作为病因在结核病的发病中起着决定性的作用，而营养状况、生活条件、居住环境、机体抵抗力等条件在结核病的发病中只起影响结核病发生发展的作用。

条件中能加强病因作用或促进疾病发生发展的因素称为诱因（precipitating factor）。例如，心绞痛的发生原因是冠状动脉狭窄，而过劳、饱食、受寒或情绪激动则是引起心绞痛发作的诱因。

在疾病的发生发展中，原因和条件是相对的，它是针对某一具体的疾病而言的。对于不同的疾病，同一因素既可以是某一疾病的原因，也可以是另一疾病的条件；同时，某一疾病发生的条件，也可以成为另一疾病发生的原因。

## 第三节　发病学

发病学（pathogenesis）主要研究疾病发生、发展过程中的一般规律和共同机制。

## 一、疾病发生发展的一般规律

疾病发生发展过程中普遍存在以下基本规律。

### （一）损伤与抗损伤

对损伤做出抗损伤反应是生物机体的重要特征，也是生物机体维持生存的必要条件。在疾病发生发展过程中，损伤与抗损伤作用常常同时出现，贯穿始终且不断变化。

以外伤为例，组织破坏、血管破裂、出血、组织缺氧等皆属于损害性变化，而心率加快、心肌收缩力加强以增加心排血量、反射性血管收缩以减少出血及维持动脉血压，皆属于抗损害反应。若损伤较轻，则通过各种抗损伤反应和恰当治疗，机体可恢复健康；反之，若损伤较重，又无及时治疗，则病情恶化。可见，损伤与抗损伤之间的力量对比决定着疾病的发展方向和转归。值得注意的是，患者出现的某些临床症状和体征可由损伤因素引起，也可由抗损伤因素引起；若抗损伤因素过强，则可转化为损伤因素。

### （二）因果交替

原始病因作用于机体引起的损害（结果），又可作为发病学原因而引起新的变化。因此，原因与结果不断转换，形成链式发展的疾病过程。例如暴力造成创伤，使血管破裂而引起大出血，大出血使心排血量减少和血压下降，血压下降可造成组织供血减少和组织缺氧，组织缺氧可导致中枢神经系统功能降低，使呼吸及循环功能下降，进一步加重缺氧，使疾病在链式发展过程中不断恶化而形成恶性循环。如果及时采取补充血容量等措施，即可在某一环节上打断因果转化和疾病的链式发展，阻断恶性循环，使疾病向着有利于康复的方向发展。

### （三）局部和整体

生物体是一个相互联系的有机整体。疾病可表现为局部变化、全身变化或两者兼有。一方面，局部的病变可引起全身反应，如肺结核时可表现为咳嗽、咯血等局部症状，还可表现有发热、乏力等全身症状；另一方面全身性疾病可表现为局部变化，如糖尿病时的疖肿。

### （四）内稳态紊乱

正常机体的内环境处于相对稳定的状态，即"内稳态"，它是保持正常生命活动的先决条件，亦是机体内各种自我调节的结果。内稳态的紊乱，是疾病发生发展的基础。

## 二、疾病发生发展的基本机制

疾病发生发展的基本机制指参与很多疾病发生发展的共同机制，包括神经机制、体液机制、细胞机制和分子机制。

### （一）神经机制

神经系统在人体生命活动的维持和调控中起主导作用。有些病因可直接损害神经系统，如流行性乙型脑炎病毒可直接破坏神经组织；有些致病因素可通过神经反射引起相应组织器官的功能代谢变化，如失血性休克所致微循环障碍；长期精神紧张、焦虑导致大脑皮质功能紊乱，皮质与皮质下功能失调，导致内脏器官功能障碍，如高血压病、胃溃疡病等。

### （二）体液机制

体液是维持机体内环境稳定的重要因素。疾病中的体液机制主要是指致病因素引起体液的质和量的变化，体液调节障碍造成内环境紊乱，以致疾病发生。体液调节紊乱常由各种体液性因子数量或活性变化引起，包括各种全身性作用的体液性因子（如组织胺、去甲肾上腺素等）和多种局部作用的体液性因子（如内皮素、某些神经肽等）以及近年来特别强调的细胞因子（如白介素、肿瘤坏死因子等）。体液性因子通过内分泌、旁分泌、自分泌三种方式作用于靶细胞上的受体。

神经机制与体液机制在疾病发生发展中常同时发生，共同参与，因此，常称其为神经体液机制。例如，长期精神紧张可引起大脑皮质和皮质下中枢的功能紊乱，血管运动中枢反应性增强，此时交感神经兴奋，去甲肾上腺素释放增加，导致小动脉紧张性收缩；同时，交感神经活动亢进，刺激肾上腺髓质释放肾上腺素，使心率加快，心排血量增加，并且因肾小动脉收缩，促使肾素－血管紧张素－醛固酮系统被激活，引起血压升高，这就是高血压发病的神经体液机制。

### （三）细胞机制

致病因素作用机体后，可直接或间接造成细胞损伤，导致细胞的功能、代谢、形态结构变化而发病。主要表现为细胞膜上各种离子泵功能失调，如钠泵、钙泵等。当这些担负离子主动转运的泵功能失调时，细胞膜上的离子通道发生障碍，细胞内外离子失衡，造成细胞内 $Na^+$、$Ca^{2+}$ 大量积聚，细胞水肿，甚至死亡，这是导致有关器官功能障碍的重要机制。

### （四）分子机制

从分子水平研究疾病的发生机制，使我们对疾病时机体的功能、代谢、形态结构变化的认识以及对疾病本质的认识进入了一个新阶段，即分子病理学时代。

细胞及其间质内含有很多大分子多聚体与小分子物质，大分子多聚体主要指蛋白质和核酸，核酸贮存生命信息，蛋白质调节和控制生命过程的化学反应。疾病的发生可能是核酸贮存的生命信息错乱的结果，例如基因突变或染色体畸变所致的恶性肿瘤和遗传性疾病。亦可能是由于蛋白质的质和量变化所致，包括：①酶缺陷所致的疾病；②血浆蛋白和细胞蛋白缺陷所致疾病；③受体或配体减少或缺失疾病；④膜转运障碍所致疾病。

总之，从分子医学角度研究，疾病时机体形态和功能的异常是某些特定蛋白质结构或功能的变异，而这些蛋白质又是细胞核中相应基因对细胞受体和受体后信号转导做出应答反应的产物，因此基因及其表达调控状况是决定身体健康或疾病的基础。

## 第四节　疾病的转归

疾病的转归是疾病的发展走向和结局，有康复和死亡两种表现形式。

### 一、康复

康复包括完全康复和不完全康复。完全康复主要是指疾病时所发生的一系列损伤性变化完全消失，其组织结构得以修复，功能代谢完全恢复，机体重新恢复正常的自稳态调节，又称为痊愈。不完全康复是指疾病时对机体所发生的损伤性变化虽未完全消失，但已经得到控制，机体通过各种代偿机制可以维持相对正常的生命活动，主要症状消失，有时可留有后遗症。

## 二、死亡

死亡是生命活动过程的必然结局，传统观点认为，死亡是一个渐进过程，可分为濒死期、临床死亡期、生物学死亡期三个阶段。临床上医务人员确定死亡的标准为心跳和呼吸永久性停止，即"心肺死亡"模式。但是，随着起搏器、呼吸机等复苏技术的普及与不断进步，使"心肺死亡"时间的确定面临挑战。基于上述问题以及器官移植的广泛开展，亟需一个从医学、法律和伦理方面均可被接受的死亡标准。1968年哈佛大学医学院死亡定义特别委员会正式提出将脑死亡（brain death）作为人类个体死亡的判定标准。

脑死亡系指全脑功能不可逆的永久性丧失以及机体作为一个整体功能的永久性停止。目前，一般以枕骨大孔以上全脑死亡作为脑死亡的标准。

脑死亡的主要指征为，①自主呼吸停止，为脑死亡的首要指征；②不可逆性深昏迷；③脑干神经反射消失；④脑电波消失；⑤脑血液循环完全停止。

确定脑死亡的意义为，脑死亡一旦确定，就意味着在法律上已经具备死亡的合法依据，医务人员可据此判断死亡时间及终止复苏抢救，脑死亡者也可提供除脑以外最新鲜的器官移植材料，以挽救其他患者。

脑死亡须与"植物状态"鉴别，后者是指大脑皮层功能严重受损导致主观意识丧失，但患者仍保留皮层下功能的一种状态。在脑死亡与植物状态的众多差异中，最根本的区别是植物状态患者仍保持自主呼吸功能。

最近，临终关怀（hospice care）和安乐死（euthanasia）受到社会广泛关注。临终关怀是指为临终病人及其家属提供医疗、护理、心理、社会等方面的全方位服务与照顾，使病人在较为安详、平静中接纳死亡。安乐死是指对患有不治之症的患者在濒死状态时，为了免除其精神和躯体上的极端痛苦，用医学方法结束生命的一种措施。虽然安乐死提出许多年，但因其涉及的医学、社会学和伦理学问题尚未解决，包括我国在内的许多国家尚未通过立法实施。

# 第十五章
# 水、电解质代谢紊乱

扫一扫，查阅本章数字资源，含PPT、音视频、图片等

正常机体的水、电解质代谢在神经-体液的调节下处于动态平衡。水、电解质紊乱可导致机体代谢紊乱、器官功能障碍和各种疾病。水、钠代谢关系密切，根据血钠浓度变化可分成低钠血症和高钠血症；根据渗透压和体液容量变化又可分为低渗性脱水、高渗性脱水、等渗性脱水、水中毒和水肿。体内钾摄入与排出量及钾在细胞内外分布情况决定钾的代谢，钾代谢异常可分为低钾血症和高钾血症，钾代谢异常影响心肌、骨骼肌及酸碱平衡。

## 第一节 水、钠代谢紊乱

水、电解质代谢紊乱是临床上常见的一种病理过程，主要表现为体液的容量、分布、电解质浓度及渗透压的异常，可引起组织细胞的代谢紊乱和全身各器官系统的功能障碍，严重时可危及生命。

### 一、正常水、钠代谢

水和溶解在其中的电解质、低分子有机化合物等组成的溶液称为体液。体液广泛分布于细胞内外，是机体新陈代谢活动的场所。因此，体液的容量、分布、电解质浓度及渗透压的正常是保证机体正常代谢活动的必要条件。

#### （一）体液的容量及分布

体液的容量和分布相对稳定。成年男性的体液总量约占体重的60%，其中约40%为细胞内液，20%为细胞外液。细胞外液又可分为组织间液（约15%）和血浆（约5%）。极少组织间液分布于一些密闭的腔隙（如关节囊、胸膜腔、颅腔等）中，称为第三间隙液（约2%）。

体液的含量受年龄、性别及胖瘦的影响。年龄越大，体液所占比例越小。新生儿、婴儿、儿童、成年人、老年人体液量占体重的比例分别约为80%、70%、65%、60%和45%。此外，人体不同组织的含水量也有明显差异，脂肪组织含水量为10%～30%，而肌肉组织的含水量则较高，为75%～80%。因此，体液总量占体重的比例女性较男性少，胖人较瘦人少。

#### （二）体液的电解质成分

机体的电解质分为无机电解质（即无机盐）和有机电解质（如蛋白质）两部分。构成无机电解质的主要金属阳离子为$Na^+$、$K^+$、$Ca^{2+}$和$Mg^{2+}$，主要阴离子为$Cl^-$、$HCO_3^-$、$HPO_4^{2-}$。各部分体液所含阴、阳离子数的总数相等，但细胞内、外液的电解质成分差异很大。细胞内液中含量最高的是$K^+$，其次是$HPO_4^{2-}$、蛋白质、$Mg^{2+}$、$Na^+$等；细胞外液中，血浆与组织间液电解质成分和数

量大致相等，含量最高的是 $Na^+$，其次是 $Cl^-$、$HCO_3^-$ 等，但血浆蛋白质的含量远远高于组织间液。

无机电解质的主要功能是维持体液的渗透压和酸碱平衡，维持神经、肌肉的静息电位并参与动作电位的形成，参与新陈代谢和生理功能活动。

### （三）体液的渗透压

溶液的渗透压取决于溶质中离子或分子的数目，包括阴、阳离子的个数和非电解质的分子数。血浆晶体微粒（主要是电解质离子）产生的渗透压为晶体渗透压，占血浆渗透压的绝大部分。血浆蛋白质所产生的渗透压为胶体渗透压，其含量虽高，分子个数却很少，故产生的渗透压也很小，仅占血浆总渗透压的 0.5% 左右。但由于血管壁只允许水分和晶体离子自由通过，蛋白质难以通过，故胶体渗透压在维持血管内外液体交换和血容量方面起重要作用。细胞内液渗透压主要取决于 $K^+$，细胞外液渗透压主要取决于 $Na^+$。晶体物质不能自由通过细胞膜，故当渗透压发生变化时，可通过水分向渗透压高的一侧移动进行调节。因此，晶体渗透压在维持细胞内外水的平衡中起决定性作用。

血浆渗透压正常范围是 280 ～ 310mmol/L，称为等渗，低于此范围称为低渗，高于此范围则称为高渗。血浆中 $Na^+$ 浓度占阳离子总量的 90% 以上，故临床上常根据血浆 $Na^+$ 浓度来推测渗透压的大小。

### （四）水的生理功能及其平衡

**1. 水的生理功能**　水是维持人体正常生理活动的重要物质之一。水作为良好的溶剂和生化反应的场所，能够促进物质运输和代谢，并直接参与水解、水化和加水脱氢等重要反应；水比热和蒸发热较大，流动性亦好。因此，对体温调节起重要作用；水还具有润滑作用，有利于眼球转动、关节活动等；结合水（与蛋白质、黏多糖和磷脂等结合）可使组织、器官坚实柔韧，尤其保证各种肌肉具有独特的机械功能。

**2. 水的平衡**　正常成人每天水的摄入和排出保持动态平衡，为 2000 ～ 2500mL。水的来源有饮水、食物水和代谢水；水经肾（尿液）、呼吸、皮肤及消化道（粪便）排出。每天经皮肤（非显性出汗）蒸发的水分约为 500mL，经呼吸蒸发的水分约为 350mL，前者仅含少量电解质，后者则不含电解质，故二者可看作纯水。当气温达到 28℃时，汗腺开始排汗（显性出汗）。显性汗是一种低渗液，其溶质主要是氯化钠，并含有少量的钾离子。因此，出汗量较多时，应注意补充水分及少量的钠、钾离子。正常情况下，尿液排出量取决于水的摄入量，健康成人每天尿量 1000 ～ 1500mL。机体产生的代谢废物每天至少需要 500mL 尿量才能被清除。其他三条途径的排水量则较为稳定（约 1000mL），因此，成人每天的最低排水量为 1500mL，要维持机体水分的平衡，每天需水量 1500 ～ 2000mL（表 15-1）。

表 15-1　健康成人每日水的摄入量和排出量

| 摄入（mL） | | 排出（mL） | |
| --- | --- | --- | --- |
| 饮水 | 1000 ～ 1300 | 尿液 | 1000 ～ 1500 |
| 食物水 | 700 ～ 900 | 皮肤蒸发 | 500 |
| 代谢水 | 300 | 呼吸蒸发 | 350 |
| | | 粪便含水 | 150 |
| 合计 | 2000 ～ 2500 | 合计 | 2000 ～ 2500 |

（五）钠平衡

正常人体内钠含量为 40 ～ 50mmol/kg 体重，其中约 40% 结合于骨骼基质，不可交换；50% 左右分布于细胞外液，约 10% 位于细胞内液。血清 $Na^+$ 浓度的正常范围是 130 ～ 150mmol/L，细胞内 $Na^+$ 浓度仅为 10mmol/L。正常情况下摄入和排出的钠量保持动态平衡，成人每天钠摄入量为 100 ～ 200mmol，主要来自食盐，几乎全部由小肠吸收。钠主要通过肾脏随尿排出，并常伴随 $Cl^-$ 的排出。肾排钠特点：多吃多排，少吃少排，不吃不排。此外，随汗液和粪便也有少量 $Na^+$ 排出。

（六）体液容量及渗透压的调节

机体主要是通过神经 – 内分泌系统调节体液容量和渗透压的相对稳定。

**1. 渴感**　渴感中枢位于下丘脑外侧区，与渗透压感受器相邻。细胞外液渗透压升高可刺激渗透压感受器，从而兴奋口渴中枢。血容量或血压明显降低也可刺激口渴中枢引起渴感，使机体主动饮水。饮水后细胞外液渗透压降低、血容量及血压回升。

**2. 抗利尿激素（antidiuretic hormone，ADH）**　主要由下丘脑视上核合成，储存于神经垂体，其释放主要受细胞外渗透压的影响。当细胞外液渗透压升高 1% ～ 2% 时，即可刺激下丘脑的渗透压感受器，使 ADH 释放入血增多，促进肾远曲小管和集合管对水、钠的重吸收，使细胞外液渗透压降低。当血容量和血压明显降低时，亦可刺激左心房和胸腔大静脉的容量感受器和颈动脉窦、主动脉弓的压力感受器，使 ADH 分泌增多，增加对水、钠的重吸收，以补充血容量。此外，疼痛、精神紧张、血管紧张素 II 等其他因素也可促进 ADH 分泌。

**3. 醛固酮**　是肾上腺皮质球状带合成和分泌的盐皮质激素，其主要作用是促进肾远曲小管和集合管对钠的重吸收，常伴有 $Cl^-$ 和水的重吸收，并通过 $Na^+$–$K^+$、$Na^+$–$H^+$ 交换，促进 $K^+$、$H^+$ 的排出。醛固酮的分泌主要受肾素 – 血管紧张素系统和血浆 $K^+$、$Na^+$ 浓度的调节。

机体是一个协调统一的整体，细胞外液容量的变化可使机体对渗透压变化的敏感性降低，即机体优先维持正常的血容量。总体来说，当血容量降低不明显时，渴感、ADH 和醛固酮的分泌主要受渗透压的调节；而如果血容量降低明显时，为补充血容量，ADH 和醛固酮的分泌则会增加，同时产生渴感。

**4. 心房肽**　也称心房钠尿肽（atrial natriuretic peptide，ANP），是由心房肌细胞产生的肽类激素，具有明显的利钠利尿、拮抗肾素 – 血管紧张素 – 醛固酮系统和 ADH 的作用。血容量的增加、心房扩张、血钠浓度升高等因素，可使 ANP 的释放量增加。

**5. 水通道蛋白（aquaporins，AQP）**　是一组构成水通道与水通透有关的细胞膜转运蛋白，广泛存在于动物、植物及微生物界。不同的 AQP 亚型有其特异的组织分布，并通过不同机制调节肾小管和其他器官对水的通透性。AQP2 与 ADH 调节集合管对水的重吸收作用密切相关。

二、水、钠代谢紊乱的分类

水和钠代谢障碍关系密切并相互影响，往往同时或相继发生，共同影响着体液的容量和渗透压，故临床上常将水钠代谢紊乱同时考虑，但二者的变化不一定平行。水钠代谢紊乱分类方法有多种，有以体液容量变化为主进行分类的，也有以血钠浓度变化为主进行分类的，具体如下。

（一）以体液容量及渗透压分类

**1. 脱水**　分为低渗性脱水、高渗性脱水、等渗性脱水。

**2.水过多** 分为低渗性水过多（水中毒）、高渗性水过多（盐中毒）、等渗性水过多（水肿）。

**3.水正常** 分为低渗性水正常、高渗性水正常。

### （二）以血钠浓度及体液容量分类

**1.低钠血症** 分为低容量性低钠血症、等容量性低钠血症、高容量性低钠血症。

**2.高钠血症** 分为低容量性高钠血症、等容量性高钠血症、高容量性高钠血症。

**3.正常血钠** 分为正常血钠性体液容量减少、正常血钠性体液容量增多。

由于血钠浓度决定血浆渗透压，故以上两种分类内容是相互对应的，如低渗性脱水即低容量性低钠血症，高渗性脱水即低容量性高钠血症，以此类推。

## 三、脱水

### （一）低渗性脱水

低渗性脱水（hypotonic dehydration）特点是细胞外液量减少，失 $Na^+$ 多于失水，血清 $Na^+$ 浓度低于 130mmol/L，血浆渗透压低于 280mmol/L，故也称为低容量性低钠血症（hypovolemic hyponatremia）。

**1.原因和机制** 多因大量体液丢失或积聚在"第三间隙"，而治疗时只补充水而未补充相应的钠所致。

（1）经肾丢失 可见于以下情况：①长期连续使用速尿、噻嗪类等利尿药，抑制髓袢升支对 $Na^+$ 的重吸收；②肾上腺皮质功能不全时，醛固酮分泌不足，肾小管对钠的重吸收减少；③肾实质性疾病，如慢性间质性肾疾患，使肾髓质不能维持正常的浓度梯度，髓袢升支功能受损，可致 $Na^+$ 随尿排出增多；④肾小管酸中毒时，集合管泌 $H^+$ 障碍，$H^+$–$Na^+$ 交换减少，导致 $Na^+$ 随尿排出增多。

（2）肾外丢失 可见于以下情况：①经消化道失液：呕吐、腹泻、胃肠引流等丢失大量消化液而只补充水分，这是最常见的原因；②体液在第三间隙积聚：某些疾患引起大量胸水、腹水致大量体液积聚在第三间隙；③经皮肤丢失：大量出汗、大面积烧伤，若只补充水分，可发生低渗性脱水。

**2.对机体的影响**

（1）渴感不明显 细胞外液渗透压降低可抑制口渴中枢，故轻症或早期患者无渴感；重症或晚期患者由于血容量明显减少，可兴奋口渴中枢产生渴感。

（2）尿量变化 早期因低渗抑制 ADH 分泌，患者常出现多尿、低比重尿；晚期因血容量明显减少，促进 ADH 分泌，使肾小管对水的重吸收增加，此时患者尿量减少、尿比重增加。

（3）易发生休克 低渗性脱水时，如果细胞外液的低渗状态得不到及时纠正，则水分可从细胞外液移入渗透压相对较高的细胞内液，导致细胞外液和血容量进一步减少。此外，细胞外液低渗状态患者虽缺水，但却不思饮，难以自觉口服补充；同时又抑制 ADH 分泌，使脱水早期肾脏排水无明显减少。故患者易出现休克倾向，表现为脉搏细速、血压降低、静脉塌陷等症状。

（4）脱水征明显 细胞外液减少时，血浆容量也随之减少，使血液浓缩，血浆胶体渗透压升高而流体静压降低，导致组织液生成减少、回流增加，组织液向血液转移。因此，低渗性脱水时组织液减少明显，常出现皮肤弹性丧失，眼窝和婴儿囟门凹陷等脱水征。

（5）尿钠变化 经肾失钠的患者，尿钠含量增多（> 20mmol/L）；非肾性原因失钠患者，可因血容量减少激活肾素－血管紧张素－醛固酮系统，促进肾小管对 $Na^+$ 重吸收而致尿钠浓度减少（＜ 10mmol/L ）。

**3. 防治原则**

（1）防治原发病，去除病因，避免不恰当的输液、治疗措施。

（2）机体钠的丢失大于水，原则上应补充等渗盐水，病情严重者，可给予高渗盐水，如患者已发生休克，则按休克的处理原则积极抢救。

## （二）高渗性脱水

高渗性脱水（hypertonic dehydration）的特点是细胞外液量和细胞内液量均减少，失水多于失 $Na^+$，血清 $Na^+$ 浓度高于 150mmol/L，血浆渗透压高于 310mmol/L，故也称低容量性高钠血症（hypovolemic hypernatremia）。

**1. 原因和机制**

（1）水摄入不足　见于水源断绝、进食或饮水困难及渴感丧失者。

（2）水丢失过多　主要见于以下途径：①经肾丢失：中枢性尿崩症（ADH 产生和释放不足）或肾性尿崩症（肾小管对 ADH 反应性降低）时，肾排出大量低渗尿；使用大量甘露醇、葡萄糖等高渗溶液脱水以及昏迷或手术后的患者鼻饲浓缩的高蛋白饮食，都可发生溶质性利尿而导致失水。②肾外丢失：癔症和代谢性酸中毒等引起过度通气，水分经呼吸道丢失过多；高热、大量出汗和甲状腺功能亢进时，经皮肤失水过多；呕吐、腹泻及消化道引流等导致含钠量低的消化液大量丢失。

口渴中枢对渗透压的升高极其敏感，以上情况在口渴反射正常的人，若能及时饮水，很少引起高渗性脱水；而若不能及时补充水分，则可发生高渗性脱水。

**2. 对机体的影响**

（1）口渴　由于细胞外液高渗，通过渗透压感受器刺激口渴中枢，引起渴感；循环血量减少和唾液腺分泌减少，也是引起渴感的原因。这是重要的保护机制，但体质衰弱和老年人渴感可不明显。

（2）尿量和尿钠的改变　细胞外液渗透压升高，通过刺激渗透压感受器使 ADH 分泌增多，促进肾小管对水的重吸收，患者尿量减少尿钠增高。当体液丢失达体重的 4% 时，醛固酮分泌亦增加，肾小管对 $Na^+$、水的重吸收增多，尿钠含量降低。

（3）细胞内液向细胞外液转移　由于细胞外液高渗，细胞内水分移入渗透压相对较高的细胞外液，有助于恢复循环血量，但同时引起细胞脱水，致使细胞皱缩。因此，高渗性脱水时细胞内外液均减少，但以细胞内液减少为主。

（4）细胞外液容量减少不明显　口渴使患者主动饮水、尿量减少及细胞内液向细胞外转移等均有助于提高细胞外液量及血容量。因此，高渗性脱水时细胞外液和血容量的减少均没有低渗性脱水明显。重症高渗性脱水患者，因细胞外液量明显减少，也可出现循环衰竭。

（5）中枢神经系统功能障碍　重度高渗性脱水患者，细胞外液高渗使脑细胞严重脱水，可引起一系列中枢神经系统功能障碍，出现肌肉抽搐、嗜睡、昏迷，甚至死亡。脑细胞脱水时体积缩小，脑皮质与颅骨之间的血管张力增大，可致静脉出血而引起蛛网膜下腔和局部脑内出血。

**3. 防治原则**

（1）防治原发病，去除病因。

（2）适当补液、补钠。高渗性脱水时，机体水的丢失大于钠，所以，先糖后盐，以补糖为主。常先静脉输入 5% 的葡糖糖溶液，因患者同时也有钠丢失，也应适当补钠，以免细胞外液由于补液而转为低渗。

（3）适当补钾。由于细胞内水分外移，$K^+$ 也外移引起血钾升高，尿排钾增多，补液后，$K^+$ 转入细胞，细胞外钾降低，故应补充适当 $K^+$。

### （三）等渗性脱水

等渗性脱水（isotonic dehydration）的特点是钠、水成比例丢失，血容量减少，血清 $Na^+$ 浓度和血浆渗透压仍维持在正常范围之内。

**1. 原因** 任何等渗液的大量丢失导致的血容量减少，短期内均属等渗性脱水。如大量抽放胸水、腹水、呕吐、腹泻、大面积烧伤、胃肠瘘管等均可使等渗性液体大量丢失，如不及时进行处理，可由于不感性蒸发和呼吸等途径继续丢失水分而转变为高渗性脱水；如只补充过多低渗液则可转变为低钠血症或低渗性脱水。

**2. 对机体的影响** 主要丢失细胞外液，对细胞内液的影响不大。由于组织液减少，患者可出现皮肤弹性减弱、口唇干燥、眼窝下陷、婴幼儿囟门凹陷等脱水征；血容量减少使 ADH 及醛固酮的分泌增加，促进水、钠的重吸收，使尿量减少；血容量迅速减少也可导致休克。

各型脱水对机体的影响见表 15-2。

表 15-2 各型脱水对机体的影响

| | 口渴 | ADH | 醛固酮 | 细胞内、外液转移 | 循环血量 | 尿液 |
|---|---|---|---|---|---|---|
| 低渗性脱水 | 口渴中枢抑制，无渴感 | 早期减少，晚期增加 | 增加 | ECF 转移至 ICF，ECF 进一步减少，ICF 增多 | 明显减少，易出现休克倾向 | 早期多尿、低比重尿，晚期少尿 |
| 高渗性脱水 | 口渴中枢兴奋，饮水量增加 | 增加 | 晚期增加 | ICF 转移至 ECF，细胞皱缩，ECF 得到一定程度补充 | 减少，严重者血压下降，可有休克倾向 | 早期尿量减少，比重大，晚期尿钠含量降低 |
| 等渗性脱水 | 无渴感 | 早期减少，晚期增加 | 晚期增加 | 不明显 | 减少 | 尿量早期变化不明显，晚期减少 |

注：ECF 指细胞外液，ICF 指细胞内液。

### 四、水中毒

水中毒（water intoxication）的特点是体液量增多，血清 $Na^+$ 浓度低于 130mmol/L，血浆渗透压低于 280mmol/L，但体钠总量正常或增多，故也称高容量性低钠血症（hypervolemic hyponatremia）。

**1. 原因和机制**

（1）水摄入过多 无盐水灌肠、静脉输入含盐低或不含盐的液体过多过快、精神性饮水过量或持续性大量饮水等超过肾脏的排水功能。

（2）水排出减少 多见于急性肾衰竭，ADH 分泌失调综合征和恐惧、疼痛等应激导致的 ADH 分泌过多。

由于肾对机体水平衡有很强的调节作用，因此，肾功能良好者，一般不容易发生水中毒。

**2. 对机体的影响**

（1）细胞外液增加 因水过多血液被稀释，患者尿量增加，尿比重减小，晚期或重症患者可出现凹陷性水肿。

（2）细胞水肿　细胞外液渗透压降低，水由细胞外移入渗透压相对较高的细胞内液，致细胞水肿，并出现相应症状。

（3）脑水肿和颅内高压　水中毒最严重的影响是细胞内、外液增多，引起脑水肿和颅内高压，此时可引起中枢神经系统受压症状，如头痛、恶心、呕吐、记忆力减退、视神经乳头水肿等，严重者可因发生脑疝致呼吸、心跳停止而危及生命。

**3. 防治原则**

（1）防治原发病。

（2）控制进水量，症状较轻者在暂停进水后可自行恢复。

（3）促进体内水分排出，减轻脑细胞水肿。对重症患者，应立即利尿，也可给高渗盐溶液，快速缓解体液低渗状态。

## 五、水肿

过多的等渗液在组织间隙或体腔内积聚称为水肿（edema）。水肿是一种病理过程，而非独立的疾病。水肿若发生在体腔内称为积水（hydrops），如心包积水、胸腔积水等。

水肿按发生范围分为全身性水肿和局部性水肿；按发生原因分为心性水肿、肾性水肿、肝性水肿、营养不良性水肿、淋巴性水肿、炎性水肿、特发性水肿等；按发生的器官组织可分为皮下水肿、肺水肿、脑水肿等。

### （一）水肿的发病机制

正常人的体液容量和组织液容量保持相对恒定，这种恒定主要依赖血管内外液体交换平衡和机体内外液体交换平衡，任一平衡失调即可导致水肿发生。

**1. 血管内外液体交换平衡失调**　正常情况下血浆和组织间液之间不断进行液体交换，使组织液的生成和回流保持动态平衡（图15-1）。毛细血管流体静压和组织液胶体渗透压是促使液体由血管内向外滤过的力量，而血浆胶体渗透压和组织液静水压是使液体从血管外重吸收入血管内的力量，滤过力量和重吸收力量之差，称为有效滤过压。

有效滤过压＝（毛细血管流体静压＋组织液胶体渗透压）−（血浆的胶体渗透压＋组织液静水压）

正常情况下，组织液的生成略大于回流，组织液回流的剩余部分经淋巴管回流入静脉。因

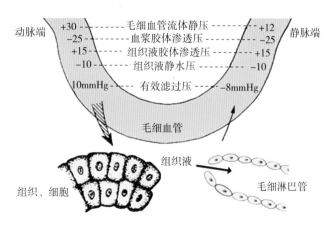

图 15-1　毛细血管内外液体交换示意图

此，机体不会发生水肿，而一旦上述平衡失调就可能导致水肿的发生。

（1）毛细血管流体静压升高　毛细血管流体静压升高可导致有效滤过压升高，组织液生成增多，当组织液生成超过淋巴回流的代偿能力时，可引起水肿。多见于心力衰竭、肿瘤压迫静脉、静脉内血栓形成或长期卧床等所致的静脉压升高。此外，动脉性充血也可引起毛细血管流体静压增高。

（2）血浆胶体渗透压降低　血浆胶体渗透压主要取决于血浆白蛋白的浓度。当血浆白蛋白浓度降低时，血浆胶体渗透压降低，有效滤过压增大，组织液生成增加。超过淋巴回流的代偿能力时，可发生水肿。引起血浆白蛋白浓度下降的原因有：①蛋白质合成障碍，见于胃肠道疾病引起的严重营养不良、严重的肝脏疾病（如肝硬化）等。②蛋白质丢失过多，如肾病综合征时，大量蛋白质从尿中丢失，血浆蛋白含量明显降低。③蛋白质分解代谢增强，见于慢性消耗性疾病，如慢性感染、恶性肿瘤等。④稀释性低蛋白血症，水钠潴留或输入大量液体可使血浆蛋白稀释。

（3）微血管壁通透性增加　在正常情况下，毛细血管壁只允许微量的小分子蛋白质通过，因此，血管内外形成了明显的胶体渗透压梯度。当毛细血管和微静脉管壁通透性升高时，血浆蛋白顺浓度差从微血管滤出，使血浆胶体渗透压下降而组织液的胶体渗透压升高，组织液生成增多引起水肿。其发生原因较多，主要见于各种炎症，如感染、烧伤、冻伤、化学伤以及昆虫咬伤等。水肿液的特点是蛋白质含量较高，可达 30 ～ 60g/L。

（4）淋巴回流受阻　淋巴管壁的通透性较毛细血管壁高，正常时淋巴液可把多余的组织液、蛋白质及细胞代谢产生的大分子物质送入体循环。当淋巴回流受阻时，组织液潴留过多，发生水肿。常见于恶性肿瘤侵入并阻塞淋巴管、乳腺癌根治术时摘除淋巴结和淋巴管、丝虫病成虫阻塞淋巴管等。水肿液的特点是蛋白质含量高，可达 40 ～ 50g/L。

**2. 体内外液体交换平衡失调——钠、水潴留**　正常人体内外液体交换处于动态平衡状态，肾脏在这种平衡中起重要作用。正常时，经肾小球滤过的钠和水，99% ～ 99.5% 被肾小管重吸收，只有 0.5% ～ 1% 由尿排出，这种情况称球 - 管平衡。任何原因导致球 - 管失平衡，致水、钠排出减少，都可导致水肿发生。其机制如下。

（1）肾小球滤过率下降　肾小球滤过钠、水减少，体内潴留量增加。常见原因有：①广泛肾小球病变，如急、慢性肾小球肾炎时，肾单位严重破坏，引起肾小球滤过面积明显减少等。②有效循环血量明显减少，如充血性心力衰竭、肾病综合征等引起的肾血流量减少，肾小球滤过率下降，导致钠、水潴留。

（2）肾小管重吸收钠、水增多　是引起全身性水肿的重要原因。其主要因素如下：①抗利尿激素分泌增加，当心排血量减少、有效循环血量下降时，刺激容量感受器，ADH 分泌增加，作用于肾远曲小管和集合管，使水、钠重吸收增加。②醛固酮分泌增加，当有效循环血量下降或肾血流量减少，通过肾素 - 血管紧张素 - 醛固酮系统，使醛固酮分泌增加，作用于肾远曲小管和集合管，使水、钠重吸收增加。③心房利钠肽（ANP）分泌减少，当有效循环血量明显减少时，ANP 的分泌减少，近曲小管对钠、水的重吸收增加。④肾小球滤过分数（filtration fraction，FF）增加，FF=（肾小球滤过率 / 肾血浆流量）×100%，正常时约为 20%。当有效循环血量减少时，肾血管收缩，肾血流量和肾小球滤过率都降低，但出球小动脉收缩比入球小动脉更加明显，因此肾小球滤过压增高，滤过率降低不如肾血浆流量降低明显，结果使 FF 增加，出球小动脉和肾小管周围毛细血管的血浆胶体渗透压升高，近曲小管重吸收钠、水增加，导致水钠潴留。

## （二）水肿的特点及对机体的影响

**1. 水肿的特点**

（1）水肿液的性状　根据蛋白的含量不同分为渗出液和漏出液：①渗出液（exudate）特点是比重高于 1.018，蛋白质含量 30 ~ 50g/L，多浑浊、能自凝，可见多数白细胞，多见于炎症，常由毛细血管壁通透性增高所致。②漏出液（transudate）的特点是比重低于 1.018，蛋白质的含量低于 25g/L，多透明不能自凝，细胞数目较少，多由毛细血管有效滤过压升高所致。

（2）水肿的皮肤特点　皮下水肿是全身或躯体局部水肿的重要体征。当皮下组织有过多的液体积聚时，皮肤肿胀、弹性下降、皮纹变浅、颜色苍白、温度降低，用力按压可留下凹陷或压痕，称为凹陷性水肿（pitting edema），属于显性水肿（frank edema）。但实际上，在凹陷性水肿出现前病人已有组织液的增多，并可达原体重的 10%，但此时手指按压并无凹陷，称为隐性水肿（recessive edema）。这是因为组织间隙内的胶体网状物（透明质酸、胶原及黏多糖等）可吸附一定量的水肿液。只有当组织液的积聚超过胶体网状物的吸附能力时，才形成游离液体，用手指按压皮肤，液体向周围移动，出现凹陷性水肿。当外力去除几秒后，凹陷可自然回复。因此，对怀疑有早期水肿者，动态检测体重，是观察水肿程度变化的最佳指标。

（3）全身性水肿的分布特点　水肿的分布依水肿的类型而不同，与重力效应、组织结构特点和局部血流动力学因素有关。心性水肿首先表现为身体下垂部位水肿。因为受重力影响，距心脏水平向下垂直距离越远的部位，毛细血管流体静压越高，水肿越明显；肾性水肿首先发生在组织疏松的眼睑部。因为组织结构疏松，皮肤伸展度大的部位容易容纳水肿液；肝性水肿主要表现为腹水。因为肝硬化等病变时，肝静脉压和毛细血管流体静压增高。

**2. 水肿对机体的影响**　水肿发生说明机体出现了病理状态。水肿对机体有有利的影响，如水肿液可以稀释毒素、运送抗体，纤维蛋白可使炎症病灶局限化，吞噬细胞有利于清除病原微生物等；水肿对机体也有不利的影响，其严重程度取决于水肿发生的部位、程度、速度及持续时间等。如水肿可引起细胞营养障碍，使伤口不易愈合，对感染的抵抗力降低；组织器官受压可造成严重后果，如喉头水肿可引起窒息，脑水肿可发生脑疝，心包或胸腔积液可使心肺受压，引起呼吸、循环衰竭等。

# 第二节　钾代谢紊乱

## 一、钾正常代谢

### （一）钾的分布与平衡

正常人体内钾总量为 50 ~ 55mmol/kg 体重，是体内重要的无机阳离子之一，其中约 98% 存于细胞内，约 2% 分布于细胞外液。钾的主要生理功能是维持细胞新陈代谢，保持细胞静息膜电位，调节细胞内外的渗透压和酸碱平衡。

钾的摄入与排出处于动态平衡，以维持血清钾浓度在 3.5 ~ 5.5mmol/L 的范围。成人每天随饮食摄入钾 50 ~ 120mmol，摄入的钾主要随尿（90%）排出，小部分（10%）随粪便和汗液排出。肾虽有保钾功能，但不如保钠功能强，即多吃多排，少吃少排，但不吃也排。因此，钾摄入停止或减少者会很快导致缺钾或低钾血症。

### （二）钾平衡的调节

钾平衡的调节主要有两大机制，即钾的跨细胞转移和肾的调节。细胞通过细胞膜上的 $Na^+$-$K^+$ 泵，改变钾在细胞内外的分布；通过细胞内外 $H^+$-$K^+$ 交换，影响钾的移动；肾脏通过醛固酮和肾小管上皮细胞内外跨膜电位的改变等调节钾的排出量；在一些特殊情况下，结肠也成为重要的代偿性排钾途径。

**1. 钾的跨细胞转移**  调节钾跨细胞转移的基本机制为泵漏机制。泵指 $Na^+$-$K^+$ 泵，将细胞外 $K^+$ 逆浓度差泵入细胞内，漏指 $K^+$ 顺着浓度差移出细胞外。影响钾的跨细胞转移的主要因素包括：

（1）细胞外液的钾离子浓度  儿茶酚胺 β 受体兴奋、胰岛素以及血浆钾浓度增高，均使细胞膜 $Na^+$-$K^+$-ATP 酶活性增强，促进钾离子内移。

（2）酸碱平衡  酸中毒促使钾离子移出细胞，而碱中毒则相反。其机制和细胞膜上的 $H^+$-$K^+$ 交换及细胞膜对钾的通透性改变有关。

（3）渗透压  细胞外液渗透压的急剧升高促进钾离子从细胞内移出。其机制可能是细胞外液高渗透压引起细胞内的水外移时将细胞内的钾离子也带出细胞；同时，细胞水分外移时，细胞内水减少，渗透压升高，钾离子浓度升高，促进钾离子外移。

（4）运动  细胞外液的钾浓度升高可扩张局部血管，增加血流量，从而有利于肌肉活动。因此，反复的肌肉收缩使细胞内钾外移。

（5）机体总钾量  当机体总钾量不足时，细胞外液钾浓度的下降比例大于细胞内液，但从绝对量上，细胞内钾丢失量仍明显大于细胞外液的失钾量。当机体内总钾量过多时，一般也表现为细胞外液钾浓度相对明显的升高。

**2. 肾对钾排泄的调节**  肾对钾的排出量主要依靠远曲小管和集合管对钾的分泌和重吸收来调节。

（1）肾的排钾机制  ①钾的分泌：由远曲小管和集合管的主细胞跨细胞转运完成。主细胞基底膜面的 $Na^+$-$K^+$-ATP 酶将 $Na^+$ 泵至肾小管细胞间液，而将细胞间液的 $K^+$ 泵入细胞内，使主细胞内的钾离子浓度远高于原尿，从而驱使 $K^+$ 顺浓度梯度被动弥散入肾小管腔内。②钾的重吸收：远曲小管和集合管对钾平衡的主要功能是泌钾，但在钾摄入量明显不足时，则重吸收钾。肾对钾的重吸收主要由集合管的闰细胞来实现。闰细胞的管腔面分布有 $H^+$-$K^+$-ATP 酶，也称质子泵，向小管腔中泌 $H^+$ 而重吸收 $K^+$。

（2）影响远曲小管、集合管排钾的调节因素  当细胞外液的钾浓度升高、醛固酮的分泌增加、碱中毒以及远曲小管液流速加快时，肾排钾增多。

**3. 结肠的排钾功能**  正常情况下，摄入的钾由肠道排出的不足 10%。但在肾衰竭、肾小球滤过率明显下降、肾排钾功能严重降低的情况下，结肠成为一条重要的排钾途径，泌钾量平均可达到摄钾量的 1/3 左右。

**4. 汗液**  汗液中含钾量为 5～10mmol/L。因此，大量出汗时也可经皮肤丢失较多的钾。

## 二、钾代谢障碍

### （一）低钾血症

血清钾浓度低于 3.5mmol/L 称为低钾血症（hypokalemia）。

**1. 原因和机制**

（1）钾摄入不足  多见于食物匮乏、消化道疾病及术后不能正常进食的患者，在静脉补液同时未补钾或补钾不足者亦可发生；在正常饮食条件下，一般不会发生低钾血症。

（2）钾丢失过多　是低钾血症最常见的原因。

1）经胃肠道失钾　见于严重腹泻、呕吐、胃肠减压、肠瘘或滥用灌肠剂等引起含钾丰富的消化液大量丢失，加之大量消化液丢失导致血容量减少时，醛固酮的分泌量增加，进一步促进钾的排出。

2）经肾失钾　主要见于：①长期大量使用髓袢或噻嗪类利尿剂，由于氯和钠的重吸收在髓袢升支粗段和远端小管起始部受到抑制，因此，到达远端小管的钠量增多，$Na^+$-$K^+$ 交换增多，$K^+$ 的排出量增大。②原发性和继发性醛固酮增多，导致排钾增多。③某些肾脏疾患，由于钠水重吸收减少，远端小管液流速加快，钾的排出增多。④远端肾小管性酸中毒时，肾小管泌氢障碍，$Na^+$-$H^+$ 交换作用减弱，使 $Na^+$-$K^+$ 交换作用增强，尿排钾增多。

3）经皮肤失钾　大量出汗亦可丢失较多钾。

（3）细胞外钾转入细胞内　当细胞外液的钾较多地转入细胞内时，可引起低钾血症，此时细胞外低钾，但机体总钾量并未减少。常见原因如下：①过量使用胰岛素及儿茶酚胺 β 受体兴奋剂时 $Na^+$-$K^+$-ATP 酶作用增强。②碱中毒时细胞外钾与细胞内 $H^+$ 交换而转入细胞内。③钡中毒、粗制棉籽油中毒、低钾性周期性麻痹引起 $K^+$ 外流减少或内流增加，引起低钾血症。

**2. 对机体的影响**　低钾血症对机体的影响主要取决于血钾降低的速度和程度，但个体差异很大。

（1）与膜电位异常相关的障碍　静息电位和动作电位都与钾平衡密切相关。低钾血症通过膜电位异常对可兴奋组织产生损害，主要表现为膜电位和细胞膜离子通透性的改变。

1）对神经－肌肉的影响　主要累及骨骼肌（尤以下肢肌肉常见）和胃肠道的平滑肌。①急性低钾血症：由于细胞外 $K^+$ 浓度急剧降低，导致细胞内、外 $K^+$ 浓度比值变大，静息状态下细胞内 $K^+$ 外流增加，使静息电位（$E_m$）负值增大，与阈电位（$E_t$）的距离增加，细胞处于超极化阻滞状态（图 15-2）。骨骼肌受累表现为肌肉无力和迟缓性麻痹；重症可导致呼吸肌麻痹，这也是低钾血症的主要死因；胃肠道平滑肌无力和麻痹可致胃肠蠕动减弱甚至麻痹性肠梗阻。②慢性低钾血症：由于病程缓慢，细胞内 $K^+$ 逐渐外移，细胞内、外 $K^+$ 比值变化不大，静息电位基本正常，细胞兴奋性无明显变化，临床症状不明显。

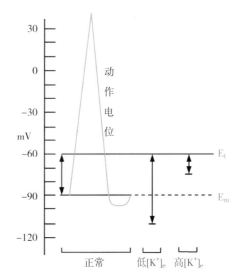

图 15-2　细胞外液钾浓度对骨骼肌细胞静息电位的影响

2）对心肌的影响　主要表现为各种心律失常，其发生主要与心肌电生理特性的改变，即兴奋性增高、自律性增高、收缩性增强及传导性降低等改变有关（图 15-3）。

机制如下：①心肌兴奋性增高：低钾血症时，心肌细胞膜对 $K^+$ 的通透性降低，细胞内 $K^+$ 外流量减少，使 $E_m$ 绝对值减小，$E_m$ 与 $E_t$ 距离缩短，心肌图兴奋性升高。②心肌自律性增高：自律性取决于 4 期自动除极化的时间，由于 $K^+$ 外流减慢，钠、钙内流相对加快，以致自律细胞自动除极化加速，心肌自律性增高。③收缩性增强：收缩性与细胞内钙浓度密切相关。低钾血症时，2 期钙内流增加，心肌收缩性增强。但严重低钾血症时，因心肌细胞代谢功能障碍、严重者

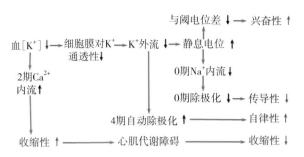

**图 15-3 低钾血症对心肌生理特性的影响**

结构受损，使心肌收缩力减弱。④心肌传导性降低：$E_m$ 绝对值减小，使 $Na^+$ 内流速度减慢，故动作电位 0 期除极化速度减慢、幅度降低，致兴奋的扩布减慢，心肌传导性降低。⑤心电图的改变：与细胞的电生理特性变化密切相关。心肌低钾血症时典型的表现有：ST 段压低，T 波低平和 U 波增高，Q-T 间期延长，其中，T 波后 U 波明显和 ST 段压低是低钾血症或缺钾时的特征性表现。严重低钾血症时还可见 P 波增高、PQ 间期延长和 QRS 波群增宽。

（2）与细胞代谢障碍有关的损害　钾与细胞代谢密切相关，机体缺钾可引起细胞功能和结构不同程度的损害，其中骨骼肌和肾脏的表现较为典型。

1）骨骼肌损害　钾可调节骨骼肌的血流量。钾浓度升高可扩张血管，使局部血流量增加。严重低钾血症（< 2.5mmol/L）患者，由于肌肉运动时细胞不能释放出足够的钾，因此，肌肉可因缺血、缺氧而发生肌细胞坏死和横纹肌溶解。

2）肾损害　主要形态表现为髓质集合管上皮细胞肿胀、增生等，重者可波及各段肾小管，甚至肾小球，出现间质性肾炎表现。主要功能损害表现为尿浓缩功能的障碍，出现多尿。其原因与肾小管上皮细胞受损时，对水的重吸收减少有关。

（3）对酸碱平衡的影响　低钾血症时，可引起代谢性碱中毒，并发生反常性酸性尿。主要是由于低钾血症时 $H^+$ 向细胞内转移增多和肾脏排 $H^+$ 增多所致。

**3. 防治原则**

（1）尽快恢复饮食和肾功能，去除病因。

（2）补钾。先口服，不能口服者再静脉滴注，严禁直接注射；见尿补钾，每日尿量大于500mL 时，才可静脉补钾；严格控制量和速度，每天滴注不宜超过 120mmol，每小时滴注量在10 ~ 20mmol 为宜。

治疗缺钾切忌操之过急，细胞内钾常需补 4 ~ 6 天才能缓慢恢复，严重者需补 10 ~ 15 天。

### （二）高钾血症

血清钾浓度高于 5.5mmol/L 称为高钾血症（hyperkalemia）。

**1. 原因和机制**

（1）钾摄入过多　肾功能正常者，一般不会因为钾摄入过多而引起高钾血症；但在患者肾功能低下时，如果摄入过量高钾溶液或经静脉过多过快输钾则易引起高钾血症。

（2）钾排出减少　机体排钾的主要途径是肾，因此，肾排钾减少是引起高钾血症的主要原因。常见于以下情况：①急性肾衰竭少尿期、慢性肾衰竭晚期，因肾小球滤过率降低或肾小管排钾功能障碍所致。②盐皮质激素绝对或相对缺乏，某些疾病使醛固酮分泌不足或肾小管对醛固酮的反应性降低，使肾小管排钾障碍。③长期使用螺内酯和三氨蝶呤等潴钾类利尿剂，具有对抗醛固酮保钠排钾的作用。

（3）细胞内钾转运至细胞外　主要见于：①急性酸中毒时，细胞内 $K^+$ 与细胞外 $H^+$ 交换而转出细胞外。②缺氧所致的 ATP 不足以及某些药物干扰了 $Na^+$–$K^+$–ATP 酶活性，使钠在细胞内潴留，细胞外 $K^+$ 不易进入细胞内。③组织分解（血管内溶血、挤压综合征）时，细胞内钾离子大量释放。④高钾性周期性麻痹：发作时细胞内 $K^+$ 外移。

**2. 对机体的影响**

（1）对神经 – 肌肉的影响

1）急性高钾血症　轻度高钾血症（血清钾 5.5 ～ 7.0mmol/L）时，细胞膜内外的钾浓度差减小，细胞内 $K^+$ 外流减少，使 $E_m$ 绝对值减小，与 $E_t$ 之间的距离缩小，导致神经、肌肉的兴奋性升高，患者可有手足感觉异常、疼痛等症状。严重高钾血症（血清钾 7.0 ～ 9.0mmol/L）时，$E_m$ 绝对值过小，钠通道失活，使神经、肌肉的兴奋性反而降低，患者出现肌肉无力甚至迟缓性麻痹；

2）慢性高钾血症　细胞内外钾浓度梯度变化不大，对神经 – 肌肉无明显影响。

（2）对心肌的影响　高钾血症时，心肌电生理特性发生兴奋性增高、自律性降低、收缩性减弱及传导性降低等表现。

机制如下：①兴奋性的改变：轻度高钾血症时，心肌的兴奋性升高；重度高钾血症时，心肌的兴奋性降低，其机制与高钾血症对神经 – 肌肉兴奋性的影响相似。②自律性降低：高钾血症时，细胞膜对 $K^+$ 的通透性增高，复极化 4 期 $K^+$ 外流增加而 $Na^+$ 内流相对缓慢，自律细胞的自动除极化延缓致自律性降低。③收缩性减弱：细胞外高钾抑制 $Ca^{2+}$ 内流，使心肌兴奋 – 收缩耦联障碍致收缩性减弱。④传导性降低：高钾血症时，$E_m$ 绝对值减小，0 期钠通道不易开放，心肌除极化的速度减慢、幅度减小，兴奋扩布缓慢而致传导性降低。心肌的上述变化使患者易出现心律失常甚至心脏骤停（图 15–4）。⑤心电图异常：由于膜对 $K^+$ 的通透性升高，使反映动作电位3 相复极化的 T 波狭窄高耸，严重高血钾时，与后面的 T 波相连成正弦状波，此波预示很快就会出现心室停搏或室颤；反映心房除极化的 P 波低平甚至消失，P–R 间期延长，相当于心室除极化的 R 波降低，室内传导的 QRS 波群压低并增宽。

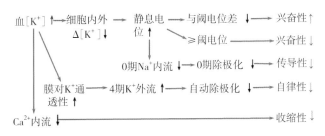

图 15–4　高钾血症对心肌生理特性的影响

（3）对酸碱平衡的影响　高钾血症可引起代谢性酸中毒，并出现反常性碱性尿。

**3. 防治原则**

（1）积极去除病因。

（2）促进钾向细胞内转移。用胰岛素和葡萄糖静脉输入促进糖原合成，或用碳酸氢钠碱化血液，促进钾进入细胞。

（3）拮抗高钾血症对心肌的毒性作用。用钠盐或钙盐改善心肌电生理特性，需在心电监护下进行，血钠升高可增加 0 期除极化的速度和幅度，改善心肌传导性；钙能提高心肌阈电位，使静息电位与阈电位的距离增大甚至恢复正常，提高心肌的兴奋性。

第十六章

# 酸碱平衡紊乱

扫一扫，查阅本章数字资源，含PPT、音视频、图片等

　　体液酸碱度保持相对恒定是维持稳态的重要环节，对于维持正常的功能、代谢非常必要。尽管机体不断产生和摄入酸性或碱性物质，但在体内缓冲体系和调节机制的作用下，动脉血 pH 值保持在 7.35 ～ 7.45 这一狭窄的变动范围内，平均值是 7.40。这种机体自动维持体内酸碱相对稳定的过程，称为酸碱平衡（acid-base balance）。

　　病理状态下，由于酸碱超负荷、严重不足和（或）调节机制障碍，导致体内酸碱稳态破坏，称为酸碱平衡紊乱（acid-base disturbance）。

## 第一节　酸碱平衡及其调节机制

### 一、酸碱的概念

　　从狭义上讲，$H^+$ 是酸，$OH^-$ 是碱；从广义上说，凡能释放 $H^+$ 的物质，称为酸，如 $H_2CO_3$、HCl、$NH_4^+$、HPr 等；凡能接受 $H^+$ 的物质，称为碱，如 $OH^-$、$HCO_3^-$、$NH_3$、$Pr^-$ 等。

　　酸释放出 $H^+$ 后，会形成一种碱；碱接受 $H^+$ 后，会形成一种酸。因此，酸与相对应的碱形成一个共轭体系。如：

$$H_2CO_3 \longleftrightarrow H^+ + HCO_3^-$$
$$H_2PO_4^- \longleftrightarrow H^+ + HPO_4^{2-}$$
$$NH_4^+ \longleftrightarrow H^+ + NH_3$$
$$HPr \longleftrightarrow H^+ + Pr^-$$

### 二、酸碱物质的来源

　　体内酸性或碱性物质主要源于体内的代谢产物，少量从体外摄取。在普通膳食条件下，体内产生的酸性物质远远超过碱性物质。

#### （一）酸性物质及其来源

　　**1. 挥发酸**　即碳酸（$H_2CO_3$）。糖、蛋白质和脂肪在其分解代谢过程中，氧化的最终产物是 $CO_2$ 和 $H_2O$，二者结合生成 $H_2CO_3$，该反应为可逆反应，主要在碳酸酐酶（carbonic anhydrase，CA）作用下进行，是体内代谢过程中产生最多的酸性物质。由于 $H_2CO_3$ 可分解形成 $CO_2$，并经肺排出体外，故称之为挥发酸。通常将肺对 $CO_2$ 排出量的调节称为酸碱平衡的呼吸性调节。

　　**2. 固定酸**　不能以气体形式从肺排出，只能通过肾由尿排出的酸性物质称为固定酸或非挥发

酸。如蛋白质代谢过程中生成的硫酸、磷酸和尿酸；糖酵解产生的甘油酸、丙酮酸和乳酸；脂肪分解产生的乙酰乙酸、β – 羟丁酸等。食物或药物是固定酸的另一来源，如乙酸、水杨酸等。通常将肾脏对固定酸的调节，称为酸碱的代谢性调节。

## （二）碱性物质及其来源

体内碱性物质主要来自食物，特别是水果、蔬菜中所含的弱酸盐，如柠檬酸盐、苹果酸盐等，均可与 $H^+$ 结合形成柠檬酸、苹果酸，经三羧酸循环代谢为 $CO_2$ 和 $H_2O$，而其所含的 $Na^+$ 和 $K^+$ 可与 $HCO_3^-$ 结合生成碱性盐。体内代谢过程也可产生碱性物质，如氨基酸脱氨基生成的氨，主要经肝脏代谢生成尿素，故正常情况下对体液酸碱度影响不大。

## 三、酸碱平衡的调节

尽管机体不断生成和摄入酸性或碱性物质，但血液 pH 值变化不大，这是由于体液中的缓冲系统可以减轻 $H^+$ 的波动程度，同时，肺和肾对酸碱平衡还可进行有效调控，保持了酸碱的稳态。

## （一）血液缓冲系统是维持酸碱平衡的第一道防线

体液缓冲系统主要是由弱酸及其共轭的碱组成。当 $H^+$ 过多时，相应的碱与之结合；当 $H^+$ 过少时，相应的酸释放 $H^+$，使 $H^+$ 的浓度不会发生太大波动。血液中主要有五种缓冲系统：碳酸氢盐缓冲系统、磷酸盐缓冲系统、血浆蛋白缓冲系统、血红蛋白和氧合血红蛋白缓冲系统（表16-1）。其中，碳酸氢盐缓冲系统是血液中最主要的缓冲系统，该系统具有以下特点：①缓冲能力强：占全部血液缓冲能力的一半以上。②开放性缓冲：$H_2CO_3$ 可转变为 $CO_2$ 从肺排出，碳酸氢盐水平能通过肾脏进行调控，通过肺和肾的调节，可维持碳酸氢盐缓冲系统的缓冲能力。③只能缓冲固定酸。挥发酸的缓冲只能靠非碳酸氢盐缓冲系统，如血红蛋白和氧合血红蛋白缓冲系统进行缓冲；磷酸盐和蛋白质缓冲系统存在于细胞内外，但在细胞内液中的缓冲作用更明显。

表 16-1　全血的五种缓冲系统

| 缓冲酸 | | 缓冲碱 |
| --- | --- | --- |
| $H_2CO_3$ | $\longleftrightarrow$ | $H^+ + HCO_3^-$ |
| $H_2PO_4^-$ | $\longleftrightarrow$ | $H^+ + HPO_4^{2-}$ |
| HPr | $\longleftrightarrow$ | $H^+ + Pr^-$ |
| HHb | $\longleftrightarrow$ | $H^+ + Hb^-$ |
| $HHbO_2$ | $\longleftrightarrow$ | $H^+ + HbO_2^-$ |

缓冲调节的特点：缓冲调节属于化学反应，其特点是即刻发挥作用，但总体缓冲能力有限，仅能减轻酸碱的变化程度。因为缓冲对总量有限，且仅能将强酸（碱）变为弱酸（碱），而不能彻底清除酸碱。

## （二）肺脏通过调控挥发酸的释放维持 pH 值相对恒定

肺在酸碱平衡中的作用主要是通过改变肺泡通气量来控制 $CO_2$ 的排出，使血浆中 $[HCO_3^-]/[H_2CO_3]$ 的比值接近正常，以保持 pH 值相对恒定。肺的这种调节受延髓呼吸中枢的控制，呼吸中枢接受中枢和外周化学感受器的刺激而发挥作用。$PaCO_2$ 的变化对呼吸中枢化学感受器影响较大。$PaCO_2$ 升高不能直接刺激中枢化学感受器，但因 $CO_2$ 是脂溶性物质，容易透过血脑屏障，使脑脊液 pH 值降低，$H^+$ 浓度升高，中枢化学感受器对脑脊液中 $H^+$ 变化最敏感，从而使呼吸加深加快，增加肺泡通气量，促进 $CO_2$ 的排出。当 $PaCO_2$ 从正常的 40mmHg 升高到 60mmHg，肺通气量可增加 10 倍。但若 $PaCO_2$ 过高（80mmHg 以上）时，呼吸中枢反而受抑制，出现"$CO_2$ 麻醉"。呼吸中枢还受外周化学感受器的影响。当 $PaO_2$、$PaCO_2$ 和 pH 值改变时，可通过影响外周化学感受器引起呼吸功能的改变，但与中枢化学感受器相比，反应较不敏感。

### （三）肾脏通过调节排酸或保碱的量来维持 pH 值相对恒定

正常机体在代谢过程中产生的酸性物质远远超过碱性物质。因此，肾脏主要调节固定酸，通过排酸或保碱作用维持 pH 的相对恒定。

**1. 近端小管以 $Na^+$–$H^+$ 逆向转运的方式泌 $H^+$ 并重吸收 $NaHCO_3$**　近端小管上皮细胞泌 $H^+$ 的同时，从管腔中回收 $Na^+$，称为 $H^+$–$Na^+$ 交换，并伴有 $HCO_3^-$ 的间接重吸收。近端小管上皮细胞内富含 CA，能催化 $CO_2$ 与 $H_2O$ 结合生成 $H_2CO_3$。$H_2CO_3$ 进一步解离为 $H^+$ 和 $HCO_3^-$。$H^+$ 与管腔内 $Na^+$ 逆向转运，这种交换是一种继发主动转运，所需能量来自上皮细胞基侧膜的 $Na^+$–$K^+$–ATP 酶，该酶促使细胞内 $Na^+$ 泵出，进入细胞间隙和血液，使细胞内 $Na^+$ 处于较低水平，有利于管腔内 $Na^+$ 与上皮细胞内 $H^+$ 的交换。$Na^+$ 进入细胞后，通过上皮细胞基侧膜上 $Na^+$–$HCO_3^-$ 载体与细胞内形成的 $HCO_3^-$ 同向转运至血液。肾小球滤过的 $HCO_3^-$ 约 85% 以这种方式重吸收，这是因为在肾小管上皮细胞刷状缘也富含 CA，$H^+$ 进入肾小管管腔后与 $HCO_3^-$ 结合生成 $H_2CO_3$，$H_2CO_3$ 在 CA 作用下解离成 $CO_2$ 与 $H_2O$。$H_2O$ 随尿排出，脂溶性强的 $CO_2$ 迅速扩散进入细胞，并在细胞内 CA 作用下与 $H_2O$ 结合再次形成 $H_2CO_3$，从而完成一次泌 $H^+$ 和重吸收 $HCO_3^-$ 的过程（图 16-1）。因此，肾小管重吸收 $HCO_3^-$ 是以 $CO_2$ 的形式间接重吸收的，这一过程仅仅是将体内原有的 $HCO_3^-$ 重吸收，并没有产生新的 $HCO_3^-$。

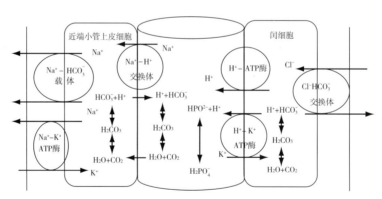

**图 16-1　近曲小管和集合管泌 $H^+$、重吸收 $HCO_3^-$ 过程示意图**

**2. 远端小管和集合管主动泌 $H^+$ 酸化尿液并重吸收 $HCO_3^-$**　远端小管和集合管中的闰细胞，又称为泌 $H^+$ 细胞，其细胞内的 CA 将 $H_2CO_3$ 解离成 $H^+$ 和 $HCO_3^-$，通过 $H^+$–ATP 酶主动泌 $H^+$ 或通过 $H^+$–$K^+$–ATP 酶向管腔泌 $H^+$，并交换 $K^+$，同时，$HCO_3^-$ 在基侧膜以 $Cl^-$–$HCO_3^-$ 交换方式重吸收。泌出的 $H^+$ 与小管液中的 $HPO_4^{2-}$ 结合转变为 $H_2PO_4^-$ 随尿液排出（图 16-1）。这一过程不仅有泌 $H^+$，而且，产生新的 $HCO_3^-$ 重吸收以弥补体内碱性物质的消耗，缺点是通过这种方式泌 $H^+$，重吸收 $HCO_3^-$ 的能力有限，当尿液 pH 值降到 4.8 时，小管液中 $HPO_4^{2-}$ 和 $H_2PO_4^-$ 的比值由正常的 4∶1 变为 1∶99，即尿中磷酸盐几乎都已转变为 $H_2PO_4^-$，无法进一步发挥缓冲作用。

**3. 肾脏泌 $NH_4^+$ 并重吸收 $HCO_3^-$**　肾脏产 $NH_4^+$ 主要来自肾小管上皮细胞内的谷氨酰胺，谷氨酰胺经谷氨酰胺酶水解产生 $NH_3$ 和谷氨酸，谷氨酸在脱氢酶的作用下生成 $NH_3$ 和 $\alpha$ – 酮戊二酸，$\alpha$ – 酮戊二酸代谢生成 2 个 $HCO_3^-$。$NH_3$ 是脂溶性的，可以通过非离子扩散进入小管液中；也可与细胞内的 $H^+$ 结合生成 $NH_4^+$，以 $NH_4^+$–$Na^+$ 交换的方式进入小管液，并将小管液中的 $Na^+$ 重吸收。进入小管细胞内的 $Na^+$ 与细胞内的 $HCO_3^-$ 同向转运入血液，即泌 $NH_4^+$ 同时重吸收 $HCO_3^-$（图 16-2）。该方式受体内 pH 值影响，酸中毒越严重，谷氨酰胺酶活性越强，产 $NH_4^+$ 越多。

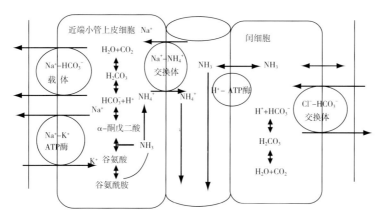

**图 16-2　尿铵形成示意图**

### （四）细胞内缓冲系统的缓冲作用

组织细胞内液也是机体酸碱平衡的缓冲池，细胞内的缓冲作用首先通过细胞膜离子交换而实现，如 $H^+$–$K^+$ 交换、$Cl^-$–$HCO_3^-$ 交换等。通过细胞膜上的离子交换，可将细胞外多余的酸或碱转移至细胞内，减少细胞外液 pH 值波动幅度。进入细胞的酸或碱由细胞内缓冲系统（如血红蛋白缓冲系统、蛋白质缓冲系统、磷酸盐缓冲系统等）进行缓冲。该缓冲方式与细胞外缓冲系统相比，缓冲能力更强，但发挥作用较慢，且往往伴有电解质紊乱（如高钾或低钾血症）。

此外，肝脏可通过合成尿素清除 $NH_4^+$ 调节酸碱平衡，骨组织中的钙盐分解也有利于 $H^+$ 的缓冲，如 $Ca_3(PO_4)_2 + 4H^+ \rightarrow 3Ca^{2+} + 2H_2PO_4^-$。

上述四方面调节因素共同维持体内的酸碱平衡，但在作用时间和强度上存在差异。血液缓冲系统反应最快，但持续时间短；肺的缓冲作用也很迅速，在数分钟内开始发挥作用，30 分钟时达到最高峰，但仅对 $CO_2$ 有调节作用；细胞内缓冲能力较强，但需 3 ～ 4 小时后才能发挥作用；肾脏的调节作用发挥最慢，需数小时后才开始发挥作用，3 ～ 5 天达到高峰，但其作用强大而持久，能有效地排出固定酸，保留 $NaHCO_3$。

## 第二节　反映酸碱平衡紊乱的指标及其意义

### 一、pH 和 $H^+$ 浓度

$H^+$ 是反映酸碱度的指标，血液中 $H^+$ 浓度很低，因此，广泛使用 $H^+$ 浓度的负对数即 pH 值来表示血液的酸碱度。由 Henderson-Hasselbalch 方程式推导出 $pH = pK_a + \lg[A^-]/[HA]$，式中的 $pK_a$ 是弱酸解离常数的负对数，$A^-$ 代表弱酸盐，HA 代表弱酸。根据该方程式，缓冲溶液的 pH 值与溶液中弱酸盐和相应的弱酸的浓度比有关，血液中以碳酸氢盐缓冲系统为主，故血液 pH 值计算公式：$pH = pK_a + \lg[HCO_3^-]/[H_2CO_3]$，$pK_a = 6.1$。通过该公式可得出以下结论：① pH 值

主要取决于 $HCO_3^-$ 与 $PaCO_2$ 的比值，正常 pH 值为 7.4 时，其比值为 20：1。只要能维持两者比值为 20：1，就可维持 pH 值的正常，反之，当比值下降时将发生酸中毒，比值上升时会发生碱中毒。②方程中的 $HCO_3^-$ 主要是经肾脏调节的代谢性因素，$PaCO_2$ 是经肺脏调节的呼吸性因素。因此，pH 值受代谢和呼吸两方面因素影响。③当 $HCO_3^-$ 与 $PaCO_2$ 任何一项发生改变时，机体必将代偿性地使另一项也发生同向性变化。经代偿后，如能维持 $HCO_3^-$ 与 $PaCO_2$ 比值 20：1，pH 值将仍在正常范围内，称为代偿性酸碱平衡紊乱；如不能维持 20：1，pH 值将发生改变，称为失代偿性酸碱平衡紊乱。

正常动脉血 pH 值及其变化的意义：正常人动脉血 pH 值为 7.35 ～ 7.45，平均值为 7.4。如pH 值低于 7.35 为失代偿性酸中毒，如 pH 值高于 7.45 为失代偿性碱中毒。但 pH 值本身并不能表明是代谢因素还是呼吸因素引起的酸碱平衡紊乱。pH 值在正常范围内，可能表示无酸碱平衡紊乱，也可表示处于完全代偿性酸碱平衡紊乱，或同时出现严重程度相当的酸中毒和碱中毒，使pH 值变动相互抵消。因此，需进一步检测 $HCO_3^-$ 与 $PaCO_2$ 的具体变化情况。

## 二、动脉血 CO₂ 分压

动脉血 $CO_2$ 分压（$PaCO_2$）是指以物理状态溶解于血浆中的 $CO_2$ 所产生的张力，是反映呼吸性因素变化的指标。$PaCO_2$ 主要受肺泡通气量的影响，通气不足时 $PaCO_2$ 升高，通气过度时$PaCO_2$ 降低。$PaCO_2$ 正常值为 33 ～ 46mmHg，平均值为 40mmHg。由 $PaCO_2$ 原发性改变引起的酸碱平衡紊乱称为呼吸性酸碱平衡紊乱。

## 三、标准碳酸氢盐和实际碳酸氢盐

$HCO_3^-$ 虽然是反映代谢因素的指标，但当体内 $CO_2$ 升高时，可与水结合生成 $H_2CO_3$，再进一步解离为 $HCO_3^-$ 和 $H^+$。所以 $HCO_3^-$ 既反映代谢性改变，也反映呼吸性改变。

标准碳酸氢盐（standard bicarbonate，SB）是指全血标本在标准条件下（即在 38℃和血红蛋白完全氧合的条件下），用 $PaCO_2$ 为 40mmHg 的气体平衡后所测得的血浆 $HCO_3^-$ 浓度。由于标准化后排除了呼吸因素的影响，故 SB 是仅反映代谢因素的指标，正常值为 22 ～ 27mmol/L，平均为 24mmol/L。SB 在代谢性酸中毒时下降，代谢性碱中毒时升高；在慢性呼吸性酸中毒或碱中毒时，经肾脏代偿后也可继发性增高或降低。

实际碳酸氢盐（actual bicarbonate，AB）是指隔绝空气的全血标本，在实际 $PaCO_2$ 和实际血氧饱和度的条件下测得的血浆 $HCO_3^-$ 浓度。AB 受呼吸和代谢两个因素影响，正常情况下AB=SB，AB 和 SB 均降低表明有代谢性酸中毒，AB 和 SB 均升高表明有代谢性碱中毒。AB 和SB 的差值反映呼吸性因素对酸碱平衡紊乱的影响，AB ＞ SB 表明有 $CO_2$ 蓄积，见于呼吸性酸中毒或代偿后的代谢性碱中毒；AB ＜ SB 表明 $CO_2$ 呼出过多，见于呼吸性碱中毒或代偿后的代谢性酸中毒。

## 四、缓冲碱

缓冲碱（buffer base，BB）是指血液中一切具有缓冲作用的负离子碱的总和。包括血浆和红细胞中的 $HCO_3^-$、$Pr^-$、$HPO_4^{2-}$、$Hb^-$ 和 $HbO_2^-$ 等。正常值为 45 ～ 52mmol/L，平均值为 48mmol/L。BB 是反映代谢因素的指标，代谢性酸中毒时 BB 减少；代谢性碱中毒时 BB 增高。

### 五、碱剩余

碱剩余（base excess，BE）指在标准条件下，用酸或碱将 1 升全血滴定至 pH 7.40 时所用的酸或碱量（mmol/L）。若需用酸滴定表明血液中碱剩余，BE 用正值（BE+）表示；若需用碱滴定表明血液中碱缺失，BE 用负值（BE−）表示。BE 是反映代谢因素的指标，BE 正常范围为 $0 \pm 3$mmol/L。代谢性酸中毒时 BE 负值增大，代谢性碱中毒 BE 正值增大。

以上指标均可通过血气分析仪测得。

### 六、阴离子间隙

阴离子间隙（anion gap，AG）指血浆中未测定的阴离子（undetermined anion，UA）与未测定的阳离子（undetermined cation，UC）的差值，即 AG=UA−UC。正常机体血浆中阴阳离子的总当量数是相等的，均约为 151mEg/L，从而保持电中性。$Na^+$ 占血浆阳离子总量的 90%，称为可测定阳离子；$HCO_3^-$ 与 $Cl^-$ 称为可测定阴离子。UA 包括蛋白质阴离子 $Pr^-$、$HPO_4^{2-}$、$SO_4^{2-}$ 和有机酸根阴离子；UC 包括 $K^+$、$Ca^{2+}$ 和 $Mg^{2+}$。血浆中的阳离子总量 =$Na^+$+UC，阴离子总量 =$Cl^-$+$HCO_3^-$+UA。AG 的正常值为 10 ～ 14mmol/L（$12 \pm 2$ mmol/L）（图 16-3）。

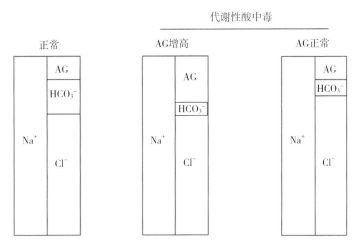

图 16-3　血浆阴离子间隙示意图

AG 实际上是反映血浆中固定酸含量的变化，AG 可升高或降低，但增高的意义较大，可帮助区分代谢性酸中毒的类型和诊断混合型酸碱平衡紊乱。目前多以 AG > 16mmol/L 作为判断是否有 AG 增高型代谢性酸中毒的标准。AG 增高多见于磷酸盐和硫酸盐潴留、乳酸堆积、酮体过多及水杨酸中毒等。

## 第三节　单纯型酸碱平衡紊乱

酸碱平衡紊乱可分为单纯型酸碱平衡紊乱（simple acid−base disturbance）和混合型酸碱平衡紊乱（mixed acid−base disturbance）。单纯型酸碱平衡紊乱分为四种类型，即代谢性酸中毒、呼吸性酸中毒、代谢性碱中毒和呼吸性碱中毒。

### 一、代谢性酸中毒

代谢性酸中毒（metabolic acidosis）是以血浆 $HCO_3^-$ 原发性减少导致 pH 值降低为特征的酸碱平衡紊乱，是临床最常见的酸碱失衡。

#### （一）原因和机制

**1. 酸负荷增多是代谢性酸中毒的主要原因**

（1）内源性固定酸生成过多　①乳酸酸中毒（lactic acidosis）：各种原因（休克、心力衰竭、呼吸衰竭、严重贫血、CO 中毒、急性肺损伤等）引起缺氧时，糖酵解增强，乳酸不能进一步氧化而堆积；严重肝脏疾患使肝脏将乳酸转变为丙酮酸的能力下降，也会引起血浆乳酸升高。②酮症酸中毒（ketoacidosis）：糖尿病、严重饥饿和酒精中毒时，体内脂肪组织大量动员，形成过多酮体（乙酰乙酸、β-羟丁酸和丙酮），超过外周组织的氧化能力及肾脏排出能力时，可发生酮症酸中毒。

（2）肾脏排酸减少　①严重肾衰竭：由于肾小球滤过率明显下降，体内固定酸不能由尿中排泄，特别是硫酸、磷酸等在体内蓄积，血中 $H^+$ 浓度增加导致 $HCO_3^-$ 被缓冲。②Ⅰ型肾小管性酸中毒（renal tubular acidosis-Ⅰ，RTA-Ⅰ）：由于远端肾小管泌 $H^+$ 障碍，尿液不能被酸化，$H^+$ 在体内蓄积导致 $HCO_3^-$ 浓度进行性下降。

（3）外源性固定酸摄入过多　大量服用水杨酸类药物及某些含氯的成酸性盐（如氯化铵、盐酸精氨酸或盐酸赖氨酸等）均可引起酸中毒。

**2. 碱性物质大量丢失**

（1）$HCO_3^-$ 直接丢失过多　肠液、胰液和胆汁中富含 $HCO_3^-$，严重腹泻、小肠瘘、胆瘘及肠引流等，都因丧失大量碱性消化液而使 $HCO_3^-$ 直接丢失过多。

（2）肾脏 $HCO_3^-$ 重吸收和生成减少　①Ⅱ型肾小管性酸中毒（renal tubular acidosis-Ⅱ，RTA-Ⅱ）：由于 $Na^+$-$H^+$ 转运体功能障碍或 CA 活性降低，$HCO_3^-$ 在近端肾小管重吸收减少，尿中排出增多，导致 $HCO_3^-$ 浓度降低。②大量使用碳酸酐酶抑制剂：如乙酰唑胺可抑制肾小管上皮细胞 CA 活性，使肾小管生成和重吸收 $HCO_3^-$ 减少。

（3）$HCO_3^-$ 被稀释　快速输入大量无 $HCO_3^-$ 的液体，如葡萄糖或生理盐水，使血液中 $HCO_3^-$ 被稀释，造成稀释性代谢性酸中毒。

**3. 高钾血症**　血清 $K^+$ 浓度增加可通过两条途径使血浆中 $H^+$ 浓度升高：①以 $H^+$-$K^+$ 交换方式使 $K^+$ 进入细胞内，并将细胞内的 $H^+$ 移出导致代谢性酸中毒。②远端肾小管上皮细胞泌 $K^+$ 功能增强，通过加强 $K^+$-$Na^+$ 交换而抑制 $H^+$-$Na^+$ 交换，使远曲小管上皮细胞泌 $H^+$ 减少，致使血液中 $H^+$ 浓度升高，而尿液呈碱性，引起反常性碱性尿（paradoxical alkaline urine）。

#### （二）分类

根据 AG 值将代谢性酸中毒分为两类，即 AG 增高型代谢性酸中毒（metabolic acidosis with increased anion gap）和 AG 正常型代谢性酸中毒（metabolic acidosis with normal anion gap）。

**1.AG 增高型代谢性酸中毒**　AG 增高型代谢性酸中毒是指除了含氯以外的任何固定酸的血浆浓度增大引起的代谢性酸中毒。如乳酸酸中毒、酮症酸中毒、磷酸和硫酸排泄障碍在体内蓄积和水杨酸中毒等。固定酸的 $H^+$ 被 $HCO_3^-$ 缓冲，其酸根（乳酸根、β-羟丁酸根、乙酰乙酸根、磷酸根、硫酸根和水杨酸根等）增高。这部分酸根属未测定阴离子，所以 AG 值增大，而血 $Cl^-$

值正常，故又称正常血氯性代谢性酸中毒，其特点是因 $HCO_3^-$ 用于缓冲过多的 $H^+$ 而浓度降低。

**2.AG 正常型代谢性酸中毒**　当 $HCO_3^-$ 浓度降低，同时伴有 $Cl^-$ 浓度代偿性升高时，则呈 AG 正常型代谢性酸中毒。常见于消化道直接丢失 $HCO_3^-$、轻度或中度肾衰竭泌 $H^+$ 减少、肾小管性酸中毒 $HCO_3^-$ 重吸收减少或泌 $H^+$ 障碍、使用碳酸酐酶抑制剂、高钾血症及含氯的酸性盐摄入过多和稀释性酸中毒等。肾脏与肠道重吸收 $Cl^-$ 增加及血液浓缩，均使血 $Cl^-$ 增多，故又称高血氯性代谢性酸中毒。其特点是 $HCO_3^-$ 丢失。

### （三）机体的代偿调节

**1. 缓冲系统的调节**　代谢性酸中毒时，血浆中增高的 $H^+$ 立即被血浆缓冲系统进行缓冲，造成 $HCO_3^-$ 和其他缓冲碱被不断消耗而减少。在缓冲过程中，$H^+$ 与 $HCO_3^-$ 作用所形成的 $H_2CO_3$，分解为 $H_2O$ 和 $CO_2$，$CO_2$ 可由肺呼出体外。缓冲系统的缓冲调节作用不但非常迅速，而且十分有效。但是，若缓冲调节中被消耗的缓冲碱不能迅速得到补充，就可能使持续增加的 $H^+$ 不能被充分中和而引起血液 pH 值降低，反映酸碱平衡的代谢性指标 AB、SB、BB 均降低，BE 负值增大。

**2. 肺的代偿调节**　血液中 $H^+$ 浓度增加，刺激颈动脉体和主动脉体化学感受器，使呼吸加深加快。当 pH 值由 7.4 降到 7.0 时，肺泡通气量可由正常的 4L/min 增加到 30L/min 以上。呼吸加深加快是代谢性酸中毒的主要临床表现，其代偿意义是使血液中的 $H_2CO_3$ 浓度（$PaCO_2$）继发性降低，维持 $HCO_3^-/H_2CO_3$ 的比值接近 20：1，使血液 pH 值趋于正常。

**3. 肾脏的代偿调节**　代谢性酸中毒时，肾小管上皮细胞中的 CA 和谷氨酰胺酶活性增强，加强泌 $H^+$、泌 $NH_4^+$，同时重吸收 $HCO_3^-$ 增多，使尿中可滴定酸和 $NH_4^+$ 排出增加，$HCO_3^-$ 在细胞外液的浓度有所恢复。

代谢性酸中毒的血气参数如下：因 $HCO_3^-$ 原发性降低，故 AB、SB、BB 值均降低，BE 负值增大，pH 值下降至正常范围下限（代偿性代谢性酸中毒）或小于 7.35（失代偿性代谢性酸中毒）；通过呼吸代偿，$PaCO_2$ 继发性降低，AB ＜ SB。

### （四）对机体的影响

代谢性酸中毒主要引起心血管系统和中枢神经系统的功能障碍，慢性代谢性酸中毒还可引起骨骼系统的改变。

**1. 对心血管系统的影响**

（1）心律失常　代谢性酸中毒时常伴有血 $K^+$ 升高。重度高钾血症可导致传导阻滞和心肌兴奋性下降而引起致死性的心律失常和心搏骤停。

（2）心肌收缩力减弱　其可能机制：①心肌细胞内 $H^+$ 增加，可与 $Ca^{2+}$ 竞争肌钙蛋白上的钙结合位点，阻碍 $Ca^{2+}$ 与肌钙蛋白结合，抑制兴奋 – 收缩耦联。②血浆 $H^+$ 浓度增加，抑制细胞外 $Ca^{2+}$ 内流。③ $H^+$ 使肌质网对 $Ca^{2+}$ 的摄取、储存和释放发生障碍。

（3）血管对儿茶酚胺的反应性降低　酸中毒可降低血管平滑肌对儿茶酚胺的反应性，尤其以毛细血管前括约肌最为明显，使血管容积不断扩大，回心血量减少，血压下降。

**2. 对中枢神经系统的影响**　代谢性酸中毒时，中枢神经系统主要表现为功能抑制。轻者出现疲乏、肌肉软弱无力、精神萎靡不振，重者出现意识障碍，甚至嗜睡、昏迷。这可能与下列因素有关：① ATP 生成减少：酸中毒时生物氧化酶类的活性受抑制，ATP 生成减少，导致脑组织能量缺乏而出现抑制状态。② γ – 氨基丁酸增加：酸中毒时，脑组织中谷氨酸脱羧酶活性增强，使抑制性神经递质 γ – 氨基丁酸生成增加。

**3. 对骨骼系统的影响**　代谢性酸中毒时，由于不断从骨骼释放钙盐缓冲 $H^+$，造成骨质脱钙，小儿可影响骨骼发育，延缓生长，甚至发生肾性佝偻病和纤维性骨炎；成人可发生骨软骨病、易骨折等。

**4. 对钾代谢的影响**　一般来说，酸中毒与高钾血症互为因果关系，即酸中毒可引起高钾血症，高钾血症亦可引起酸中毒。酸中毒时细胞外液 $H^+$ 增加并向细胞内转移，为了维持电荷平衡，细胞内的 $K^+$ 以 $H^+$–$K^+$ 交换方式向细胞外转移，引起血清钾增高；此外，酸中毒时肾泌 $H^+$ 增加、泌 $K^+$ 减少导致 $K^+$ 在体内潴留，也引起高钾血症。但酸中毒与低钾血症亦可同时并存，如肾小管性酸中毒因肾泌 $K^+$ 较多，可出现低钾血症；又如严重腹泻导致酸中毒时，既有 $HCO_3^-$ 随肠液的大量丢失，也有 $K^+$ 随肠液的大量丢失，故可出现低钾血症。

### （五）防治原则

**1. 预防和治疗原发病**　去除病因是治疗代谢性酸中毒的基本原则。针对不同病因采取相应的治疗措施，如糖尿病酮症酸中毒时应以胰岛素治疗为主，剧烈腹泻引起的酸中毒应首先使用抗生素治疗肠炎等。

**2. 采用碱性药物纠正酸中毒**　纠正代谢性酸中毒首选的碱性药物是 $NaHCO_3$，因其可直接补充血浆 $HCO_3^-$，作用迅速。补碱剂量和方法应根据酸中毒的严重程度区别对待。一般主张在血气监护下分次补碱，按每负一个 BE 值，每千克体重补 $NaHCO_3$ 0.3mmol，剂量宜小不宜大。轻度代谢性酸中毒 $HCO_3^-$ > 16mmol/L 时，可以少补，甚至不补，因为肾脏有排酸保碱的能力，约有50% 的酸要靠非碳酸氢盐缓冲系统来调节。其他碱性药物，如乳酸钠可通过肝脏转化为 $HCO_3^-$，也常用于治疗代谢性酸中毒，但肝功能不良或乳酸酸中毒时不宜使用。

**3. 防治低血钾和低血钙**　酸中毒时，不仅使细胞内外钾分布异常引起高血钾，而且可使血中游离钙增多。纠正酸中毒后，$K^+$ 返回细胞内，钙以结合钙的形式存在，易发生低血钾、低血钙，后者可引起手足抽搐。特别是严重腹泻引起的酸中毒，更应注意防治低血钾和低血钙的发生。

## 二、呼吸性酸中毒

呼吸性酸中毒（respiratory acidosis）是以血浆 $H_2CO_3$ 浓度或 $PaCO_2$ 原发性增高导致 pH 值降低为主要特征的酸碱平衡紊乱。

### （一）病因和机制

**1. 呼吸中枢抑制**　颅脑外伤、脑炎、脑血管意外、呼吸中枢抑制剂及麻醉剂用量过大或酒精中毒等。

**2. 呼吸肌麻痹**　急性脊髓灰质炎、有机磷中毒、重症肌无力、家族性周期性麻痹及重度低钾血症时，呼吸肌收缩力下降，可造成 $CO_2$ 排出障碍。

**3. 呼吸道阻塞**　喉头痉挛和水肿、溺水、异物堵塞气道等常造成急性呼吸性酸中毒；慢性阻塞性肺病（COPD）、支气管哮喘等常造成慢性呼吸性酸中毒。

**4. 肺部疾病**　心源性肺水肿、重度肺气肿、肺部广泛炎症及纤维化、急性呼吸窘迫综合征等可导致通气障碍引发呼吸性酸中毒。

**5. 胸廓病变**　胸部创伤或手术、胸廓畸形、严重气胸、胸腔积液等，均可严重影响肺通气功能，使 $CO_2$ 排出困难。

**6. 其他**　通风不良、呼吸机使用不当等，导致吸入气中 $CO_2$ 浓度过高。

## （二）分类

呼吸性酸中毒根据病程分为两类，即急性呼吸性酸中毒和慢性呼吸性酸中毒。

**1. 急性呼吸性酸中毒**　常见于急性气道阻塞、急性心源性肺水肿、中枢或呼吸肌麻痹引起的呼吸骤停及急性呼吸窘迫综合征等。

**2. 慢性呼吸性酸中毒**　常见于气道及肺部慢性炎症引起的 COPD 及肺组织广泛纤维化或肺不张等。

## （三）机体的代偿调节

呼吸性酸中毒主要由呼吸障碍引起，因此，呼吸系统不能对其发挥代偿调节作用。血浆碳酸氢盐缓冲系统也不能缓冲血浆中增加的碳酸，故当血浆碳酸浓度增加时，只能通过血浆非碳酸氢盐缓冲系统进行缓冲调节，但是血浆非碳酸氢盐缓冲系统的缓冲调节能力十分有限，故所起的代偿作用不大。肾脏代偿能力虽然很强，但由于发挥时间较慢，故对急性呼吸性酸中毒的代偿能力有限。

**1. 急性呼吸性酸中毒**　主要靠细胞内液缓冲系统代偿。

（1）$H^+$–$K^+$ 交换　随着 $PaCO_2$ 升高，$H_2CO_3$ 解离为 $H^+$ 和 $HCO_3^-$，$H^+$ 与细胞内 $K^+$ 交换，进入细胞内的 $H^+$ 被 $HPO_4^{2-}$、$Pr^-$ 缓冲，使血浆 $HCO_3^-$ 浓度有所增加，有利于维持〔$HCO_3^-$〕/〔$H_2CO_3$〕的比值，但 $K^+$ 外移可诱发高钾血症。

（2）红细胞的缓冲作用　血浆中的 $CO_2$ 可扩散进入红细胞，在 CA 的催化下生成 $H_2CO_3$，而 $H_2CO_3$ 又解离为 $H^+$ 和 $HCO_3^-$，$H^+$ 主要被血红蛋白或氧合血红蛋白缓冲，$HCO_3^-$ 则与 $Cl^-$ 交换进入血浆，使血浆中 $HCO_3^-$ 浓度增加，$Cl^-$ 浓度降低。

以上代偿方式作用有限，往往 $PaCO_2$ 每升高 10mmHg，血浆中 $HCO_3^-$ 仅代偿性增高 0.7～1mmol/L，不足以维持〔$HCO_3^-$〕/〔$H_2CO_3$〕的比值正常，所以急性呼吸性酸中毒时 pH 值往往降低，呈失代偿状态。

急性呼吸性酸中毒时血气参数如下：$PaCO_2$ 原发性增高、AB 继发性轻度增高，SB、BB、BE 维持正常，AB＞SB，pH＜7.35。

**2. 慢性呼吸性酸中毒**　主要靠肾排酸保碱方式代偿。

慢性呼吸性酸中毒时，肾脏的代偿调节与代谢性酸中毒时相似，肾小管上皮细胞内 CA 和谷氨酰胺酶活性均增加，肾脏泌 $H^+$、排 $NH_4^+$ 和重吸收 $NaHCO_3$ 的作用显著增强。由于这种作用的充分发挥常需要 3～5 天才能完成。因此，急性呼吸性酸中毒来不及代偿，而在慢性呼吸性酸中毒时，由于肾脏的保碱能力较强，随着 $PaCO_2$ 升高，$HCO_3^-$ 也成比例升高。有可能完全代偿。

慢性呼吸性酸中毒时血气参数如下：$PaCO_2$ 原发性增高，SB、AB、BB 继发性轻度增高，BE 正值增大，AB＞SB，pH 值多在正常范围下限。

## （四）对机体的影响

**1. 对血管的影响**　$CO_2$ 有直接扩血管作用，高浓度又可兴奋血管运动中枢，反射性引起血管收缩，其强度大于直接的扩血管作用。故对大部分器官血管影响不大，但由于脑血管壁以 β 受体为主，故 $CO_2$ 潴留可引起脑血管扩张，脑血流量增加，常引起持续性头痛，尤以夜间和晨起严重。眼底血管扩张扭曲，严重时出现视乳头水肿。

**2. 对中枢神经系统功能的影响**　急性呼吸性酸中毒通常有明显的神经系统症状。早期症状为头痛、视觉模糊、烦躁不安、疲乏无力等；进一步发展则出现震颤、精神错乱、神志模糊、谵妄、嗜睡，甚至昏迷。呼吸性酸中毒时，高浓度的 $CO_2$ 引起脑血管扩张和脑血流增加，导致颅内压和脑脊液压力明显升高。此外，$CO_2$ 分子为脂溶性，能迅速透过血脑屏障并引起脑脊液中 $H_2CO_3$ 增加；而 $HCO_3^-$ 为水溶性很难透过血脑屏障进入到脑脊液内，结果造成脑脊液内〔$HCO_3^-$〕/〔$H_2CO_3$〕的比值显著降低，导致脑脊液 pH 值比血浆 pH 值更低，这可能是呼吸性酸中毒时神经系统功能紊乱比代谢性酸中毒时更为显著的原因之一。

### （五）防治原则

**1. 治疗原发病**　是防治呼吸性酸中毒的基本原则。如去除呼吸道梗阻使之通畅，使用呼吸中枢兴奋剂或人工呼吸机，对 COPD 患者采用抗感染、解痉和祛痰等措施。

**2. 改善通气功能**　改善通气功能，使 $PaCO_2$ 逐步下降是治疗呼吸性酸中毒的关键。

**3. 应慎重补碱**　呼吸性酸中毒时，由于肾脏保碱的作用，$HCO_3^-$ 可代偿性升高。故应慎用碱性药物，否则可引起代谢性碱中毒。在通气改善情况下，可谨慎补充一种不含钠的有机碱——三羟甲基氨基甲烷（THAM）。

## 三、代谢性碱中毒

代谢性碱中毒（metabolic alkalosis）指由于 $H^+$ 丢失过多或碱性物质输入过多等原因，导致血浆 $HCO_3^-$ 浓度原发性增高。

根据给予盐水治疗是否有效分为两种类型：即盐水反应性碱中毒（saline-responsive alkalosis）和盐水抵抗性碱中毒（saline-resistant alkalosis）。前者主要见于频繁呕吐、胃液引流等，后者主要见于原发性醛固酮增多症及严重低钾血症等。

### （一）原因与机制

#### 1. $H^+$ 丢失过多

（1）$H^+$ 经胃液丢失过多　常见于剧烈频繁呕吐及胃管引流引起富含 HCl 的胃液大量丢失，使 $H^+$ 丢失过多。正常情况下，胃黏膜壁细胞含有足够的 CA，能将 $CO_2$ 和 $H_2O$ 催化生成 $H_2CO_3$，$H_2CO_3$ 解离为 $H^+$ 和 $HCO_3^-$，然后 $H^+$ 与来自血浆的 $Cl^-$ 合成 HCl，并以 $H^+$ 和 $Cl^-$ 的形式被分泌入胃液；$HCO_3^-$ 则进入血浆，引起"餐后碱潮"。当酸性食糜进入十二指肠后，在 $H^+$ 刺激下，十二指肠上皮细胞与胰腺分泌大量的 $HCO_3^-$，同时也有等量的 $H^+$ 反流入血。这样，$H^+$ 和 $HCO_3^-$ 彼此在血浆和消化道内都得到中和，使血液 pH 值保持相对恒定。当胃液中 $H^+$ 大量丢失，使来自胃壁、肠液和胰腺的 $HCO_3^-$ 得不到 $H^+$ 中和，造成血浆 $HCO_3^-$ 潴留，导致代谢性碱中毒；胃液丢失使 $K^+$ 丢失，可致低钾血症，引起低钾性碱中毒；而胃液中的 $Cl^-$ 大量丢失又可致低氯血症，引起低氯性碱中毒；胃液大量丢失引起有效循环血量减少，可通过继发性醛固酮增多引起代谢性碱中毒。

（2）$H^+$ 经肾丢失过多　①醛固酮分泌异常增加：醛固酮可通过刺激集合管泌氢细胞的 $H^+$-ATP 酶促进 $H^+$ 排泌。也可通过保 $Na^+$ 促进排 $K^+$ 排 $H^+$，引起低钾性碱中毒。②应用排 $H^+$ 利尿剂：使用髓袢利尿剂（呋塞米、依他尼酸）进行利尿时，抑制肾小管髓袢升支对 $Cl^-$、$Na^+$ 和 $H_2O$ 的重吸收，使远端肾小管内液体的流速加快、$Na^+$ 含量增加，激活 $H^+$-$Na^+$ 交换机制，促进肾小管对 $Na^+$、$HCO_3^-$ 的重吸收与 $H^+$ 排泌。此外，由于肾小管远端尿液流速增加，冲洗作用使小管内 $H^+$ 浓度急剧降低，促进 $H^+$ 的排泌。$H^+$ 经肾大量排出，使 $HCO_3^-$ 重吸收过多，以及因表

失含 $Cl^-$ 的细胞外液，引起低氯性碱中毒。

**2. 碱性物质输入过多** ① $HCO_3^-$ 输入过多：主要发生在应用 $NaHCO_3$ 纠正代谢性酸中毒时。若患者有明显的肾功能障碍，在骤然输入大剂量 $NaHCO_3$ 或较长期输入 $NaHCO_3$ 时，可发生代谢性碱中毒。胃、十二指肠溃疡患者在服用过量的 $NaHCO_3$ 时，也可偶尔发生代谢性碱中毒。② 大量输入库存血：库存血液中含抗凝剂柠檬酸盐，后者输入体内后经代谢生成 $HCO_3^-$。若输入库存血液过多，则可使血浆 $HCO_3^-$ 增加，发生代谢性碱中毒。需要指出的是，肾脏排 $NaHCO_3$ 能力较强，正常情况下不会因大量摄入 $NaHCO_3$ 导致碱中毒。

**3. 低钾血症** 低钾血症时，细胞内液的 $K^+$ 向细胞外液转移以补充细胞外液的 $K^+$ 不足。为了维持电荷平衡细胞外液的 $H^+$ 则向细胞内转移，使细胞外液的 $H^+$ 降低，引起代谢性碱中毒。此外，低钾血症时肾小管上皮细胞向肾小管腔泌 $K^+$ 减少，而泌 $H^+$ 增加，即 $K^+$–$Na^+$ 交换减少，$H^+$–$Na^+$ 交换增加，肾小管对 $NaHCO_3$ 的重吸收加强，导致血浆 $HCO_3^-$ 浓度增加。由于肾脏泌 $H^+$ 增多，尿液呈酸性，故称为反常性酸性尿。

**4. 低氯血症** 低氯血症时肾小球滤过的 $Cl^-$ 减少，肾小管液中的 $Cl^-$ 相应减少，髓袢升支粗段对 $Na^+$ 的主动重吸收因此减少，导致流经远曲小管的尿液中 $Na^+$ 浓度增加，使肾小管重吸收 $NaHCO_3$ 增加，引起低氯性碱中毒。

### （二）分类

**1. 盐水反应性碱中毒** 主要见于频繁呕吐、胃液引流及应用利尿剂。由于细胞外液减少、有效循环血量不足，常伴有低氯和轻度低钾，从而影响肾脏排 $HCO_3^-$ 的能力，使碱中毒得以维持。故给予等张或半张盐水以扩充细胞外液；补充 $Cl^-$ 能促进经肾排出 $HCO_3^-$，使碱中毒得以纠正。

**2. 盐水抵抗性碱中毒** 常见于原发性醛固酮增多症、Cushing's 综合征、血容量减少引起的继发性醛固酮增多症、严重低血钾及全身性水肿使用利尿剂后，维持因素是盐皮质激素的直接作用和低血钾，这种碱中毒患者单纯补充盐水无效。

### （三）机体的代偿调节

**1. 血液缓冲系统的缓冲和细胞内外的离子交换** 代谢性碱中毒时，血液中 $OH^-$ 升高，$OH^-$ 可被缓冲系统中的弱酸中和，由强碱变成弱碱，并使包括 $HCO_3^-$ 在内的缓冲碱增加。由于缓冲系统中酸的比例相对较低，故缓冲系统对代谢性碱中毒的调节能力远远小于代谢性酸中毒。此外，代谢性碱中毒时细胞外液 $H^+$ 浓度降低，细胞内液的 $H^+$ 向细胞外转移，细胞外液的 $K^+$ 进入细胞，使细胞外液的 $K^+$ 减少，从而引起低钾血症。

**2. 肺的代偿调节** 代谢性碱中毒时，由于细胞外液 $H^+$ 浓度下降，对延髓中枢化学感受器以及颈动脉体和主动脉体化学感受器的刺激减弱，反射性引起呼吸中枢抑制，使呼吸变浅变慢，肺泡通气量减少，导致 $CO_2$ 排出减少，$PaCO_2$ 升高，以维持 $[HCO_3^-]/[H_2CO_3]$ 的比值正常。呼吸的代偿反应很快，但这种代偿是有限的，很少能达到完全代偿，因为呼吸抑制所导致的 $PaO_2$ 下降和 $PaCO_2$ 升高均可刺激呼吸中枢，减少代偿作用。因而即使是严重的代谢性碱中毒，$PaCO_2$ 也极少能超过 55mmHg。

**3. 肾脏的代偿调节** 代谢性碱中毒时，血浆 $H^+$ 浓度下降，pH 值升高使肾小管上皮细胞内的 CA 和谷氨酰胺酶活性减弱，肾小管上皮细胞产 $H^+$ 和 $NH_3$ 减少，因而肾小管泌 $H^+$、泌 $NH_4^+$ 减少，对 $NaHCO_3$ 的重吸收也相应减少，导致血浆 $HCO_3^-$ 浓度有所降低。但在低钾、低氯和低血容量等维持因素的作用下，肾脏的代偿作用往往受到限制。

代谢性碱中毒的血气参数变化如下：代谢性指标（SB、AB、BB）均原发性升高，BE 正值增大，$PaCO_2$ 继发性升高，AB > SB，pH 值在正常范围上限（代偿性代谢性碱中毒）或大于 7.45（失代偿性代谢性碱中毒）。

### （四）对机体的影响

**1. 对神经肌肉的影响**　急性代谢性碱中毒时，由于血浆 pH 值迅速升高而使血浆游离钙迅速降低，导致神经肌肉的应激性增高，患者常出现手足抽搐。但如果代谢性碱中毒伴严重低钾血症时，则往往表现为肌肉无力或麻痹。

**2. 对中枢神经系统的影响**　严重代谢性碱中毒可引起烦躁不安、精神错乱、有时甚至发生谵妄等中枢神经系统兴奋症状。其机制可能是：①抑制性神经递质 γ–氨基丁酸减少：碱中毒时，谷氨酸脱羧酶活性降低使 γ–氨基丁酸生成减少；同时，γ–氨基丁酸转氨酶活性增高又使 γ–氨基丁酸分解加强。γ–氨基丁酸减少导致对中枢神经系统的抑制作用减弱，因而使中枢神经系统兴奋作用加强。②缺氧：由于血浆 pH 值增高使血红蛋白氧离曲线左移，血红蛋白与 $O_2$ 的亲和力增高，不易将结合的 $O_2$ 释放，而脑组织对缺氧十分敏感，故易引起精神症状，甚至昏迷。

**3. 组织缺氧**　碱中毒时因 pH 值升高导致氧离曲线左移。此时，$PaO_2$、$CaO_2$、$CO_{2max}$、$SaO_2$ 均在正常范围，但由于氧合血红蛋白结合的氧不易释放，因而可造成组织缺氧，导致 ATP 生成减少。脑缺氧导致 ATP 的减少既可使 $Na^+$–$K^+$–ATP 酶活性下降而引起脑细胞水肿，也可引起其他脑功能障碍，严重时甚至发生昏迷。

**4. 低钾血症**　代谢性碱中毒与低钾血症往往互为因果，即低钾血症往往伴有代谢性碱中毒，而代谢性碱中毒则往往伴有低钾血症。这是因为代谢性碱中毒时，细胞外液 $H^+$ 浓度下降，细胞内 $H^+$ 向细胞外转移，而细胞外 $K^+$ 向细胞内转移，引起低钾血症。另外，代谢性碱中毒时，肾小管上皮细胞 $H^+$–$Na^+$ 交换减少、$K^+$–$Na^+$ 交换增强，$K^+$ 从尿中排出增多而引起低钾血症。

### （五）防治原则

代谢性碱中毒的防治原则应是在进行基础疾病治疗的同时去除代谢性碱中毒的维持因素。

**1. 补充盐水**　是治疗盐水反应性碱中毒的主要措施。盐水反应性碱中毒患者只要口服或静注等张或半张的盐水即可恢复血浆 $HCO_3^-$ 浓度。其机制：①扩容可消除"浓缩性碱中毒"的作用，并消除低血容量引起的继发性醛固酮增多。②由于有效循环血量得以恢复，则增强肾小管重吸收 $HCO_3^-$ 的因素已消除，血浆中过多的 $HCO_3^-$ 从尿中排出。③由于远端肾小管中 $Cl^-$ 含量增加，使皮质集合管分泌 $HCO_3^-$ 加强。检测尿 pH 值和 $Cl^-$ 浓度可以判断治疗效果，治疗后尿液碱化及尿 $Cl^-$ 浓度增高则说明治疗有效。检查尿 pH 值可以用来判断治疗效果，伴随碱性物质的排出，治疗后尿 pH 值升高，说明治疗有效。

**2. 抗醛固酮药物或碳酸酐酶抑制剂**　关于盐水抵抗性碱中毒，对全身性水肿患者，应尽量少用袢利尿剂以预防发生碱中毒。碳酸酐酶抑制剂乙酰唑胺可抑制小管上皮细胞内的 CA 活性，因而排泌 $H^+$ 和重吸收 $HCO_3^-$ 减少，增加 $Na^+$ 和 $HCO_3^-$ 排出，结果既可达到治疗碱中毒的目的又减轻了水肿。肾上腺皮质激素过多引起的碱中毒，需用抗醛固酮药物和补钾去除代谢性碱中毒的维持因素。盐水抵抗性碱中毒同盐水反应性碱中毒一样，也可以用尿 pH 值变化判断治疗效果。

### 四、呼吸性碱中毒

呼吸性碱中毒（respiratory alkalosis）指因通气过度使 $CO_2$ 呼出过多，导致血浆 $H_2CO_3$ 浓度

或 $PaCO_2$ 原发性降低。

呼吸性碱中毒可分为急性呼吸性碱中毒和慢性呼吸性碱中毒两类。

### （一）原因和机制

引起呼吸性碱中毒的常见原因有：吸入气氧分压过低及外呼吸功能障碍如肺炎、肺水肿等可因 $PaO_2$ 降低而引起过度通气；精神性过度通气、中枢神经系统疾病、代谢过盛、严重肝脏疾病、水杨酸中毒、呼吸机使用不当等。

### （二）分类

**1. 急性呼吸性碱中毒** 指 $PaCO_2$ 在 24 小时内急剧下降，常见于人工呼吸机过度通气、癔病、高热和低氧血症等。

**2. 慢性呼吸性碱中毒** 指持续的 $PaCO_2$ 下降超过 24 小时，常见于慢性颅脑疾病、肝脏疾病、缺氧和氨兴奋呼吸中枢等引起持久的 $PaCO_2$ 下降而导致 pH 值升高。

### （三）代偿调节机制

呼吸性碱中毒是由通气过度所致，故肺不能有效发挥其代偿作用。呼吸性碱中毒的主要代偿方式如下：

**1. 细胞内外离子交换和细胞内缓冲** 这是急性呼吸性碱中毒的主要代偿方式：①细胞外液 $H_2CO_3$ 浓度降低，$HCO_3^-$ 浓度相对升高，细胞内液 $H^+$ 外逸，细胞外液 $K^+$ 进入细胞。细胞外液 $HCO_3^-$ 与 $H^+$ 结合成 $H_2CO_3$，可使血浆 $H_2CO_3$ 浓度有所回升。②血浆 $HCO_3^-$ 进入红细胞，红细胞内 $Cl^-$ 转移到血浆。③红细胞内的 $CO_2$ 进入血浆形成 $H_2CO_3$，也使血浆 $H_2CO_3$ 浓度回升。这种缓冲方式作用十分有限，因此急性呼吸性碱中毒容易发展为失代偿性碱中毒。

**2. 肾脏代偿调节** 这是慢性呼吸性碱中毒的主要代偿方式。由于肾的代偿调节十分缓慢，故仅在慢性呼吸性碱中毒时可充分发挥作用，表现为肾脏泌 $H^+$、排 $NH_4^+$ 和重吸收 $NaHCO_3$ 的作用明显减少，尿液呈碱性。

### （四）对机体的影响

呼吸性碱中毒时对中枢神经系统影响与代谢性碱中毒相似（中枢神经系统功能障碍、神经肌肉应激性增高、低血钾、血红蛋白氧解离曲线左移），但更易出现眩晕、四肢及口周围感觉异常、意识障碍及抽搐等，抽搐与低 $Ca^{2+}$ 有关。呼吸性碱中毒时，脑血流量减少也可引起神经系统功能障碍。

### （五）防治原则

**1. 防治原发病** 如应用呼吸机时适当调整呼吸机的潮气量和呼吸频率；对精神性过度通气患者进行心理治疗或酌情使用镇静剂。

**2. 适当吸入含 $CO_2$ 的气体** 可吸入含 5% $CO_2$ 的混合气体，或用纸袋罩于患者口鼻。

**3. 纠正低血钙** 对手足抽搐者可静脉注射葡萄糖酸钙进行治疗。

## 第四节　混合型酸碱平衡紊乱

混合型酸碱平衡紊乱（mixed acid–base disorders）指两种或两种以上原发性酸碱平衡紊乱并

存。两种原发性酸碱平衡紊乱并存称为双重性酸碱平衡紊乱，三种原发性酸碱平衡紊乱并存称为三重性酸碱平衡紊乱。

## 一、双重性酸碱平衡紊乱

### （一）呼吸性酸中毒合并代谢性酸中毒

呼吸性酸中毒合并代谢性酸中毒常见于：①Ⅱ型呼吸衰竭，即低氧血症伴高碳酸血症型呼吸衰竭，因缺氧产生代谢性酸中毒，又因 $CO_2$ 排出障碍产生呼吸性酸中毒。②心跳和呼吸骤停，因缺氧产生乳酸酸中毒，又因 $CO_2$ 呼出受阻发生呼吸性酸中毒。③糖尿病酮症酸中毒并发肺部感染引起呼吸衰竭。④药物及一氧化碳中毒等。

血气变化特点：由于呼吸性因素和代谢性因素均朝酸性方向变化，因此，$HCO_3^-$ 浓度减少时呼吸不能代偿，$PaCO_2$ 增多时肾脏也不能代偿，二者不能相互代偿，呈严重失代偿状态。患者 AB、SB、BB 均降低，BE 负值增大，AB > SB，$PaCO_2$ 升高，血浆 $K^+$ 浓度升高，AG 增大。

### （二）呼吸性碱中毒合并代谢性碱中毒

呼吸性碱中毒合并代谢性碱中毒常见于：①肝硬化患者因过度通气发生呼吸性碱中毒时，若发生呕吐，或接受利尿剂治疗引起低钾血症，可发生代谢性碱中毒。②颅脑外伤引起过度通气时又发生剧烈呕吐。③严重创伤因剧痛可致通气过度发生呼吸性碱中毒，若大量输入库存血则可因抗凝剂枸橼酸盐输入过多，经代谢后生成 $HCO_3^-$ 过多而发生代谢性碱中毒。

血气变化特点：呼吸性因素和代谢性因素均朝碱性方向变化，$PaCO_2$ 降低时 $HCO_3^-$ 浓度升高，二者不能相互代偿，呈严重失代偿状态。AB、SB、BB 均升高，BE 正值增大，AB < SB，pH 值升高，血浆 $K^+$ 浓度降低。

### （三）代谢性酸中毒合并呼吸性碱中毒

代谢性酸中毒合并呼吸性碱中毒可见于：①糖尿病、肾衰竭或感染性休克及心肺疾病等危重病患者伴高热或机械通气过度。②慢性肝病高血氨并发肾衰竭。③水杨酸或乳酸盐中毒、有机酸（水杨酸、酮体、乳酸）生成增多，水杨酸盐刺激呼吸中枢可发生典型的代谢性酸中毒合并呼吸性碱中毒。

血气变化特点：代谢性酸中毒合并呼吸性碱中毒时，血浆 pH 值变动不大，甚至在正常范围，而血浆 $HCO_3^-$ 浓度和 $PaCO_2$ 均显著下降。SB、AB、BB 均降低，BE 负值增大。

### （四）代谢性碱中毒合并呼吸性酸中毒

代谢性碱中毒合并呼吸性酸中毒常见于慢性阻塞性肺疾患伴呕吐或应用排钾利尿剂及激素等。

血气变化特点：代碱合并呼酸时，血浆 pH 值可正常，也可略降低或略升高。血浆 $HCO_3^-$ 浓度和 $PaCO_2$ 均显著升高。SB、AB、BB 均升高，BE 正值增大。

### （五）代谢性酸中毒合并代谢性碱中毒

代谢性酸中毒合并代谢性碱中毒常见于剧烈呕吐合并腹泻并伴有低钾血症和脱水，尿毒症或糖尿病合并剧烈呕吐等。

血气变化特点：代酸合并代碱时，血浆 pH、$HCO_3^-$、$PaCO_2$ 可正常，也可升高或降低。

## 二、三重性酸碱平衡紊乱

有三种原发性酸碱平衡紊乱并存为三重性酸碱平衡紊乱（triple acid–base disorders）。由于同一患者不可能同时存在呼吸性酸中毒和呼吸性碱中毒，因此，三重性酸碱平衡紊乱只存在两种类型。

### （一）代酸合并代碱和呼酸

血气变化特点：$PaCO_2$ 明显升高，AG > 16mmol/L，$HCO_3^-$ 一般也升高，血 $Cl^-$ 明显降低。

### （二）代酸合并代碱和呼碱

血气变化特点：$PaCO_2$ 降低，AG > 16mmol/L，$HCO_3^-$ 可高可低，血 $Cl^-$ 一般低于正常。

# 第五节　酸碱平衡紊乱诊断的病理生理基础

临床所见酸碱平衡紊乱极其复杂，在诊断时，患者的病史和临床表现为诊断提供重要线索，血气分析结果是诊断酸碱平衡紊乱的决定性依据，血清电解质检测可提供有价值的参考资料，计算 AG 值有助于区别单纯型代谢性酸中毒的类型及诊断混合型酸碱平衡紊乱，而经过代偿公式计算代偿范围可判断是单纯型还是混合型酸碱平衡紊乱。

## 一、根据 pH 值判断酸碱平衡紊乱的性质

pH < 7.35 为失代偿性酸中毒；pH > 7.45 为失代偿性碱中毒；pH 值在正常范围内时，可能表示患者无酸碱平衡紊乱，也可能是处于完全代偿性酸碱平衡紊乱，或出现严重程度相当的酸中毒和碱中毒，使 pH 值变动相互抵消。因此，需进一步检测 $HCO_3^-$ 与 $PaCO_2$ 具体变化情况。

## 二、根据病史和原发性改变判断酸碱平衡紊乱的类型

从 pH 值变化无法判定酸碱平衡紊乱的原因及类型，因此，需密切结合病史。主要以通气功能改变而导致的酸碱平衡紊乱，$PaCO_2$ 为原发性改变；主要以肾脏疾病或休克等因素而导致的酸碱平衡紊乱，$HCO_3^-$ 为原发性改变。

## 三、根据代偿情况判断单纯型或混合型酸碱平衡紊乱

酸碱平衡紊乱时，机体代偿规律是代谢性酸碱平衡紊乱主要靠肺代偿，而呼吸性酸碱平衡紊乱主要靠肾代偿。代偿调节引起与原发性改变方向一致的继发性改变，但有一定的限度。表16-2 是在临床实践中总结的单纯型酸碱平衡紊乱的预计代偿公式，应用代偿公式可有效区别单纯型与混合型酸碱失衡。

表 16-2　常用单纯型酸碱平衡紊乱的预计代偿公式

| 原发失衡 | 原发性改变 | 继发性改变 | 预计代偿公式 | 代偿时限 | 代偿极限 |
| --- | --- | --- | --- | --- | --- |
| 代谢性酸中毒 | $HCO_3^-$ ↓↓ | $PaCO_2$ ↓ | $\Delta PaCO_2 = 1.2 \times \Delta [HCO_3^-] \pm 2$ | 12～24 小时 | 10mmHg |
| 代谢性碱中毒 | $HCO_3^-$ ↑↑ | $PaCO_2$ ↑ | $\Delta PaCO_2 = 0.7 \times \Delta [HCO_3^-] \pm 5$ | 12～24 小时 | 55mmHg |

续表

| 原发失衡 | 原发性改变 | 继发性改变 | 预计代偿公式 | 代偿时限 | 代偿极限 |
|---|---|---|---|---|---|
| 呼吸性酸中毒 | $PaCO_2 \uparrow\uparrow$ | $HCO_3^- \uparrow$ | 急性:<br>$\Delta[HCO_3^-]=0.1\times\Delta PaCO_2\pm1.5$ | 几分钟 | 30mmol/L |
|  |  |  | 慢性:<br>$\Delta[HCO_3^-]=0.4\times\Delta PaCO_2\pm3$ | 3~5天 | 45 mmol/L |
| 呼吸性碱中毒 | $PaCO_2 \downarrow\downarrow$ | $HCO_3^- \downarrow$ | 急性:<br>$\Delta[HCO_3^-]=0.2\times\Delta PaCO_2\pm2.5$ | 几分钟 | 18mmol/L |
|  |  |  | 慢性:<br>$\Delta[HCO_3^-]=0.5\times\Delta PaCO_2\pm2.5$ | 3~5天 | 15mmol/L |

注:①代偿时限指体内达到最大代偿反应所需的时间;②代偿极限指单纯型酸碱失衡代偿所能达到的最小值或最大值。

单纯型代谢酸碱平衡紊乱时,[$HCO_3^-$]/$PaCO_2$变化方向一致,代偿引起的继发改变一定不超过代偿范围(代偿预计值)和代偿的最大限度。

混合型酸碱平衡紊乱时,[$HCO_3^-$]/$PaCO_2$变化方向可一致,也可相反。

**1. [$HCO_3^-$]/$PaCO_2$变化方向相反者** 为酸碱一致型二重酸碱平衡紊乱。如$HCO_3^-$与$PaCO_2$的变化方向相反,即一个升高,一个降低,两者不能相互代偿,pH值发生显著变化,则可以判定为两个独立因素分别引起酸碱平衡紊乱,二者都是原发性改变。

**2. [$HCO_3^-$]/$PaCO_2$变化方向一致者** 为酸碱混合型二重酸碱平衡紊乱。当一种酸中毒和一种碱中毒同时存在时,$HCO_3^-$与$PaCO_2$的变化方向一致,但变化的程度均超过彼此的代偿范围,需计算代偿预计值来进一步分析判定。

### 四、根据 AG 值判断代谢性酸中毒的类型及三重性酸碱平衡紊乱

AG 值是区分代谢性酸中毒类型的标志,也是判断是否有三重性酸碱平衡紊乱不可缺少的指标。如果 AG 值正常,则不会有三重性酸碱平衡紊乱;相反,如果 AG 值 > 16mmol/L,则表明有 AG 增高型代谢性酸中毒,同时提示可能有三重性酸碱平衡紊乱。

氧是生命活动必需物质。氧的获得和利用是一个复杂过程，包括外呼吸、气体的运输和内呼吸。因组织供氧不足或用氧障碍，而致机体功能代谢和形态结构发生异常变化的病理过程称为缺氧（hypoxia）。缺氧不仅是临床最常见的病理过程，也是多种疾病导致死亡的重要原因。正常成人静息时每分钟需氧量约为250mL，而体内氧的贮备量约为1500mL。故机体呼吸、心跳停止，数分钟内就可能死于缺氧。

## 第一节　常用的血氧指标

氧在体内主要由血液携带和循环运输，与此相关的血气检测指标称血氧指标，反映组织的供氧和摄氧变化。临床上常用的血氧指标如下。

### 一、血氧分压

血氧分压（partial pressure of oxygen，$PO_2$）指物理状态下溶解于血液中的氧所产生的张力，又称为血氧张力（oxygen tension）。动脉血氧分压（$PaO_2$）正常值为 80 ～ 100mmHg，静脉血氧分压（$PvO_2$）正常值为 35 ～ 40mmHg。$PaO_2$ 主要取决于吸入气体的氧分压和肺的外呼吸功能状态；$PvO_2$ 主要取决于组织摄取氧和利用氧的能力，可反映内呼吸的状况。

### 二、血氧容量

血氧容量（oxygen binding capacity in blood，$CO_{2max}$）指 100mL 血液中的血红蛋白充分氧合后的最大携氧量。正常时 $CO_{2max}$ 为 20mL/dL，主要取决于血液中血红蛋白的量及其与氧结合的能力，$CO_{2max}$ 的高低反映血液携氧能力的大小。

### 三、血氧含量

血氧含量（oxygen content in blood，$CO_2$）指 100mL 血液中实际所携的氧量，包括血红蛋白实际结合的氧和血浆中溶解的氧，主要取决于氧分压和血氧容量。正常时动脉血氧含量（$CaO_2$）约为 19mL/dL，静脉血氧含量（$CvO_2$）约为 14mL/dL，动 – 静脉血氧含量差可反映组织细胞对氧的消耗量，其变化取决于组织从单位容积血液内摄氧的多少，正常值约为 5mL/dL。

### 四、血红蛋白氧饱和度

血红蛋白氧饱和度（oxygen saturation of hemoglobin，$SO_2$）指血红蛋白与氧结合的百分数，简称氧饱和度。正常动脉血氧饱和度（$SaO_2$）为 95% ～ 98%，静脉血氧饱和度（$SvO_2$）为 70% ～ 75%。$SO_2$ 主要取决于 $PO_2$，二者的关系可用氧合血红蛋白解离曲线表示，大致呈 S 形，简称氧离曲线。$SO_2$ 可用下列公式表示：

$$SO_2 = （血氧含量 - 溶解的氧量）/ 血氧容量 \times 100\%$$

氧合血红蛋白解离曲线可反映 Hb 与 $O_2$ 的亲和力，与血液 pH 值、温度、$PCO_2$ 及红细胞内 2，3- 二磷酸甘油酸的含量有关。当红细胞内 2，3- 二磷酸甘油酸（2，3-DPG）增多、酸中毒、二氧化碳分压（$PCO_2$）升高或体温升高时，可使 Hb 与 $O_2$ 的亲和力降低，氧合血红蛋白解离曲线右移，反之则左移（图 17-1）。

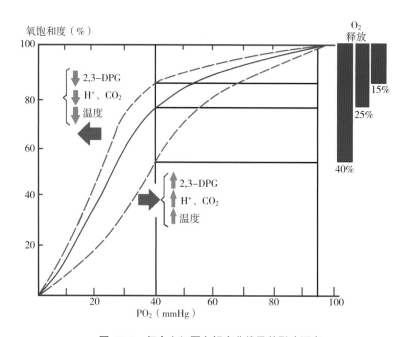

图 17-1    氧合血红蛋白解离曲线及其影响因素

# 第二节    缺氧的类型、原因和发病机制

大气中的氧通过呼吸进入肺泡，弥散入血，再与血红蛋白结合，由血液循环输送到全身，最后被组织细胞摄取利用，其中任何一个环节发生障碍均可引起缺氧。根据缺氧的原因和血氧变化特点，将其分为低张性缺氧、血液性缺氧、循环性缺氧和组织性缺氧四种类型。

## 一、低张性缺氧

低张性缺氧（hypotonic hypoxia）是以动脉血氧分压下降、动脉血氧含量减少为基本特征的缺氧，又称乏氧性缺氧（hypoxic hypoxia）。

### （一）原因与机制

**1. 吸入气氧分压过低**    多见于攀登海拔 3000m 以上的高原、高空飞行时防护不佳，或在通风不良的矿井、坑道中作业及吸入低氧混合气体等。由于吸入气的 $PO_2$ 过低，肺泡气 $PO_2$ 和 $PaO_2$ 降低，致扩散入组织的氧减少，造成组织缺氧，又称大气性缺氧（atmospheric hypoxia）。

**2. 外呼吸功能障碍**    多发生于呼吸道狭窄或阻塞、胸腔疾病、肺部疾病、呼吸肌麻痹或呼吸中枢抑制等。因肺通气和（或）换气功能障碍，使 $PaO_2$ 下降引起缺氧，又称呼吸性缺氧（respiratory hypoxia）。

**3. 静脉血分流入动脉血**　多见于某些右向左分流的先天性心脏病，如法洛四联症、房间隔或室间隔缺损同时伴有肺动脉高压时，由于右心的静脉血未经氧合作用就直接经缺损左心的动脉血中，致使 $PaO_2$ 下降。

### （二）血氧变化特点

低张性缺氧的主要特征是因血液的氧量减少，引起 $PaO_2$ 下降。当 $PaO_2$ 在 60mmHg 以上时，由于氧离曲线平坦，$CO_2$ 和 $SO_2$ 变化不显著；当 $PaO_2$ 降至 60mmHg 以下时，$SO_2$ 及 $CaO_2$ 显著下降，而 $CO_{2max}$ 一般正常，慢性缺氧者因红细胞和 Hb 代偿性增多，可致 $CO_{2max}$ 增高。因 $PaO_2$ 下降，等量血液弥散入组织的氧量减少，故动 – 静脉氧含量差（$Da-vO_2$）减小；慢性缺氧时，组织利用氧的能力代偿性增强，$Da-vO_2$ 的变化可不明显。$PaO_2$ 和 $CO_2$ 过低时，血液中氧弥散入细胞线粒体的速度减慢，可引起细胞缺氧。$PaO_2$ 降至 60mmHg 以下时，$SO_2$ 及 $CaO_2$ 显著下降，引起组织缺氧。动、静脉血中氧合血红蛋白浓度均下降，脱氧血红蛋白浓度由正常时的 2.6g/dL 增加到 5g/dL 以上时，皮肤与黏膜呈青紫色，称为发绀（cyanosis）。

### 二、血液性缺氧

血液性缺氧（hemic hypoxia）是指由于血红蛋白数量减少或性质改变，使血液携带氧的能力下降，或血红蛋白结合的氧不易释放而引起的组织缺氧。此型缺氧时 $CaO_2$ 下降而 $PO_2$ 正常，故又称等张性缺氧（isotonic hypoxia）。

### （一）原因与机制

**1. 贫血**　严重贫血时，单位容积血液内红细胞和 Hb 数量减少，血液携氧减少而致缺氧，又称贫血性缺氧（amenic hypoxia）。

**2. 一氧化碳中毒**　一氧化碳（CO）可与 Hb 结合形成碳氧血红蛋白（HbCO）。CO 与 Hb 的亲和力是 $O_2$ 的 210 倍，当吸入气中含 0.1% 的 CO 时，就可使约 50% 的 Hb 与其结合而形成大量 HbCO。CO 与 Hb 分子中的某个血红素结合后，将增加其余 3 个血红素对氧的亲和力，使 Hb 分子中已结合的氧释放减少，氧离曲线左移；CO 还能抑制红细胞内糖酵解，使 2,3-DPG 生成减少，也可致氧解离曲线左移，加重缺氧。长期大量吸烟时，动脉血中的 HbCO 高达 10%，从而引起缺氧。

**3. 高铁血红蛋白血症**　亚硝酸盐、过氯酸盐、高锰酸钾、菲那西汀、磺胺类、奎宁等氧化剂中毒时，可使 Hb 中的 $Fe^{2+}$ 氧化 $Fe^{3+}$，形成高铁血红蛋白（$HbFe^{3+}OH$），又称为羟化血红蛋白。$HbFe^{3+}OH$ 中的 $Fe^{3+}$ 与羟基牢固结合而不能携带氧，并可导致氧离曲线左移，使组织缺氧。如食入含大量硝酸盐的腌菜或变质蔬菜后，肠道细菌将硝酸盐还原为亚硝酸盐，吸收入血后，可使大量 Hb 氧化成 $HbFe^{3+}OH$。当血液中 $HbFe^{3+}OH$ 达到 1.5g/dL 时，皮肤黏膜可呈现青紫色，称为肠源性发绀（enterogenous cyanosis）。临床上常采用维生素 C、维生素 E、还原型谷胱甘肽、亚甲蓝等还原剂治疗，其原理是将 $HbFe^{3+}OH$ 中的 $Fe^{3+}$ 还原为 $Fe^{2+}$，恢复 Hb 的携氧能力。

**4. Hb 与氧的亲和力异常增强**　输入大量库存血时，因库存血液中红细胞内 2,3-DPG 含量较低，使 Hb 与氧亲和力增加，氧离曲线左移；输入大量碱性液时，血液 pH 值升高，可使 Hb 与 $O_2$ 的亲和力增加，$O_2$ 不易释放，从而引起缺氧。

### （二）血氧变化特点

血液性缺氧时，因外呼吸功能正常，故 $PaO_2$ 正常，进而 $SO_2$ 正常；由于 Hb 数量减少或性质改变，使 $CO_{2max}$ 和 $CaO_2$ 均下降，由于组织摄氧量减少或 Hb 与 $O_2$ 的亲和力增加导致氧气不易释出，使 $Da-vO_2$ 小于正常。如仅由 Hb 与 $O_2$ 的亲和力增强而 Hb 含量正常，其 $CO_{2max}$ 和 $CO_2$ 可不降低，组织缺氧是由于 Hb 与 $O_2$ 的亲和力较大，结合的 $O_2$ 不易释出所致。严重贫血的病人面色苍白；一氧化碳中毒时皮肤黏膜呈樱桃红色；高铁血红蛋白血症时皮肤黏膜可出现咖啡色或青石板色；单纯由 Hb 与 $O_2$ 亲和力增高引起的缺氧，毛细血管中脱氧血红蛋白浓度未及 5g/dL，无发绀表现。

### 三、循环性缺氧

循环性缺氧（circulatory hypoxia）是指由于血液循环障碍，组织血流量不足，引起组织供氧量减少，又称低动力性缺氧（hypokinetic hypoxia）。其中因动脉血灌流不足引起的缺氧称为缺血性缺氧（ischemic hypoxia），因静脉血回流障碍引起的缺氧称为淤血性缺氧（congestive hypoxia）。

### （一）原因与机制

**1.全身性血液循环障碍**　多见于心力衰竭和休克。因心排血量减少，组织灌流不足，同时静脉回流受阻，引起组织淤血和缺氧。严重缺氧时，患者可因心、脑、肾等重要器官功能衰竭而死亡。

**2.局部性血液循环障碍**　多见于心血管疾病，如动脉硬化、血管炎、血栓形成、栓塞、血管痉挛或淤血等。由于血流缓慢，血液流经毛细血管的时间延长，从单位容量血液扩散到组织的氧量增多，静脉血的氧含量下降，导致 $Da-vO_2$ 增大。

### （二）血氧变化特点

循环性缺氧时，$PaO_2$、$CO_{2max}$、$CaO_2$ 和 $SO_2$ 均正常，$Da-vO_2$ 增大。由于血流缓慢，组织、细胞从单位容积血液中摄取的氧量相对增加，静脉血氧含量下降，导致 $Da-vO_2$ 增大；由于使毛细血管中脱氧 Hb 含量增多，易出现发绀。全身性血液循环障碍使肺组织受累，如左心衰竭引起肺淤血，或休克引起急性呼吸窘迫综合征时，可合并呼吸性缺氧，使 $PaO_2$、$SO_2$ 和 $CO_2$ 降低。

### 四、组织性缺氧

组织性缺氧（histogenous hypoxia）是指各种原因引起细胞生物氧化障碍，使组织、细胞利用氧的能力下降而导致的缺氧。

### （一）原因与机制

**1.组织中毒**　氰化物、硫化物、磷、砒霜等毒物引起组织中毒性缺氧。氰化物中毒时，氰化物通过呼吸道、消化道或皮肤进入组织细胞内，氰基迅速与氧化型细胞色素氧化酶的 $Fe^{3+}$ 结合为氰化高铁细胞色素氧化酶，阻碍其还原，引起呼吸链中断，从而阻断生物氧化。仅 0.06g HCN 即可致患者死亡。

**2.线粒体损伤**　严重缺氧、钙超载、大剂量放射线照射、细菌毒素及吸入高压氧等，通过抑制线粒体功能造成细胞损伤，或通过生成过多的氧自由基损伤线粒体，不仅引起能量代谢障碍，而且导致细胞功能障碍甚至死亡。

**3. 维生素缺乏**　作为呼吸链多种脱氢酶辅酶的某些维生素如维生素 $B_1$、维生素 $B_2$、泛酸、烟酰胺等严重缺乏，可引起呼吸酶合成障碍，从而影响氧化磷酸化过程，导致氧利用障碍。

### （二）血氧变化的特点

组织性缺氧时，$PaO_2$、$CO_{2max}$、$CaO_2$ 和 $SO_2$ 均正常。由于细胞生物氧化功能障碍，不能充分利用氧，$PvO_2$ 和 $CvO_2$ 均增高，使 $Da-vO_2$ 减小。毛细血管内氧合 Hb 含量增加，患者皮肤、黏膜呈鲜红色或玫瑰红色。

缺氧虽可分为以上四种类型，但临床常见的缺氧常为两种或两种以上同时并存或相继发生的混合性缺氧。如大量失血时可出现循环性缺氧，若并发呼吸系统功能障碍可发生低张性缺氧。感染性休克时可发生循环性缺氧，毒素所致的细胞损伤可致组织性缺氧，若合并休克肺又可伴低张性缺氧。各型缺氧的血氧变化特点见表 17-1。

表 17-1　各型缺氧的血氧变化特点

| 缺氧类型 | 动脉血氧分压 | 血氧容量 | 动脉血氧含量 | 动脉血氧饱和度 | 动静脉氧含量差 |
|---|---|---|---|---|---|
| 低张性缺氧 | ↓ | N 或 ↑ | ↓ | ↓ | ↓ 或 N |
| 血液性缺氧 | N | ↓ 或 N | ↓ | N | ↓ |
| 循环性缺氧 | N | N | N | N | ↑ |
| 组织性缺氧 | N | N | N | N | ↓ |

注：↓降低，↑升高，N 正常。

第三节　缺氧时机体的功能和代谢变化

缺氧时机体的功能和代谢变化，包括机体对缺氧的代偿性反应和由缺氧引起的功能和代谢障碍。轻度或慢性缺氧时，可引起机体的代偿性反应；急性缺氧或严重缺氧时，机体代偿不全，可引起损伤性反应，表现为组织代谢障碍和各系统功能紊乱，甚至可危及生命。下面以低张性缺氧为例，说明缺氧对机体的影响。

### 一、缺氧时机体代偿反应

轻度缺氧和慢性缺氧时，当 $PaO_2$ 降至 60mmHg 以下时，可引起机体的代偿反应。

### （一）呼吸系统的代偿反应

呼吸系统的代偿反应主要表现为呼吸加深加快，肺泡通气量增加。其发生机制与以下因素有关。

**1. 动脉血氧分压降低**　$PaO_2$ 降低（$< 60mmHg$），刺激外周颈动脉体和主动脉体的化学感受器反射性地引起呼吸中枢兴奋，使呼吸运动加强，呼吸加深加快。深而快的呼吸可增加每分钟肺泡通气量，使肺泡内 $PO_2$ 升高，利于氧弥散入血，导致 $PaO_2$ 升高。

**2. 动脉血二氧化碳分压增高**　缺氧伴 $PaCO_2$ 升高时，可刺激外周和中枢化学感受器，引起呼吸加深加快，肺泡通气量增加，利于 $CO_2$ 呼出。但过度通气可降低 $PaCO_2$，减少 $CO_2$ 对化学感受器的刺激，从而限制肺泡通气量的增加。

**3. 胸廓呼吸运动增强** 胸廓呼吸运动增强可使胸内负压增大，促进静脉回流，增加回心血量、心排血量和肺血流量，有利于氧的摄取和运输。

### （二）循环系统的代偿反应

低张性缺氧引起循环系统的代偿反应主要是心排血量增加、血流重新分布、肺血管收缩和毛细血管增生。

**1. 心排血量增加** 心排血量增加可提高机体的供氧量，对急性缺氧有一定的代偿意义，其发生机制主要有：①心率增快，心收缩力增强。急性轻度或中度缺氧时 $PaO_2$ 下降可引起胸廓运动增强，刺激肺牵张感受器、抑制心迷走神经，使交感神经兴奋，儿茶酚胺分泌增多，导致心率加快，心收缩力增强，心排血量增加。②静脉回心血量增加，缺氧时呼吸加深加快，胸内负压增大，从而使静脉回心血量增多，心排血量增加。

**2. 血流重新分布** 缺氧时因交感神经兴奋和缺氧组织产生的代谢产物（如乳酸、腺苷、$PGI_2$ 等）的作用，引起皮肤、骨骼肌和内脏小血管收缩，血液供应减少，而心、脑血管扩张，血流量增加。这种血流的重新分布保证了心、脑重要器官的血液供给，具有重要的代偿意义。

**3. 肺血管收缩** 缺氧时，肺泡 $PO_2$ 下降，局部肺小动脉收缩，使缺氧的肺泡血流量减少，利于肺泡通气与血流比例趋于正常，便于氧的扩散，可维持较高的 $PaO_2$。缺氧引起肺小动脉收缩的机制有：①交感神经兴奋，通过作用于肺血管的 $\alpha$-肾上腺素受体引起血管收缩。②体液因子中血管紧张素 II（Ang II）、血栓素 $A_2$（$TXA_2$）、内皮素（ET）等的缩血管作用。③肺动脉壁平滑肌细胞膜对 $Ca^{2+}$ 的通透性增加，促使 $Ca^{2+}$ 内流，而致肺血管平滑肌细胞收缩。

**4. 毛细血管增生** 长期慢性缺氧可促使缺氧组织内毛细血管增生、密度增加，尤其以脑、心和骨骼肌更为明显。缺氧时，血管内皮生长因子（VEGF）等分泌增加，促进缺氧组织内毛细血管生成，使毛细血管密度增加，缩短供血距离增加组织、细胞供氧量。

### （三）血液系统的代偿反应

**1. 红细胞及血红蛋白增多** 急性缺氧时，交感神经兴奋，使肝、脾等储血器官血管收缩，储存的血液进入有效循环，血液红细胞和血红蛋白增多。慢性缺氧时，红细胞增多主要是由骨髓造血功能代偿性增强所致。低氧能刺激肾脏近球细胞产生并释放促红细胞生成素（EPO），使骨髓造血功能增强，加速红细胞增殖、分化和成熟。红细胞及血红蛋白增多可增加血液的氧容量和氧含量，使组织的供氧量增加。但红细胞过多可增高血液黏度，从而增加肺血流阻力和右心负荷。

**2. 红细胞内 2,3-DPG 增加、红细胞释放氧能力增强** 缺氧时，红细胞内 2,3-DPG 增加，使 Hb 与 $O_2$ 的亲和力降低，氧解离曲线右移，利于 $O_2$ 释放供组织细胞利用。

### （四）组织细胞的代偿反应

供氧不足时，组织细胞可通过增强糖酵解和提高氧的利用能力以获取维持生命活动所需的能量。

**1. 细胞利用氧的能力增强** 慢性缺氧时，细胞内线粒体数量和线粒体膜表面积均增加，生物氧化的相关酶如琥珀酸脱氢酶、细胞色素氧化酶含量增多，酶活性增强，提高了细胞利用氧的能力。

**2. 糖酵解增强** 缺氧时，ATP 生成减少，使 ATP/ADP 比值下降，引起糖酵解限速酶磷酸果糖激酶活性增强，促使糖酵解，在一定程度上补偿了能量的不足。

**3. 肌红蛋白增加** 肌红蛋白在体内的总量较多，肌红蛋白与 $O_2$ 的亲和力大于 Hb，较红细胞

摄取更多的 $O_2$，是机体重要的储氧蛋白。慢性缺氧可使肌肉中肌红蛋白含量增加，组织细胞对氧的摄取和储存能力增强，提高细胞对缺氧的耐受性。当 $PO_2$ 下降时，肌红蛋白可释放大量的 $O_2$ 供细胞利用。此外，肌红蛋白增多还可使 $O_2$ 在组织中的扩散速度加快。

**4. 低代谢状态** 缺氧时，ATP 合成减少，机体通过一系列调节机制，使细胞的能量消耗减弱，如糖、蛋白质合成减少，离子泵功能受抑制等，细胞处于低代谢状态，节约能量，减少氧的消耗，有利于细胞在缺氧时的生存。其中，缺氧诱导因子（HIF-1）发挥了重要作用。

### 二、缺氧时机体功能和代谢障碍

严重缺氧，当动脉血氧分压低于 30mmHg 时，可导致组织代谢障碍，器官出现功能紊乱，甚至引起死亡。

#### （一）呼吸系统功能障碍

严重缺氧时，$PaO_2$ 过低可直接抑制呼吸中枢，使呼吸运动减弱，肺泡通气量降低，引起周期性呼吸、潮式呼吸或间停呼吸，最后因呼吸中枢麻痹导致中枢性呼吸衰竭。

急性低张性缺氧可以引起肺水肿。从平原快速进入 4000m 以上的高原后，可在 1～4 天内发生高原性肺水肿（急性肺水肿），表现为头痛、胸闷、咳嗽、呼吸困难、咳粉红色泡沫痰、肺部出现湿啰音、皮肤黏膜发绀等，严重者神志不清。高原性肺水肿的发病机制尚未完全阐明，可能与肺动脉高压及肺微血管壁通透性增高相关，主要包括：①缺氧时交感神经兴奋，外周血管收缩，回心血量增加，使肺血流量增多，液体漏出增多。②缺氧时肺血管收缩，肺血流阻力增加，肺动脉高压，毛细血管内压增高，引起肺水肿。③缺氧时肺血管收缩强度不均，在肺血管收缩较轻或不发生收缩的部位，肺泡毛细血管血量增加，流体静压增高，引起肺水肿。④缺氧时，肺微血管内皮细胞受损，血管壁通透性增加，引起肺水肿。肺水肿一旦形成，可引起氧的弥散功能障碍，导致 $PaO_2$ 进一步下降。

#### （二）循环系统功能障碍

严重缺氧可引起循环系统功能障碍，长期缺氧可导致心脏形态结构改变，发生高原性心脏病、肺源性心脏病、贫血性心脏病等，进而引起心力衰竭。缺氧引起循环障碍的机制与以下因素相关。

**1. 肺动脉高压** 肺动脉高压使右心后负荷增加，引起右心室肥大、肺源性心脏病甚至心力衰竭。慢性缺氧时，缩血管物质增多，交感神经兴奋，肺小动脉持续收缩，使肺血管中膜平滑肌肥大，血管硬化，导致肺动脉高压。肺泡缺氧所致的肺血管收缩、红细胞增多等因素使肺血流阻力增加，出现肺动脉高压，加重右心室后负荷，导致右心室肥大，甚至心力衰竭。

**2. 心肌收缩与舒张功能障碍** 严重缺氧使心肌收缩相关蛋白破坏及 ATP 生成减少，导致心肌舒缩功能障碍，因同时存在肺动脉高压，患者常表现为右心衰竭，严重时出现全心衰竭。慢性缺氧时，代偿性增多的红细胞可增加血液黏滞度，使心肌射血阻力增大。心肌严重缺氧可造成心肌收缩相关蛋白破坏，心肌挛缩或断裂，使心肌舒缩功能下降。

**3. 心律失常** 严重缺氧可引起窦性心动过缓、期前收缩，甚至发生心室纤颤而致死亡。$PaO_2$ 明显降低可经颈动脉体反射性兴奋迷走神经，引起心动过缓。缺氧时，心肌细胞内 $K^+$ 减少、$Na^+$ 增加，使静息膜电位降低，心肌兴奋性和自律性增高，传导性降低，易发生异位心律和传导阻滞。

**4. 回心血量减少** 长期慢性缺氧、乳酸、腺苷等代谢产物在体内堆积，外周血管扩张，发生淤血，引起回心血量减少，心排血量下降。严重缺氧可抑制呼吸中枢，使胸廓运动减弱，回心血量减少，组织供氧不足。

### （三）血液系统功能损伤性变化

血液中红细胞增加过度，可致血液黏度增高，血流阻力增大，心脏后负荷增加，这是缺氧时引起心力衰竭的重要原因之一。严重缺氧时，红细胞内 2, 3-DPG 增加可阻碍 Hb 与氧结合，使动脉血氧含量大大下降，组织供氧量严重不足。

### （四）中枢神经系统功能障碍

脑重仅占体重的 2% 左右，而其血流量约占心排血量的 15%，耗氧量约为机体总耗氧量的 23%。因此，脑对缺氧最为敏感，尤其是大脑灰质。脑组织的能量来源主要依靠葡萄糖的有氧氧化，而脑内葡萄糖和氧的贮备量较少，脑组织的代谢率又高，一旦脑血流完全阻断，后果严重。缺氧可直接损伤中枢神经系统的功能。脑组织完全缺氧 15 秒，即可昏迷；完全缺氧 3 分钟以上，可致昏迷数日；完全缺氧 8 ～ 10 分钟，脑细胞可发生不可逆性损害。

缺氧可直接损伤中枢神经系统的功能。急性缺氧可表现为一系列的功能障碍。缺氧初期大脑皮质的抑制过程减弱，兴奋过程相对占优势，出现情绪激动、头痛、运动不协调、定向力障碍、思维力、记忆力及判断力降低，严重时可发生躁动、惊厥、意识障碍。随着缺氧加重或时间延长，皮质由兴奋逐渐转为抑制，出现表情淡漠、反应迟钝、昏迷甚至死亡。慢性缺氧时，易出现疲劳、嗜睡、注意力不集中、记忆力、判断力降低及精神抑郁等症状。缺氧引起中枢神经系统功能障碍的机制较复杂，包括：脑血管扩张、ATP 生成不足、酸中毒、脑细胞水肿、神经细胞膜电位降低、神经递质合成减少、细胞内游离 $Ca^{2+}$ 增多及溶酶体酶释放等，均可导致神经系统功能障碍，甚至神经细胞结构的破坏。

### （五）缺氧性细胞损伤

**1. 细胞膜的变化**  缺氧时 ATP 生成不足，$Na^+$-$K^+$ 泵转运障碍及自由基作用使细胞膜对离子的通透性增高，导致离子顺浓度差通过细胞膜，即 $Na^+$ 内流出现细胞水肿，$K^+$ 外流发生高钾血症，$Ca^{2+}$ 内流引起钙超载，从而抑制线粒体功能、激活磷脂酶，导致溶酶体损伤，水解酶释放，加重细胞损伤。

**2. 线粒体的变化**  细胞内 80% ～ 90% 的氧在线粒体内用于氧化磷酸化生成 ATP，仅 10% ～ 20% 的氧在线粒体外用于生物合成、降解和转化等。严重缺氧首先影响线粒体外的氧利用，使神经递质生成减少、生物转化过程减弱。当线粒体部位的氧分压降至临界点 1mmHg 时，其呼吸功能降低，ATP 产生明显减少。严重时可出现线粒体结构损伤，表现为肿胀、嵴断裂崩解、外膜破裂和基质外溢等。

**3. 溶酶体的变化**  缺氧时，细胞内酸中毒及钙超载可激活磷脂酶，分解溶酶体膜磷脂，使膜通透性增高，溶酶体肿胀、破裂，溶酶体酶释出引起细胞及其周围组织的溶解、坏死。此外，细胞内水肿、氧自由基的作用也参与损伤溶酶体。

严重缺氧时，除上述系统功能障碍外，肝、肾、消化、内分泌等的功能均可受影响。

## 第四节  缺氧治疗和氧中毒

缺氧治疗的主要原则是针对病因治疗和纠正缺氧。

## 一、去除病因

去除病因是缺氧治疗的前提和关键。针对高原脑水肿患者应尽快脱离高原缺氧环境；针对存在呼吸系统疾病的患者如慢性阻塞性肺病、支气管哮喘、严重急性呼吸综合征等应积极治疗原发病，改善肺通气和肺换气功能；针对先天性心脏病患者，应及时手术治疗；针对各类中毒所致的缺氧，应及时解毒。

## 二、氧疗

吸氧能提高血浆中溶解的氧量和与 Hb 结合的氧量，从而可增加动脉血氧含量和对组织的供氧能力。故吸氧对各种类型缺氧均有一定效果。

**1. 低张性缺氧** 氧疗对低张性缺氧的效果最好。吸氧可增加肺泡气氧分压，使 $PaO_2$ 和 $SO_2$ 增高，$CaO_2$ 增多，从而对组织的供氧增加。但由静脉血分流入动脉引起的低张性缺氧，因分流的血液未经肺泡换气而直接掺入动脉血，故吸氧对改善其缺氧的作用较小。

**2. 血液性缺氧** 血液性缺氧的氧疗效果因原发病不同而差别较大。①严重贫血患者，因动脉血氧分压正常，血红蛋白氧饱和度已达 95% 以上，氧离曲线处于平坦部分，故吸氧后 $CO_2$ 增加有限，但吸氧可增加血浆内溶解的 $O_2$。②严重 CO 中毒患者，当吸入纯氧时，可通过 $O_2$ 与 CO 的竞争，使 Hb 结合 $O_2$，加速 CO 从 HbCO 中解离出来。③严重高铁血红蛋白血症患者，吸氧可增加血液中溶解的氧量而起到治疗作用。吸氧后氧合血红蛋白含量增加使红细胞内酸性增强，促使氧离曲线右移，可提高组织的供氧量。

**3. 循环性缺氧** 因单位时间流经组织的血流量减少，使组织供氧不足，故对此类缺氧主要应设法改善血液循环状态。吸氧能通过增加血浆中氧的溶解量和组织的氧分压梯度，起一定治疗作用。

**4. 组织性缺氧** 因供氧并无障碍，缺氧的原因是组织利用氧功能障碍，故氧疗的作用有限。

## 三、防止氧中毒

氧虽为生命活动所必需，但如长时间吸入氧分压过高（> 0.5 个大气压）的气体，则可引起组织细胞的毒性作用，称为氧中毒（oxygen intoxication）。氧中毒的发生主要取决于吸入气的氧分压而不是氧浓度，其机制与活性氧的毒性作用有关。高气压、长时间、高流量吸入纯氧，容易导致氧中毒。正常情况下，进入组织细胞的氧仅少部分产生活性氧，但可被清除而不产生毒性；如供氧过多，活性氧产生过多，超过机体的清除能力，则可引起组织细胞的损伤。氧中毒主要有两种类型。

**1. 肺型氧中毒** 发生于吸入 1 个大气压左右的氧 8 小时后，出现胸骨后疼痛、咳嗽、呼吸困难、肺活量减少、动脉血氧分压下降。肺部呈炎性病变，表现为炎细胞浸润、充血、水肿、出血和肺不张。氧疗的病人如果发生氧中毒，可使动脉血氧分压下降，加重缺氧。

**2. 脑型氧中毒** 吸入 2 个以上大气压的氧，可在短时内引起脑型氧中毒，主要临床表现为视觉和听觉障碍、恶心、抽搐、晕厥等神经症状，严重者可昏迷、死亡。高压氧疗时，当病人出现神经症状时，应区分脑型氧中毒与由缺氧引起的缺氧性脑病。脑型氧中毒病人先抽搐后昏迷，抽搐时病人是清醒的；缺氧性脑病则先昏迷后抽搐。对氧中毒者应控制吸氧，对缺氧性脑病则应加强氧疗。

# 第十八章
# 发　热

发热是临床许多疾病共同的重要病理过程和临床表现，尽管疾病的性质有很大的差异，但就其发热发生和发展的规律，却有共同之处。大多数发热性疾病，其体温升高与体内病变有着密切关系。患者体温的变化往往反映着病情的变化和病变特点。因此，了解发热的特点，对判断病情、评价疗效和评估预后均具有重要的临床意义。

## 第一节　发热的概述

人和哺乳动物的体温是相对恒定的，正常成人体温维持在37℃左右，昼夜波动不超过1℃。体温的相对恒定是由于人体具有完善的体温调节系统。体温的中枢调节目前主要通过"调定点（set point，SP）"学说来解释。该理论认为体温调节类似于恒温器的调节，在体温调节中枢内有一个调定点，其正常设定值为37℃左右，体温调节机制围绕调定点来调控体温。根据此理论，发热（fever）是指在致热原的作用下，体温调节中枢的调定点上移而引起的调节性体温升高，并超过正常值0.5℃。发热的本质特征是体温调定点上移，而非体温调节机制障碍。

体温升高可分为生理性和病理性两类。生理性体温升高可发生在剧烈运动、月经前期、妊娠、应激等时，其体温升高随生理过程结束而自行恢复正常，无需治疗。病理性体温升高分为发热和过热。过热时，调定点未发生移动，而因体温调节障碍（体温调节中枢损伤）、散热障碍（皮肤鱼鳞病和环境高温引起的中暑）或产热异常（甲状腺功能亢进）等导致的被动性体温升高。

发热不是独立的疾病，而是多种疾病所共有的病理过程和临床表现，也是疾病发生的重要信号。在整个疾病过程中体温变化可反映病情变化，对判断病情、评价疗效、估计预后均具有重要的参考价值。

## 第二节　发热的病因和发病机制

### 一、发热激活物

发热通常是由发热激活物作用于机体，激活产内生致热原细胞，使之产生和释放内生致热原（endogenous pyrogen，EP），再经后续环节引起发热。这种来自体外或体内的能刺激机体产生和释放内生致热原的物质，统称为发热激活物（pyrogenic activator）。发热激活物据其来源可分为外致热原（exogenous pyrogen）和某些体内产物。

## （一）外致热原

来自体外的致热物质称为外致热原。

**1.细菌** 革兰阴性细菌的菌体、胞壁中的内毒素及其产生的脂多糖（LPS），革兰阳性细菌的菌体和外毒素均有较强的致热作用。内毒素是最常见的外致热原，耐热性高（一般需干热160℃、2小时才能灭活），一般方法难以清除，是血制品和输血过程中的主要污染物。

**2.病毒** 流感病毒、风疹病毒、麻疹病毒、科萨奇病毒等全病毒体及其所含的血细胞凝集素均可引起发热。在各种病毒疫苗的免疫接种中，常可引起发热的副作用。

**3.真菌** 白色念珠菌、组织胞浆菌和新型隐球菌等全菌体、菌体内所含荚膜多糖和蛋白质均有致热性。

**4.其他** 结核杆菌的全菌体和细胞壁中所含脂质、多糖和蛋白质均具有致热作用。螺旋体感染也可引起发热，如回归热螺旋体、钩端螺旋体和梅毒螺旋体。疟原虫感染人体，孢子进入红细胞生成裂殖子，红细胞破裂时，大量裂殖子和其代谢产物疟色素释放入血而引发高热。

**5.非微生物类** 一些外源性非微生物类也能引起发热，如植物血凝素、多聚核苷酸、松节油和某些药物（如两性霉素 B）等也可作为发热激活物引起发热。

## （二）体内产物

**1.抗原抗体复合物** 有实验证明，抗原抗体复合物能够激活产内生致热原细胞，有致热性。

**2.类固醇** 体内的某些类固醇有致热作用，睾酮的代谢产物本胆烷醇酮是其典型代表。在某些周期性发热病人的血浆中，发现有非结合的本胆烷醇酮浓度升高。

**3.其他** 尿酸盐结晶和硅酸结晶等，在体内不仅可引起炎症反应，还能诱导产内生致热原细胞产生和释放内生致热原。大面积烧伤、严重创伤、梗死、大手术等组织细胞坏死后，其蛋白分解产物可作为发热激活物引起发热。

## 二、内生致热原

在发热激活物的作用下，体内某些产内生致热原细胞被激活，产生并释放的致热物质，称为内生致热原。

### （一）内生致热原的来源

产生 EP 的细胞可分为三类：①单核－巨噬细胞类：是产生和释放 EP 最主要的细胞，包括血液单核细胞和各种巨噬细胞，如肝库普弗细胞、肺巨噬细胞等；②肿瘤细胞：如白血病细胞、霍奇金淋巴瘤细胞等；③其他细胞：如成纤维细胞、淋巴细胞、内皮细胞等。

### （二）内生致热原的种类

EP 是一组由产内生致热原细胞产生的不耐热小分子蛋白质，具有致热性，主要包括以下几类。

**1.白细胞介素－1（IL-1）** 是最早发现的内生致热原，在发热激活物作用下，由单核细胞、巨噬细胞、内皮细胞、肿瘤细胞和胶质细胞等多种细胞产生和释放，其特点为致热性强和不耐热，70℃加热 30 分钟可失去致热性。

**2.肿瘤坏死因子（TNF）** 由多种发热激活物，如葡萄球菌、链球菌、内毒素等诱导巨噬细胞、淋巴细胞等生成和释放。可分为 TNF-α 和 TNF-β 两种亚型，二者具有 28% 的同源氨基酸序列和某些相似的生物学活性。TNF 不耐热，反复注射不产生耐受。

**3. 白细胞介素 -6（IL-6）** 也是一种常见的 EP，主要来源于单核细胞，能引起各种动物的发热效应，但致热作用弱于 IL-1 和 TNF。

**4. 干扰素（IFN）** 主要由白细胞产生，有 IFN-α、IFN-β 和 IFN-γ 三种亚型，与发热相关的是 IFN-α 和 IFN-γ。IFN-α 的致热效应较强，其作用弱于 TNF-α 和 IL-1。IFN 不耐热，60℃加热 40 分钟即可失去致热活性，反复注射可产生耐受性。

**5. 巨噬细胞炎症蛋白 -1（MIP-1）** 是内皮素诱导巨噬细胞产生的肝素结合蛋白，具有明显的致热作用。

### （三）内生致热原的产生和释放

EP 的产生和释放是一个复杂的细胞信号传导和基因表达的调控过程，包括产内生致热原细胞的激活、EP 的产生和释放。当产内生致热原细胞与发热激活物结合后，即被激活，进而启动 EP 的合成，EP 在细胞内合成后即可被释放入血。经典的产内生致热原细胞活化方式包括 Toll 样受体介导的细胞活化和 T 细胞受体介导的 T 淋巴细胞活化两条途径。

## 三、发热时的体温调节机制

### （一）体温调节中枢

体温调节的高级中枢位于视前区 - 下丘脑前部（preoptic anterior hypothalamus，POAH），该区含有温度敏感神经元，对来自外周和深部的温度信息起整合作用。发热时的体温调节涉及中枢神经系统的多个部位，可分为两部分，一个是正调节中枢，主要为 POAH；另一个是负调节中枢，包括腹中隔、中杏仁核和弓状核。正、负调节的相互作用决定调定点上移的程度和发热的幅度。

### （二）致热信号传入中枢的机制

EP 如何从血液中进入脑内，尤其是进入 POAH，现认为主要有 2 条途径。

**1. 通过下丘脑终板血管器** 是内生致热原作用于体温调节中枢的主要通路。终板血管器位于第三脑室壁视上隐窝上方，紧靠 POAH，该处的毛细血管属于有孔毛细血管，对大分子物质有较高的通透性，EP 可能由此处弥散进入脑。但也有人认为，EP 并不直接进入脑内，而是被分布在此处的相关细胞（巨噬细胞和神经胶质细胞等）膜受体识别结合，产生新的介质，将致热原的信息传入 POAH。

**2. 经血脑屏障** 这是一种较直接的信号传递方式。血脑屏障的毛细血管床部位分别存在 IL-1、IL-6、TNF 的可饱和转运机制，推测其可将相应 EP 特异性地转运入脑。此外，作为细胞因子的 EP 也可能从脉络丛部位渗入或者易化扩散入脑，通过脑脊液循环分布到 POAH。

### （三）发热中枢调节介质

进入脑内的 EP 并不是直接引起调定点上移，而是先作用于体温调节中枢，引起发热中枢介质释放，再使调定点上移。中枢的发热介质可分为正调节介质和负调节介质两类。

**1. 体温的正调节介质**

（1）前列腺素 E（PGE） 是重要的中枢发热介质。其特点：呈剂量依赖关系；引起发热的有效注射部位为 POAH，潜伏期比 EP 短；外周静脉注射 EP，可引起脑脊液中 PGE 浓度增高和含量增多；阻断 PGE 合成的药物有解热效应。

（2）环磷酸腺苷（cAMP） 是脑内多种介质的第二信使，也是重要发热介质。其特点：潜伏期比 EP 性发热短；磷酸二酯酶抑制剂（减少 cAMP 分解）能提高脑内 cAMP 的浓度，同时增加 PGE 和内毒素导致的发热反应；而磷酸二酯酶激活剂（加速 cAMP 分解）可引起相反的作用；当内生致热原性发热出现热限时，也会限制脑内 cAMP 浓度升高；环境高温不引起调定点的改变，也不伴有脑内 cAMP 的增加。

（3）促肾上腺皮质激素释放激素（CRH） 主要分布在室旁核和杏仁核，其特点：IL-1 和 IL-6 能使下丘脑释放 CRH；CRH 抗体或受体拮抗剂可阻断 IL-1β 引起的发热效应；CRH 抗体能限制无菌性炎症反应引起的发热效应和高代谢反应。脑内注射环氧酶抑制剂（阻断 PGE 合成）时没有抑制作用。

（4）其他 一氧化氮（nitric oxide，NO）、中枢 $Na^+/Ca^{2+}$ 比值升高等也参与发热时中枢的体温调节。NO 通过作用于 POAH 和 OVLT 等部位，介导体温上升。中枢 $Na^+/Ca^{2+}$ 比值升高，通过 cAMP 的间接作用，上移调定点，从而引起发热效应。

**2.负调节介质** 发热时体温升高极少超过 41℃，即使大大增加致热原的剂量也难以超越此界限。这种发热时体温上升的高度被限制在一定范围内的现象称为热限。这是机体的自我保护功能和自稳调节机制，具有重要的生物学意义。其发生可能与中枢存在负调节介质，限制体温上升的幅度有关。目前，较为公认的负调节介质有精氨酸血管升压素、黑素细胞刺激素、膜蛋白 $A_1$ 和 IL-10。

综上所述，发热的基本机制：来自体内外的发热激活物作用于产 EP 细胞，引起 EP 产生和释放；EP 经血液循环到达脑内，在 POAH 或 OVLT 附近，使中枢发热介质释放，调定点上移。因调定点高于中枢温度，体温调节中枢对产热和散热进行调整，使体温升高到与调定点相适应的水平；体温升高的同时，也激活负调节中枢，产生负调节介质，从而限制调定点上移和体温升高，正负调节作用的结果决定体温上升的水平（图 18-1）。

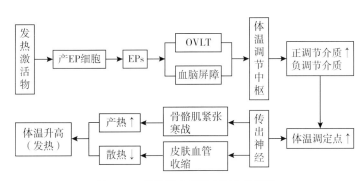

图 18-1 发热发病学基本环节示意图

### （四）发热时相和热代谢特点

多数发热尤其是急性传染病和急性炎症性发热，可有三个时相的变化，其临床表现和热代谢特点各不相同。

**1.体温上升期** 发热初期，体温随调定点上移而升高，快者几小时，慢者需几天达高峰，称为体温上升期。体温调定点上移，中心温度低于调定点水平而引起调温效应器的反应。原来正常的体温变成冷刺激，中枢对冷刺激起反应，发出升温指令到达散热中枢，通过交感神经传出纤维使皮肤血管收缩、血流减少、皮肤苍白，皮肤竖毛肌收缩，出现"鸡皮疙瘩"，散热减少。同时，指令到达产热中枢，使物质代谢增强，骨骼肌收缩、寒战，产热增加，故此期又称寒战期。本期热代谢特点为产热增多、散热减少，致使体温升高。

**2. 高温持续期** 体温上升到与新的调定点相适应的水平，并在这一较高水平上波动，称为高温持续期或高峰期，也可称为稽留期。此期以散热反应为主，皮肤血管由收缩转为舒张，血流增多、颜色发红；水分蒸发较多，散热增加，皮肤和口唇干燥。皮温升高，感觉酷热。本期热代谢特点为体温与新的调定点水平相适应，在较高水平上产热与散热保持相对平衡。

**3. 体温下降期** 随着体内的发热激活物被控制或消失，EP 及增多的中枢发热介质被清除，体温高于调定点水平，体温调节中枢发出降温指令，调定点降回到正常水平，使皮肤血管舒张，大量出汗，较迅速的发生散热反应，使体温下降，称为体温下降期，也称为出汗期。高热骤退时因大量出汗可造成脱水，甚至虚脱，故应及时补充水、电解质，对心功能障碍患者，更应密切注意。本期热代谢特点是散热多于产热，体温下降，逐渐恢复到与正常调定点相适应。

# 第三节　发热时机体代谢和功能变化

## 一、发热时机体物质代谢的变化

发热可引起物质代谢增强，使耗氧量增加。体温升高 1℃，可引起基础代谢率上升 13%。故发热时的物质消耗明显增多，若持续发热，营养物质没有及时补充，会导致消瘦和体重下降。

### （一）糖和脂肪分解加强

发热时，糖原分解加强，贮备减少。寒战期，糖原消耗更大，糖酵解增加，乳酸堆积，可出现肌肉酸痛和疲乏。发热时能量也随之消耗增加，加快了脂肪分解。而糖原贮备不足，加上发热使病人食欲减退，营养摄入减少，脂肪贮备动员增加。发热还可引起交感 – 肾上腺髓质系统兴奋，增加脂解激素的分泌，促进脂肪加速分解，长期发热的患者可出现消瘦，甚至发生酮血症。

### （二）蛋白质分解加强

高热可使蛋白质分解代谢增强，尿素氮明显升高，使机体呈负氮平衡。由于蛋白质分解，肝脏可获得大量游离氨基酸，为急性期反应蛋白的合成和组织的修复提供物质基础。

### （三）水、电解质和维生素代谢

体温上升期和高热持续期，患者排尿减少，导致水、钠和氯在体内潴留。体温下降期，水分通过皮肤和呼吸道大量蒸发，可引起脱水。长期发热时，各种维生素消耗增多，应及时补充。发热时由于组织分解加强，细胞内钾释放入血，血钾与尿钾均升高。

## 二、发热时机体生理功能的变化

### （一）中枢神经系统的变化

发热可以使得中枢神经系统兴奋性增高。高热（40～41℃）患者可出现不同程度的中枢神经系统功能障碍，表现为头痛、烦躁、谵妄、幻觉、神志淡漠、嗜睡等。小儿高热可出现热惊厥，表现为全身肌肉抽搐，与小儿神经系统未发育成熟有关。

## （二）循环系统的变化

发热可引起心率增快，体温升高1℃，心率增加约18次/分，儿童可增加更快，其机制可能是高温血液直接刺激窦房结及交感神经兴奋所致。心率过快和心肌收缩力增强会加重心脏负担，对有心功能障碍或潜在病灶患者，会诱发心力衰竭。寒战期，心率增快，外周血管收缩，使血压轻度升高；高热持续期和体温下降期，外周血管舒张，可使动脉血压下降。体温骤降时，可因大汗而致虚脱，甚至可发生循环衰竭。

## （三）呼吸系统的变化

发热时升高的体温可直接刺激呼吸中枢，酸性代谢产物增加，也可使呼吸加深加快，从而引起呼吸道散发更多的热量。

## （四）消化系统的变化

高热患者可出现食欲不振、恶心呕吐、腹胀、便秘等消化道症状。可能是由于消化液分泌减少，各种消化酶活性下降，使胃肠蠕动减弱等所致。

## 三、发热时机体防御功能的变化

发热对机体防御功能的影响，既有有利的一面，也有不利的一面。

### （一）抗感染能力

研究表明，某些致病微生物对热较敏感，一定高温可将其灭活。如淋病奈瑟菌和梅毒螺旋体可被人工发热杀灭。肺炎球菌也可被高温抑制。由此可见发热可提高机体的抗感染能力。发热时，某些免疫细胞功能加强，如中性粒细胞的功能和巨噬细胞的氧化代谢在40℃时均明显增加。而有些免疫细胞的功能在发热时可被抑制，如自然杀伤细胞（NK细胞）。

### （二）对肿瘤细胞的影响

发热时产EP细胞产生的IL-1、TNF、IFN等，在一定程度上具有抑制和杀灭肿瘤细胞的作用。此外，肿瘤细胞长期处在相对缺氧的环境，对热比正常细胞敏感，但体温升高到41℃时，正常细胞可耐受，而肿瘤细胞难以耐受，其生长受抑，部分可被灭活。目前发热疗法已被用于肿瘤的综合治疗，尤其是对放疗和化疗不敏感的肿瘤，仍有一定疗效。

### （三）急性期反应

急性期反应是机体在细菌感染和组织损伤时出现的一系列急性时相反应，是机体防御反应的一个系列。EP在诱导发热时也引起急性期反应，包括急性期蛋白的合成过多、血浆微量元素浓度改变和白细胞计数的改变。

总之，发热对机体防御功能的影响是利弊并存，可能与发热程度有一定关系。轻到中度的发热可提高机体的防御功能，使细胞吞噬功能增强，利于抗体形成和淋巴细胞增殖；同时可促进干扰素产生，具有抗细菌、抗病毒和抗癌效应；并可促进急性期反应蛋白的合成和增加。但高热和持久发热则可造成免疫系统功能紊乱，对机体产生危害。

应激是指机体受到一定强度的内外环境因素刺激时所出现的全身非特异性适应反应。应激的神经 – 内分泌反应主要包括蓝斑 – 交感 – 肾上腺髓质系统及下丘脑 – 垂体 – 肾上腺皮质系统的兴奋及产生大量的激素对机体的影响。应激的细胞反应主要表现为热休克蛋白的增多。应激可导致血糖升高等代谢变化及全身多个系统的功能变化。应激亦可诱发或加剧躯体疾病，甚至可诱发心理、精神障碍。

## 第一节　应激的概述

### 一、应激的概念

1936 年，加拿大内分泌生理学家 Hans Selye 第一个在医学领域提出应激和应激原概念。所谓应激（stress）或应激反应（stress response）是指机体受到一定强度的内外环境因素刺激时所出现的全身非特异性适应反应，这些刺激因素称为应激原（stressor）。

适度应激有利于机体在变化的环境中维持自身稳态，提高机体应对不利环境的能力，但过强或持续时间过长的应激可导致器官功能障碍和代谢紊乱，产生心身疾病。

### 二、应激原

能引起应激反应的各种因素统称为应激原（stressor）。任何刺激，只要其强度足够引起应激反应都可成为应激原。根据应激原作用时间的长短不同，可以分为急性应激（如突发的天灾人祸）与慢性应激（如长期处于高强度的工作压力下）。也可以根据应激原的来源不同分为三类：①外环境因素，如感染、强酸、强碱、化学毒物、缺氧、创伤、手术、噪声、电击等各种来自外界环境的理化因素；②内环境因素，指机体自身生理功能和状态的客观变化，如饥饿、疼痛、贫血、炎症、低血糖、心律失常等；③其他，诸如工作压力、失业、人事纠纷、突发的生活事件以及自然灾害等打击所致的愤怒、焦虑及恐怖等情绪反应则属于心理应激。

机体对应激原的反应不仅取决于应激原的种类、作用的强度和时程，还会由于遗传素质、性格特点及机体代偿能力等方面存在差别，不同个体对同样应激原存在不同的敏感性及耐受性。因此，不同个体对强度相同的应激原可出现程度不同的应激反应。

# 第二节　应激的全身性反应

## 一、应激的神经－内分泌反应

应激是一个以神经内分泌反应为基础，涉及整体、器官和细胞多个层面的全身性反应，包括躯干反应和心理行为反应。其中，最重要的神经内分泌反应是激活蓝斑－交感－肾上腺髓质系统和下丘脑－肾上腺皮质系统。

### （一）蓝斑－交感－肾上腺髓质系统

蓝斑－交感－肾上腺髓质系统（Locus ceruleus-sympathetic-adrenal medulla system，LSAM）的兴奋是应激时重要的神经－内分泌反应之一，要参与机体对应激的急性反应，介导一系列代谢和心血管代偿机制以克服应激原对机体的威胁或对内环境的干扰。

**1. 结构基础**　LSAM 的中枢整合部位位于脑桥蓝斑，其富含去甲肾上腺素能神经元。蓝斑的上行纤维主要投射至大脑边缘系统，是应激时情绪变化、学习记忆及行为改变的结构基础；其下行纤维主要分布在脊髓侧角，调节交感－肾上腺髓质系统功能（图 19-1）。

**2. 中枢效应**　主要是引起兴奋、警觉和紧张，过度时则产生焦虑、害怕或愤怒等情绪反应，这与蓝斑去甲肾上腺素能神经元上行投射脑区中（杏仁体、海马、边缘系统、新皮质）的去甲肾上腺素水平升高有关。

**3. 外周效应**　主要表现为血浆中肾上腺素、去甲肾上腺素及多巴胺等儿茶酚胺浓度迅速升高，其代偿意义：①对心血管的兴奋作用：交感兴奋及儿茶酚胺释放可使心率加快，心肌收缩力和外周阻力增强，从而提高心排血量和血压。由于外周血管 α 受体分布密度的差异，皮肤、腹腔内脏及肾脏等外周血管广泛收缩，而心、脑血管口径无明显变化，甚至扩张，通过血液重新分布，保证了心、脑的血供。而在与格斗、逃避相关的应激及剧烈运动中，骨骼肌的血液灌流亦明显增加。②对呼吸的影响：儿茶酚胺可扩张支气管，增加肺泡通气量，满足应激时机体对氧的需求。③对代谢的影响：儿茶酚胺通过兴奋 α 受体而使胰岛素分泌减少，通过兴奋 β 受体而使胰高血糖素分泌增加，结果促进糖原分解和糖异生，导致血糖升高，促进脂肪动员与分解，导致血浆游离脂肪酸增加，满足应激时机体对能量供给增加的需求。④对其他激素分泌的影响：儿茶酚胺还可促进促肾上腺皮质激素（adrenocorticotropin，ACTH）、生长激素、促红细胞生成素及甲状腺素等的分泌，并且激素间的协同作用加强。

上述作用使机体在应急时紧急动员，处于"唤起"状态，有利于应对各种环境变化。但强烈和持续的交感－肾上腺髓质系统的兴奋也能带来一些不利影响，如腹腔内脏血管的持续痉挛收缩引起腹腔内脏器官缺血，血小板数量增加和黏附性增强而促进血栓形成，甚至引发心肌缺血和致死性心律失常等。（图 19-1）

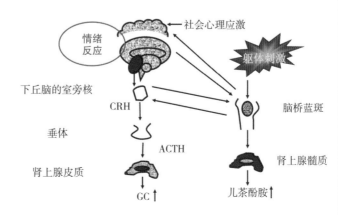

**图 19-1　应激时的神经－内分泌反应**

### （二）下丘脑 – 垂体 – 肾上腺皮质系统

**1. 结构基础**　下丘脑 – 垂体 – 肾上腺皮质系统（hypothalamus–pituitary–adrenal cortex system，HPAC）的中枢位点位于下丘脑的室旁核，其上行神经纤维与边缘系统的杏仁复合体、海马结构及边缘皮层有广泛的交互联系，下行神经纤维则通过促肾上腺皮质激素释放激素（corticotropin–releasing hormone，CRH）控制腺垂体 ACTH 的释放，从而调控肾上腺糖皮质激素（glucocorticoid，GC）的合成和分泌（图 19-1）。同时，下丘脑室旁核分泌 CRH 的神经元与脑干蓝斑中去甲肾上腺素能神经元具有密切的双向联系。

**2. 中枢效应**　表现为 CRH 对情绪行为反应的调控。适量的 CRH 增多使机体兴奋或有愉快感，促进机体的适应反应；大量的 CRH 则使机体出现焦虑、抑郁、食欲与性欲减退，导致适应障碍。CRH 还可促进大脑内啡肽的释放，并促进蓝斑中去甲肾上腺素能神经元的活性，使 HPAC 系统与 LSAM 系统发挥交互作用。

**3. 外周效应**　主要表现为 GC 分泌增多带来的防御代偿意义：①促进蛋白质分解和糖异生，补充肝糖原储备，同时，GC 通过降低肌肉组织对胰岛素的敏感性而抑制外周组织对葡萄糖的利用，提高血糖水平，保证重要脏器的葡萄糖供应；②保证儿茶酚胺及胰高血糖素的脂肪动员作用；③维持循环系统对儿茶酚胺的敏感性，GC 本身并不导致心肌和心血管平滑肌收缩，但必须有其存在，儿茶酚胺才能发挥其对心血管活性的调节作用，这种现象称为 GC 的允许作用（permissive action）；④稳定溶酶体膜，防止溶酶体酶外溢，减轻对组织细胞损伤；⑤抑制多种炎症介质的生成、释放和激活，抑制炎症反应所造成的损伤。

但长期慢性应激时，GC 持续增加也会对机体产生一系列不利影响：①免疫系统功能受抑，导致机体抵抗力降低，易发生感染；②引起血糖升高、血脂升高、负氮平衡等一系列代谢改变，并参与形成胰岛素抵抗；③甲状腺轴和性腺轴功能受抑，导致内分泌紊乱，可造成儿童生长发育迟缓，以及性功能减退；④引起行为改变，如抑郁、异食癖及自杀倾向等。

### （三）其他神经内分泌变化

除上述变化外，应激还可导致其他方面的神经内分泌变化，如胰高血糖素、抗利尿激素（ADH）、β – 内啡肽、醛固酮、催乳素等分泌增多；胰岛素、促甲状腺素释放激素（TRH）、促甲状腺素（TSH）、甲状腺激素（$T_3$、$T_4$）、促性腺激素释放激素（GnRH）、黄体生成素（LH）及卵泡刺激素（FSH）等分泌减少；而生长激素则在急性应激时分泌增多，在慢性应激时分泌减少。

## 二、急性期反应

急性期反应（acute phase response，APR）是指感染、炎症、创伤、烧伤、手术等应激原诱发机体产生一种快速防御反应，除了表现为体温升高、血糖升高、补体增加、外周血吞噬细胞数目增多和活性增强等非特异性免疫反应外，血清中某些蛋白质浓度迅速升高，这些蛋白质被称为急性期反应蛋白（acute phase protein，APP）。APP 种类繁多，主要由肝细胞合成，少数也可由单核吞噬细胞和成纤维细胞产生，在正常血浆中含量较低或甚微。其主要功能包括：

**1. 抑制蛋白酶活化**　创伤、感染时体内蛋白水解酶增多，可引起组织损伤。多种 APP（如 $\alpha_1$– 抗胰蛋白酶、$\alpha_1$– 抗糜蛋白酶及 $\alpha_2$– 巨球蛋白等）为蛋白酶抑制物，可抑制相应蛋白水解酶的活性，从而减轻组织损伤。

**2. 调节凝血与纤溶**　增加的凝血因子（如凝血因子Ⅷ和纤维蛋白原）可在组织损伤早期促进

凝血；而增加的纤维酶原在凝血后期能促进纤溶系统的激活。此外，炎症区形成的纤维蛋白网，有利于阻止病原体及其毒性产物的扩散。

**3. 抗感染与抗损伤** 如 C 反应蛋白（C-reactive protein，CRP），既有抗体样调理作用，又可通过激活补体经典途径，增强吞噬细胞功能，加快细菌清除。CRP 还可抑制血小板型磷脂酶 $A_2$，减少炎症介质的释放等。由于 CRP 的血浆升高水平常与炎症、组织损伤程度呈正相关，故临床上常作为炎症性疾病活动性的指标。

**4. 其他作用** 如血浆铜蓝蛋白（ceruloplasmin，CER），能促进 $Fe^{2+}$ 氧化成 $Fe^{3+}$，减少羟自由基产生。此外，CER 还能活化超氧化物歧化酶（superoxide dismutase，SOD），清除氧自由基。血浆淀粉样蛋白 A 则可促进损伤细胞的修复。

然而，急性期反应及急性期反应蛋白对机体亦具有某些不利影响，如引起代谢紊乱、贫血、生长迟缓及恶病质等。

# 第三节 应激的细胞反应

当暴露于各种理化及生物刺激性因素时，任何生物细胞都将出现一系列适应反应，最终导致基因表达的改变，以增强细胞抗损伤能力和在不利环境下的生存能力。这种反应统称为细胞应激（cell stress）。

细胞的应激反应包括一系列高度有序事件，如细胞对应激的感知，应激原诱发的细胞内信号转导和激活特定转录因子，诱导表达多种特异性和非特异性的对细胞具有保护作用的蛋白质，同时细胞内一些正常基因的表达受到抑制，以去除有害刺激，保护细胞防止损伤，或修复已发生的损伤。如细胞的损伤比较严重，可通过诱导细胞凋亡或导致细胞死亡来清除损伤细胞，以维护内环境稳定。在高等生物，细胞水平的应激受神经内分泌的影响和调节。

## 一、热休克反应

热休克反应（heat shock response，HSR）是最早发现的细胞应激现象，是指生物机体在热应激或其他应激原作用下所表现的以基因表达改变和热休克蛋白生成增多为特征的防御性适应反应，其诱导细胞新合成或合成增加的一组蛋白质，称为热休克蛋白（heat shock protien，HSP）。

HSP 最早是从经受热应激的果蝇唾液腺染色体中发现，广泛存在于从细菌到人类的整个生物界，是一组高度保守的细胞内蛋白质。近年研究证实，除热休克或热应激外，许多其他应激原，如寒冷、饥饿、创伤、缺氧、中毒、感染等，也能增加 HSP 的生成，具有诱导的非特异性。因此，HSP 又称为应激蛋白（stress protein），但习惯称为 HSP。HSP 按其分子量大小分为 HSP90、HSP70、HSP27 等若干亚家族，其中与应激关系最密切的是 HSP70 亚家族成员，应激时表达明显增加。主要功能包括细胞结构的维持、更新、修复和免疫等，可增强机体对多种应激原的耐受能力和抵抗能力，但其基本功能是帮助蛋白质的正确折叠、移位、复性及降解。由于其伴随着蛋白质代谢的许多重要步骤，因此被形象称为"分子伴娘"（molecular chaperone），其在各种应激反应中对细胞具有保护作用，是机体内重要的内源性保护机制。正常情况下，多数 HSP 在细胞中有不同程度的基础表达，即组成性表达，如 HSP90β、HSC70、HSP60。应激状态下，HSP 诱导性表达水平进一步升高，如 HSP70。

近年来不少学者在循环血液中检出热休克蛋白，即细胞外热休克蛋白（excellular heat shock protein，eHSP）。eHSP 来源于细胞内 HSP 释放，但现有研究对 eHSP 的释放及在疾病发展中的作用机制与意义尚不清楚。

## 二、其他类型的细胞应激

除了热刺激导致的热应激外,其他能导致细胞应激的应激原还有射线、紫外线、低氧、温度或渗透压改变、过量的活性氧(ROS)、感染等,细胞应激类型包括氧化应激、基因毒应激、低氧应激、内质网应激等。然而,一种应激原常可导致两种甚至多种细胞应激反应,如氧自由基可同时攻击脂质、蛋白质和核酸,既可导致氧化应激,也能引发基因毒应激,所以上述分类不是绝对。

# 第四节 应激时机体的代谢和功能变化

## 一、代谢的变化

应激时,由于儿茶酚胺、GC、胰高血糖素等促进分解代谢的激素释放增多,而胰岛素分泌相对不足和组织细胞对胰岛素抵抗,机体代谢表现为代谢率增高,分解代谢增强,合成代谢减弱。

**1. 糖代谢** 应激时糖原的分解及糖异生明显增强,血糖明显升高,甚至可超过肾糖阈而出现糖尿,称为应激性高血糖及应激性糖尿。在严重创伤及大面积烧伤时,这些变化可持续数周,称为创伤性糖尿病。

**2. 脂肪代谢** 应激时血液中游离脂肪酸及酮体均有不同程度的增加,同时机体对脂肪酸的利用增强。严重创伤后,机体所消耗的能量有 75% ~ 95% 来自脂肪的氧化。

**3. 蛋白质代谢** 应激时蛋白质的分解代谢增强,血浆中氨基酸水平升高,尿氮排出增多,出现负氮平衡。

上述代谢变化有助于机体应付"紧急状况",为机体提供足够的能源。但持续的应激状态可使机体能源物质大量消耗,导致消瘦、贫血、抵抗力下降、创面愈合迟缓等。如患者已患糖尿病,则其病情可恶化。

## 二、功能的变化

### (一)中枢神经系统(CNS)

CNS 是应激反应的调控中心,对刺激起整合调控作用。应激所涉及的 CNS 部位包括大脑皮层、边缘系统(扣带皮质、杏仁体、海马等)、下丘脑及脑桥的蓝斑结构等。这些部位在应激时可出现活跃的神经传导、神经递质和神经内分泌变化,并出现相应的功能改变。如应激时蓝斑区去甲肾上腺素(norepinephrine,NE)能神经元激活和反应性增高,持续应激还使该脑区的酪氨酸羟化酶(NE 合成限速酶)活性升高。蓝斑投射区(下丘脑、海马、杏仁体)的 NE 水平升高,机体出现紧张、兴奋;NE 水平过高时,则会产生焦虑、愤怒、恐惧等情绪反应。下丘脑的室旁核不仅与边缘系统的扣带皮质、杏仁体、海马结构有丰富的交互联系,与蓝斑也有丰富的交互联系,其分泌的 CRH 是应激反应的核心神经内分泌因素之一。HPA 轴的适度兴奋有助于神经系统的发育,增强认知能力,但 HPA 轴兴奋过度或不足都可以引起 CNS 的功能障碍,出现抑郁、厌食,甚至自杀倾向等。应激时 CNS 的多巴胺能神经元、5-HT 能神经元、GABA 能神经元及内阿片肽能神经元等都出现相应的变化,并参与应激时的神经精神反应的发生,其过度反应亦参与了 GAS 的情绪行为障碍的发生。

## （二）心血管系统

应激时，心血管系统的基本变化为心率加快，心肌收缩力增加，心排血量增加，血压升高，总外周阻力视应激的具体情况不同。在运动、战斗等应激状态下，交感兴奋引起骨骼肌血管的明显扩张，可抵消交感兴奋所引起的其他部位血管收缩导致的外周阻力上升，表现为总外周阻力下降。但在失血、心源性休克或某些精神应激刺激下（如需高度警惕专注的环境），总外周阻力可升高。心血管系统的上述反应主要由交感 – 肾上腺髓质系统兴奋，儿茶酚胺分泌增多所致。

冠状动脉血流量在应激时通常是增加的。但精神应激在某些情况下可引起冠状动脉痉挛，特别在已有冠状动脉病变的基础上，从而导致心肌缺血。

应激使心率增加，主要通过儿茶酚胺兴奋 β 受体引起。但交感 – 肾上腺髓质的强烈兴奋也可使心室纤颤的阈值降低，在冠状动脉和心肌已有损害的基础上，强烈的精神应激有时可诱发心室纤颤，导致猝死。

## （三）消化系统

慢性应激时，消化功能的典型变化为食欲降低，严重时甚至可诱发神经性厌食症。食欲减退可能与 CRH 的分泌增加有关。但也有部分人出现进食的增加并成为某些肥胖症的诱因，这可能与应激时下丘脑中内啡肽和单胺类（NE、多巴胺、5-HT）递质水平升高有关。胃酸分泌在应激时可升高、正常或降低，但胃黏液蛋白的分泌通常是降低的。此外，应激还能引发应激性溃疡。

## （四）免疫系统

免疫系统变化是应激反应的一个重要组成部分。许多激素及神经递质通过作用于免疫细胞膜上的受体而调控免疫反应。急性应激时，外周血吞噬细胞数目增多、活性增强，补体、CRP 等非特异性抗感染的 APP 升高等。但持续强烈的应激则由于 GC 和儿茶酚胺的大量分泌而造成免疫功能的抑制，甚至功能障碍，诱发自身免疫性疾病。

应激时，免疫系统也参与了对神经内分泌的调控。各种应激原引起应激反应通常需要神经系统的感知功能，但细菌、病毒、毒素、抗原等刺激却不能为感觉系统所感知，而免疫系统对此类刺激却极为敏感。当免疫系统接受这些刺激后，通过产生抗体、细胞因子等免疫防御反应以清除有害刺激，同时免疫细胞还可产生各种神经内分泌激素和细胞因子，使神经内分泌系统得以感知这些非识别刺激。由于免疫细胞的游走性，这些神经内分泌激素和细胞因子除可在局部产生较为显著的生理或病理作用外，亦可进入循环系统产生相应的内分泌激素样作用。

免疫系统对非识别刺激（细菌、病毒等）的感受及其产生的神经内分泌样反应和细胞因子已成为应激反应非常重要的一个领域，尤其是在炎症、感染、组织损伤等伤害性刺激的应激反应中发挥重要作用。

## （五）血液系统

急性应激时，外周血中可见白细胞数目增多、核左移，血小板数增多、黏附力增强，纤维蛋白原浓度升高，凝血因子 V、Ⅷ、血浆纤溶酶原、抗凝血酶 Ⅲ 等浓度升高。血液表现出非特异性抗感染能力和凝血能力的增强，全血和血浆黏度升高，红细胞沉降率增快等。骨髓检查可见髓系和巨核细胞系的增生。上述改变既有利于抗感染、又防止出血，但却促进血栓、DIC 的发生。

慢性应激时，特别是在各种慢性疾病状态下，病人常出现低色素性贫血，血清铁降低，类似于缺铁性贫血。但是与缺铁性贫血不同，其骨髓中的铁（含铁血黄素）含量正常甚或增高，补铁治疗无效，红细胞寿命常缩短至 80 天左右，其机制可能与单核吞噬细胞系统对红细胞的破坏加速有关。

### （六）泌尿生殖系统

应激时，交感 – 肾上腺髓质的兴奋使肾血管收缩，肾小球滤过率（GFR）降低，尿量减少；肾素 – 血管紧张素 – 醛固酮系统的激活亦引起肾血管收缩，GFR 降低，水钠排出减少，ADH 的分泌增多更促进水的重吸收，减少尿量。因此应激时，泌尿功能的主要变化表现为尿少，尿比重升高，水钠排泄减少。

应激对生殖功能常产生不利影响。应激（特别是精神心理应激）时，下丘脑分泌的促性腺激素释放激素（GnRH）降低，或者分泌的规律性被扰乱，表现为某些女性在遭受丧失亲人、过度的工作压力、惊吓等心理刺激后出现月经紊乱或闭经，哺乳期妇女乳汁明显减少或泌乳停止等。但应激时催乳素的分泌在通常是增高的，且其消长与 ACTH 的消长常相平行，在催乳素增加的情况下会出现泌乳的减少或停止的机制尚不清。

# 第五节　应激与疾病

应激在许多疾病的发生发展中都起着重要的作用。习惯上将由应激起主要致病作用的疾病称为应激性疾病，如应激性溃疡（stress ulcer）。而将以应激作为条件和诱因，在应激状态下加重或加速发生发展的疾病称为应激相关疾病，如原发性高血压、动脉粥样硬化、冠心病、溃疡性结肠炎，支气管哮喘等。

与应激相关的疾病可分为两大类，一类是应激诱发或加剧的躯体疾病，另一类则是应激诱发的心理、精神障碍。

## 一、应激与躯体疾病——心身疾病

心身疾病（psychosomatic diseases）泛指以心理社会因素为主要病因或诱因的一类躯体疾病，又称心理生理障碍（psychophysiological disorders）。近年研究发现，心理社会因素可引起广泛的躯体疾病，可见于心血管系统疾病（如原发性高血压、冠心病），消化系统疾病（如应激性溃疡、神经性呕吐、溃疡性结肠炎等），免疫系统疾病（如多种自身免疫性疾患、SLE、类风湿关节炎、哮喘等）和内分泌系统疾病（如甲亢、糖尿病、月经紊乱、发育迟缓等）。心身疾病发病或发作前通常都有明显的情绪因素或心理应激；其所产生的生理变化比正常人经受同样应激的变化常更为强烈而持久；且受累脏器常明显受自主神经 – 内分泌系统的调控。

### （一）应激性溃疡

**1.概念**　应激性溃疡是指病人在遭受各类重伤、重病和其他应激情况下，出现胃、十二指肠黏膜的糜烂、浅溃疡、渗血等急性病变。少数溃疡可穿孔。当溃疡发展侵蚀大血管时，可引起大出血。如应激原逐步消退，溃疡可在数日内愈合，而且不遗留瘢痕。如严重创伤、休克及败血症等危重病人继发应激性溃疡大出血，其病死率则大幅升高。

**2.发病机制**

（1）**胃黏膜缺血**　这是应激性溃疡形成的最基本条件。由于应激时儿茶酚胺增多，内脏血流量减少，胃肠黏膜缺血，使胃黏液 - 碳酸氢盐屏障和胃黏膜屏障遭到破坏，且胃和十二指肠黏膜的细胞保护作用减弱，胃腔内的 $H^+$ 就顺浓度差进入黏膜，而黏膜血流量的减少又不能将侵入黏膜的 $H^+$ 及时运走，使 $H^+$ 在黏膜内积聚而造成损伤。

（2）胃腔内 $H^+$ 向黏膜内的反向弥散　这是应激性溃疡形成的必要条件。胃腔内 $H^+$ 浓度越高，黏膜病变通常越重。黏膜内 pH 的下降程度主要取决于胃腔内 $H^+$ 向黏膜内反向弥散的量与黏膜血流量之比。在胃黏膜血流灌注良好的情况下，反向弥散至黏膜内的 $H^+$ 可被血流中的 $HCO_3^-$ 所中和或被带走，从而防止 $H^+$ 对细胞的损害；反之，在创伤、休克等应激状态下，胃黏膜血流量减少，即使反向弥散至黏膜内的 $H^+$ 量不多，也将使黏膜内 pH 值明显下降，从而造成细胞损害。

（3）其他　酸中毒时血流对黏膜内 $H^+$ 的缓冲能力降低，可促进应激性溃疡的发生。胆汁逆流在胃黏膜缺血的情况下可损害黏膜的屏障功能，使黏膜通透性升高，$H^+$ 反向逆流入黏膜增多等。

### （二）应激与免疫功能障碍

免疫系统是应激反应的一个非常重要的组分。应激所导致的免疫功能障碍主要表现为两大方面：自身免疫和免疫抑制。

**1. 自身免疫**　许多自身免疫病都可以追溯出精神创伤史或明显的心理应激因素，如类风湿关节炎、系统性红斑狼疮、白癜风等。严重的心理应激常可诱发自身免疫性疾病的急性发作。但应激在自身免疫和变态反应性疾病发生发展中的具体作用机制尚不清楚。

**2. 免疫抑制**　慢性应激时免疫功能低下已如前述。病人对感染的抵抗力下降，特别是呼吸道易遭受感染，如感冒、结核等。临床研究也发现遭受严重精神创伤后一段时间内有明显的免疫功能低下，其主要机制可能是 HPA 轴的持续兴奋，GC 过多所致。

### （三）应激与心血管疾病

在心血管急性事件方面，心理情绪应激已被认定为是一个"扳机"（trigger），成为触发急性心肌梗死、心源性猝死（常因致死性心律不齐）的重要诱因。情绪心理应激因素与原发性高血压、冠心病和心律失常三种心血管疾病关系较密切。

已证实，持续的负性情绪因素特别是敌意情绪可促进高血压和冠心病的发生。交感 - 肾上腺髓质的激活以及 HPA 激活都参与升高血压；GC 的持续升高还引起代谢的改变，使血胆固醇升高。GC 可使血管平滑肌细胞内水钠潴留，使平滑肌细胞对升压因素更敏感。此外，情绪心理应激引起高血压的遗传易感因素激活。上述因素都可能促进高血压和动脉粥样硬化的发生。

广泛的实验和临床证据证实心律不齐与情绪心理应激也有关系。应激诱发心律不齐通常在冠脉已有病变的基础上，致死性心律失常主要为心室纤颤。其发生机制可能与以下因素有关：①交感 - 肾上腺髓质通过激活 β 受体兴奋降低心室纤颤的阈值；②引起心肌电活动异常；③通过 α 受体引起冠状动脉收缩痉挛。同时，交感激活引起的急性期反应还使血液黏度升高、凝固性升高，促进病损血管处（粥样斑块）的血栓形成，引起急性心肌缺血，甚至诱发心肌梗死。

### （四）应激与内分泌功能障碍

应激可引起神经 - 内分泌功能的广泛变化，而持续应激则与多种内分泌功能的紊乱有关系。

**1. 应激与生长**　慢性应激可导致儿童生长发育的延迟，特别是失去父母或生活在父母粗暴、亲子关系紧张家庭中的儿童，可出现生长缓慢，青春期延迟，并常伴有行为异常，如抑郁、异食癣等，被称为心理社会呆小状态（psychosocial short stature）或心因性侏儒。

急性应激时 GH 升高，慢性心理应激时生长激素（growth hormone，GH）分泌却减少，且靶组织对胰岛素样生长因子（insulin-like growth factor，IGF-I）出现抵抗。GC 可使靶组织对 IGF-I 产生抵抗。而 GH 减少则是由 CRH 诱导的生长抑素增多所引起的。

此外，慢性应激时甲状腺轴要受 HPA 轴的抑制，生长抑素和 GC 都抑制促甲状腺素的分泌，且 GC 还抑制 $T_4$ 在外周转化为活性更高的 $T_3$，使甲状腺功能低下。上述因素皆可导致儿童的生长发育障碍。在解除应激状态后，儿童血浆中 GH 浓度会很快回升，生长发育亦随之加速。

**2. 应激与性腺轴**　慢性应激可以对性腺轴产生抑制，急性应激有时也可引起性腺轴的明显紊乱。前者如过度训练比赛的运动员、芭蕾舞演员，可出现性欲减退、月经紊乱或停经。后者如一些突发的生活事件、精神打击（如丧失亲人）等，可使妇女突然绝经或哺乳期妇女突然断乳。

## 二、应激与心理、精神障碍

研究表明，社会心理应激对认知功能产生明显影响。良性应激有利于机体对外环境保持积极反应，增强认知能力。但持续的劣性应激可损害认知功能，如噪声环境可使儿童的认知学习能力下降，特别是与声音相关的学习认知功能。上述改变可能与应激相关的许多神经结构和神经-内分泌相关，如血管升压素、ACTH、去甲肾上腺素、乙酰胆碱、内阿片肽等。

同时，社会心理应激对情绪及行为亦具有明显影响。适度的心理应激，可提高个体的警觉水平，有利于集中注意力，提高判断和应对能力，但严重的心理应激或慢性心理应激则可导致不同程度的精神障碍，表现为焦虑、紧张、害怕、孤独、易怒和沮丧，甚至出现抑郁和自杀倾向。动物实验证明，上述表现与中枢兴奋性氨基酸大量释放，造成海马区锥体细胞萎缩和死亡相关。心理应激还可改变人们相互之间的社会行为方式，使人行为异常，出现敌意的、自私的或攻击性倾向。愤怒情绪易致攻击性行为，焦虑使人变得冷漠，抑郁易致自杀等消极行为反应。

社会心理应激原可直接导致一组功能性精神疾患的发生发展。这些精神障碍与边缘系统（如扣带皮质、海马、杏仁复合体）及下丘脑等部位关系密切。根据临床表现和病程长短，应激相关精神障碍科分为以下几类。

**1. 急性心因性反应**　是指由于急剧而强烈的心理社会应激原作用后，在数分钟或数小时内所引起的功能性精神障碍。患者可表现为伴有情感迟钝的精神运动性抑制，如不言不语、呆若木鸡；也可表现为伴有恐惧的精神运动性兴奋，如兴奋、紧张或叫喊。但上述状态持续时间短，可在数天或一周内缓解。

**2. 延迟性心因反应**　又称为创伤后应激障碍（post-traumatic stress disorder，PTSD），一般在经历了残酷的战争、重大的自然灾害和严重的创伤后出现的一系列心理精神障碍，表现为睡眠障碍、常做噩梦、脾气急躁、易怒或情感麻木、焦虑抑郁、自闭孤独等。这些症状可持续数月至数年，有些甚至持续终生。

**3. 适应障碍**　是由于患者长期存在的心理应激或困难处境，加上心理脆弱及人格缺陷而产生的以抑郁、焦虑、烦躁等情感障碍为主，伴有社会适应不良，学习及工作能力下降，与周围接触减少等表现的一类精神障碍。该类障碍通常发生在应激事件或环境变化后的 1 个月内，病情持续时间一般不超过 6 个月。

# 第二十章
# 缺血–再灌注损伤

组织与器官通过血液循环来获取氧气及营养物质并且排出代谢产物，从而保证内环境的稳定。因此，当组织缺血时尽快恢复其血液灌注是减轻缺血损伤的基本原则。然而，随着溶栓疗法、动脉搭桥术、断肢再植和器官移植等技术的推广，在临床中发现部分患者在缺血组织恢复灌流后，不仅功能未得到恢复，反而加重了该组织的结构损伤和功能障碍。这种组织器官经一定时间缺血后，再恢复血流供应时，组织器官的损伤进一步加重的现象，称为缺血–再灌注损伤（ischemia–reperfusion injury），又称为再灌注损伤（reperfusion injury）。

目前认为心脏、大脑、肾脏、肝脏及肢体等多种组织器官均存在缺血–再灌注损伤现象。这种再灌注损伤是在可逆性缺血性损伤基础上，进一步发展成为不可逆性损伤。因此，如何做到恢复组织器官血液供应减轻可逆性缺血性损伤，同时又要防止再灌注损伤发生，是缺血性疾病防治过程中需要解决的重要课题。

## 第一节　缺血–再灌注损伤的原因和条件

### 一、缺血–再灌注损伤的原因

凡是在组织器官缺血基础上的血液再灌注，都有可能成为缺血–再灌注损伤的发生原因。临床常见的原因有以下几类：

**1. 全身循环障碍后恢复血液供应**　如休克时微循环的再灌注、冠状动脉痉挛的解除等。

**2. 组织器官缺血后恢复血液供应**　如断肢再植及器官移植后。

**3. 某些医疗技术的应用**　如体外循环手术、冠脉搭桥术、经皮腔内冠脉成形术等。

### 二、影响缺血–再灌注损伤发生的条件

在临床上并不是所有的缺血组织器官在恢复血液供应后都会出现缺血–再灌注损伤。其是否发生，受以下几种条件影响。

**1. 缺血时间**　缺血时间的长短与再灌注损伤的发生与否密切有关。缺血时间短，恢复血液供应，无明显再灌注损伤。因为所有组织都能耐受一定时间的缺血。缺血时间超过组织器官耐受的时间，恢复血供容易产生再灌注损伤。但当缺血时间过长，缺血组织器官发生不可逆损伤，反而不会产生再灌注损伤。此外，不同动物、不同组织器官发生再灌注损伤所需的缺血时间是不一致的。

**2. 需氧程度**　心、脑等需氧程度高的器官，因氧易接受电子致使氧自由基生成增多，易发生缺血–再灌注损伤。

**3. 侧支循环**　缺血组织器官的侧支循环形成越早、越丰富，则其缺血时间越短及缺血程度越轻，越不易发生缺血 – 再灌注损伤。

**4. 再灌注的条件**　再灌注时低压、低温、低 pH 值、低钠、低钙是减轻缺血 – 再灌注损伤的重要因素。高钾、高镁对再灌注损伤起保护作用。

# 第二节　缺血 – 再灌注损伤的发生机制

缺血与再灌注损伤是两个不同而又密切相关的病理过程。目前虽然机制尚未阐明，但缺血 – 再灌注损伤的发生机制主要与自由基作用、细胞内钙超载及白细胞的激活三个方面的因素有关。

## 一、自由基的作用

用低氧溶液灌注组织器官或在缺氧的条件下培养细胞一定时间后，再恢复正常氧供应，组织及细胞的损伤不仅未能恢复，反而更趋严重，这种现象称为氧反常（oxygen pradox）。氧反常引起的再灌注损伤与自由基密切相关。

### （一）自由基的定义与分类

自由基（free radical）是指外层电子轨道上具有单个不配对电子的原子、原子团和分子的总称。因其含有未配对的电子，故化学性质非常活泼，极易与其生成部位的其他物质发生反应，而这种反应的最大特点是以连锁反应的形式进行。自由基的种类很多，生物体系中主要包括以下几类。

**1. 氧自由基**　由氧诱发的自由基称为氧自由基（oxygen free radical，OFR），属于活性氧的一种，包括超氧阴离子（$O_2^-$）和羟自由基（OH·）。过氧化氢和单线态氧都不是自由基，两者与氧自由基同属活性氧（reactive oxygen species，ROS）的范畴。过氧化氢在 $Fe^{2+}$ 或 $Cu^{2+}$ 的作用下生成 OH· 或由于 $H_2O_2$ 均裂作用形成 OH·，这是 $H_2O_2$ 造成细胞氧化应激的主要机制。

**2. 脂性自由基**　指氧自由基与多价不饱和脂肪酸作用后生成的中间代谢产物，如烷自由基（L·）、烷氧自由基（LO·）、烷过氧自由基（LOO·）等。

**3. 其他**　如一氧化氮自由基（NO·）、氯自由基（Cl·）和甲基自由基（$CH_3$·）等。NO 是一种具有保护和损伤双重作用的气体自由基，本身是一种弱氧化剂。

### （二）缺血 – 再灌注时氧自由基生成增多的机制

在生理状态下，98% 的氧通过细胞色素氧化酶系还原成水，仅有少量可形成氧自由基。但在病理情况下，氧自由基的生成增多会引发氧化应激反应，最终导致细胞损伤。

**1. 黄嘌呤氧化酶形成增多**　在毛细血管内皮细胞中黄嘌呤氧化酶（xanthine oxidase，XO）占 10%，而黄嘌呤脱氢酶（xanthine dehydrogenase，XD）占 90%。当组织缺血缺氧时，由于 ATP 生成减少，钙离子进入细胞增多，激活钙依赖性蛋白酶，使 XD 大量转变为 XO。加之缺血、缺氧，ATP 降解，次黄嘌呤大量堆积。当再灌注时，缺血组织获得大量氧，在 XO 的作用下，次黄嘌呤产生大量的 $O_2^-$，进一步生成更活跃的 OH·。

**2. 中性粒细胞的呼吸爆发**　中性粒细胞被激活时耗氧量显著增加，所摄取的氧经还原型辅酶 Ⅱ 氧化酶或还原型辅酶 Ⅰ 氧化酶催化，接受电子形成氧自由基。此外，组织缺血激活补体系统，或经细胞膜分解产生多种具有趋化活性的物质，亦可激活中性粒细胞。激活的中性粒细胞耗氧显著增加，产生大量氧自由基，造成组织细胞损伤，称为呼吸爆发（respiratory burst）或氧爆发（oxygen burst）。

**3. 线粒体电子传递链受损**　线粒体是细胞氧化磷酸化反应的主要场所。缺血时间越长，细胞内氧分压越低、产生的氧自由基越多，最终引起线粒体抗氧化产物耗竭越快。因缺血、缺氧使ATP减少，钙进入线粒体增多，导致线粒体功能受损，细胞色素氧化酶系功能失调，电子传递链受损，ROS生成增多。

**4. 清除自由基能力下降**　正常情况下，体内产生的自由基主要通过抗氧化酶类如超氧化物歧化酶（SOD）、过氧化氢酶（CAT）、谷胱甘肽过氧化物酶（GSH-Px）以及抗氧化物如维生素E、维生素C、辅酶Q等来清除，因此对机体不造成损害。但在缺血再灌注损伤时，体内抗氧化酶类及抗氧化物被大量消耗，造成氧自由基清除能力下降。

### （三）自由基在缺血-再灌注损伤中的损伤作用

由于自由基具有极为活泼的反应性，所以它们能和各种细胞成分（膜磷脂、蛋白质、核酸）发生反应，使细胞产生致命性的损伤。

**1. 对膜脂质的损伤作用**　膜结构的完整和膜蛋白功能正常依赖于膜脂质微环境的稳定。氧自由基可与膜脂质内多价不饱和酸作用，形成脂质自由基和过氧化物，从而造成膜严重损伤，具体表现：①膜的正常结构遭到破坏，降低了膜的液态性和流动性；②膜脂质和蛋白质之间、蛋白质和蛋白质之间交联或聚合，抑制了膜蛋白功能；③促进自由基和其他生物活性物质生成；④线粒体膜脂质过氧化，影响了细胞的能量代谢。

**2. 对蛋白质的损伤作用**　自由基和蛋白质的氨基酸残基发生氧化反应可引起肽链的断裂，使蛋白质失去活性，结构改变。也可使胞浆及膜蛋白与某些酶交联成二聚体或更大的聚合物，使蛋白质与脂质结合形成聚合物，从而使蛋白质功能丧失。

**3. 对核酸的破坏作用**　自由基对细胞的毒性作用主要表现为染色体畸变，核酸碱基改变或DNA断裂。自由基与DNA的碱基发生加成反应，造成碱基修饰，引起基因突变；此外，自由基可从核酸戊糖中夺取氢原子而引起DNA链断裂。

**4. 对细胞外基质的破坏**　自由基可使细胞外基质中的胶原纤维发生交联，使透明质酸降解，从而引起基质疏松，弹性下降。

## 二、钙超载的作用

各种原因引起细胞$Ca^{2+}$转运机制异常、细胞内$Ca^{2+}$含量异常增多，导致细胞结构损伤和功能代谢障碍的现象称为钙超载（calcium overload）。

### （一）缺血-再灌注时钙超载的发生机制

细胞内$Ca^{2+}$稳态调节的破坏造成细胞内钙离子含量变化是造成缺血-再灌注损伤时钙超载的根本原因，主要表现为钙内流增加。

**1. $Na^+/Ca^{2+}$交换异常**　生理条件下，$Na^+/Ca^{2+}$交换蛋白以正向转运方式将细胞内$Ca^{2+}$运出细胞，与肌浆网和细胞膜钙泵共同维持心肌细胞静息状态的低钙浓度。$Na^+/Ca^{2+}$交换蛋白的活性主要受跨膜$Na^+$浓度的调节，此外还受$Ca^{2+}$、ATP、$Mg^{2+}$、$H^+$浓度的影响。缺血情况下，细胞内ATP含量减少，钠泵活性降低，使得细胞内$Na^+$浓度升高，再灌注时激活$Na^+/Ca^{2+}$交换蛋白反向转运，将细胞内$Na^+$排出，$Ca^{2+}$进入细胞内，导致细胞内钙超载。另一方面，缺血缺氧造成细胞

的无氧代谢增强使 $H^+$ 生成增加，再灌注时细胞膜两侧 $H^+$ 浓度差可激活 $Na^+/H^+$ 交换蛋白，$Na^+$ 内流增加，激活 $Na^+/Ca^{2+}$ 交换蛋白的反向转运。现已证实，$Na^+/Ca^{2+}$ 交换蛋白反向转运是缺血 – 再灌注损伤时钙离子进入细胞的主要途径。

**2. 细胞膜通透性增加**　细胞膜是维持细胞内外离子平衡的重要结构。缺血造成细胞膜外板与糖被分离，使细胞膜对钙的通透性大大增加。细胞内 $Ca^{2+}$ 增加又可激活磷脂酶，使膜磷脂降解，细胞膜通透性进一步增高。当再灌注时，钙离子顺细胞内外的浓度差大量进入细胞内。

**3. 儿茶酚胺增多**　缺血再灌注时儿茶酚胺大量产生，通过 α 受体激活磷脂酶 C，产生三磷酸肌醇（$IP_3$），导致内质网 / 肌浆网上钙通道开放，使细胞内钙库释放钙。

**4. 活性氧产生增加**　缺血再灌注时大量产生的活性氧可以破坏细胞膜，造成膜通透性增加从而使钙内流增加。活性氧还可以损伤线粒体膜，导致 ATP 生成减少，抑制钙泵活性；损伤肌浆网和内质网，影响钙的转运，加剧细胞内钙超载。

### （二）钙超载引起再灌注损伤的机制

细胞钙超载是再灌注损伤的一个重要特征，但目前，钙超载引起再灌注损伤的机制尚未完全阐明，可能与以下因素有关。

**1. 线粒体功能障碍**　再灌注后，胞浆中 $Ca^{2+}$ 浓度大量增加，导致线粒体钙泵摄取钙增加，使细胞质中的 $Ca^{2+}$ 向线粒体中转移。线粒体内的 $Ca^{2+}$ 与含磷酸根的化合物反应形成磷酸钙，干扰线粒体氧化磷酸化，ATP 生成减少，加重细胞能量代谢障碍。

**2. 激活钙依赖性磷脂酶**　细胞内 $Ca^{2+}$ 超载可激活多种磷脂酶，促进膜磷脂的分解，使细胞膜及细胞器膜均受到损伤。此外，膜磷脂的降解产物花生四烯酸、溶血磷脂等增多，增加了膜的通透性，进一步加重膜的功能紊乱。

**3. 一过性内向电流的形成**　心肌细胞内钙超载时，通过 $Na^+/Ca^{2+}$ 交换蛋白形成一过性内向电子流，在心肌动作电位后形成迟后除极，从而引起再灌注性心律失常。

**4. 促进氧自由基形成**　细胞内钙超载使钙依赖性蛋白水解酶活性增高，促进黄嘌呤脱氢酶转变为黄嘌呤氧化酶，使自由基生成增多，损害组织细胞。自由基产生增多与钙超载是一对互为因果的损伤因素。

### 三、白细胞的作用

许多研究均证实，组织缺血早期即可见大量白细胞浸润，再灌注时白细胞（主要是中性粒细胞）聚集进一步增加。白细胞激活介导的微血管损伤是导致缺血 – 再灌注损伤的重要原因之一。

### （一）白细胞增加的机制

**1. 趋化物质的作用**　组织缺血使细胞膜受损，再灌注损伤可使膜磷脂进一步降解，花生四烯酸代谢产物增多，其中白三烯、血小板活化因子、补体、激肽等具有很强趋化作用，能够吸引大量的白细胞进入组织或吸附于血管内皮。白细胞与血管内皮细胞黏附后进一步被激活，释放具有趋化作用的炎症介质，使微循环中白细胞进一步增多。

**2. 细胞黏附分子的作用**　正常情况下，微血管内皮细胞仅表达少量黏附分子，血管内皮细胞和血液中流动的中性粒细胞互相排斥保证血流通畅。缺血 – 再灌注后数分钟内，血管内皮细胞和白细胞表达大量黏附分子，使白细胞沿内皮细胞表面缓慢滚动。同时，再灌注损伤时，内皮细胞和白细胞释放的炎症介质，吸引大量白细胞，导致白细胞大量黏附聚集。

### （二）白细胞引起再灌注损伤的机制

**1. 血液流变学改变**　生理状态下，血管内皮细胞与血液中流动的中性粒细胞的互相排斥作用是保证微血管血液灌流的重要条件。白细胞比红细胞体积大，变形能力差。缺血再灌注时，增多、激活的白细胞在黏附分子的参与下被黏附于血管内皮细胞，极易嵌顿、堵塞微循环血管。同时，由于组织水肿、内皮损伤、血小板栓子和微血栓的形成等因素共同作用易形成无复流现象，加重组织的损伤。缺血 – 再灌注时，白细胞的激活及其致炎因子的释放是引起无复流现象的病理生理基础。

**2. 微血管结构损伤**　激活的中性粒细胞和血管内皮细胞释放大量致炎物质，如自由基、蛋白酶、溶酶体酶等，引发自身结构功能的改变，并造成周围组织细胞的损伤，如膜结构及骨架蛋白降解、细胞死亡、微血管管径狭窄、微血管通透性增高等。

**3. 自由基产生**　白细胞能产生多种自由基，如活性氧、卤氧化合物等，激发细胞膜的脂质过氧化，并损伤细胞内的重要成分。

# 第三节　缺血 – 再灌注损伤时器官的功能和代谢变化

## 一、心肌缺血 – 再灌注损伤的变化

人们认识最早且研究最多的是心肌缺血 – 再灌注损伤，其主要表现在功能、代谢、结构以及电活动等多方面出现障碍。

### （一）对于心功能的影响

短期缺血后再灌注心功能可得到恢复。长期缺血后再灌注，即使缺血心肌恢复血供后，会在较长时间内处于功能降低状态，需要通过数小时甚至数天才能恢复正常。这种缺血心肌恢复血液供应后一段时间内出现可逆性舒缩功能降低的现象称为心肌抑顿（myocardial stunning）。

### （二）对心肌电活动的影响

心肌缺血再灌注时，自由基和钙超载造成的心肌损伤及 ATP 减少使 ATP 敏感性钾通道激活，常常导致再灌注性心律失常（reperfusion arrhythmia）。这是心肌缺血 – 再灌注损伤后致死的主要原因。再灌注性心律失常发病率高，以室性心律失常多见，受心肌细胞数量、缺血时间、缺血心肌数量、缺血程度及再灌注的速率等因素的影响。

### （三）对心肌能量代谢的影响

短时间的缺血再灌注，可使心肌代谢迅速改善并恢复正常，但缺血时间较长后再灌注反而使心肌代谢障碍更为严重，表现为 ATP、磷酸肌酸含量的降低，以后者尤为明显。

### （四）对心肌超微结构的影响

缺血 – 再灌注心肌组织的超微结构可见基底膜缺失、质膜破坏；肌原纤维断裂、节段性溶解和收缩带形成；线粒体极度肿胀、嵴破裂、溶解、基质内形成致密颗粒；严重的结构损伤甚至出现心肌细胞死亡。

## 二、脑缺血－再灌注损伤的变化

脑是对缺氧最敏感的器官，它的活动完全依靠葡萄糖有氧氧化产生的 ATP。因此，一旦长时间缺血、缺氧，即可造成不可逆损伤。

### （一）对脑代谢的影响

脑缺血后短时间内 ATP、磷酸肌酸、葡萄糖、糖原等均减少，乳酸堆积，造成严重的组织损伤。另一方面，脑缺血－再灌注时磷脂酶激活，使膜磷脂降解，游离脂肪酸增多，以花生四烯酸增加最为显著。在氧自由基的作用下，启动膜脂质过氧化，形成脂性自由基。

### （二）对脑功能的影响

脑缺血－再灌注也可造成脑功能严重受损。脑缺血时脑细胞生物电发生改变，出现病理性慢波，缺血一定时间后再灌注，慢波持续并加重。缺血－再灌注损伤时脑组织内氨基酸类神经递质代谢会发生明显变化，兴奋性氨基酸过度激活，对中枢神经系统造成兴奋毒性作用。

### （三）对脑组织超微结构的影响

脑缺血时最明显的变化是脑水肿及脑细胞坏死，两者又互为因果关系。缺血时水肿的产生是膜脂质降解、游离脂肪酸增加的结果，而细胞膜脂质过氧化使膜结构破坏是再灌注后水肿持续加重的原因之一。

## 三、肠缺血－再灌注损伤的变化

肠缺血时毛细血管通透性升高，肠壁间质水肿。再灌注时，肠壁毛细血管通透性进一步增高。严重的肠缺血－再灌注损伤表现为广泛的黏膜上皮与绒毛分离，上皮坏死、出血及溃疡形成。此外，损伤的肠道还可吸收大量有毒物质，如内毒素、胺、硫醇等。

第二十一章

# 休 克

扫一扫，查阅本章数字资源，含 PPT、音视频、图片等

休克（shock）是指机体在多种强烈损伤性因素作用下，引起以组织微循环灌流量急剧减少为主要特征的急性血液循环障碍，从而导致重要器官功能、代谢紊乱和结构损害的全身性病理过程。其主要临床表现为面色苍白、皮肤湿冷、血压下降、脉压减小、心率加快、脉搏细数、尿量减少、神志烦躁不安或表情淡漠甚至昏迷等。

人类对休克的认识，经历了一个由浅入深，从现象到本质的过程。早期人们认为上述表现是由于血压降低引起的，把低血压看作是休克发生发展的主要矛盾和判断休克的标准。20 世纪 60 年代，通过对组织微循环研究，发现休克时有明显的微循环障碍（缺血、淤血、微血栓形成），组织器官的功能和代谢障碍是微循环灌流不足引起的。目前，对于休克的研究已进入到了细胞与分子水平。随着对休克本质认识的逐步深入，对休克的防治水平也将不断获得提高。

## 第一节　休克的病因和分类

### 一、休克的病因

#### （一）急性大失血或失液

各种原因造成的血液、血浆或体液大量丢失，又未能及时补充，导致血容量不足、回心血量减少、心排血量减少可引起失血失液性休克。常见于急性大出血（外伤性出血、上消化道出血、宫外孕破裂、大咯血等）或大量体液丢失（腹泻、呕吐、大面积烧伤等）。休克往往是在快速（15 分钟以内）、大量失血（超过总血量的 25% ～ 30%）而又得不到及时补充的情况下发生的。失血超过全血量的 45% ～ 50%，可迅速导致死亡。

#### （二）大面积烧伤

大面积烧伤伴有血浆大量渗出时可引起烧伤性休克，其发生与血容量减少及疼痛有关。晚期若合并感染，可发展为败血症性休克。

#### （三）严重创伤

常因疼痛和失血而引起创伤性休克，见于各种严重创伤（如骨折、挤压伤、大手术等）。

### （四）严重感染

严重感染特别是细菌、病毒、真菌、立克次体感染均可引起感染性休克。在革兰阴性细菌引起的休克中，细菌内毒素起着重要的作用，亦称为内毒素休克或中毒性休克。感染性休克常伴有败血症，故又称败血症休克。

### （五）心血管疾病

大面积急性心肌梗死、弥漫性心肌炎、心包填塞、严重心律失常等心血管疾病，均可使心泵功能严重障碍，心排血量急剧减少，有效循环血量和组织灌流量下降而引起休克，引起心源性休克。

### （六）过敏

给有过敏体质的人注射某些药物（如青霉素）、血清制剂或疫苗后可引起过敏性休克。这种休克属Ⅰ型变态反应，是由于组胺及缓激肽释放，造成血管床容积增大，致有效循环血量减少而引起的。

### （七）强烈的神经刺激

高位脊髓麻醉或损伤、剧烈疼痛、脑干损伤，通过影响交感神经的缩血管功能，降低血管紧张性，使外周血管扩张、血管床容积增加、循环血量相对不足，从而引起神经源性休克。

## 二、休克的分类

### （一）按休克病因分类

按休克病因常分为失血性休克、失液性休克、创伤性休克、烧伤性休克、心源性休克、感染性休克、过敏性休克、神经源性休克等。

### （二）按休克发生的起始环节分类

根据休克发生的三个始动环节（血容量减少、心排血量急剧减少和外周血管床容积增大），休克可分成以下三类。

**1. 低血容量性休克**　低血容量性休克（hypovolemic shock）是由于快速大量失血、大面积烧伤所致的大量血浆丧失，大量出汗、严重腹泻或呕吐等所致的大量体液丧失，使血容量急剧减少而引起的。

**2. 心源性休克**　心源性休克（cardiogenic shock）的始动发病环节是心泵功能障碍，心排血量急剧减少。常见于大范围心肌梗死（梗死范围超过左心室体积的40%），也可由严重的心肌弥漫性病变如急性心肌炎、严重的心律失常如心动过速、心包填塞等所引起。

**3. 血管源性休克**　血管源性休克（vasogenic shock）的始动发病环节是外周血管（主要是微小血管）扩张所致的血管容量扩大。感染性休克、过敏性休克和神经源性休克都属于血管源性休克。此时血容量和心泵功能可能正常，但由于广泛的小血管扩张和血管床容积增大，导致大量血液淤积在外周微血管中而使回心血量减少。

### （三）按休克时血流动力学的特点分类

**1. 低排高阻型休克** 亦称低动力型休克，其血流动力学特点是心排血量低，而总外周血管阻力高。由于皮肤血管收缩，血流量减少，使皮肤温度降低，故又称为"冷休克"。这类休克在临床上最为常见，低血容量性、心源性、创伤性和大多数感染性休克均属此类。

**2. 高排低阻型休克** 亦称高动力型休克，其血流动力学特点是总外周血管阻力低，心排血量高。由于皮肤血管扩张，血流量增多，使皮肤温度升高，故亦称"暖休克"。常见于过敏性休克、神经源性休克和部分感染性休克。此型预后较低排高阻型为好，但随着疾病的发展，可向低排低阻型发展。

**3. 低排低阻型休克** 其血流动力学特点是总外周血管阻力低，心排血量低。多由于心肌梗死面积大，心排血量显著降低，血液淤滞在心室，导致心室壁牵张感受器受牵拉，反射性抑制交感中枢，使交感神经传出冲动减少，外周阻力降低，引起血压进一步减少。常见于各型休克的晚期阶段，为休克的失代偿表现。

# 第二节 休克的发病机制

对休克的认识和研究已有 200 多年历史，但是对于休克机制至今尚未完全阐明。

## 一、微循环机制

微循环（microcirculation）是指微动脉和微静脉之间微血管的血液循环，是血液和组织进行物质代谢交换的基本结构和功能单位，主要受神经体液的调节。正常生理情况下，全身血管收缩物质浓度很少发生变化，微循环的舒缩活动及血液灌流情况主要由局部产生的舒血管物质进行反馈调节，以保证毛细血管交替开放。虽然各型休克的病因和始动环节不同，但有效循环血量减少所致的微循环障碍是大多数休克发生的共同基础。

根据休克时血流动力学和微循环变化的规律，以失血性休克为例，可将休克的过程分为以下三期（图 21-1）。

### （一）微循环缺血期

**1. 微循环变化特点** 此期为休克早期，又称休克代偿期、缺血性缺氧期。其微循环变化特点：少灌少流，灌少于流，组织缺血缺氧。全身微动脉、后微动脉和毛细血管前括约肌收缩，其中后微动脉和毛细血管前括约肌收缩更显著，而微静脉和小静脉对儿茶酚胺敏感性低，收缩较轻，导致毛细血管前阻力明显增加，出现少灌少流、灌少于流。同时，大量真毛细血管网关闭，动静脉吻合支不同程度开放，血液从微动脉经动静脉吻合支直接流入小静脉，使微循环灌流量急剧减少，组织缺血缺氧。

**2. 微循环变化机制** 引起微循环缺血的主要机制是交感 - 肾上腺髓质系统强烈兴奋，儿茶酚胺分泌增多。不同类型休克通过不同机制引起交感 - 肾上腺髓质系统兴奋，使外周血管总阻力增高和心排血量增加。皮肤、腹腔内脏和肾脏血管具有丰富的交感缩血管纤维，且以 α 受体为主，因而在交感神经兴奋、儿茶酚胺增多时，这些部位的微循环血管都发生收缩，其中由于微动脉的交感缩血管纤维分布最密，毛细血管前括约肌对儿茶酚胺的反应性最强，因此收缩最为强烈，导致毛细血管前阻力明显升高，微循环灌流量急剧减少，毛细血管的平均血压明显降低，只有少量

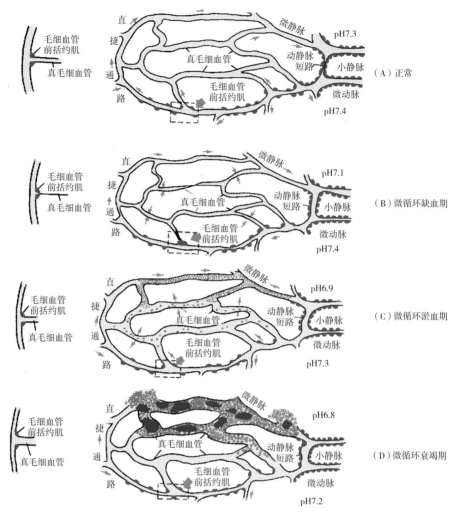

图 21-1 休克各期微循环变化示意图

血液经直捷通路和少数真毛细血管流入微静脉、小静脉，组织因而发生严重的缺血性缺氧。脑血管的交感缩血管纤维分布最少，α 受体密度也低，口径可无明显变化。冠状动脉虽然也有交感神经支配，也有 α 和 β 受体，但交感神经兴奋和儿茶酚胺增多却可通过心脏活动加强、代谢水平提高以致扩血管代谢产物特别是腺苷的增多而使冠状动脉略有扩张。此外，其他缩血管体液因子（血管紧张素 II、血管升压素、内皮素、血栓素 $A_2$、白三烯等）的释放，进一步加重微循环的缺血缺氧。

**3. 微循环变化的代偿意义**　休克早期微循环变化对维持动脉血压和保证重要脏器的血供，具有一定的代偿意义。

（1）血液重新分布　不同器官的微循环血管对儿茶酚胺反应不一。皮肤、内脏、骨骼肌、肾脏血管的 α 受体密度高，与儿茶酚胺作用，血管收缩；而脑动脉和冠状动脉血管兼有 α 和 β 受体，β 受体兴奋的扩血管效应强于 α 受体的缩血管作用，致血管管径无明显改变，甚或轻度扩张。因此，大量血液从外周血管流入心、脑血管，保证了心、脑重要生命器官的血液供应。

（2）动脉血压维持　①自身输血：肌性微静脉、小静脉及肝脾储血库收缩，可以迅速而短暂地增加回心血量，减少血管床容积，以利于动脉血压的维持；②自身输液：由于微动脉、后微动脉和毛细血管前括约肌对儿茶酚胺更敏感，比微静脉收缩更强烈，导致毛细血管前阻力大于后阻力，毛细血管中流体静压下降，组织液进入血管增多；③外周阻力升高、心排出量增加：交感 –

肾上腺髓质系统兴奋引起儿茶酚胺释放增加，可使心率加快、心收缩力加强、心排出量增加，全身小动脉痉挛收缩，外周阻力升高，血压回升。

**4. 临床表现** 患者表现为脸色苍白，四肢冰冷，出冷汗，脉搏细速，脉压降低，尿量减少，烦躁不安。该期血压可骤降（如大失血时）也可略降，甚至正常或略升（代偿）。由于血液的重新分布，心、脑灌流可以正常，神志一般清楚。

## （二）微循环淤血期

**1. 微循环变化的特点** 此期又称为淤血性缺氧期、休克期、休克进展期或可逆性休克失代偿期。其微循环变化特点：多灌少流，灌多于流，微循环淤血。微动脉、后微动脉及毛细血管前括约肌由收缩转为舒张，大量血液涌入真毛细血管网。微静脉虽也表现为扩张，但因血流缓慢，细胞嵌塞，使微循环流出道阻力增加，毛细血管后阻力大于前阻力，导致血液淤滞于微循环中，加重缺氧。

**2. 微循环变化机制** 主要机制是组织细胞长时间缺氧，导致酸中毒、扩血管物质增多、内毒素作用及血液流变学改变。①酸中毒：组织长期缺血缺氧引起 $CO_2$ 和乳酸等酸性代谢产物堆积，发生代谢性酸中毒，酸中毒导致血管平滑肌对儿茶酚胺的反应性降低。②局部扩血管代谢产物增多：缺血、缺氧使扩血管活性物质（组胺、激肽、腺苷、$K^+$ 等）增多。③内毒素的作用：内毒素休克产生的内毒素或其他类型休克时肠道菌群产生的肠源性毒素都可吸收入血引起内毒素血症，激活血液中白细胞产生释放扩血管的多肽类活性物质；内毒素还可激活凝血因子XII或补体系统，释放激肽类物质、组胺等，使毛细血管扩张，通透性升高。④血液流变学改变：休克期，白细胞在黏附分子作用下，滚动、贴壁、黏附于内皮细胞上，加大了毛细血管的后阻力，此外由于血管通透性增加引起血液浓缩、血细胞压积增大、红细胞与血小板聚集，血浆黏度增大，进一步使微循环血流变慢，血液"泥化"淤滞。

**3. 临床表现** 该期的主要临床表现是血压进行性下降，脉搏细速，脉压减小；脑供血不足，中枢神经系统受抑，表现为表情淡漠，反应迟钝，神志淡漠甚至昏迷；肾血流减少，出现少尿甚至无尿等急性肾功能障碍或衰竭的表现；微循环淤血，皮肤由苍白转为发绀，并出现花斑。

## （三）微循环衰竭期

**1. 微循环变化的特点** 此期为微循环障碍的晚期，又称休克难治期、DIC 期或不可逆休克期。从微循环的淤血期发展为微循环衰竭期是休克恶化的表现。其特点：①微血管麻痹性扩张：在微循环淤血的基础上，由于酸中毒更加严重，血流更加缓慢，甚至停止，微血管经常呈现麻痹性扩张；② DIC 形成：在微循环内（特别是毛细血管静脉端、微静脉、小静脉）有纤维蛋白性血栓形成，并伴有局灶性或弥漫性出血，导致微循环障碍更加严重。故微循环处于"不灌不流"的状态。

由于 DIC 的发生和微循环淤血的不断加重，血压降低所致的全身微循环灌流量的严重不足，全身性的缺氧和酸中毒也愈加严重；严重的酸中毒又可使细胞内的溶酶体膜破裂，释放出的溶酶体酶（如蛋白水解酶等）和某些休克动因（如内毒素等）都可使细胞发生严重的乃至不可逆的损害，从而使包括心、脑在内的重要器官的功能代谢障碍也更加严重，给治疗造成极大的困难，故本期难治。

**2. 休克难治的机制**

（1）DIC 形成 休克进入衰竭期后，由于血液进一步浓缩，血细胞压积和纤维蛋白原浓度增加，血细胞聚集、血液黏滞度增高，血液处于高凝状态，同时血流速度显著变慢，酸中毒越来越严重，可能产生 DIC。特别是败血症休克、严重的创伤性休克、异型输血更容易诱发 DIC。此期微循环内微血管扩张麻痹，微循环中有大量微血栓形成，随后由于凝血因子耗竭，纤溶活性亢进，出现出血，微循环血流停止，不灌不流，组织得不到足够的氧气和营养物质供应。由于酸中毒，血管对任何血管活性药物均失去反应，所以称为微循环衰竭期。休克一旦并发了 DIC，将使病情恶化，并对微循环和各器官功能产生严重影响。

（2）重要器官功能衰竭　随着休克的发展，特别是动脉血压进行性下降和组织有效血液灌流进行性减少，组织缺氧愈来愈重，缺氧使有氧氧化减弱，ATP 生成减少，致使钠泵因能量不足而失灵，$Na^+$、$Ca^{2+}$、水内流而 $K^+$ 外流，引起细胞损伤和高钾血症；同时酸性代谢产物生成增多，而组织低灌流又使酸性代谢产物（乳酸、$CO_2$ 等）不能及时清除而导致局部酸中毒，加重细胞损伤。休克发生发展过程中产生的有毒物质如氧自由基、溶酶体酶和某些细胞因子等也可损伤细胞。随着血流动力学障碍和细胞损伤越来越重，各重要器官（包括心、脑、肝、肺、肾）功能代谢障碍越来越重，甚至发生不可逆损伤。

应当指出，不是所有类型休克的晚期都会出现 DIC，而且不同类型的休克中，DIC 形成的早晚可不相同。例如，在烧伤性和创伤性休克时有大量的组织破坏，感染中毒性休克时内毒素对血管内皮的直接损伤，都可较早地发生 DIC，而失血性休克 DIC 发生较晚。

**3. 临床表现**　主要表现为血压进一步下降，甚至测不出，可有全身多部位出血，微血管病性溶血性贫血，重要实质器官坏死、功能衰竭，病情迅速恶化甚至死亡。

## 二、细胞分子机制

### （一）细胞损伤

**1. 细胞膜变化**　细胞膜是休克时最早发生损伤的部位。缺氧、酸中毒、ATP 减少、氧自由基及炎症介质等都可使细胞膜通透性增高，从而使细胞内 $Na^+$、水含量增加，细胞膜内外 $Na^+$、$K^+$ 分布的变化，跨膜电位明显下降，最终造成细胞内水肿。

**2. 线粒体改变**　休克时线粒体最早出现的损害是其呼吸功能和 ATP 合成受抑制，线粒体 ATP 酶活性降低。随后发生超微结构的改变，颗粒减少或嵴明显肿胀，终至消失。线粒体损害时，由于氧化磷酸化障碍，ATP 产生减少，甚至终止，最终导致细胞死亡。

**3. 溶酶体破裂**　休克时溶酶体肿胀破坏，释放多种水解酶，造成组织细胞自溶。溶酶体酶还可进入血液循环，引起微血管收缩，血管平滑肌与基底膜破坏，增加血管通透性，同时激活激肽系统、纤溶系统，并促进组胺等炎症介质的释放，加重休克时微循环障碍。已证实，休克早期，肝、脾、肠等细胞即出现溶酶体肿大，颗粒丧失和酶释放增加；内毒素休克动物血液和淋巴中水解酶浓度增高，且与休克严重程度呈正相关。

**4. 细胞死亡**　休克时的细胞死亡是细胞损伤的最终结果，包括凋亡和坏死两种形式。可由休克的原发致病因素直接引起，也可继发于微循环紊乱之后。

### （二）体液因子变化

**1. 儿茶酚胺（catecholamines）**　各种休克动因均可刺激交感 - 肾上腺髓质系统兴奋，血浆儿茶酚胺浓度增高，引起外周血管收缩，增加心肌收缩力和外周血管阻力，有利于动脉压的维持和心、脑等生命重要器官的血液供应，具有一定代偿意义。儿茶酚胺作用于 α 受体，引起小血管强烈收缩，使组织器官微循环灌流量减少，可导致一系列功能障碍。儿茶酚胺也作用于 β 受体，引起动静脉吻合支大量开放，血液绕过毛细血管直接由微动脉进入微静脉，组织器官缺氧进一步加重。如果肺内微循环的动－静脉吻合支大量开放，则肺动脉中的静脉血将绕过毛细血管网直接回流入左心室，致使动脉血氧分压降低。此外，动静脉吻合支的开放，也可使外周阻力降低和动脉血压下降。

**2. 组胺（histamine）** 过敏性、创伤性、感染性和失血性休克时，肥大细胞和嗜碱性粒细胞合成和释放组胺增多，组胺可使后微动脉和毛细血管前括约肌舒张，大量毛细血管开放，毛细血管壁通透性增高；组胺还可以使某些器官的微静脉和小静脉收缩，从而引起微循环淤血、容量扩大，有效循环血量减少及血压降低。目前认为组胺在休克中的作用与其受体有关。其中 $H_1$ 受体引起平滑肌收缩，$H_2$ 受体引起平滑肌舒张。组胺效应通常是两种类型受体综合作用的结果。组胺作用于 $H_1$ 受体引起微小静脉收缩和微循环淤滞，促进休克发生；作用于 $H_2$ 受体则使微血管扩张和心肌收缩力增加，有拮抗休克的作用。

**3. 内皮素（endothelin，ET）** ET 是近年新发现的一种小分子肽，主要存在于肺、肾和肾上腺，其次为心、主动脉和胃肠道，体内很多器官组织均有 ET 受体。ET 具有很强的缩血管作用，除使外周血管收缩外，还使冠状动脉和脑动脉收缩。感染性休克时，血浆中 ET 明显增多。失血性休克早期，动物应用小剂量 ET 可促进休克恶化，并向不可逆方向发展，给大鼠静脉注射 ET 可复制典型的休克模型，ET 可能是机体自身产生的一种休克因子。

**4. 血管紧张素Ⅱ（angiotensinⅡ，AngⅡ）** 休克时由于交感神经兴奋和儿茶酚胺增多，肾小动脉收缩，入球小动脉压降低，促使近球细胞释放肾素，进而引起血管紧张素Ⅰ（AngⅠ）和血管紧张素Ⅱ（AngⅡ）生成增多。严重失血性休克时，血浆中 AngⅡ 含量可增加 60 多倍。血管紧张素可引起内脏血管收缩，其中 AngⅡ 的收缩血管作用最强，其升压效应比去甲肾上腺素强 10 倍，在休克早期具有一定代偿意义。但血管紧张素与儿茶酚胺不同，可引起冠状血管收缩和缺血，还可提高血管壁通透性，对心脏具有损害作用，可使心肌收缩力下降，加重循环障碍。

**5. 血管升压素（vasopressin，VP）** 又称抗利尿激素。休克时，血容量下降，回心血量减少和疼痛刺激都可促进 VP 分泌增加。VP 的抗利尿作用有一定代偿意义，但其对冠状血管和内脏血管的收缩作用却能促进病情发展。

**6. 激肽（kinin）** 休克时可通过多种途径激活激肽系统，使血浆中激肽，特别是缓激肽浓度增高。缓激肽具有舒张血管和增加毛细血管壁通透性的作用，可以加重微循环淤血。

# 第三节　休克时机体代谢和功能变化

## 一、休克时机体物质代谢的变化

休克时物质代谢变化表现为氧耗减少，糖酵解加强，糖原、脂肪和蛋白分解代谢增强，合成代谢减弱。

### （一）糖酵解加强

由于微循环障碍，造成组织的低灌流和细胞缺氧，糖酵解过程加强，乳酸产生增多，灌流障碍导致代谢产物无法及时清除，造成代谢性酸中毒。严重酸中毒又可抑制糖酵解相关酶活性，使糖酵解从加强转入抑制。

## （二）脂肪代谢障碍

正常情况下，脂肪分解代谢中产生的脂肪酸随血液进入细胞质后，在脂肪酰辅酶 A（脂肪酰 CoA）合成酶和 ATP 的参与下，被活化为水溶性较高的脂肪酰 CoA，后者再经线粒体膜上肉毒碱脂肪酰转移酶的作用进入线粒体中，通过 β－氧化生成乙酰辅酶 A，最后进入三羧酸循环被彻底氧化。休克时，由于组织细胞的缺氧和酸中毒，酶活性降低以及线粒体呼吸功能抑制，造成脂肪酸在细胞内蓄积，加重细胞损害。

## 二、休克时机体各系统功能的变化

休克时各器官功能都可发生改变，其中主要是中枢神经系统、心、肾、肺、胃肠及肝脏等重要器官的功能障碍，严重时可导致多器官功能障碍综合征。

### （一）中枢神经系统功能的改变

休克早期，通过代偿性调节维持脑的血液供给，除因应激反应而有兴奋性升高外，一般没有明显的脑功能障碍。休克进一步发展，心排血量减少和血压降低，不能维持脑的血液供给，发生缺氧。严重的缺氧和酸中毒还能使脑的微循环血管内皮细胞和小血管周围的神经胶质细胞肿胀，致脑微循环障碍，并且在微循环衰竭期，脑循环内可有血栓形成和出血，进一步致动脉血灌流减少。大脑皮层对缺氧极为敏感，当缺氧逐渐加重，将由兴奋转为抑制（表情淡漠），甚至发生惊厥和昏迷。皮层下中枢因严重缺氧也可发生抑制，致使呼吸中枢和心血管运动中枢兴奋性降低。

### （二）心功能改变

除心源性休克伴有原发性心功能障碍外，其他各类型休克也都可引起心功能的改变。一般而言，休克的早期可出现心脏功能代偿性加强，此后心脏的活动逐渐被抑制，甚至可出现心力衰竭。

**1. 冠脉血流量减少和心肌耗氧量增加**　由于休克时血压降低以及心率加快引起的心室舒张期缩短，可使冠脉灌流量减少和心肌供血不足；同时因交感－肾上腺髓质系统兴奋使心率加快、心肌收缩力加强，导致心肌耗氧量增加，进一步加重心肌缺氧。结果心肌因能量不足和酸中毒而使舒缩功能发生障碍，从而引起心力衰竭，对于原来就有冠状动脉供血不足者，尤其容易出现心力衰竭。

**2. 酸中毒和高钾血症**　酸中毒可通过多种机制影响心脏舒缩功能：①抑制肌膜 $Ca^{2+}$ 内流；②$H^+$ 和 $Ca^{2+}$ 竞争结合肌钙蛋白；③抑制肌浆网对 $Ca^{2+}$ 的摄取和释放；④抑制肌球蛋白 ATP 酶的活性。此外，酸中毒还可通过抑制心肌细胞能量代谢酶的活性、促使生物膜的破坏以及诱发心律失常等多种途径来抑制心肌的舒缩功能，导致心力衰竭的发生。休克时，组织细胞破坏可释出大量 $K^+$，同时肾功能障碍致 $K^+$ 的排出减少，常伴有高钾血症。高血钾可抑制动作电位复极化 2 期中 $Ca^{2+}$ 的内流，从而使心肌兴奋－收缩耦联减弱。

### （三）肾功能的改变

休克早期可发生功能性的急性肾衰竭，此时不伴有肾小管坏死，临床主要表现为少尿或无尿、氮质血症、高钾血症和代谢性酸中毒。一方面，有效循环血量的减少直接引起肾血流量不足；肾素－血管紧张素系统和交感－肾上腺髓质系统的激活使肾血管收缩，导致肾血流量进一步减少，肾小球滤过率降低。另一方面，肾小管上皮细胞缺血持续时间尚短，仍具正常的重吸收功能，加之此时醛固酮和抗利尿激素分泌增多，所以肾小管对钠水的重吸收加强。肾小球滤过率的减少和肾小管重吸收的增强导致少尿或无尿。但此时肾功能的变化是可逆的，肾血流量和肾功能可随休克的逆转和血压的恢复而趋于正常，尿量也随之恢复正常。故尿量变化是临床判断休克预后和疗效的重要指标。

当休克持续时间较长时，可引起急性肾小管坏死，发生器质性的肾衰竭。此时，即使恢复肾血流量，肾功能也难以在短期内恢复正常。肾功能的这些改变，将导致严重的内环境紊乱，包括高钾血症、氮质血症和酸中毒等，使休克进一步恶化。

### （四）肺功能的改变

随着休克的发展，肺功能也发生不同程度的改变。休克早期，由于组织缺血缺氧刺激呼吸中枢兴奋，呼吸加快加深，通气过度，甚至引起低碳酸血症和呼吸性碱中毒。后期由于交感 – 肾上腺髓质系统兴奋和其他血管活性物质的作用，使肺血管阻力升高。如果肺低灌流状态持续较久，则可引起肺淤血、肺水肿、肺出血、局限性肺不张、微循环血栓形成和栓塞以及肺泡内透明膜形成等重要病理改变。上述肺功能障碍的病理变化，影响肺通气功能、妨碍气体弥散、改变肺泡通气量 / 血流量的比例，造成死腔样通气和（或）功能性分流，从而导致呼吸衰竭甚至死亡。

### （五）肝和胃肠功能的改变

**1. 肝功能变化** 休克时肝功障碍常继发于肺、肾功能障碍之后，其主要原因：①低血压和有效循环血量减少可使肝动脉血液灌流量减少，引起肝细胞缺血缺氧，严重者肝小叶中央部分肝细胞坏死。②休克时由于腹腔内脏的血管收缩，致使门脉血流量急剧减少。肝约有一半以上血液来自门静脉，故门静脉血流量减少将加重肝细胞的缺血性损害。③肝内微循环障碍和 DIC 形成，可引起肝细胞缺血缺氧。④肠道产生的毒性物质经门静脉进入肝，加之肝本身毒性代谢产物的蓄积对肝细胞有直接损害作用。

肝功能障碍可通过下列机制加重休克：①肝代谢障碍导致肝对糖和乳酸的利用障碍，一方面可促使乳酸蓄积引起酸中毒，另一方面又不能为各重要脏器提供充足的葡萄糖。蛋白质和凝血因子合成障碍，可引起低蛋白血症和出血。②肝的生物转化作用（解毒功能）减弱，增加了休克时感染与中毒的危险。

**2. 胃肠功能的改变** 休克早期因微血管痉挛而发生胃肠黏膜缺血，继而转变为淤血，导致胃肠壁水肿甚至坏死，有时胃肠肽和黏蛋白对胃肠黏膜的保护作用减弱，而使胃肠黏膜糜烂或形成应激性溃疡。此外，胃肠的缺血缺氧，使消化液分泌抑制，胃肠运动减弱，形成麻痹性肠梗阻。

由于胃肠功能的改变，可通过下列机制促使休克恶化：①肠道黏膜屏障功能减弱或破坏，致使肠道细菌毒素被吸收入血，加之肝的生物转化作用减弱，故易引起机体中毒和感染；②胃微循环淤血，血管内液体外渗，加之胃肠黏膜糜烂坏死和 DIC 的形成都可导致胃肠道出血，使血容量进一步减少。③胃肠道缺血、缺氧，可刺激肥大细胞释放组胺等血管活性物质，因而进一步加剧微循环障碍。

### （六）多器官功能障碍综合征

内容见本章第四节。

# 第四节　多器官功能障碍综合征

患者在严重创伤、感染、大手术、休克复苏过程或复苏后，短时间内同时或相继出现两个或两个以上系统、器官功能障碍，抢救不及时，病情进一步加重，最终发展为多个器官的衰竭导致病人死亡。临床上出现的这种急性危重的并发症称为多器官功能障碍综合征（multiple organ dysfunction syndrome，MODS）。MODS 常出现在休克晚期，且常是引起致死的原因。衰竭的器官越多，病死率也越高。

## 一、多器官功能障碍的病因和发病经过

### （一）MODS 的主要原因

**1. 严重感染**　严重感染及其引起的脓毒症是 MODS 的主要原因。约 70% 的 MODS 系由感染所致，病原菌多为大肠杆菌和绿脓杆菌。

**2. 大手术和严重创伤**　严重创伤如大面积组织损伤、多处骨折者，在无感染存在的情况下也可发生 MODS。

**3. 休克**　尤其是休克晚期的常见并发症是 MODS，合并 DIC 时 MODS 的发生率更高。严重感染和创伤引起 MODS 也常有休克的参与。

### （二）发病经过

根据 MODS 的临床发病过程，一般分为两种类型：

**1. 原发型**　指由原始病因直接引起两个以上器官功能障碍的 MODS。例如，患者在休克复苏后 12～36 小时内发生呼吸衰竭，继之发生肝、肾等器官或凝血系统的功能障碍，病变进程只有一个时相，故又称其为单相速发型。

**2. 继发型**　指患者在原始病因作用（第一次打击）后，经治疗病情得到缓解，并相对稳定，但在数天后继发严重感染，即遭受致炎因子的"第二次打击"，在此基础上发生 MODS。发病过程有两个时相，故又称为双相迟发型。临床上典型的 MODS 多属此型。

## 二、多器官功能障碍的发病机制

MODS 的发病机制非常复杂，涉及神经、体液、内分泌和免疫等诸多方面，以前曾有"内毒素学说""代谢学说""自由基学说"等。目前我们尚不知 MODS 的确切发病机制，但现在主流观点是全身炎症反应综合征（systemic inflammatory response syndrome，SIRS）在 MODS 发生中起主要作用。

### （一）缺血-再灌注损伤假说

该假说认为，各种损伤导致休克引起的器官缺血和再灌注的过程是 MODS 发生的基本环节。它强调各种休克微循环障碍若持续发展，都能造成器官血管内皮细胞和器官实质细胞缺血、缺氧和功能障碍。20 世纪 80 年代，比较强调损伤过程中氧自由基和炎症介质的作用。目前，随着分子生物学和细胞生物学的研究成果，人们提出了缺血-再灌注过程中，内皮细胞和白细胞相互作用引起器官实质细胞损伤的观点，从而使缺血-再灌注损伤假说得到发展和完善，即血管内皮细

胞（VEC）能通过多种凝血因子和炎症介质，与多形核白细胞（PMN）相互作用，产生黏附连锁反应，导致器官微循环障碍和实质器官损伤。

### （二）炎症失控假说

炎症是机体的重要防御反应，MODS 是由于机体受到创伤和感染刺激而发生的炎症反应过于强烈，导致促炎 – 抗炎失衡，从而损伤自身细胞的结果。

### （三）肠道细菌、毒素移位假说

严重创伤、休克、缺血 – 再灌注损伤、外科手术应激等均可导致肠黏膜屏障功能破坏，从而导致肠道的细菌和毒素的移位，为炎症反应提供了丰富的刺激物质，导致炎症反应持续发展，最终导致细菌损伤和器官功能障碍。近年来有关细菌移位和肠屏障功能衰竭的研究有长足进展，但迄今尚无临床资料说明预防肠道屏障衰竭能防止 MODS 发生，肠道是否是 MODS 的始动器官还有待于进一步证明。

### （四）两次打击假说

该学说把创伤、休克等早期致伤因素视为第一次打击，在该次打击时，虽然各种免疫细胞及其多种炎症介质也参与了早期的炎症反应，但其参与的程度是有限的，炎症细胞被激活，处于一种"激发状态"，此后如果病情进展或再次出现病损侵袭，则构成第二次打击，此期打击的突出特点是炎症和应激反应具有放大效应，即使打击的强度小于第一次打击，也能造成处于激发状态的炎症细胞更为剧烈反应，从而超量释放细胞和体液介质。如此还可以导致"二级""三级"，甚至更多级别的新的介质产生，从而形成"瀑布样反应"。这种失控的炎症反应不断发展，最终导致组织细胞损伤和器官功能障碍。

### （五）应激基因假说

应激基因反应是指一类由基因程序控制，能对环境刺激做出反应的过程。应激基因通常根据它们的应激刺激物来命名，如热休克反应、急性期反应、氧化应激反应、紫外线反应等。应激基因反应是细胞基本机制的一部分，能促进创伤、休克、感染、炎症等应激打击后细胞代谢所需的蛋白合成。应激基因这种机制有助于解释两次打击导致 MODS 的现象，这种细胞反应的类型也表现在内皮细胞中，当血管内皮细胞受内毒素攻击后能导致细胞坏死或凋亡。其引起细胞功能改变的最终后果，是导致机体不再对最初或以后的打击做出反应，而发生 MODS。

扫一扫，查阅本章数字资源，含PPT、音视频、图片等

# 第二十二章
# 弥散性血管内凝血

生理状况下，血液的凝血系统和抗凝血系统保持动态平衡，血液不易形成血栓而保持液体状态，一旦出血，血液可迅速凝固，形成血栓止血。当二者动态平衡紊乱时，即可发生凝血或出血（图 22-1）。

弥散性血管内凝血（disseminated intravascular coagulation，DIC）是指在一定诱因作用下，继发于某些基础疾病或病理过程，以凝血系统和纤溶系统相继激活，并导致广泛微血栓形成及止血、凝血功能障碍为特征的病理生理过程。临床主要表现为出血、休克、器官功能障碍及微血管病性溶血性贫血等，是一种危重的综合征。

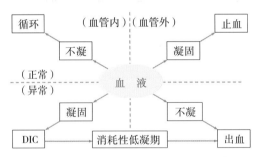

**图 22-1 凝血与抗凝血系统平衡与失平衡**

## 第一节　弥散性血管内凝血的病因和发病机制

### 一、病因

易于引起 DIC 的常见疾病有严重感染、恶性肿瘤、广泛组织创伤和产科意外等（表 22-1）。一般情况下，当患者存在有易发 DIC 的基础性疾病，同时出现无法以现有临床证据解释的出血症状时，应考虑其发生 DIC 的可能性。

**表 22-1　引起 DIC 的常见疾病**

| 类型 | 主要疾病 |
| --- | --- |
| 感染性疾病 | 革兰阴性或阳性菌感染、败血症等；重症病毒性肝炎、流行性出血热、病毒性心肌炎等 |
| 肿瘤性疾病 | 胰腺癌、结肠癌、食管癌、胆囊癌、肝癌、胃癌、白血病、前列腺癌、肾癌、膀胱癌、绒毛膜上皮癌、卵巢癌、子宫颈癌、恶性葡萄胎等 |

续表

| 类型 | 主要疾病 |
|------|----------|
| 妇产科疾病 | 流产、妊娠中毒症、子痫及先兆子痫、胎盘早期剥离、羊水栓塞、子宫破裂、宫内死胎、腹腔妊娠、剖宫产手术等 |
| 创伤及手术 | 严重软组织创伤、挤压综合征、大面积烧伤、前列腺、肝、脑、肺、胰腺等脏器大手术、器官移植术等 |

## 二、发病机制

DIC 的发生发展可因病因不同而异，机制复杂。

### （一）血管内皮细胞损伤

细菌、病毒、内毒素、免疫复合物或颗粒等物质进入体内，或持续性缺氧、酸中毒时，都可损伤血管内皮细胞（vascular endothelial cell，VEC），尤其是微血管部位的 VEC。主要产生如下作用：①受损 VEC 释放大量组织因子（tissue factor，TF），启动外源性凝血途径。研究发现应用组织因子途径抑制物（tissue factor pathway inhibitor，TFPI）能阻断内毒素引起的动物 DIC，所以认为 TF 的作用是 VEC 损伤引起 DIC 的主要机制。②F XII 与内皮下胶原纤维接触而被激活，启动内源性凝血途径。③血小板活化：VEC 损伤使 NO、前列腺素、ADP 酶等产生减少，其抑制血小板黏附、聚集功能降低；同时，VEC 损伤致内皮下成分（胶原、血管性血友病因子、纤维连接蛋白、微纤维等）暴露，增强血小板黏附、活化和聚集功能。④VEC 分泌 TFPI、抗凝血酶 III（AT-III）、血栓调节蛋白（TM）减少，抗凝作用减弱。⑤VEC 释放组织型纤溶酶原激活物（$t$-PA）减少，纤溶酶原激活物抑制物 -1（PAI-1）增多，使纤溶活性减弱。

### （二）组织损伤

组织因子广泛存在于人、动物的组织细胞中，脑、肺和胎盘的含量尤为丰富。在大手术、严重创伤、产科意外（如胎盘早期剥离、宫内死胎等）、恶性肿瘤或实质性器官严重破坏时，都可促使大量组织因子释放入血，与凝血因子 F VII、$Ca^{2+}$ 结合形成复合物，启动外源性凝血途径。同时，VIIa-TF 复合物可激活 F X（传统通路，即外源性凝血途径）或 F IX（选择通路），启动凝血反应。其中凝血酶又可正反馈加速 F V、F VIII、F IX，从而加速凝血反应及血小板活化、聚集过程。

### （三）血细胞大量破坏，释放促凝物质

**1. 红细胞的大量破坏**　异型输血、蚕豆病、恶性疟疾等急性溶血性疾病时，红细胞大量破坏，特别是伴有较强免疫反应的情况下，易引起 DIC。红细胞破坏时，一方面可释放出大量 ADP 等促凝物质，促进血小板黏附、聚集，导致凝血；另一方面，红细胞膜磷脂可浓缩，并局限 F VII、F IX、F X 及凝血酶原等凝血因子，导致大量凝血酶生成，促进 DIC 发生。

**2. 白细胞的破坏或激活**　血液中的单核细胞、中性粒细胞等，在内毒素、IL-1、TNF-α 等刺激下均可诱导表达 TF，从而启动外源性凝血途径。此外，急性早幼粒细胞性白血病患者放、化疗常常导致白细胞大量破坏，释放组织因子样物质，也可促进凝血过程。

**3. 血小板的激活**　在一般 DIC 发病中，血小板多起继发作用，在外源性凝血途径被激活所致的 DIC 中，血小板不起主要作用，只有少数情况下，如血栓性血小板减少性紫癜时，血小板起原发性作用。

## （四）外源性促凝物质入血

蛇毒或蜂毒中含有的蛋白水解酶，有组织因子样作用，可激活外源性凝血途径。某些蛇毒还可直接激活 F X、凝血酶原或使纤维蛋白原（Fg）转变为纤维蛋白单体（Fb），引起凝血。细菌、病毒、内毒素、饱和脂肪酸入血，能直接激活 F XII，启动内源性凝血途径。羊水栓塞时，羊水中的胎脂、胎粪、角化上皮细胞等颗粒物质，含有丰富的组织因子样物质和 F X 激活物等多种凝血相关物质，具有较强的促凝活性；羊水中还含有纤溶酶原激活物，可激活纤溶系统，发生严重的产后出血。某些药物（如高分子量右旋糖酐、左旋门冬酰胺酶）也可直接激活 F XII，启动内源性凝血途径。

# 第二节　影响弥散性血管内凝血发生发展的因素

## 一、单核巨噬细胞系统功能受损

单核巨噬细胞系统具有清除血液循环中的凝血物质、激活的凝血因子、纤维蛋白降解产物（FDP）及其他促凝物质的作用。当单核巨噬细胞系统功能障碍时，如严重的 G⁻ 细菌所致的内毒素休克，单核巨噬细胞系统因吞噬大量细菌或内毒素而使其功能处于"封闭"状态，对凝血因子清除能力下降，血液凝固性升高，促进 DIC 发生。

## 二、肝功能严重障碍

肝脏既能合成凝血因子，又能合成抗凝物质（蛋白质 C、AT-III、纤溶酶原等），还能灭活某些活化的凝血因子（F IXa、F Xa、F XIa 等）。因此，当病毒和某些药物损伤肝脏时，既可导致肝功能障碍，使凝血、抗凝血和纤溶作用失衡，易于发生 DIC；同时，肝细胞大量坏死还可释放组织因子等，启动凝血系统，促进 DIC 发生。

## 三、血液高凝状态

血液高凝状态是指在某些生理或病理条件下，血液凝固性增高或纤溶系统功能降低，有利于血栓形成的一种状态。

酸中毒可损伤 VEC，启动凝血途径，引起 DIC 发生；同时，由于血液 pH 值降低致肝素活性下降，其抗凝作用减弱，促进血小板聚集，使血液处于高凝状态。孕妇从妊娠 3 周开始，体内血小板及多种内、外源性凝血途径因子逐渐增多，而抗凝物质（AT-III、*t*-PA、*u*-PA）减少，同时胎盘产生 PAI 增加，随着妊娠时间延长，血液高凝状态渐趋明显。故在妊娠末期及产科意外时，容易发生 DIC。此外，临床上不适当地使用纤溶酶抑制剂（如 6- 氨基己酸）等药物，过度阻抑纤溶过程，导致血黏滞度增高，也可诱发 DIC 发生。

## 四、微循环障碍

休克、心衰等情况下，微循环灌流量下降，血流缓慢，若微循环内同时又有大量的促凝物质进入，此时极易诱发 DIC，其主要机制如下：①微循环血流减慢，甚至"泥化"，易引起红细胞和血小板聚集并导致微血栓形成；②有效循环血量减少，血液浓缩并伴有血液黏度增加；③组织缺血缺氧易产生酸中毒，使血液凝固性增加；④休克失代偿期，组织缺血、坏死还可致组织因子释放入血，通过外源性凝血途径导致血栓形成。

# 第三节 弥散性血管内凝血的分期和分型

## 一、分期

根据发展过程和病理生理特点，典型的 DIC 可分为三期（表 22-2）。

### （一）高凝期

由于凝血系统被激活，大量的促凝物质入血，血中凝血酶含量增多，血液凝固性升高，形成大量微血栓。该期持续时间短，临床症状不多，病人采血困难，易发生凝固。

### （二）消耗性低凝期

由于凝血系统的激活和微循环中广泛微血栓的形成，消耗了大量凝血因子和血小板，并伴有继发性纤溶亢进，血液凝固性迅速降低，处于消耗性低凝状态。此期患者可有出血症状，如皮肤、黏膜、内脏等多部位出血。

### （三）继发性纤溶亢进期

随着 DIC 病情的发展，凝血过程逐渐减弱、纤溶系统的活性逐渐增强，纤维蛋白开始溶解。此期患者有明显的出血。

**表 22-2 DIC 分期临床特征**

| | 高凝期 | 消耗性低凝期 | 继发性纤溶亢进期 |
|---|---|---|---|
| 机制 | 促凝物质入血，凝血因子激活 | 凝血因子和血小板大量被消耗，继发纤溶激活 | 纤溶和抗凝作用增强，纤溶酶↑↑；FDP 形成 |
| 特点 | 血液凝固性↑，微血栓形成 | 出血 | 广泛而严重出血 |
| 实验室检查 | 凝血时间↓，血小板黏附性↑ | 血小板↓，Fg↓，凝血时间延长，3P 试验（+） | 3P 试验（+），凝血酶时间延长 |

## 二、分型

### （一）按 DIC 发生速度分型

**1. 急性型** DIC 在几小时或 1～2 天内发生，常见于各种严重感染、血型不合的输血、严重创伤、移植后急性排异反应等。此型临床表现明显，常以休克、出血为主，病情迅速恶化，分期不明显，实验室检查结果明显异常。此型占 80% 以上。

**2. 慢性型** 常见于恶性肿瘤、胶原病、慢性溶血性贫血等疾病。此型各种异常表现均轻微而不明显，病程较长，临床诊断较困难，常以某脏器功能不全表现为主，有时仅有实验室检查异常。此类 DIC 往往在尸检后作组织病理学检查时才被发现。在一定条件下，本型可转化为急性型。

**3. 亚急性型** 可于数天内逐渐形成，常见于恶性肿瘤转移、宫内死胎等患者，表现介于急性型和慢性型之间。

### （二）按 DIC 代偿情况分型

在 DIC 发生发展过程中，血浆凝血因子与血小板不断被消耗，但是骨髓生成血小板和肝脏合成凝血因子的功能相应增强而起代偿作用。因此根据凝血因子和血小板的消耗与代偿关系，可将 DIC 分为三型。

**1. 代偿型**　主要见于慢性 DIC。凝血因子与血小板的消耗与代偿生成基本保持平衡。患者可无明显临床表现或仅有轻度出血和血栓形成的症状，实验室检查无明显异常，易被忽视。但如病情持续加重，则可转化为失代偿型。

**2. 失代偿型**　主要见于急性 DIC。凝血因子和血小板的消耗超过生成。患者出血、休克等表现明显，实验室检查发现血小板和纤维蛋白原等凝血因子均明显减少。

**3. 过度代偿型**　主要见于慢性 DIC 后期或急性 DIC 恢复期。机体代偿功能较好，凝血因子和血小板的生成迅速，甚至超过消耗，有时可出现纤维蛋白原等凝血因子暂时升高的表现。患者出血或栓塞症状可不明显，但与代偿型相似，在致病因子的性质和强度发生改变时，也可转化为失代偿型 DIC。

# 第四节　弥散性血管内凝血的临床表现

DIC 的临床表现因原发疾病的存在而呈现出多样性和复杂性，由 DIC 单独引起的临床表现主要是出血、微循环障碍（休克）、多器官功能障碍和溶血性贫血（图 22-2）。

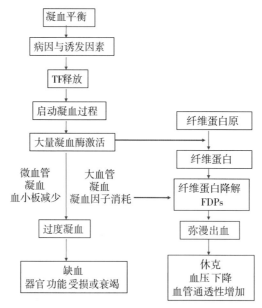

**图 22-2　DIC 临床表现与形成机制**

### 一、出血

出血是 DIC 患者最常见的临床表现之一，80% 左右患者以此为最初症状，表现为无法用原发性疾病解释的多部位出血，如皮肤瘀斑、紫癜、呕血、黑便、咯血、血尿、牙龈出血、鼻出血及阴道出血等。轻者表现为局部伤口渗血，严重者可因大出血不止而危及生命，用一般止血剂疗效不佳。

DIC 引起出血的机制如下。

**1. 凝血物质大量消耗而减少**　在 DIC 发生发展过程中，大量凝血因子和血小板被消耗，肝脏、骨髓可代偿性生成增加。当凝血因子消耗过多时，代偿不足，此时因凝血物质和血小板大量减少，凝血功能受阻而出血，尤其在急性 DIC 时。

**2. 继发性纤溶系统激活**　①血液中 F Ⅻ激活同时，激肽系统也被激活，产生激肽释放酶，激活纤溶系统；②一些富含纤溶酶原激活物（PA）的器官，如子宫、前列腺、肺等，因器官内大量微血栓形成而发生缺血坏死时，大量 PA 释放入血而激活纤溶系统；③缺氧等原因引起 VEC 受损或产生应激时，可促进 VEC 合成、释放 PA，激活纤溶系统；④纤溶系统激活后产生的纤溶酶（PLn）除能使纤维蛋白（原）（Fbg）降解外，还能水解 F Ⅴ、F Ⅷ和凝血酶原等，使凝血因子进一步减少，加剧凝血功能障碍并出血。

**3.FDP 的形成**　纤溶酶水解 Fbg/Fbn 产生的各种片段，统称为纤维蛋白（原）降解产物（FgDP 或 FDP），具有很强的抗凝血和抗血小板聚集作用，使机体止血、凝血功能明显下降，是导致 DIC 出血的重要原因。各种 FDP 片段的检查在 DIC 的诊断中具有重要的意义，临床上常用血浆鱼精蛋白副凝试验（plasma protamine paracoagulation test，3P 试验）和 D- 二聚体（D-dimer，DD）检查。

## 二、休克

DIC 与休克二者互为因果，形成恶性循环，特别是急性 DIC。

DIC 引起休克的原因：①微血管中广泛的微血栓形成，使回心血量明显减少；②心内微血栓形成使冠状动脉供血减少，心肌受损，直接影响心泵功能；③出血使血容量减少，有效循环血量严重下降；④ DIC 时激肽、补体系统被激活，产生大量血管活性物质，如激肽、组胺等，具有强烈的扩血管和增强微血管通透性作用，引起血管床容量扩大，外周阻力显著下降，回心血量减少；⑤ FDP 小片段成分 A、B 等可增强激肽和组胺作用，促进微血管扩张。在上述因素作用下，微循环障碍严重，促进休克发生发展。

DIC 所致休克的临床特点：①休克多为突发，常不能找出明显的休克原因，也不能用原发病解释；②休克常伴有出血倾向，但休克的程度与出血程度不相称；③常早期出现器官功能障碍；④常规的抗休克治疗效果差。

## 三、器官功能障碍

DIC 时，广泛微血栓形成，阻塞微循环，导致受累脏器缺血缺氧，出现不同程度的功能障碍，甚至缺血性坏死。若合并严重出血或休克，更容易造成器官功能障碍。

累及脏器不同，可有不同的临床表现：①肺内栓塞导致肺泡 - 毛细血管膜损伤，出现肺淤血、出血、透明膜形成和肺不张，患者表现为呼吸困难、发绀和低氧血症等呼吸功能不全症状；②心肌微血管栓塞引起心肌缺血、梗死，心收缩力下降而导致心功能不全；③胃肠黏膜及黏膜下微血管栓塞，可致胃肠组织溃疡和缺血性坏死，患者表现为恶心、呕吐、腹泻、黄疸和消化道出血等；④肾是 DIC 时最易受损的器官，严重时，累及双肾皮质坏死和急性肾衰竭，患者出现少尿、无尿、蛋白尿、血尿等症状；⑤急性肾上腺皮质出血性坏死可导致华 - 佛综合征（Waterhouse–Friderichsen syndrome）；⑥累及垂体发生坏死，可致席汉综合征（Sheehan syndrome）；⑦神经系统受累可出现神志模糊、嗜睡、昏迷、惊厥等非特异症状，这些症状可能是由蛛网膜下腔出血以及微血管阻塞、脑皮质和脑干的多处淤血、出血、水肿、颅内压升高所致。

由于DIC发生的范围、病程及严重程度不同，轻者影响个别器官的部分功能；重者可同时或相继出现两个或两个以上脏器功能障碍，形成多器官功能障碍综合征（multiple organ dysfunction syndrome，MODS），甚至死亡。

### 四、微血管病性溶血性贫血

DIC有时可伴发一种特殊类型的贫血，即微血管病性溶血性贫血（microangiopathic hemolytic anemia，MHA）。在外周血涂片中出现一些形态特殊的变形的红细胞，外形呈盔形、星形、新月形等，统称为裂体细胞（schistocyte）或红细胞碎片（图22-3）。这些碎片由于脆性高，故容易发生溶血。

产生红细胞碎片的主要机制：一方面是由于DIC时，纤维蛋白丝在微血管内形成细网，当红细胞流经网孔时，由于机械性挤压和冲击而引起红细胞变形碎裂，出现溶血现象；另一方面，DIC时引起的组织缺血缺氧可致红细胞变形能力下降，红细胞经过纤维蛋白网孔时，更易在血流冲击作用下受到损伤。当外周血破碎红细胞数超过2%时，具有辅助诊断意义。

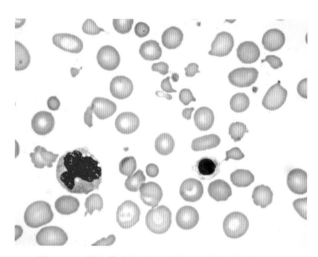

**图22-3 微血管病性溶血性贫血涂片中的裂体细胞**

# 第二十三章
# 心功能不全

各种病因所致心脏泵血功能降低称为心功能不全（cardiac insufficiency）。轻度心功能不全时，机体动用心力储备尚能满足组织代谢的需要，属于心功能不全代偿期；若病因严重或持续存在，则导致心力衰竭，属于心功能不全失代偿期，患者出现明显的症状和体征。心力衰竭（heart failure）指在各种致病因素作用下，心脏结构和（或）功能出现异常改变，心脏的舒缩功能发生障碍，使心排血量绝对或相对减少，以致不能满足机体代谢需要的病理生理过程。以往强调心功能不全包括心脏泵血功能降低后由完全代偿至不完全代偿再至失代偿的全过程，心力衰竭则是心功能不全的失代偿阶段。随着对心功能不全早期预防的重视，目前在临床上两者已无明显差别，往往通用。心功能不全理论上是一个更广泛的概念，伴有临床表现的心功能不全亦可称为心力衰竭。心排血量减少和静脉淤血是心功能不全各种临床表现的病理生理基础。

## 第一节　心功能不全的原因、诱因与分类

### 一、心功能不全的原因

心功能不全是多种心血管系统及非心血管系统疾病发展到终末阶段的共同结果，其基本始动环节是心肌舒缩功能受损、心脏负荷过重和心室舒张及充盈受损。

#### （一）原发性心肌舒缩功能障碍

**1. 心肌结构损伤**　心肌梗死、心肌炎、心肌病、心肌纤维化和药物中毒等可造成心肌细胞变性、坏死，导致心肌舒缩功能障碍。

**2. 心肌能量代谢障碍**　冠状动脉粥样硬化、低血压、严重贫血、缺氧及严重维生素 $B_1$ 缺乏等可通过不同环节影响心肌能量代谢，使心肌收缩功能降低。

#### （二）心脏负荷过重

长期容量负荷或压力负荷过重，可导致继发性心肌舒缩功能障碍。

**1. 容量负荷过重**　亦称前负荷过重，是指心脏舒张末期心室容积增加，使心室壁张力过高。左心室容量负荷过重常见于二尖瓣或主动脉瓣关闭不全；右心室容量负荷过重常见于房室间隔缺损（左向右分流时）及三尖瓣或肺动脉瓣关闭不全；严重贫血、甲状腺功能亢进、动-静脉瘘及严重维生素 $B_1$ 缺乏等高动力循环状态，使左、右心室容量负荷都增加。

**2. 压力负荷过重**　亦称后负荷过重，是指心室射血时所承受的负荷增加，使收缩期心腔压力

过高。左心室压力负荷过重，常见于高血压和主动脉瓣狭窄等；而肺动脉高压和肺动脉瓣狭窄则加重右心室压力负荷。

## 二、心功能不全的诱因

凡是能加重心脏负荷，使心肌耗氧量增加和（或）供氧减少的因素都可能成为心功能不全的诱因。

### （一）感染

感染是心功能不全最常见的诱因，尤其是呼吸道感染。其机制：致病微生物及其产物直接损害心肌；发热导致心率加快，引起心肌耗氧量增加和舒张期缩短，后者又使冠状动脉供血和心室充盈不足；如为呼吸道感染，又增加肺循环阻力，加重右心后负荷。

### （二）心律失常

尤其是快速型心律失常时，心率加快引起心肌耗氧量增加，舒张期缩短使冠状动脉供血和心室充盈障碍；而缓慢型心律失常患者，当每搏输出量的增加不能弥补心率减少导致的心排血量下降时，也可诱发心力衰竭。

### （三）其他诱因

酸碱平衡失调及电解质紊乱、妊娠与分娩、过度劳累、情绪波动、气温变化、外伤与手术等也可诱发心力衰竭。

## 三、心功能不全的分类

为准确判断患者病情和指导治疗，纽约心脏学会（NYHA）提出按照慢性心功能不全患者症状的严重程度将其分为四级。美国心脏病学院/美国心脏学会（ACC/AHA）进一步完善 NYHA 分级法，将心功能不全分为四期，旨在强调心功能不全早期预防的重要性（表 23-1）。

**表 23-1　心功能不全的分级与分期**

| 心功能不全分级（NYHA） | 心功能不全分期（ACC/AHA） |
| --- | --- |
| Ⅰ级：心脏有器质性损伤，但日常活动不受限、无心力衰竭症状 | A 期：心力衰竭高危人群，但目前尚无心脏器质性改变或心力衰竭症状 |
| Ⅱ级：静息时无症状，体力活动轻度受限，日常活动可引起乏力、心悸和呼吸困难等症状 | B 期：心脏有器质性损伤，但无心力衰竭症状，相当于 NYHA 心功能Ⅰ级 |
| Ⅲ级：静息时无症状，轻度活动即感不适，体力活动明显受限 | C 期：既往或当前有心力衰竭症状，包括 NYHA 心功能Ⅱ级、Ⅲ级和部分Ⅳ级 |
| Ⅳ级：静息时也有心力衰竭症状，任何活动均严重受限 | D 期：难治性终末期心力衰竭，有严重器质性心脏病，虽经积极治疗，患者仍表现出心力衰竭的症状 |

# 第二节　心力衰竭的分类

## 一、按心力衰竭的发生部位分类

**1. 左心衰竭（left heart failure）**　多见于冠心病、高血压性心脏病、风湿性心脏病等。左心室病变发生率较高，故左心衰竭最为常见，临床上以心排血量减少、肺循环淤血和肺水肿为特征。

**2. 右心衰竭（right heart failure）**　常见于慢性阻塞性肺疾病、肺动脉狭窄及某些先天性心脏病等，亦可继发于左心衰竭。临床上以体循环淤血、静脉压升高，下肢甚至全身性水肿为特征。

**3. 全心衰竭（whole heart failure）**　指左、右心室功能同时或相继发生衰竭。可见于同时侵犯左、右心室的病变，如心肌炎、心肌病等，亦可由一侧心力衰竭波及另一侧演变而来，如左心衰竭导致肺循环阻力增加，加重右心室后负荷，久之合并右心衰竭。临床上有左、右心力衰竭的表现。

## 二、按心肌收缩与舒张功能障碍分类

**1. 收缩性心力衰竭（systolic heart failure）**　指因心肌收缩功能障碍致泵血量减少而引起的心力衰竭，特点是左室射血分数减少，又称射血分数降低的心力衰竭（heart failure with a reduced ejection fraction，HFrEF），常见于冠心病和心肌病等。

**2. 舒张性心力衰竭（diastolic heart failure）**　指在心肌收缩功能正常的情况下，由于心室顺应性降低，使其舒张和充盈能力减弱，心排血量减少而引起的心力衰竭，又称射血分数保留的心力衰竭（heart failure with preserved ejection fraction，HFpEF）。特点是左室射血分数正常，患者出现肺循环甚或体循环淤血的症状，常见于高血压伴左室肥厚和肥厚型心肌病等。

临床上，有部分患者左心室肥厚和（或）左心房扩大，心脏舒张功能异常，左室射血分数在 40% ~ 49%，称为射血分数中间范围的心力衰竭（heart failure with mid-range ejection fraction，HFmrEF）。

## 三、按心排血量的高低分类

**1. 低输出量性心力衰竭（low output heart failure）**　常见于冠心病、高血压病、心瓣膜病和心肌炎等。患者心排血量低于正常人群的平均水平。

**2. 高输出量性心力衰竭（high output heart failure）**　主要见于严重贫血、妊娠、甲状腺功能亢进、动 - 静脉瘘、维生素 $B_1$ 缺乏等高动力循环状态。患者在心功能不全代偿阶段，心排血量明显高于正常；一旦发展到心力衰竭，心排血量较代偿阶段有所降低，但仍高于或不低于正常人群的平均水平。由于组织高代谢状态、血液缺氧和动 - 静脉分流等原因，其心排血量仍不能满足上述患者代谢的需要。

心力衰竭还可以按照发生速度分为急性心力衰竭（acute heart failure）和慢性心力衰竭（chronic heart failure）。急性心力衰竭是指突然起病或在原有慢性心力衰竭基础上急性加重的心肌收缩率降低、心脏负荷加重，造成心排血量急剧减少和组织淤血的临床综合征。临床上以急性左心衰竭最为常见。慢性心力衰竭发病缓慢，病程较长，通常伴有心肌肥大等代偿表现。

# 第三节　心功能不全时机体的代偿反应

心肌舒缩功能障碍或心脏负荷加重可激活神经 – 体液系统，进而调控机体出现一系列代偿适应性变化。

## 一、神经 – 体液调节机制激活

神经 – 体液调节机制的激活是心功能减退时调节心内、外代偿与适应的基本机制，但也是导致心力衰竭发生、发展的关键途径。在神经 – 体液调节机制中，最为重要的是交感 – 肾上腺髓质系统和肾素 – 血管紧张素 – 醛固酮系统的激活。

### （一）交感 – 肾上腺髓质系统激活

心功能不全时，心排血量减少、有效循环血量不足，使交感 – 肾上腺髓质系统兴奋，导致心率加快、心肌收缩力增强、心排血量增加；同时，选择性收缩外周血管以维持动脉血压及心脑等重要脏器的血供。但长期过度激活，使心脏肾上腺素受体及其信号转导通路下调、压力感受器减敏；外周血管阻力增加，加重心脏后负荷；内脏器官供血不足造成其代谢、功能和结构改变等不利影响。

### （二）肾素 – 血管紧张素 – 醛固酮系统激活

交感神经系统兴奋、肾脏低灌流和低钠血症等可以激活肾素 – 血管紧张素 – 醛固酮系统（RAAS）。血管紧张素中最重要的是 Ang Ⅱ，Ang Ⅱ增多既能直接发挥缩血管作用，又能促进交感神经末梢释放神经递质，间接发挥缩血管作用。醛固酮增多促进水钠的重吸收，有利于扩容。但 RAAS 过度激活也会出现心脏负荷过大、心肌耗氧量增加、心肌纤维化等副作用。

## 二、心脏本身的代偿反应

### （一）心率加快

心率加快是一种快速代偿反应，贯穿于心功能不全的始终。心排血量是每搏输出量与心率的乘积。心率加快在一定范围内可以提高心排血量，并可提高舒张压，有利于冠脉的血液灌流。

心率加快的机制：①心排血量减少，主动脉弓和颈动脉窦的压力感受器兴奋，反射性引起心率加快；②心脏泵血减少使心腔内剩余血量增多，刺激右心房和腔静脉容量感受器，引起交感神经兴奋；③若合并缺氧，可刺激主动脉体和颈动脉体化学感受器，反射性引起心率加快。但心率过快（成人 > 180 次 / 分）时，心肌耗氧量增加，心脏舒张期明显缩短，冠状动脉血供和心室充盈不足，导致每搏输出量显著降低，不足以弥补心率增加的代偿作用，使心排血量反而降低。

### （二）心脏紧张源性扩张

心脏紧张源性扩张是心脏病尤其伴有前负荷增大时，机体增加心搏出量的一种重要代偿方式。当心脏前负荷增大时，心腔扩大，心肌纤维肌节拉长。在一定范围内（肌节长度为 1.7 ~ 2.2μm）随肌节长度增加，心肌收缩力逐渐加大（有效横桥数目逐渐增多所致）。这种伴有心肌收缩力增强的心腔扩大称为紧张源性扩张，有利于将心室内过多的血液及时泵出。当肌节长度达 2.2μm 时，有效横桥数目最多，心肌产生的收缩力也最大。当肌节长度超过 2.2μm 时，随着心腔进一步扩大，有效横桥数目反而减少，心肌收缩力下降。这种伴有心肌收缩减弱的心腔扩大称为肌源性扩张，是一种失代偿的表现。当肌节长度达到 3.65μm 时，粗、细肌丝不能重叠而丧失收缩能力。

### （三）心肌收缩性增强

心功能受损时，由于交感－肾上腺髓质系统兴奋，儿茶酚胺增加，通过激活心肌细胞的 β 肾上腺素受体，升高胞质 cAMP 浓度，使细胞膜上 L 型钙通道开放的时程延长，促进 $Ca^{2+}$ 内流；再通过"钙触发钙释放机制"促进肌质网进一步释放 $Ca^{2+}$，发挥正性变力作用。在心功能损害的急性期，心肌收缩性增强有利于维持心排血量和血流动力学稳态。慢性心力衰竭时，由于心肌 β 肾上腺素受体减敏，正性变力作用明显下降。

### （四）心室重塑

心室重塑是在心肌损伤或负荷增加时，心室通过改变其代谢、结构和功能而发生的慢性代偿适应性反应。

**1. 心肌细胞重塑** 包括心肌肥大和心肌细胞表型的改变。

（1）心肌肥大 指心肌细胞体积增大，在细胞水平上表现为细胞直径增宽，长度增加；在器官水平上表现为心室重量增加，室壁增厚，故临床上心肌肥大又称心室肥厚。心肌肥大可分为向心性肥大和离心性肥大：①不伴有心腔扩大的心肌肥大称为向心性肥大。多在长期超压力负荷作用下，肌节并联性增生，心肌纤维增粗所致，常见于高血压性心脏病和主动脉瓣狭窄。②伴有心腔扩大的心肌肥大称为离心性肥大。多在长期超容量负荷作用下，肌节呈串联性增生，使心肌纤维增长所致，常见于二尖瓣或主动脉瓣关闭不全等。

心肌肥大可使心肌收缩力增加，室壁增厚可使室壁张力降低，从而引起心肌耗氧量减少，是慢性心功能不全极为重要的代偿方式。但心肌肥大时毛细血管总数相对不足、氧弥散距离增大，使心肌处于缺血缺氧状态。因此，一旦心脏负荷和心肌损害进一步加重，心肌收缩力会很快下降，从代偿转为失代偿。

（2）心肌细胞表型的改变 即由于合成蛋白质的种类变化所致的心肌细胞"质"的改变。在引起心肌肥大的机械信号和化学信号刺激下，成年心肌细胞中处于静止状态的胎儿期基因被重新激活，合成胎儿型蛋白质；某些功能基因的表达受抑制，同工型蛋白之间发生转换，引起细胞表型的改变。转型的心肌细胞在细胞膜、线粒体和肌质网等方面均与正常心肌有差异，导致其代谢与功能发生变化。

**2. 非心肌细胞及细胞外基质的变化** 非心肌细胞主要包括成纤维细胞、血管平滑肌细胞和内皮细胞等。细胞外基质主要存在于细胞间隙、肌束之间及血管周围，其最主要的成分是Ⅰ型和Ⅲ型胶原。许多致心肌肥大的因素，如 Ang Ⅱ、去甲肾上腺素和醛固酮等促进成纤维细胞等活化或增殖。成纤维细胞既能分泌不同类型的胶原，又能产生降解胶原的酶，通过调控胶原的合成与降解，改变胶原网络结构的生物化学组成和空间结构，引起心肌间质的增生与重塑。重塑早期以Ⅲ型胶原增多为主，有利于肥大心肌束组合的重新排列及心室的结构性扩张；重塑后期以Ⅰ型胶原增多为主，可提高心肌的抗张强度，防止室壁变薄和心腔扩大。但不适当的非心肌细胞增生和基质重塑，也会降低室壁的顺应性，影响冠脉血供及心肌细胞之间的信息传递和舒缩协调性，促进心肌的凋亡和纤维化。

### 三、心外的代偿反应

#### （一）血容量增加

通过水钠潴留增加血容量是慢性心功能不全时机体的主要代偿方式之一。其发生机制有：①交感神经兴奋：心排血量减少引起交感神经兴奋，肾血流量减少，使肾小球滤过率降低，近曲小管重吸收水钠增多。②RAAS激活：交感神经兴奋进一步激活RAAS，促进远曲小管和集合管对水钠的重吸收。③血浆ADH增多：钠的重吸收增多和Ang Ⅱ的刺激，促进ADH的分泌和释放；淤血的肝脏对ADH灭活减少，使血浆ADH水平增高，促进远曲小管和集合管对水的重吸收。④血浆$PGE_2$和心房钠尿肽减少：心力衰竭时，$PGE_2$和心房钠尿肽合成和分泌减少，使血容量增加。一定范围内的血容量增加可提高组织灌流量和心排血量，但长期过度的水钠潴留会加重心脏前负荷，从而失去代偿作用。

#### （二）血流重新分布

由于不同组织器官对交感神经兴奋和儿茶酚胺的反应性不一致，外周血管出现选择性收缩，引起全身血流重新分布，主要表现为皮肤、骨骼肌和内脏器官血流减少，而心、脑血流量不变或略增加。这既能防止血压下降，又能保证心、脑等重要器官的血供。但是外周血管长期收缩使外周阻力增高，加大心脏后负荷；也使外周器官供血不足，相应器官功能减退。

#### （三）红细胞增多

心功能不全时，体循环淤血和血流缓慢引起循环性缺氧；肺淤血和肺水肿引起低张性缺氧，刺激肾间质细胞分泌促红细胞生成素（EPO）增加。EPO促进骨髓造血，使红细胞和血红蛋白生成增多，有利于携带氧。但红细胞过多，也会造成血液黏度增大，加重心脏后负荷。

#### （四）组织利用氧的能力增强

心功能不全伴缺氧时，细胞线粒体数目增加、细胞色素氧化酶活性增强，肌肉中肌红蛋白的含量增多，都有利于组织细胞储存和利用氧。

## 第四节　心力衰竭的发生机制

心力衰竭的发病机制复杂，迄今尚未完全阐明。但神经－体液调节失调是其关键途径，心室重塑是其分子基础，最终结果是导致心肌舒缩功能障碍。

### 一、正常心肌舒缩的分子基础

心肌细胞内有成束的肌原纤维，后者由多个肌节连接而成。肌节是心肌舒缩的基本单位，包含粗、细两种肌丝。心肌收缩与舒张的实质是肌节的缩短与伸长。

#### （一）收缩蛋白

收缩蛋白由肌球蛋白和肌动蛋白组成。肌球蛋白是粗肌丝的主要成分，呈长杆状，一端游离形成横桥，其顶端呈球形膨大，具有ATP酶活性，可分解ATP为肌丝滑动提供能量。肌动蛋白是细肌丝的主要成分，呈球形，互相串联成双螺旋状的细长纤维，上有特殊位点，可与肌球蛋白的横桥可逆性结合。

### （二）调节蛋白

调节蛋白主要由原肌球蛋白和肌钙蛋白组成。原肌球蛋白呈杆状，嵌在肌动蛋白双螺旋的沟槽内。肌钙蛋白是由原肌球蛋白亚单位（TnT）、钙结合亚单位（TnC）和抑制亚单位（TnI）构成的复合体。肌钙蛋白通过与 $Ca^{2+}$ 可逆性结合而改变原肌球蛋白的位置，封闭或开启肌动蛋白的横桥结合位点，调控收缩蛋白的舒缩活动。

### （三）心肌兴奋－收缩耦联

当心肌细胞兴奋时，细胞膜电位除极可使膜上 L 型钙通道开放，少量细胞外 $Ca^{2+}$ 迅速进入胞质，进而触发肌质网大量释放 $Ca^{2+}$，致胞质内 $Ca^{2+}$ 浓度迅速升至收缩阈值。此时胞质内 $Ca^{2+}$ 与肌钙蛋白结合，改变原肌球蛋白的位置，使肌动蛋白上的横桥结合位点暴露，并与肌球蛋白的横桥结合；同时，胞质 $Ca^{2+}$ 浓度升高激活肌球蛋白头部的 ATP 酶，水解 ATP 释放能量，引发心肌收缩，完成由化学能向机械能的转化，形成一次兴奋－收缩耦联。在此过程中 $Ca^{2+}$ 为兴奋－收缩的重要调节物质，ATP 则为肌丝滑动提供了能量，ATP 酶活性是影响 ATP 利用的关键因素。

附：L 型钙通道开放依赖于细胞膜电位的变化，并受环磷酸腺苷（cAMP）途径的调节。交感神经兴奋时，释放去甲肾上腺素。去甲肾上腺素与 β 肾上腺能受体结合，激活腺苷酸环化酶产生 cAMP，后者进一步激活 cAMP 依赖性的蛋白激酶 A（PKA），使 L 型钙通道磷酸化而延长其开放时程，导致 $Ca^{2+}$ 内流增多；反之，若 L 型钙通道磷酸化水平不足、开放时程缩短，则 $Ca^{2+}$ 内流减少。

### （四）心肌舒张

心肌细胞复极化时，大部分 $Ca^{2+}$ 由肌质网 $Ca^{2+}$-ATP 酶（钙泵）摄取并储存于肌质网，小部分由细胞膜上的钠－钙交换蛋白和 $Ca^{2+}$-ATP 酶转运至细胞外，使胞质内 $Ca^{2+}$ 浓度迅速降至舒张阈值。此时，$Ca^{2+}$ 与肌钙蛋白解离，肌动蛋白的横桥结合位点被原肌球蛋白掩盖，横桥与肌动蛋白分离，心肌实现舒张（图 23-1）。

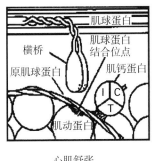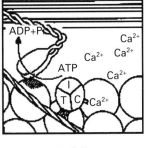

图 23-1　心肌舒缩的分子生物学机制

## 二、心力衰竭的发生机制

### （一）心肌收缩功能降低

心肌收缩功能降低是造成心脏泵血功能降低的主要原因。决定心肌收缩的基本因素是心肌收缩蛋白、能量代谢和兴奋－收缩耦联。当以上任何一个或几个环节发生明显改变时都可导致心力衰竭。

**1. 心肌收缩相关的蛋白改变**

（1）心肌细胞数量减少　多种心肌损害因素可导致心肌细胞死亡，使有效收缩的心肌细胞数量减少。心肌细胞死亡主要包含坏死和凋亡两种形式：①心肌细胞坏死：心肌细胞受到严重缺血、缺氧、感染、中毒等损伤时，心肌细胞发生坏死。坏死细胞由于溶酶体破裂，大量溶酶体酶释放而发生自溶，与收缩相关的蛋白也随之破坏。在临床上心肌坏死常由急性心肌梗死引起，是造成心肌细胞数量减少的主要原因。②心肌细胞凋亡：心肌梗死的边缘存在凋亡细胞，同时，凋亡也是造成老年患者心肌细胞数量减少的主要原因。凋亡不仅导致心肌细胞数量减少、促进心室重塑，而且在心肌肥大由代偿转为失代偿的过程中也发挥重要作用。

（2）心肌结构改变　在分子水平上，某些功能基因的表达受抑制，同工型蛋白之间发生转换，导致心肌细胞表型的改变。在细胞水平上，肥大心肌的交感神经末梢、毛细血管和线粒体数量相对不足；肌节不规则，肌原纤维排列紊乱，使肌丝滑行阻力增大。在器官水平上，心力衰竭时的心腔扩大而室壁变薄，心室由正常的椭圆形变成球状，使乳头肌不能锚定房室瓣，造成功能性瓣膜反流，进一步加重并参与心室重塑的进展。这种不均一性改变是造成心脏收缩能力降低及心律失常的结构基础。

**2. 心肌能量代谢障碍**　心肌的能量代谢包含生成、储存和利用三个阶段，其中任何一个环节发生障碍，都可导致心肌收缩功能减弱。

（1）能量生成障碍　冠心病、休克、严重贫血等造成心肌缺血缺氧；过度肥大的心肌毛细血管密度降低，细胞内线粒体含量相对不足且氧化磷酸化水平降低；维生素 $B_1$ 缺乏抑制丙酮酸氧化脱羧，造成三羧酸循环的起始原料乙酰辅酶 A 生成不足。这些都使心肌有氧代谢发生障碍，ATP 生成不足。

（2）能量储存减少　磷酸肌酸（CP）是心肌细胞能量储存的主要形式。在磷酸肌酸激酶（CK）的催化下，ATP 的高能磷酸键转移给肌酸而生成 CP。心肌肥大后期，CK 同工型之间发生转换导致其活性降低，CP 生成不足，能量储存减少。

（3）能量利用障碍　在收缩期，$Ca^{2+}$ 与肌钙蛋白结合、横桥与肌动蛋白结合及肌丝滑动，都需要肌球蛋白头部的 ATP 酶水解 ATP，将化学能转化为心肌收缩的机械能。因此，ATP 酶活性是决定心肌细胞对 ATP 有效利用的关键。过度肥大的心肌肌球蛋白头部的 ATP 酶活力降低，影响心肌能量的利用。人类衰竭心肌的 ATP 酶活性降低主要与肌球蛋白轻链 1（MLC-1）由心室型向心房型转变和原肌球蛋白亚单位（TnT）由成年型向胎儿型转变有关。

**3. 心肌兴奋 - 收缩耦联障碍**　$Ca^{2+}$ 将心肌兴奋的电活动和收缩的机械活动耦联在一起。任何影响 $Ca^{2+}$ 转运、分布的因素都可导致心肌兴奋 - 收缩耦联障碍。

（1）胞外 $Ca^{2+}$ 内流障碍　心肌兴奋时，胞外 $Ca^{2+}$ 经 L 型钙通道内流量虽少，却在心肌收缩活动中起着重要作用。它不但可直接升高胞内 $Ca^{2+}$ 浓度，更重要的是触发肌质网释放 $Ca^{2+}$。长期心脏负荷过重或缺血缺氧时，胞外 $Ca^{2+}$ 内流障碍，其机制：①心功能不全时，交感神经持续兴奋，致心肌内储存的去甲肾上腺素减少；②过度肥大或衰竭的心肌细胞上 β 肾上腺素能受体密度相对不足，且对去甲肾上腺素的敏感性降低，这些都导致由 β 肾上腺素能受体兴奋引起的 L 型钙通道磷酸化水平降低、开放时程缩短，$Ca^{2+}$ 内流受阻。此外，在心肌细胞膜上 $K^+$ 对 $Ca^{2+}$ 具有竞争性抑制作用，即高钾血症时 $K^+$ 可以阻止 $Ca^{2+}$ 内流，导致细胞内 $Ca^{2+}$ 浓度降低，抑制兴奋 - 收缩耦联。

（2）肌质网 $Ca^{2+}$ 转运功能障碍　肌质网释放的 $Ca^{2+}$ 约占心肌收缩总钙量的 75%。肌质网通过调控摄取、储存和释放三个环节，维持胞质 $Ca^{2+}$ 浓度的动态变化，从而调节心肌收缩性。过度肥大或衰竭的心肌细胞中，肌质网 $Ca^{2+}$-ATP 酶及其调节蛋白受磷蛋白表达或活性降低，使肌质网 $Ca^{2+}$ 摄取和储存不足；肌质网 $Ca^{2+}$ 释放通道 RyR 表达或活性降低，加之酸中毒时钙结合蛋

白与 $Ca^{2+}$ 的亲和力增大，使肌质网 $Ca^{2+}$ 释放减少，这些都导致供给心肌收缩的 $Ca^{2+}$ 不足，心肌兴奋 – 收缩耦联受阻。

（3）肌钙蛋白与 $Ca^{2+}$ 结合障碍　$Ca^{2+}$ 与肌钙蛋白结合是心肌兴奋 – 收缩耦联的关键。$H^+$ 可与肌钙蛋白结合，且亲和力远高于 $Ca^{2+}$。当心肌缺血、缺氧发生酸中毒时，细胞内 $H^+$ 浓度升高，可竞争性抑制 $Ca^{2+}$ 与肌钙蛋白结合，影响心肌兴奋 – 收缩耦联过程。

### （二）心肌舒张功能障碍

心脏的射血不但取决于心脏的收缩功能，还取决于正常的舒张功能，通过舒张过程实现心室血液充盈是心脏正常射血的前提。临床上有 20% ～ 40% 的心力衰竭是由心室舒张功能异常引起的，其特点是在心室收缩功能正常时，心室充盈压升高。

**1.$Ca^{2+}$ 复位延缓**　心肌收缩完毕后，产生舒张的首要因素是胞质内 $Ca^{2+}$ 浓度迅速降至舒张阈值，这样 $Ca^{2+}$ 才能与肌钙蛋白解离，使其恢复原来的构型。当心肌缺血、缺氧时，ATP 供应不足，$Ca^{2+}$ 与肌钙蛋白的亲和力增大，肥大心肌的细胞膜及肌质网 $Ca^{2+}$–ATP 酶活性降低，使 $Ca^{2+}$ 外流和肌质网摄取 $Ca^{2+}$ 延缓，胞内 $Ca^{2+}$ 不能迅速降至舒张阈值，导致心室舒张延缓或不完全。

**2.肌球 – 肌动蛋白复合体解离障碍**　心肌的舒张过程实质是肌球与肌动蛋白复合体解离的过程，这不仅需要 $Ca^{2+}$ 从肌钙蛋白解离，还需要 ATP 的参与。当缺血、缺氧等致 ATP 缺乏时，肌球 – 肌动蛋白复合体解离障碍，影响心室的舒张和充盈。

**3.心室舒张势能降低**　舒张末期心室几何构型改变可产生促使心室复位的舒张势能，即心室收缩越好对心室的舒张也越有利。因此，所有造成心肌收缩功能减弱的因素都会影响心室舒张势能。此外，心室舒张期冠状动脉充盈也是促使心脏舒张的一个重要因素。当各种原因造成冠脉灌流不足时，心室舒张势能降低，影响心室的舒张过程。

**4.心室顺应性降低**　心室顺应性指心室在单位压力变化下所引起的容积改变（$dV/dP$），其倒数 $dP/dV$ 为心室的僵硬度。心肌肥大、心肌炎及心肌纤维化时，室壁僵硬度增加，心室顺应性降低，影响心室充盈。

此外，心肌细胞骨架的改变、后负荷过大、心率过快、心室显著扩张以及心室的相互作用也会影响心室的舒张功能。

### （三）心脏各部分舒缩活动不协调

除心肌的正常舒缩功能外，维持心脏正常泵血还需要心房和心室规律、协调地进行舒缩活动，收缩时合力作用才能使血液指向流出道。心肌梗死、心肌炎等诱发心律失常时，心脏舒缩在时间和空间上的协调性遭到破坏，致使心室喷射向量的合力降低和（或）方向偏移，导致每搏输出量明显下降。

## 第五节　心功能不全时临床表现的病理生理基础

心脏泵血功能障碍及神经 – 体液调节机制过度激活，可引起心功能不全患者出现以心排血量减少和静脉淤血为特征的症候群。

### 一、心排血量减少

心力衰竭时，心脏泵血功能降低，心排血量减少，器官血流重新分配，以保障重要器官的血供。

## （一）心脏泵血功能降低

心脏泵血功能降低时，心功能检查的指标发生如下变化：

**1. 心排血量减少及心脏指数降低**　心排血量是评价心脏泵血功能的重要指标之一。心脏指数（cardiac index，CI）是经单位体表面积标准化后的心排血量，其横向可比性较好。病变早期，心力储备减少。随着病情的进一步发展，心排血量显著降低，常依赖于充盈压升高和（或）心率加快才能达到满足机体代谢需要的水平。严重心力衰竭患者，卧床静息时的心排血量也显著降低。

**2. 左室射血分数降低**　左室射血分数是每搏输出量占左室舒张末期容积的百分比，能较好地反映心肌收缩力的变化。心力衰竭时，每搏输出量减低和（或）左室舒张末期容积增大，使射血分数降低。

**3. 心室充盈受损**　因射血分数降低，射血后心室剩余血量增多，使心室舒张末容积、压力增大，心室充盈受限。心力衰竭早期即可出现心室舒张末期压力升高。

**4. 心率增快**　由于交感神经兴奋，心力衰竭早期即有明显的心率增快。随心排血量进行性降低，心排血量的维持对心率增快的依赖性增大。因此，心悸是心力衰竭患者最早、最明显的症状。

**5. 动脉血压的变化**　急性心力衰竭时，心排血量骤减导致血压明显降低，甚至发生心源性休克。慢性心力衰竭时，由于交感 – 肾上腺髓质系统兴奋，外周阻力、心率及血容量等上调，动脉血压可维持在正常范围甚至升高。

## （二）器官血流重新分配

心排血量减少使交感 – 肾上腺髓质系统兴奋，由于阻力血管收缩程度不一，外周血流出现重新分配。交感神经末梢和 α 受体密度较高的皮肤、骨骼肌、内脏血管明显收缩，血流减少，心、脑等重要脏器的血供变化不明显；病情严重时，心、脑血供也减少。主要表现：

**1. 皮肤血流减少**　患者面色苍白、皮温降低，如合并缺氧，可出现发绀。

**2. 骨骼肌缺血**　患者体力活动的耐受性降低，易疲乏。

**3. 肾血流减少**　肾小球滤过率降低，肾小管重吸收增多，尿量减少，水钠潴留。

**4. 脑血流量减少**　当心力衰竭发展到严重阶段，脑血流量亦减少，甚至发生暂时性意识丧失，称为心源性晕厥。严重者，晕厥发作数秒并伴有四肢抽搐、呼吸暂停、发绀等表现，称为阿 – 斯综合征（Adams–Stokes syndrome）。

## 二、静脉淤血

慢性心力衰竭常以水钠潴留、血容量增多、静脉淤血及组织水肿为主要表现。静脉淤血根据淤血部位不同分为肺循环淤血和体循环淤血。

### （一）肺循环淤血

肺循环淤血主要见于左心衰竭。首先出现肺淤血，严重时出现肺水肿，二者共同的表现是呼吸困难，即气短和呼吸费力的主观感觉。根据肺淤血和肺水肿的严重程度不同，呼吸困难可有不同的表现形式。

**1. 劳力性呼吸困难**　即轻度左心衰竭患者仅在体力活动时出现呼吸困难，休息后消失，是左心衰竭早期的临床表现。体力活动时发生呼吸困难的机制：①回心血量增加，肺淤血加重；②心率加快，舒张期缩短，使心室充盈不足，加重肺淤血；③代谢水平升高，导致缺氧加剧和二氧化碳潴留，刺激呼吸中枢，产生"气急"的症状。

**2.夜间阵发性呼吸困难**　即患者夜间入睡后因突感气闷、气急而惊醒，被迫坐起以缓解症状，是左心衰竭的典型表现。其机制：①患者入睡后由坐位改为平卧位，下肢静脉回流和水肿液入血增多，肺淤血加重；②入睡后迷走神经紧张性增高，小支气管收缩，气道阻力增大；③熟睡后中枢对传入刺激的敏感性降低，当缺氧严重时才能刺激呼吸中枢，使患者突感呼吸困难而惊醒。病情严重者，气促咳嗽的同时伴有哮鸣音，则称为心源性哮喘（cardiac asthma）。

**3.端坐呼吸**　心力衰竭患者静息时已出现呼吸困难，平卧时加重，被迫采取端坐或半卧位以减轻呼吸困难的程度，称为端坐呼吸（orthopnea），是左心衰竭造成严重肺淤血的表现。其机制：①端坐位时下肢血液回流及水肿液吸收减少，肺淤血减轻；②膈肌下移，胸腔容积增大，使通气改善。

### （二）体循环淤血

体循环淤血是右心衰竭或全心衰竭的结果，主要表现为体循环静脉系统过度充盈，静脉压升高及内脏充血、水肿等。

**1.静脉淤血及静脉压升高**　右心衰竭时，静脉回流受阻，加之水、钠潴留，使大量血液淤积在体循环静脉系统，静脉压升高。临床表现为颈静脉充盈甚至怒张，肝－颈静脉返流征阳性等。

**2.水肿**　是全心衰竭特别是右心衰竭的主要表现之一。水钠潴留和毛细血管血压升高是导致心源性水肿的主要原因。受重力的影响，水肿常发生在身体下垂的部位。

**3.肝肿大和肝功能损害**　下腔静脉回流受阻，肝静脉压力升高，导致肝脏淤血、水肿，肝脏肿大使被膜紧张，引起疼痛和压痛。长期淤血还可造成淤血性肝硬化和肝功能异常。

**4.胃肠功能改变**　慢性心力衰竭时，由于胃肠道慢性淤血及血液灌流不足，可出现食欲不振、消化不良、恶心、呕吐、腹泻等症状。

# 第六节　心功能不全防治的病理生理基础

## 一、防治原发病和消除诱因

积极采取有效措施防治可能导致心力衰竭的原发性疾病，如解除冠脉阻塞和痉挛、控制血压、调节血脂异常等。消除诱因也是不容忽视的重要环节，如控制感染、避免过度紧张、纠正电解质和酸碱平衡紊乱等。

## 二、调整神经－体液系统失衡及干预心室重塑

神经－体液系统的功能紊乱在心室重塑和心力衰竭的发生发展中起到重要作用。血管紧张素转换酶抑制剂（ACEI）主要通过抑制全身和心脏局部的 RAAS 的过度激活，加之抑制缓激肽降解、减少胶原沉积等，延缓心室重塑；ACEI 还可促进一氧化氮和前列环素产生，改善心肌梗死后冠脉血流。目前，ACEI 已成为治疗慢性心力衰竭的常规药物。此外，临床还可采用 β 受体阻断剂，以防止交感神经对衰竭心肌的恶性刺激，改善心室重塑。

## 三、减轻心脏的前、后负荷

对于伴有水钠潴留和严重淤血的患者，利尿剂可以通过抑制肾小管钠水重吸收，而降低血容

量，减轻前负荷；同时，限制水钠摄入也有一定效果。对于外周阻力增加的患者，应用 ACEI 或 Ang Ⅱ 受体阻滞剂以降低外周阻力，减轻心脏后负荷，减少心肌耗氧量。

### 四、改善心肌的舒缩功能

对于收缩性心力衰竭且心腔扩大明显、心率过快者，可选择洋地黄类药物（地高辛），发挥正性肌力作用。对于舒张性心力衰竭，目前尚无明确治疗方案，钙离子通道阻滞剂有时用于降低心肌张力，但疗效尚待进一步验证。

第二十四章
# 肺功能不全

扫一扫，查阅本章数字资源，含PPT、音视频、图片等

肺主要执行外呼吸功能，以维持机体血气平衡，此外肺还有防御、免疫、代谢等非呼吸功能。多种病因可导致肺功能不全（pulmonary insufficient），本章仅讨论其中的外呼吸功能不全，其严重阶段称为呼吸衰竭。

呼吸衰竭（respiratory failure）指由于外呼吸功能严重障碍，导致 $PaO_2$ 降低伴有或不伴有 $PaCO_2$ 增高的病理过程。正常血气标准是在海平面静息呼吸时，动脉血氧分压（$PaO_2$）为 100mmHg，二氧化碳分压（$PaCO_2$）为 36～44mmHg，平均40mmHg。诊断呼吸衰竭的主要血气标准是 $PaO_2$ 低于 60mmHg，伴有或不伴有 $PaCO_2$ 高于 50mmHg，且排除心内解剖分流、原发性心排血量降低等非外呼吸功能障碍因素。

呼吸衰竭的分类：根据动脉血气特点，分为 Ⅰ 型（低氧血症型，仅有 $PaO_2$ 降低，不伴有 $PaCO_2$ 升高）和 Ⅱ 型呼吸衰竭（高碳酸血症型，既有 $PaO_2$ 降低，又有 $PaCO_2$ 升高）；根据发病机制不同，分为通气性和换气性呼吸衰竭；按照原发病部位不同，分为中枢性和外周性呼吸衰竭；根据发病缓急，分为急性和慢性呼吸衰竭。

## 第一节　呼吸衰竭的病因和发病机制

外呼吸包括肺通气和肺换气两个基本过程。呼吸衰竭是由肺通气功能障碍和（或）肺换气功能障碍所致。

### 一、肺通气功能障碍

当肺通气功能障碍使肺泡通气不足时，可发生呼吸衰竭。肺通气功能障碍包括限制性和阻塞性通气不足。

#### （一）限制性通气不足

限制性通气不足（restrictive hypoventilation）是指吸气时肺泡扩张受限所引起的肺泡通气不足。平静呼吸时，吸气是吸气肌收缩引起的主动过程，呼气则是肺泡弹性回缩和胸廓借助重力作用复位的被动过程。因此，吸气更易发生障碍，主要是由呼吸动力减弱或阻力加大所致。其原因有：

**1. 呼吸肌活动障碍**　即呼吸动力减弱。中枢或周围神经的器质性病变如脑外伤、脑血管意外、脑炎、脊髓灰质炎、多发性神经炎等；过量镇静药、安眠药、麻醉药所引起的呼吸中枢抑制；神经－肌肉接头处兴奋传递的异常；长时间呼吸困难和呼吸运动增强所引起的呼吸肌疲劳；

营养不良所致的呼吸肌萎缩；低钾血症、缺氧、酸中毒等所致的呼吸肌无力等，均可累及呼吸肌收缩功能，使呼吸动力减弱，引起限制性通气不足。

**2. 胸廓的顺应性降低** 胸廓为弹性组织，扩张时需克服弹性阻力。严重胸廓畸形、胸膜纤维化等可使胸廓顺应性降低，弹性阻力增大，限制其扩张。

**3. 肺的顺应性降低** 严重的肺纤维化或肺泡表面活性物质减少，可降低肺的顺应性，使肺泡扩张的弹性阻力增大而导致限制性通气不足。肺泡表面活性物质减少的常见原因有：①Ⅱ型肺泡上皮受损（成人呼吸窘迫综合征）或发育不全（婴儿呼吸窘迫综合征）所致的表面活性物质合成不足；②肺过度通气或肺水肿等导致表面活性物质大量消耗、稀释或破坏增多。

**4. 胸腔积液和气胸** 胸腔大量积液或张力性气胸压迫肺脏，使肺扩张受限。

### （二）阻塞性通气不足

阻塞性通气不足（obstructive hypoventilation）指由气道狭窄或阻塞所致的通气障碍。气道内径是影响气道阻力最主要的因素，凡是能引起气道内径狭窄的病变，都可造成阻塞性通气不足。根据阻塞部位不同，可分为中央性（大气道）和外周性（小气道）阻塞。

**1. 中央性气道阻塞** 指从环状软管下缘至气管分叉处的气道阻塞。常由炎症、水肿、异物、声带麻痹、肿瘤压迫等引起。①阻塞位于胸外，吸气时，气道内压低于作用于气道外壁的大气压，导致病变部位狭窄加重；呼气时，则因气道内压高于大气压，使阻塞减轻，故患者表现为吸气性呼吸困难（图24-1）。②阻塞位于胸内，吸气时胸膜腔内压降低，使气道内压大于胸膜腔内压，故阻塞减轻；呼气时胸膜腔内压升高而压迫气道，使气道狭窄加重，患者表现为呼气性呼吸困难（图24-1）。

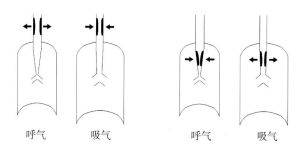

**图24-1 不同部位气道阻塞导致呼气与吸气时气道口径的变化**

**2. 外周性气道阻塞** 指内径小于2mm的小支气管和细支气管等小气道的阻塞。由于小气道缺乏完整软骨的支撑、管壁薄、且与周围肺泡结构紧密相连，吸气时胸膜腔内压降低，小气道随着肺泡的扩张而被周围组织牵拉，内径增大；呼气时胸膜腔内压升高，气道受牵拉减弱，内径减小。因此，一旦出现导致小气道狭窄的病变，呼气时阻塞会更明显，患者主要表现为呼气性呼吸困难。慢性阻塞性肺疾病是引起小气道阻塞的主要原因，其管壁增厚、痉挛及顺应性降低；管腔被分泌物阻塞变窄；肺泡壁的破坏还降低了对小气道的牵张力，都可使小气道阻力大大增加。特别是当小气道阻塞患者用力呼气时，气体通过阻塞区后气道内压明显下降，低于正常水平，而作用于气道外壁的胸膜腔内压明显升高，等压点（呼气时，气道内压与胸膜腔内压相等的气道部位）由大气道上移至无软骨支撑的小气道，导致小气道闭合，肺泡气难以呼出（图24-2）。

### （三）肺泡通气不足时的血气变化

限制性或阻塞性通气不足导致总肺泡通气量减少，氧的吸入和二氧化碳的排出均受阻，使流经肺泡毛细血管的血液不能充分动脉化，导致 $PaO_2$ 降低和 $PaCO_2$ 升高，最终出现 II 型呼吸衰竭。

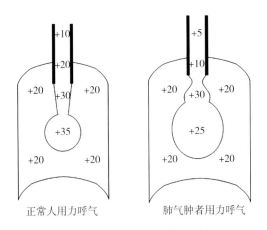

正常人用力呼气　　　　　肺气肿者用力呼气

图 24-2　气道等压点上移与气道闭合

## 二、肺换气功能障碍

肺换气功能障碍包括扩散障碍、肺泡通气与血流比例失调及解剖分流增加。

### （一）扩散障碍

扩散障碍（diffusion impairment）指由肺泡膜面积减少或肺泡膜异常增厚和扩散时间缩短引起的气体交换障碍。

**1. 肺泡膜面积减少**　气体扩散速率与肺泡膜面积呈正比。正常成人肺泡膜总面积约为 $80cm^2$，静息时参与换气的面积仅为 $35 \sim 40cm^2$。由于储备面积大，只有肺泡膜面积减少一半以上时才会发生换气功能障碍。肺泡膜面积减少见于肺实变、肺不张、肺气肿和肺叶切除等。

**2. 肺泡膜厚度增加**　肺泡膜由六层结构组成，即含肺表面活性物质的液体层、肺泡上皮细胞层、上皮肌膜、肺泡上皮和毛细血管基膜之间的间隙、毛细血管基膜和毛细血管内皮。气体扩散速率与肺泡膜厚度呈反比。肺水肿、肺泡透明膜形成、肺纤维化和间质性肺炎等可使肺泡膜增厚，气体扩散障碍。

**3. 扩散时间缩短**　即血液与肺泡接触时间过短。肺泡膜面积减少或肺泡膜厚度增加的患者，虽然气体扩散速率减慢，但由于扩散功能有很大的代偿储备（血液流经肺泡的时间为 0.75 秒，静脉血动脉化的时间仅 0.25 秒），在静息状态时仍可在正常接触时间内完成气血交换。只有当体力负荷加重等使心排血量增加和肺血流速度加快时，造成扩散时间过短，才导致气血交换障碍。

**4. 扩散障碍时的血气变化**　单纯的扩散障碍只引起 $PaO_2$ 降低，并无 $PaCO_2$ 升高（$CO_2$ 扩散速率较 $O_2$ 快所致），属于 I 型呼吸衰竭。扩散速率与分压差及扩散系数呈正相关，$CO_2$ 分压差较 $O_2$ 低，但其扩散系数是 $O_2$ 的 20 倍，故扩散速率比 $O_2$ 快，扩散障碍时不易出现 $CO_2$ 潴留。如果存在呼吸加快、代偿性通气过度使 $CO_2$ 排出增多，$PaCO_2$ 反而可降低。

### （二）肺泡通气与血流比例失调

流经肺泡的血液能否充分摄取 $O_2$ 及排出 $CO_2$ 而使血液动脉化，还取决于肺泡通气量与血流量的比例。正常成人在静息状态下，每分钟肺泡通气量（$V_A$）约为 4.2L，每分钟肺血流量（Q）约为 5L，$V_A/Q$ 约为 0.84。发生肺部疾患时，即使肺总通气量和总血流量保持正常，若肺通气和

（或）血流的改变不平行，部分肺泡 $V_A/Q$ 严重失调，也会导致换气功能障碍。这是肺部疾患引起呼吸衰竭最常见最重要的机制。

**1. 部分肺泡通气不足** 慢性阻塞性肺疾病、肺纤维化、肺水肿和肺不张等病变的分布往往不均，病变严重部位肺泡通气明显减少，但血流并未相应减少，其至还可因炎性充血而有所增加，使 $V_A/Q$ 显著降低，以致流经该处毛细血管网的静脉血未充分氧合便掺入动脉血内，这种情况类似于动 – 静脉短路（解剖分流），故称为功能性分流（functional shunt），又称静脉血掺杂（venous admixture）。由于肺内通气分布不均，正常成人功能性分流约占肺血流量的 3%，而严重慢性阻塞性肺病患者可高达 30% ~ 50%，严重影响换气功能（图 24-3）。

**2. 部分肺泡血流不足** 肺动脉栓塞、DIC、肺动脉炎、肺血管收缩等可使部分肺泡血流减少，$V_A/Q$ 显著高于正常，患部肺泡通气多而血流少，肺泡通气不能被充分利用，相当于增加了肺泡死腔量，故称为死腔样通气（dead space ventilation）。正常人的生理性死腔量约占潮气量的 30%，患病时可高达 60% ~ 70%，从而导致气血交换障碍（图 24-3）。

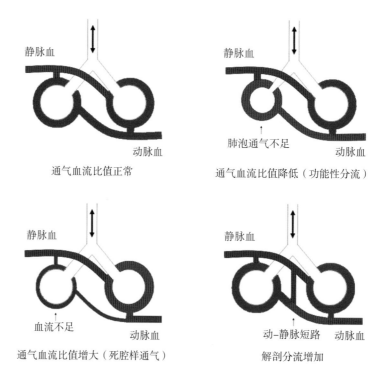

图 24-3 肺泡通气 – 血流比例失调和解剖分流增加模式图

**3. 肺泡通气与血流比例失调的血气变化**

（1）部分肺泡通气不足时，病变区域 $V_A/Q$ 可降至 0.1 以下，使 $PaO_2$ 降低、$PaCO_2$ 增高。这种血气变化使非病变区代偿性增加通气量，导致流经该处肺泡的血液 $PaO_2$ 显著升高，但氧含量增加很少，而 $PaCO_2$ 与含量均明显降低（由氧和二氧化碳解离曲线决定）。因此，来自非病变区的血液与病变区血液相混合后 $PaO_2$ 降低；$PaCO_2$ 的变化则取决于代偿性呼吸增强的程度，可正常或降低，严重时也可升高。

（2）部分肺泡血流不足时，病变区域 $V_A/Q$ 可高达 10 以上，流经此处的血液 $PaO_2$ 显著升高，但其氧含量增加有限；而健康区域却因血流量增加使其 $V_A/Q$ 低于正常，这部分血液不能充分氧合，$PaO_2$ 和氧含量显著降低，最终混合而成的动脉血 $PaO_2$ 降低；$PaCO_2$ 的变化也取决于代偿性呼吸增强的程度，可正常或降低，极严重时也可升高。

### （三）解剖分流增加

生理情况下肺内也存在解剖分流，即部分静脉血经支气管静脉和极少的肺内动－静脉短路直接流入肺静脉。这种解剖分流的静脉血未经氧合即掺入动脉血的现象，称为真性分流（true shunt）或真性静脉血掺杂（ture venous admixture）。真性分流血流量正常时占心排血量的 2% ～ 3%。先天性肺动－静脉瘘、休克、支气管扩张症等可使肺内解剖分流增加，静脉血掺杂异常增多，从而导致呼吸衰竭（图 24-3）。吸入纯氧可有效提高功能性分流的 $PaO_2$，而对解剖分流的效果则不明显，以此可以对二者进行鉴别。

#### 附：急性呼吸窘迫综合征与呼吸衰竭

急性肺损伤（acute lung injury，ALI）/ 急性呼吸窘迫综合征（acute respiratory distress syndrome，ARDS）是指在严重感染、休克、创伤等非心源性疾病过程中，肺泡－毛细血管膜损伤造成弥漫性肺水肿所致的急性低氧性呼吸衰竭，ARDS 属于 ALI 的严重阶段。

ARDS 的肺内主要病变为严重肺水肿、透明膜形成、不均匀的充血、出血、微血栓形成、肺不张等。肺泡－毛细血管膜损伤是肺内病变形成的基础，主要由全身炎症反应损伤所致。肺是全身炎症反应综合征最常受累的器官，以中性粒细胞为主的多重效应细胞和炎症介质在损伤中发挥了重要作用。

ARDS 引起呼吸衰竭的机制：①肺泡通气－血流比例失调是主要发病机制。部分肺泡通气不足，导致功能分流增加；肺小血管收缩、微血栓形成，使部分肺泡血流不足，导致死腔样通气。②肺泡膜因水肿、透明膜形成导致气体扩散障碍。③肺水肿、肺不张等使肺顺应性降低；支气管痉挛、受阻等使气道阻塞，均导致通气功能障碍，也参与 ARDS 的发生。因此，患者主要表现为 I 型呼吸衰竭。若肺损伤加重，肺泡通气障碍加剧使总肺泡通气量降低，$PaCO_2$ 升高，导致 I 型呼吸衰竭演变成 II 型呼吸衰竭。

## 第二节　呼吸衰竭时机体代谢和功能变化

呼吸衰竭时发生的低氧血症和高碳酸血症是机体发生功能和代谢改变的基础。早期出现一系列代偿反应，以改善组织的供氧，调节酸碱平衡和改变组织器官的功能、代谢以适应新的内环境。呼吸衰竭严重时，如机体代偿不全，可出现严重的代谢功能紊乱。

### 一、酸碱平衡及电解质紊乱

**1. 代谢性酸中毒**　严重缺氧时糖酵解加强，乳酸等酸性产物增多，可引起代谢性酸中毒。此外，呼吸衰竭时可引起肾功能不全，肾小管排酸保碱的功能下降，亦可引起代谢性酸中毒。此时血液电解质主要有以下变化：细胞内 $K^+$ 外移，肾小管排 $K^+$ 减少，使血钾升高；$HCO_3^-$ 降低，可使肾排 $Cl^-$ 减少，故血氯常增高。

**2. 呼吸性酸中毒**　II 型呼吸衰竭时，大量 $CO_2$ 潴留可引起呼吸性酸中毒，与代谢性酸中毒对血钾的影响相一致，患者常出现高血钾，而血氯却常降低。导致血氯降低的原因：高碳酸血症使红细胞合成 $HCO_3^-$ 增多，并与细胞外 $Cl^-$ 进行交换使 $Cl^-$ 转移入细胞；同时，肾小管分泌 $NH_3$ 及重吸收 $HCO_3^-$ 增多，致尿中有更多的 $Cl^-$ 以 $NH_4Cl$ 和 $NaCl$ 的形式排出，故血氯降低。

**3. 呼吸性碱中毒**　I 型呼吸衰竭时，因缺氧引起肺过度通气，可发生呼吸性碱中毒。此时患者可出现血钾降低，血氯升高。

## 二、呼吸系统变化

**1. 缺氧和二氧化碳潴留对呼吸功能的影响**　$PaO_2$ 降低可刺激颈动脉体和主动脉体化学感受器，反射性增强呼吸运动；但缺氧对呼吸中枢有直接抑制作用，当 $PaO_2$ 低于 30mmHg 时，此抑制作用大于其反射性兴奋作用，使呼吸受抑制。$PaCO_2$ 升高主要作用于中枢化学感受器，使呼吸中枢兴奋，引起呼吸加深加快；但当 $PaCO_2$ 超过 80mmHg 时，$CO_2$ 潴留却抑制呼吸中枢。因此，严重的 II 型呼吸衰竭患者，呼吸运动主要靠低 $PaO_2$ 对外周化学感受器的刺激来维持。在这种情况下，吸氧浓度不宜过高，以免缺氧被完全纠正后 $PaO_2$ 上升，解除了低氧对外周化学感受器的刺激而出现呼吸抑制，使高碳酸血症加重，病情进一步恶化。

**2. 原发病对呼吸功能的影响**　导致呼吸衰竭的原发病本身也可引起呼吸系统的变化。中枢性呼吸衰竭时呼吸浅而慢，可出现潮式呼吸、间歇呼吸、抽泣样呼吸、叹气样呼吸等呼吸节律紊乱，其中最常见的是潮式呼吸。由肺的顺应性降低所致的限制性通气不足，因牵张感受器或毛细血管旁感受器受刺激而反射性地引起浅快呼吸；阻塞性通气不足时，因气流受阻可表现为深而慢的呼吸，由于阻塞部位不同，可表现为吸气性呼吸困难或呼气性呼吸困难。

## 三、循环系统变化

**1. 缺氧和二氧化碳潴留对心功能和血管的影响**　一定程度的 $PaO_2$ 降低和 $PaCO_2$ 升高，可兴奋心血管运动中枢，使心率加快、心肌收缩力增强、外周血管收缩，加之呼吸运动增强使静脉回流增加等，最终使心排血量增加。脑血管与冠脉因受局部代谢产物如腺苷等的直接扩血管作用，不发生收缩反而扩张，使血流重新分布，这有利于保证心、脑的血供。但是严重的缺氧和 $CO_2$ 潴留可直接抑制心血管中枢和心脏活动，扩张血管，造成血压下降、心肌收缩力减弱及心律失常等严重后果。

**2. 肺源性心脏病**　呼吸衰竭可累及心脏，主要引起右心肥大与衰竭，即肺源性心脏病，其发病机制如下：

（1）肺泡缺氧和酸中毒（$CO_2$ 潴留所致），造成肺小动脉收缩，肺动脉压升高，从而增加右心后负荷，这是右心受累的主要原因。

（2）肺小动脉长期收缩和缺氧均可引起无肌型肺微动脉肌化，肺血管平滑肌细胞和成纤维细胞的肥大增生，胶原蛋白与弹性蛋白合成增多，导致肺血管肌层增厚和血管硬化、管腔狭窄，由此形成持久稳定的慢性肺动脉高压。

（3）肺小动脉炎、肺毛细血管床的大量破坏、肺动脉栓塞等病变增加肺循环阻力，导致肺动脉高压。

（4）长期缺氧引起的代偿性红细胞增多症使血液黏度升高，也会加重肺血流阻力和右心的负荷。

（5）缺氧、酸中毒及电解质紊乱等可降低心肌的舒缩功能。

（6）呼吸困难时，用力呼气使胸膜腔内压异常升高，心脏受压影响其舒张功能；用力吸气则胸膜腔内压异常降低，即心外负压增大，可增加右心收缩的负荷，促使心力衰竭的发生。

## 四、中枢神经系统变化

中枢神经系统对缺氧最为敏感。当 $PaO_2$ 降至 60mmHg 时，可出现智力和视力轻度减退。在

$PaO_2$ 降至 $40 \sim 50mmHg$ 以下时，则出现头痛、烦躁不安、定向与记忆障碍、精神错乱、嗜睡，甚至昏迷等一系列神经精神症状。$CO_2$ 潴留使 $PaCO_2$ 超过 $80mmHg$ 时，可引起头痛、头晕、烦躁不安、言语不清、扑翼样震颤、精神错乱、嗜睡、抽搐、呼吸抑制等症状，称为"$CO_2$ 麻醉"（carbon dioxide nacrosis）。

由呼吸衰竭引起的脑功能障碍，称为肺性脑病，主要见于 Ⅱ 型呼吸衰竭。缺氧、$CO_2$ 潴留和酸中毒是其发生的根本原因。发病机制：

**1. 脑充血和脑水肿的形成**　严重的缺氧和 $CO_2$ 潴留都可使脑血管扩张。$PaCO_2$ 每升高 $10mmHg$，脑血流量可增加 50%；缺氧和酸中毒还能损伤血管内皮细胞使其通透性增高，导致间质性脑水肿；缺氧使脑细胞 ATP 生成减少，抑制 $Na^+-K^+$ 泵功能，使细胞内 $Na^+$ 及水增多，导致脑细胞水肿。脑充血、水肿使颅内压增高，进一步压迫脑血管加重脑缺氧，形成恶性循环，严重时可形成脑疝。

**2. 酸中毒对脑细胞的影响**　由于脂溶性的 $CO_2$ 较水溶性的 $HCO_3^-$ 更易透过血脑屏障，因此 Ⅱ 型呼吸衰竭发生呼吸性酸中毒时，脑脊液 pH 变化较血液更为明显，对脑细胞产生严重影响。当脑脊液 pH 低于 7.25 时，脑电波变慢；pH 低于 6.8 时，脑电活动完全消失。其机制：一方面，酸中毒可提高脑细胞内谷氨酸脱羧酶的活性，使抑制性神经递质 γ - 氨基丁酸生成增多，从而抑制中枢功能；另一方面，酸中毒能增强磷脂酶活性，使溶酶体水解酶释放，引起脑细胞损伤。

### 五、肾功能变化

呼吸衰竭时可累及肾脏，轻者尿中出现蛋白、红细胞、白细胞及管型等，严重时可发生急性肾衰竭，出现少尿、氮质血症和代谢性酸中毒。此时，肾结构并无明显改变，属于功能性肾衰。这是由于缺氧和高碳酸血症反射性兴奋交感神经，使肾血管收缩，肾血流量严重减少所致。

### 六、胃肠变化

严重缺氧可使胃壁血管收缩，降低胃黏膜的屏障作用；$CO_2$ 潴留可增强胃壁细胞碳酸酐酶的活性，使胃酸分泌增多。故呼吸衰竭时可出现胃肠黏膜糜烂、坏死、出血与溃疡形成等病变。

## 第三节　呼吸衰竭防治的病理生理基础

### 一、治疗原发病和消除诱因

治疗原发病、消除诱因是防治呼吸衰竭的根本。如慢性阻塞性肺部疾病患者若发生感冒或急性支气管炎，可诱发呼吸衰竭和右心衰竭，故应积极预防。一旦发生呼吸道感染则应积极进行抗感染治疗。

### 二、给氧治疗和给氧原则

低氧血症是呼吸衰竭危及生命的最重要因素。因此，治疗时应及早将 $PaO_2$ 提高到 $50mmHg$ 以上。给氧原则：① Ⅰ 型呼吸衰竭可吸入较高浓度的氧（一般不超过 50%）；② Ⅱ 型呼吸衰竭适宜持续低浓度低流量给氧，值得注意的是吸氧浓度不宜超过 30%，使 $PaO_2$ 上升到 $50 \sim 60mmHg$ 即可，以免缺氧被完全纠正后出现呼吸抑制，加重二氧化碳潴留，致病情进一步恶化。

### 三、降低 $PaCO_2$

$PaCO_2$ 增高是由肺总通气量减少所致，故提高肺通气量是降低 $PaCO_2$ 的关键。常用方法有解除呼吸道阻塞、增强呼吸动力、人工辅助通气及补充营养等。

### 四、改善内环境及重要器官功能

纠正酸碱平衡及电解质紊乱以改善内环境；保护心、脑、肝和肾等重要器官的功能；预防与治疗严重并发症，如肺源性心脏病与肺性脑病等。

第二十五章

# 肝功能不全

扫一扫，查阅本章数字资源，含PPT、音视频、图片等

　　肝脏是人体最大的腺体，参与人体内的消化、代谢、排泄、解毒及免疫等多种功能。来自胃肠吸收的物质，几乎全部进入肝脏，在肝内进行合成、分解转化、贮存。各种导致肝损害的病因作用于肝组织后，可引起不同程度的肝细胞损伤及功能障碍。

## 第一节　概　述

　　肝脏不仅是机体最活跃的物质代谢场所，还是重要的消化、分泌、排泄、生物转化和免疫器官，其复杂的功能主要由肝脏细胞来完成。肝脏细胞包括肝实质细胞（即肝细胞，约占 84%）和非实质细胞。肝非实质细胞包括肝巨噬细胞（Kupffer 细胞）、肝星形细胞、肝窦内皮细胞和肝脏相关淋巴细胞。

### 一、肝功能不全的概念和分类

#### （一）概念

　　各种严重致肝损害的因素作用于肝脏，或长期反复作用于肝脏后，一方面可引起肝脏形态结构的改变，另一方面可导致肝脏功能发生不同程度的障碍，机体出现黄疸、出血、感染、肾功能障碍及肝性脑病等一系列临床综合征，称为肝功能不全（hepatic insufficiency）。肝功能不全晚期阶段称为肝功能衰竭（hepatic failure），临床表现主要是肝性脑病和肝肾综合征。

#### （二）分类

　　根据病情经过，肝功能不全可分为急性和慢性两种类型。
　　**1. 急性肝功能不全**　又称暴发性肝功能不全。起病急，进展快，发病数小时后出现黄疸，2～4 天后即由嗜睡进入昏迷状态，有明显的出血倾向并常伴有肾衰竭。其原因主要是严重而广泛的肝细胞变性或坏死，常见于病毒、药物或中毒所致的急性重型肝炎。
　　**2. 慢性肝功能不全**　病程较长，进展缓慢，临床上常在诱因（如上消化道出血、感染、服用镇静剂、酸碱平衡紊乱等）作用下病情突然恶化，进展为肝性脑病，重者昏迷。多见于各种类型肝硬化的失代偿期和部分肝癌的晚期。

## 二、肝功能不全的常见病因和发病机制

### （一）生物性因素

肝炎病毒是肝功能不全的最常见病因。肝炎病毒感染可激发机体的细胞免疫和体液免疫反应。一般认为，T细胞介导的细胞免疫反应是引起肝细胞损伤的主要原因。除肝炎病毒外，某些细菌及阿米巴滋养体可引起肝脓肿；某些寄生虫如肝吸虫、血吸虫等可累及肝脏，造成不同程度的肝损伤。

### （二）药物

许多药物本身或其代谢产物对肝脏具有明显的毒性作用，可造成肝脏损害和病变（表25-1）。临床上以正常剂量使用某一种药物时，一般不会引起肝脏损害，而两种或两种以上药物合用时，常可引起肝脏病变，甚至造成严重后果。药物引起的肝损害一般有肝细胞毒损害、肝内胆汁淤积以及兼具二者特点的混合性肝损害三种类型。

表 25-1　引起肝损害的常见药物

| 种类 | 药物名称 |
| --- | --- |
| 解热镇痛药 | 对乙酰氨基酚（扑热息痛）、非那西丁、阿司匹林等 |
| 抗生素 | 四环素、青霉素、红霉素、磺胺药等 |
| 抗肿瘤药 | 5-氟尿嘧啶、环磷酰胺、6-硫基嘌呤、氨甲蝶呤等 |
| 抗结核药 | 异烟肼、利福平、对氨基水杨酸等 |
| 抗癫痫药 | 苯妥英钠、苯乙酰脲等 |
| 精神病药 | 氯丙嗪、三环类抗抑郁药、安定等 |
| 心血管药 | 甲基多巴、噻嗪类利尿药、普鲁卡因胺等 |
| 抗风湿和痛风药 | 别嘌呤醇、吲哚美辛（消炎痛）、水杨酸盐、保泰松等 |
| 麻醉药 | 氯仿、氟烷、甲氧氟烷等 |
| 中药 | 雷公藤、川楝子、复方青黛丸等 |

### （三）免疫性因素

免疫反应除了有利于杀灭病毒外，也可攻击感染病毒的肝细胞，使肝细胞受损。如由T淋巴细胞介导的免疫功能在慢性乙型肝炎、原发性胆汁性肝硬化等疾病的发生发展过程中起重要作用。

### （四）营养性因素

单纯营养缺乏导致的肝病非常罕见。但营养缺乏可促进肝病的发生、发展。

### （五）遗传代谢障碍

遗传性酶缺陷可致物质代谢紊乱进而引起疾病，在肝脏主要表现为结构和功能改变，常伴有

其他脏器的损害。遗传代谢障碍导致的肝功能不全主要见于儿童。

## （六）其他

肝脏毒物是以肝脏为靶器官的各种化学毒物，如四氯化碳、氯仿、苯胺、磷化物、硝基化合物、铊、锑等。肝脏毒物可通过破坏肝细胞的酶系统或抑制氧化磷酸化过程导致肝细胞损伤。酒精的代谢与分解主要在肝脏进行。酒精可直接或经其代谢产物乙醛损伤肝脏，引起肝脏严重的代谢障碍、结构改建，最终发展为脂肪肝、酒精性肝炎和肝硬化。

## 三、肝功能不全时机体代谢和功能变化

### （一）物质代谢障碍

体内各种物质代谢障碍是肝功能不全最早出现的症状。

**1. 糖代谢障碍**　主要表现为低血糖及糖耐量降低。肝细胞坏死使肝糖原储备减少，肝细胞功能障碍使肝糖原合成障碍、糖异生能力下降及灭活胰岛素功能减弱，使得患者空腹时易出现低血糖。由于肝糖原合成障碍以及胰高血糖素灭活减弱，部分患者可出现餐后较长时间的高血糖，即糖耐量降低。

**2. 脂类代谢障碍**　主要表现为脂肪肝、血浆胆固醇 / 胆固醇比值下降及血浆胆固醇总量升高。肝功能受损时，磷脂及脂蛋白的合成减少使肝内脂肪输出障碍而出现脂肪肝，胆固醇酯化障碍而出现血浆胆固醇 / 胆固醇比值下降，胆固醇转化为胆汁酸的能力下降而出现血浆胆固醇总量升高。

**3. 蛋白质代谢障碍**　主要表现为低蛋白血症。肝损伤致肝细胞数量减少和肝细胞代谢障碍时，蛋白质合成减少，出现低蛋白血症，进而导致：①血浆白蛋白浓度下降，血浆胶体渗透压降低引发腹水；②造血原料缺乏引发贫血及营养不良；③凝血因子合成减少而有出血倾向；④应激时急性期反应蛋白产生不足，使机体的防御功能下降。

### （二）水、电解质及酸碱平衡紊乱

**1. 水肿**　肝功能严重障碍患者体液的异常积聚，称为肝性水肿（hepatic edema）。早期主要表现为腹水，随着病情的逐步加重，出现尿量减少、下肢浮肿。其发生机制主要与下列因素有关：①肝脏结构被破坏使肝内血液循环被改建，肝内肝动脉 - 门静脉间异常吻合支的形成，出现门脉高压；②低蛋白血症使血浆胶体渗透压下降；③肝脏对激素灭活功能降低，使体内醛固酮、ADH 水平升高，引起水钠潴留；④若发展到肝肾综合征，会加重水钠潴留。

**2. 低钠血症**　肝功能不全时，虽然伴有高醛固酮血症，但低钠血症仍较常见，往往是病情危重的表现。其发生原因可能与长期限盐饮食致钠摄入不足、长期使用利尿药或大量放腹水致钠丢失过多、ADH 促肾脏重吸收水增加致血液稀释等因素有关。

**3. 低钾血症**　肝功能严重障碍患者易发生低钾血症。其发生原因与食欲不振、厌食致钾摄入不足、醛固酮过多致肾排钾增加等因素有关。血钾降低时，通过 $H^+$-$K^+$ 交换，细胞外的 $H^+$ 向细胞内转移，出现低钾血症性代谢性碱中毒。

**4. 呼吸性碱中毒**　是肝功能障碍时最常见的酸碱平衡紊乱类型。肝功能障碍时的低氧血症、贫血及高氨血症，均可导致过度换气，引起呼吸性碱中毒。

### （三）胆汁分泌和排泄障碍

胆汁分泌、排泄障碍既可以是肝功能障碍的原因，也可为其后果。胆汁分泌或排泄障碍使胆汁成分淤积在肝内或返流入血，临床表现为黄疸、皮肤瘙痒等表现。小肠内胆汁酸盐浓度下降，引起脂肪和脂溶性维生素吸收不良。临床上，患者可因脂类吸收障碍而出现脂肪泻、厌油腻等表现，可因维生素 A、D、E、K 缺乏而出现夜盲症、出血倾向、骨质疏松等症状。进入肠腔抑制肠菌的胆汁减少，肠菌繁殖加快，可因肠源性内毒素吸收增多而发生内毒素血症，也可在细菌分泌的相关酶作用下产氨增加而诱发肝性脑病。

### （四）凝血功能障碍

因肝损伤引起的凝血功能障碍十分常见，临床上常表现为自发性出血，如鼻衄、牙龈出血、皮下出血等。其发生原因可能与下列因素有关：①凝血因子合成减少。肝功能障碍时维生素 K 吸收、储存障碍，致使维生素 K 依赖性凝血因子 Ⅱ、Ⅶ、Ⅸ、Ⅹ 明显减少。②抗凝血因子减少。肝功能障碍使蛋白 C、抗凝血酶Ⅲ等抗凝血因子合成减少。③纤维蛋白溶解系统功能亢进。肝功能障碍可导致 $\alpha_2$ 抗纤溶酶生成减少，且单核巨噬细胞系统清除纤溶酶原激活物的功能亦有所减退。④血小板数量减少及功能异常：血小板数量减少的主要原因是体内毒物抑制骨髓使其生成减少、脾功能亢进使其破坏加快、出血使其消耗过多。血小板功能异常主要表现为血小板释放障碍、聚集性缺陷和收缩不良。

### （五）生物转化功能障碍

**1. 激素代谢障碍**　肝功能受损时，激素灭活功能障碍，体内各种激素蓄积并出现相应的临床症状。①雌激素增多：肝功能障碍时雌激素自身灭活减少，同时睾酮向雌激素转化增加，导致体内雌激素水平明显升高。女性患者出现月经失调、闭经、不孕等卵巢功能紊乱表现；男性则常有性欲减退、乳房发育、睾丸萎缩和不育等表现。雌激素过多可引起小动脉扩张，患者常出现蜘蛛痣和肝掌。②醛固酮、ADH 增多：肝功能受损时肝脏对醛固酮和 ADH 灭活能力减弱。醛固酮增多可导致低钾血症和水钠潴留，ADH 增多造成水潴留而出现稀释性低钠血症。③高胰岛素血症：肝脏损伤造成胰岛素灭活障碍，患者出现高胰岛素血症。一方面造成低血糖，另一方面促进骨骼肌等组织摄取支链氨基酸，使血浆支链氨基酸降低，造成其与芳香族氨基酸比例失衡，参与肝性脑病的发生。

**2. 药物代谢障碍**　肝功能障碍时，药物在体内的分布、代谢及排泄等均发生变化。受损肝细胞对药物的代谢能力降低可致药物蓄积，血清白蛋白减少可致血中游离型药物增多，上述因素易引发药物中毒。而侧支循环的形成使门脉血中的药物绕过肝脏直接进入体循环，增强了药物的毒、副作用。因此，肝病患者应慎重用药。

**3. 解毒功能障碍**　肝细胞受损害时其解毒功能障碍。从肠道吸收的蛋白质代谢终末产物（如氨、胺类等毒性物质）未经降解即大量进入体循环，或者经侧支循环直接进入体循环到达中枢神经系统，引发严重功能障碍，甚至发生肝性脑病。

### （六）免疫功能障碍

肝功能严重障碍时，Kupffer 细胞功能受损、补体水平下降，以致对细菌、内毒素清除减少，屏障功能降低使肠道细菌移位入血，易继发细菌感染及菌血症，严重时引起肠源性内毒素血症。

而肠源性内毒素血症可进一步损伤肝组织，形成恶性循环。因此，肠源性内毒素血症在肝功能不全的发病过程中起到重要作用。

### （七）其他器官功能障碍

肝功能严重障碍时，除上述复杂的多种代谢功能紊乱外，还常伴有全身各系统功能障碍症状，其中以中枢神经系统（肝性脑病）和泌尿系统（肝肾综合征）的并发症最严重，成为肝功能衰竭的临床指征。

# 第二节　肝性脑病

## 一、肝性脑病的概念、分类和分期

### （一）概念

肝性脑病（hepatic encephalopathy，HE）是指在排除其他已知脑疾病的前提下，继发于肝功能严重障碍的一系列严重神经、精神症状，临床上出现一系列神经、精神症状。早期为可逆性的，晚期发展成不可逆性肝昏迷（hepatic coma），甚至死亡。

### （二）分类

1998 年维也纳第 11 届世界胃肠病学大会按照肝脏异常和神经病学表现及病程，将肝性脑病分为三种类型：A 型（acute）为急性肝衰竭相关性脑病，常于起病 2 周内出现；B 型（bypass）为单纯门体旁路相关性脑病，无明确的肝细胞损害，但临床表现与肝硬化伴肝性脑病的患者相同；C 型（cirrhosis）为肝硬化伴门脉高压或门体分流相关的脑病，是最常见的类型。C 型肝性脑病又可分为发作性、持续性和轻微型肝性脑病三个亚型（表 25-2）。

表 25-2　肝性脑病的类型

| 类型 | 特征 | 常见病因 | 亚型 | 亚类 |
|---|---|---|---|---|
| A 型（acute） | 急性肝功能衰竭相关的肝性脑病 | 病毒性暴发型肝炎、伴有广泛坏死的药物性肝炎等 | 无 | 无 |
| B 型（bypass） | 单纯门体旁路所引起的肝性脑病，无明确的肝细胞损害 | 外伤、肿瘤转移、先天性血管畸形或血栓形成等所致的门静脉高压 | 无 | 无 |
| C 型（cirrhosis） | 肝硬化伴门脉高压和（或）门体分流相关的肝性脑病 | 各种类型肝硬化伴门脉高压和（或）门体分流 | 发作性肝性脑病 | 诱因型、自发型、复发型 |
| | | | 持续性肝性脑病 | 轻型、重型、治疗依赖型 |
| | | | 轻微型肝性脑病 | 无 |

### （三）分期

临床上按照肝性脑病患者神经、精神症状的轻重分为四期。

一期（前驱期）：轻微的神经精神症状，以性格和行为改变为主，表现为欣快感或抑郁，轻度知觉障碍，精神集中时间短，昼夜颠倒等，轻微扑翼样震颤（asterixis）。

二期（昏迷前期）：一期症状加重，出现明显的人格障碍及行为异常，表现为嗜睡，淡漠，轻度时间及空间感知障碍，语言书写障碍等，明显的扑翼样震颤。

三期（昏睡期）：以昏睡和神经错乱为主。时间及空间定向障碍明显，健忘，言语混乱，昏睡但可唤醒，扑翼样震颤且肌张力明显增强。

四期（昏迷期）：患者神志完全丧失，昏迷不能唤醒，可有阵发性抽搐，对疼痛刺激无反应，无扑翼样震颤。

## 二、肝性脑病的发病机制

对肝性脑病的认知已超过百年，以往认为脑组织无明显形态学变化，但最近研究发现肝性脑病的脑组织中存在特异性神经病理学改变，主要累及星形胶质细胞。继发于急性肝功能不全的肝性脑病，病理学表现为星形胶质细胞肿胀及明显的细胞毒性脑水肿，临床表现为颅内压明显增高，常有脑疝形成。继发于慢性肝功能不全的肝性脑病，病理学表现为 Alzheimer Ⅱ 型星形胶质细胞增多症及轻度脑水肿，其急性发作时亦出现颅内压增高。肝性脑病的发病机制尚未完全阐明，目前对肝性脑病发病机制的解释主要有以下四种学说。

### （一）氨中毒学说（ammonia intoxication hypothesis）

大量临床研究证明，氨与肝性脑病相关。肝硬化患者摄入高蛋白饮食或服用含铵药物可诱发肝性脑病症状；肝硬化腹水患者通过阳离子交换树脂降腹水的过程中，由于树脂吸收钠盐而释放铵离子，患者出现间歇性脑病；临床上约 80% 的肝性脑病患者血液及脑脊液中氨水平升高，采用降血氨治疗后，其症状得到明显缓解。上述研究结果表明，血氨水平升高是引起肝性脑病的主要因素。

**1. 血氨水平升高的原因**　正常机体氨生成和清除之间维持着动态平衡，血氨浓度不超过 59μmol/L。肝功能衰竭时，由于氨的生成增多而清除不足，引起血氨水平升高及氨中毒（ammonia intoxication）。

（1）血氨清除不足　肝内鸟氨酸循环合成尿素是血氨清除最主要的途径。2 克分子的氨经鸟氨酸循环生成 1 克分子的尿素，消耗 4 克分子的 ATP。严重肝功能障碍时，由于鸟氨酸循环的酶系统严重受损、鸟底物（鸟氨酸、瓜氨酸、精氨酸）缺乏，以及 ATP 供给不足，造成尿素合成受阻，血氨清除不足。此外，门 - 体分流使部分自肠道吸收的氨绕过肝脏直接进入体循环，也造成血氨清除不足。

（2）血氨生成增多　血氨主要来自肠道含氮物质的分解。在肠道内，蛋白质的消化产物氨基酸及由血液弥散入肠的尿素，可分别在肠道细菌释放的氨基酸氧化酶和尿素酶作用下产氨并吸收入血（图 25-1）。①肝硬化伴门脉高压时胃肠道淤血，胆汁分泌减少，使胃肠道消化、吸收和排空功能障碍，肠道细菌大量繁殖，肠道内未经消化的蛋白质成分堆积，在细菌分泌的相关酶作用下，产氨明显增多。这个过程在高蛋白饮食后或合并上消化道出血时尤为明显。②肝功能不全晚期合并肾功能障碍时（肝肾综合征），尿素排出减少，弥散入肠腔增加，经细菌作用产氨增多。③肝性脑病患者昏迷前，躁动不安、震颤等肌肉活动增多，肌肉中腺苷酸分解代谢增强，肌肉产氨增多。

此外，肝功能障碍患者往往存在呼吸性碱中毒，造成机体从肠上皮以及肾小管上皮吸收 $NH_3$

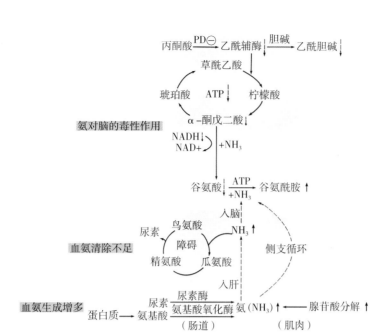

图 25-1 血氨水平升高的原因及引起肝性脑病的机制

增多，升高血氨水平。

氨属弱碱性，可自由通过血脑屏障进入脑内。血氨增高，氨入脑增多。血脑屏障在细胞因子、自由基作用下通透性增高时，即使血氨不升高，进入脑内的氨也可增多。这是部分病例循环血液中氨浓度不高但发生严重肝性脑病的原因。

**2. 氨对脑的毒性作用** 随着对氨中毒理论的进一步深入研究，发现氨可通过多种途径干扰脑细胞的代谢、功能，并产生神经毒性作用。

（1）脑内神经递质发生改变 脑内氨水平升高可直接影响脑内神经递质的水平及神经传递，在肝性脑病的发生发展过程中，神经传递障碍所起的作用要强于且早于能量代谢障碍。

1）对谷氨酸能神经传递的影响 ①氨可明显抑制 α- 酮戊二酸脱氢酶活性但对丙酮酸脱氢酶影响较小，因而在葡萄糖代谢过程中造成 α- 酮戊二酸蓄积，增多的 α- 酮戊二酸与氨作用生成谷氨酸，患者表现为兴奋性增强（昏迷前期以前）；②随着脑内氨水平进一步升高，谷氨酸在星形胶质细胞内与氨结合生成谷氨酰胺，发挥抑制性神经递质作用（进入昏睡期）；③当脑内氨水平极度增高时，丙酮酸脱氢酶及 α- 酮戊二酸脱氢酶活性均受到抑制，谷氨酸生成减少，神经传递障碍；④部分患者由于突触间隙谷氨酸水平增高，故在全脑谷氨酸水平降低的情况下仍可表现为兴奋性神经活动增强。

2）对其他神经递质的影响 ①肝性脑病晚期，丙酮酸脱氢酶活性降低，使乙酰辅酶 A 生成不足，导致中枢兴奋性神经递质乙酰胆碱合成减少；②氨水平升高可介导抑制性神经递质 γ- 氨基丁酸活动增强，造成中枢神经系统功能障碍。

（2）干扰脑细胞能量代谢 氨主要通过干扰脑细胞的葡萄糖生物氧化过程，导致能量生成不足，从而影响中枢神经系统的各项功能。①氨抑制丙酮酸脱氢酶活性，阻碍丙酮酸的氧化脱羧过程，使乙酰辅酶 A 生成不足，三羧酸循环过程停滞，使 ATP 生成减少；②氨抑制 α- 酮戊二酸脱氢酶活性，使三羧酸循环过程受阻，ATP 生成减少；③氨与脑内 α- 酮戊二酸结合生成谷氨酸的过程中，消耗还原型辅酶Ⅰ（NADH），影响细胞呼吸链中氢的传递，导致 ATP 生成减少；④氨与谷氨酸结合生成谷氨酰胺的过程消耗大量 ATP。

（3）对神经细胞膜的影响　①氨干扰神经细胞膜上 $Na^+$-$K^+$-ATP 酶活性，影响复极后膜的离子转运，使膜电位变化和兴奋性异常；②$NH_4^+$ 与 $K^+$ 竞争进入细胞，影响 $Na^+$、$K^+$ 在神经细胞内外的正常分布，从而干扰神经的兴奋和传导活动。

星形胶质细胞是脑内唯一合成谷氨酰胺的场所。氨与谷氨酸在星形胶质细胞内结合形成谷氨酰胺。谷氨酰胺具有渗透分子作用，过量谷氨酰胺的蓄积可导致星形胶质细胞水肿。因此，谷氨酰胺蓄积可能是高氨造成脑水肿的主要机制之一。

血氨水平升高虽与肝性脑病密切相关，但不能完全解释肝性脑病的发病机制。临床观察发现约有 20% 肝性脑病患者的血氨保持在正常水平；部分肝昏迷病人采取降氨疗法使血氨降至正常水平后其昏迷程度并无相应好转等。上述现象提示氨中毒学说并非解释肝性脑病发生的唯一机制。

## （二）假性神经递质学说（false neurotransmitter hypothesis）

有学者认为，严重肝脏疾病时，假性神经递质取代正常神经递质，在脑干网状结构中堆积，使神经冲动的传递发生障碍，从而引起神经系统的功能障碍。

**1. 假性神经递质的生成**　肝功能障碍伴门静脉高压患者胃肠道淤血，消化和吸收功能障碍，肠内蛋白质腐败分解过程增强，食物中的芳香族氨基酸苯丙氨酸及酪氨酸在肠菌作用下产生苯乙胺和酪胺量明显增多。而肝功能的严重障碍使肝细胞解毒能力降低，经门静脉入肝的苯乙胺和酪胺未能在肝脏完全分解而解毒，加之门 – 体分流使部分苯乙胺和酪胺绕过肝脏直接进入体循环。体循环中增多的苯乙胺和酪胺进入脑组织后，在脑细胞内 β – 羟化酶作用下生成苯乙醇胺和羟苯乙醇胺，即假性神经递质。

**2. 假性神经递质的作用**　脑干网状结构上行激动系统维持着整个大脑皮层的兴奋性，使机体保持清醒状态或维持觉醒功能，去甲肾上腺素和多巴胺是该系统重要的神经递质。苯乙醇胺和羟苯乙醇胺的化学结构与正常神经递质去甲肾上腺素和多巴胺相似（图 25-2），但其生理效应远较正常神经递质弱，故称为假性神经递质（false neurotransmitter）。当脑干网状结构中假性神经递质增多时，可竞争性地取代正常神经递质而被神经元摄取、贮存，但其释放后的生理效应远较正常神经递质弱，引起脑干网状结构上行激动系统唤醒功能障碍，患者处于昏睡甚至昏迷状态。脑内的多巴胺是锥体外系调节肢体精细运动的主要神经递质，当假性神经递质取代多巴胺时，肢体出现运动协调性障碍，表现扑翼样震颤（图 25-3）。

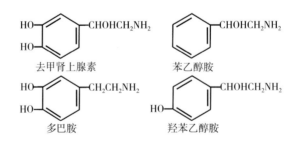

**图 25-2　正常及假性神经递质的结构**

近年的大量研究结果并不支持假性神经递质学说，如无论是否发生脑病的肝硬化患者，死后脑组织中多巴胺和去甲肾上腺素水平与非肝病患者无明显差异，有时非肝病患者的羟苯乙醇胺浓度更高；向大鼠脑室内注入大量羟苯乙醇胺，且多巴胺和去甲肾上腺素量分别减少 92% 和 80%，但动物的活动状态并无明显变化。由此，提出了假性神经递质学说的补充理论"氨基酸失衡学说"。

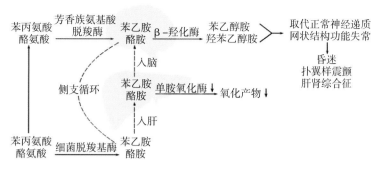

**图 25-3　假性神经递质的来源及引起肝性脑病的机制**

### （三）氨基酸失衡学说（amino acid imbalance hypothesis）

肝性脑病患者或门 – 体分流术后动物，血中氨基酸含量有明显的改变，表现为芳香族氨基酸（AAA）增多，支链氨基酸（BCAA）减少，两者比值（BCAA/AAA）可由正常值 3 ～ 3.5 下降至 0.6 ～ 1.2。

**1. 血浆氨基酸失衡的原因**　肝脏功能障碍或门 – 体分流时，肝细胞对胰岛素和胰高血糖素灭活减弱是血浆氨基酸失衡的主要原因。胰高血糖素增多可促进肝脏和肌肉组织蛋白分解代谢，产生大量 AAA 并释放入血；肝功能障碍造成肝脏对 AAA 的降解能力下降及利用 AAA 的糖异生作用障碍，使血中 AAA 含量升高。胰岛素增多可促进肌肉和脂肪组织等摄取、利用更多的 BCAA，使血中 BCAA 含量减少。

**2. 血浆氨基酸失衡的后果**　AAA 和 BCAA 由同一载体转运通过血脑屏障，进入脑组织。当血浆中 BCAA/ AAA 比值下降时，以苯丙氨酸、酪氨酸、色氨酸为主的 AAA 竞争性地进入脑组织增多。①脑内过多的苯丙氨酸、酪氨酸可分别抑制两者羟化酶的活性，而促进其脱羧酶活性，使正常神经递质生成减少，转而生成苯乙胺和酪胺，并进一步在 β – 羟化酶作用下生成苯乙醇胺和羟苯乙醇胺等假性神经递质。因此，血浆氨基酸失衡学说实质上是假性神经递质学说的补充和发展。它表明，脑中假性神经递质的前体既可来源于肠道的吸收，也可来自血中增多的芳香族氨基酸。②脑内增多的色氨酸在羟化酶和脱羧酶作用下生成 5– 羟色胺（5–HT）和吲哚类代谢产物。5–HT 是中枢神经系统上行投射神经元的重要抑制性神经递质。它一方面可以抑制酪氨酸转化为多巴胺，另一方面可以被肾上腺素能神经元摄取而取代去甲肾上腺素。因此，有学者认为 5–HT 也是一种假性神经递质。

很多学者反对氨基酸失衡学说，认为 BCAA/AAA 比值降低可能是肝损害的结果，而不是发生肝性脑病的原因。补充 BCAA 也只能缓解部分肝性脑病患者的症状，而不能改变患者存活率。总之，假性神经递质学说和氨基酸失衡学说，尚待进一步深入研究和验证。

### （四）γ – 氨基丁酸学说（gamma aminobutyric acid hypothesis）

γ – 氨基丁酸（gamma aminobutyric acid，GABA）属于抑制性神经递质，与苯二氮䓬类（BZ）物质形成复合物激动剂，活化 GABA–A 受体（又称 GABA/BZ 受体，GABA/ 苯二氮䓬类受体），发挥生物学效应。GABA 与突触后膜 GABA–A 受体结合，可使细胞膜对 Cl⁻ 的通透性增高，Cl⁻ 由浓度高的细胞外进入细胞内，产生突触后膜超级化抑制作用。此外，GABA 也可发挥突触前抑制作用。GABA 学说建立的基础是 GABA 能神经元抑制性活动增强。

**1. GABA 能神经活动增强的原因**　早期 GABA 学说认为，肝功能障碍时，来自肠道的

GABA 在肝脏分解减少，或经侧支循环绕过肝脏进入体循环，使血中 GABA 浓度升高；大量的 GABA 经过通透性增高的血脑屏障入脑参与了肝性脑病的发生发展。但最近的大量研究表明，脑内 GABA、内源性苯二氮䓬类物质并未增加，GABA-A 受体复合物完整性也未发生变化。因而，肝性脑病时 GABA 能神经元抑制性活动增强可能更多基于 GABA-A 受体复合物与配体的结合能力变化以及内源性 GABA-A 受体变构调节物质增加等因素。

**2. GABA 能神经活动增强的机制** 血氨增高可增强 GABA 能神经活动：①氨使 GABA-A 受体复合物与其配体（GABA、苯二氮䓬类物质）结合能力增强，且对中枢抑制性递质介导的中枢功能抑制有协同作用；②氨使星形胶质细胞对 GABA 的摄取降低、释放增加，虽然全脑 GABA 水平不变，但突触间隙 GABA 水平增高，促使 GABA-A 受体活性增强；③氨通过上调线粒体外膜的外周型苯二氮䓬受体（PTBR）促使线粒体合成神经类固醇类物质四氢孕烯醇酮（THP）和四氢脱氧皮质酮（THDOC）增多，此二者作为 GABA 受体的强激动剂可变构调节 GABA-A 受体活性，增强 GABA-A 受体复合物内源性配体的作用，增强中枢抑制性作用。

除上述假说外，研究还发现许多神经毒质，比如锰、硫醇、短链脂肪酸、酚等物质对肝性脑病的发生、发展也有一定的作用。肝功能不全时肝胆管清除锰减少而使血锰升高。锰可沉积于星形胶质细胞的线粒体，损伤线粒体功能并促进神经类固醇合成，增强 GABA 的作用，影响谷氨酸摄取及能量代谢。硫醇可抑制尿素合成而影响氨的解毒，抑制线粒体功能；短链脂肪酸亦可抑制脑的能量代谢及氨的分解代谢。肝性脑病的发病机制复杂，每一种学说都难以全面解释其机制。现在多认为肝性脑病是多种因素复合相加或协同作用所导致的结果，氨中毒学说已经成为解释肝性脑病发病机制的中心环节。临床上，不同病例引发肝性脑病的机制各不相同，在某些病例中可能以某一因素起主导作用。

### 三、肝性脑病的诱发因素

大部分肝性脑病有一定的诱发因素。这些因素大多通过增加毒性产物来源（氨的负荷增加）、增强血脑屏障通透性、提高脑组织对毒性产物的敏感性这三个环节，引起肝性脑病的发生。

#### （一）氨负荷增加

氨负荷增加是诱发肝性脑病最常见的原因。氨可通过消化道、输血等途径过多进入人体，也可因肾功能障碍排氨减少而在体内积蓄，还可因酸碱平衡紊乱而促进氨的生成与吸收。

**1. 上消化道出血** 是肝性脑病最重要的诱发因素。肝硬化伴有门静脉高压的患者，由于食管下端静脉曲张，易发生静脉曲张破裂出血，使大量血液进入胃肠道。每 100mL 血液含有 15～20g 蛋白质，造成肠道产氨物质明显增加。此外，出血造成的低血容量、低血压、低血氧，加重肝脏、肾脏损害和脑功能障碍，诱发肝性脑病。

**2. 高蛋白饮食** 肝功能障碍时，尤其是伴有门－体分流的患者，胃肠道淤血水肿致机体对蛋白质消化吸收能力降低。大量摄入高蛋白质食物易在肠道堆积，进而被肠菌分解产生大量氨及有毒物质，诱发肝性脑病。

**3. 输陈旧血** 库存 21 天的陈旧血，氨含量可增加 5 倍以上，若给肝功能障碍患者输入则易诱发肝性脑病。

**4. 肾功能障碍** 肝功能障碍晚期伴发肝肾综合征时，肾脏排出尿素等毒性物质减少，过多的尿素弥散入肠腔，经细菌分解而产氨增多，诱发肝性脑病。

**5. 酸碱平衡紊乱** 肝功能障碍时，体内易发生呼吸性和代谢性碱中毒。碱中毒可促进氨的生成与吸收，引起血氨增高，诱发肝性脑病。

## （二）血脑屏障通透性增高

细胞因子水平增高、能量代谢障碍、高碳酸血症、脂肪酸过多以及饮酒等可使血脑屏障的通透性增高，使正常时不能通过血脑屏障的某些神经毒性物质入脑增多。

## （三）脑敏感性增高

肝功能严重障碍时，在各种毒性物质作用下，脑对药物或氨等毒性物质的敏感性增高。因此，在使用镇静、止痛、麻醉剂以及氯化铵等药物时，易诱发肝性脑病。感染、缺氧、电解质紊乱等也可增强脑对毒性物质的敏感性。

此外，镇静、麻醉等药物可大大增加肝脏负担，加重肝损伤；感染及内毒素血症不仅损伤肝脏、加重肝功能障碍，还可引起发热和组织坏死，导致内源性氨产生增加，诱发肝性脑病。

### 四、肝性脑病防治的病理生理基础

肝性脑病的发生是多因素作用的结果，因此肝性脑病的治疗应采取综合治疗措施。

## （一）防治诱因

无论肝性脑病发生与否，去除诱因都是十分重要且行之有效的措施。

**1. 预防上消化道出血**　避免进食粗糙、尖锐或刺激性食物，防止食管下段静脉破裂出血。一旦出血应及时止血，并予泻药或清洁灌肠促进积血迅速排出。

**2. 控制蛋白质的摄入**　严格控制蛋白质摄入量，减少肠源性氨的生成。昏迷时须进食无蛋白流质饮食。

**3. 防治便秘**　减少肠道有毒物质吸收入血。

**4. 慎用药物**　特别是镇静、止痛、麻醉等药物，既可损害肝脏又可增加脑敏感性，需谨慎用药。

## （二）针对肝性脑病的发病机制进行治疗

**1. 降低血氨**　①合理应用抗生素，抑制肠道菌群繁殖；②口服乳果糖以酸化肠道，减少产氨并促进铵盐随粪便排出；③应用门冬氨酸 – 鸟氨酸、谷氨酸、精氨酸制剂以降低血氨浓度；④纠正水、电解质和酸碱平衡紊乱，特别是碱中毒。

**2. 补充左旋多巴**　左旋多巴能透过血脑屏障在脑内转化成多巴胺，从而取代假性神经递质，使神经系统功能恢复正常。

**3. 补充支链氨基酸**　口服或注射以支链氨基酸为主的氨基酸混合液，纠正血浆氨基酸失衡。

**4. 使用苯二氮䓬类受体拮抗剂**　根据内源性苯二氮䓬类物质能促进 GABA 毒性作用的理论，在临床试验和实验模型中应用中枢苯二氮䓬类受体拮抗药氟马西尼等，唤醒效果明显。

扫一扫，查阅本章数字资源，含PPT、音视频、图片等

　　肾脏是人体重要的排泄和内分泌器官。通过肾小球滤过、肾小管和集合管的重吸收与分泌排泄代谢废物和毒物，调节水、电解质、渗透压和酸碱平衡，以维持机体内环境的稳定；通过内分泌功能，产生和分泌肾素、前列腺素、促红细胞生成素、1，25-二羟维生素 $D_3$ 等生物活性物质，并灭活甲状旁腺激素和胃泌素等，以调节体内的多种重要生理功能。

　　肾功能不全（renal insufficiency）是指各种原因引起肾功能障碍时，病情由轻到重、从代偿到失代偿的全过程。其晚期阶段称为肾衰竭（renal failure），表现为多种代谢产物和毒物在体内蓄积，水、电解质和酸碱平衡紊乱，伴有肾内分泌功能障碍的临床综合征。临床应用中，这两者往往属同一概念而不加区别。

　　根据病因与发病的缓急，肾衰竭可分为急性和慢性两种。一般来说，急性肾衰竭时，由于机体来不及代偿适应，常可导致严重后果，但大多数急性肾衰竭是可逆的。无论是急性还是慢性肾衰竭，发展到最严重阶段即成为尿毒症。

## 第一节　急性肾衰竭

　　急性肾衰竭（acute renal failure，ARF）是指各种原因引起的双肾泌尿功能在短期内急剧障碍，致使代谢产物在体内迅速积聚，水、电解质和酸碱平衡紊乱，临床表现为氮质血症、高钾血症和代谢性酸中毒等。多数患者表现为少尿型 ARF（oliguric ARF），即伴有少尿（成人尿量 < 400mL/d）或无尿（成人尿量 < 100mL/d）。少数患者表现为非少尿型 ARF（nonoliguric ARF），即尿量并不减少但肾脏排泄功能障碍，氮质血症明显。

### 一、急性肾衰竭的分类和病因

　　引起 ARF 的病因很多，一般根据发病环节可分为肾前性（prerenal）、肾性（intrarenal）和肾后性（postrenal）三大类。

#### （一）肾前性急性肾衰竭

　　肾前性 ARF 是指肾脏血液灌流量急剧减少所致的 ARF。有效循环血量减少和肾血管收缩，可导致肾脏血液灌流量减少，出现肾小球滤过率（glomerular filtration rate，GFR）急剧降低，而肾小管功能尚属正常，故临床上出现少尿、尿比重较高和氮质血症。由于肾脏无器质性病变，一旦肾灌流量恢复正常，则肾功能也迅速恢复。故又称功能性肾衰竭（functional renal failure）或肾前性氮质血症（prerenal azotemia）。常见于各型休克早期、急性心力衰竭等。

## （二）肾性急性肾衰竭

肾性 ARF 是由于各种原因引起肾实质病变而产生的 ARF，又称器质性肾衰竭（parenchymal renal failure），是临床常见的危重病症。其组织学损伤部位可在肾小球、肾间质、肾血管和肾小管。

**1. 肾小球、肾间质和肾血管疾病** 肾小球损伤可见于急性肾小球肾炎、狼疮性肾炎、多发性结节性动脉炎和过敏性紫癜性肾炎等。肾间质损伤可见于急性间质性肾炎、药物过敏及巨细胞病毒感染等。肾血管损害可见于肾小球毛细血管血栓形成和微血管闭塞等微血管疾病，也可见于肾动脉狭窄、肾动脉血栓形成或栓塞等大血管病变。

**2. 急性肾小管坏死** 急性肾小管坏死（acute tubular necrosis，ATN）是引起肾性 ARF 最常见、最重要的原因。导致 ATN 的因素主要有：

（1）肾持续缺血和再灌注损伤 严重休克、失血、烧伤以及心力衰竭等引起的持续肾缺血或其好转后的再灌注损伤，均可导致肾小管坏死，由功能性肾衰竭转变为器质性肾衰竭。

（2）肾中毒 引起肾中毒的毒物很多，可概括为外源性肾毒物和内源性肾毒物两类。常见的外源性肾毒物有汞、砷、铅、锑等重金属，氨基苷类抗生素、四环素族和两性霉素 B 等药物，蛇毒、蜂毒、生鱼胆等生物毒素和四氯化碳、甲醇等有机溶剂。内源性肾毒物主要有血红蛋白、肌红蛋白和尿酸等。溶血或横纹肌溶解症时，从红细胞和肌肉分别释出的血红蛋白和肌红蛋白，经肾小球滤过后在肾小管形成色素管型，堵塞并损害肾小管，引起 ATN。

ATN 虽然病情严重，但只要处理得当，是可以逆转的。坏死的肾小管上皮细胞在第 3～4 天就开始修复，逐渐被再生的肾小管上皮细胞所取代，肾功能和内环境也有望逐渐恢复正常。

## （三）肾后性急性肾衰竭

肾后性 ARF 是由肾以下尿路（由肾盏至尿道口）梗阻引起的肾功能急剧下降，又称肾后性氮质血症（postrenal azotemia）。常见于双侧输尿管结石、前列腺肥大、泌尿道及其周围的肿瘤。肾后性 ARF 早期并无肾实质损害，如及时解除梗阻，肾泌尿功能可迅速恢复。如长期梗阻，则可引起肾盂积水，致肾小球囊内压升高，进而出现 GFR 降低、少尿、氮质血症和酸中毒，最终可发展到尿毒症而死亡。

### 二、急性肾衰竭的发病机制

ARF 的发病机制十分复杂，至今尚未完全阐明。不同原因所致 ARF 的机制不尽相同，但其中心环节都是 GFR 降低。肾前性及肾后性 ARF 时 GFR 降低的机制已简述如前，下面主要介绍 ATN 所致少尿型 ARF 的发病机制。

### （一）肾血管及血流动力学异常

研究表明，在 ARF 初期，有肾血流量减少和肾内血液分布异常，表现为肾皮质外层血流严重缺乏及肾髓质淤血，而且肾缺血的程度与肾脏形态学损害及功能障碍之间存在着平行关系。因此，肾血管及血流动力学异常是 ARF 初期 GFR 降低和少尿的主要机制。

**1. 肾灌注压降低** 当动脉血压低于 80mmHg 时，肾脏血液灌流量明显减少，加之肾小动脉收缩，使 GFR 降低。

**2. 肾血管收缩** 全身血容量减少或血压降低时，可引起全身血管收缩，以皮质肾单位入球小动脉收缩尤为明显，致使 GFR 降低。肾皮质血管收缩的机制：①交感 – 肾上腺髓质系统兴奋：有效循环血量减少或毒物的作用，使交感 – 肾上腺髓质系统兴奋，儿茶酚胺分泌增多，刺激 α 受体使肾入球小动脉收缩。②肾素 – 血管紧张素系统（RAS）激活：肾缺血、儿茶酚胺增多均可刺激肾球旁细胞分泌肾素，激活 RAS，导致入球小动脉和出球小动脉收缩。因肾皮质中的肾素含量丰富，故 RAS 激活既是引起也是维持肾皮质血管收缩的因素。③肾内收缩及舒张因子释放失衡：肾缺血或肾中毒使肾血管内皮细胞受损，使血管内皮源性收缩因子（如内皮素）分泌增多而血管内皮源性舒张因子（如一氧化氮）释放减少。此外，肾间质细胞合成前列腺素减少使扩血管作用减弱。上述失衡加强了肾血管的持续收缩，使 GFR 降低。

**3. 其他**　肾缺血、缺氧及肾中毒时，肾脏细胞代谢受影响，ATP 生成减少，发生细胞水肿。当肾毛细血管内皮细胞肿胀时，可导致血管管腔变窄，血流阻力增加，肾血流量减少。另外，ARF 患者血液黏度增高，血和尿中 FDP 增多，部分病人肾小球毛细血管内有纤维蛋白和血小板沉积，提示肾内 DIC 可能在 ARF 的发病机制中起一定作用。

### （二）肾小管损伤

肾小管细胞可因缺血、缺血后再灌注、毒物以及缺血与中毒共同作用引起损伤。

肾小管损伤是 GFR 持续降低和少尿的维持机制，其引起泌尿功能障碍的机制涉及肾小管阻塞、原尿回漏和管 – 球反馈机制失调（图 26-1）。

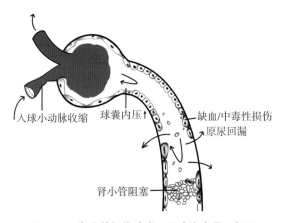

**图 26-1　肾小管损伤造成泌尿功能障碍示意图**

**1. 肾小管阻塞**　肾小管上皮组织坏死时脱落的细胞及其碎片、挤压综合征时的肌红蛋白、异型输血时的血红蛋白、磺胺类药形成的结晶等所形成管型，均可造成肾小管管腔阻塞，阻碍原尿通过，引起少尿；同时，肾小管阻塞造成管腔内压升高，使肾小球有效滤过压下降，GFR 降低而致少尿。目前一般认为，在某些持续少尿的 ARF 中，肾小管阻塞可能是导致 GFR 降低的重要因素。

**2. 原尿回漏**　持续肾缺血或肾毒物作用，可导致肾小管上皮细胞坏死、脱落及基膜断裂，使原尿经受损肾小管壁漏入周围肾间质，除直接引起尿量减少外，还可导致肾间质水肿而压迫肾小管和管周毛细血管。肾小管受压迫可加重肾小管阻塞、使球囊内压升高，进一步降低 GFR；管周毛细血管受压迫使肾血流量更加减少，加重肾损害，形成恶性循环。

**3. 管 – 球反馈机制失调**　管 – 球反馈调节是肾单位的自身调节活动之一。肾小管受损时，近曲小管对 $Na^+$、$Cl^-$ 重吸收减少，远曲小管 $Na^+$、$Cl^-$ 浓度升高，反馈引起肾小球旁器分泌肾素增加，激活 RAS，使 GFR 降低。有学者提出，腺苷也可能是管 – 球反馈作用的介导因子。肾小管细胞受损时，释放大量腺苷，作用于 $A_1$ 受体使入球小动脉收缩，并作用于 $A_2$ 受体扩张出球小动脉，加重了 GFR 下降。

### （三）肾小球滤过系数降低

$$肾小球滤过率 = 滤过系数 \times 有效滤过压$$

滤过系数（Kf）代表肾小球的通透能力，与滤过膜面积及其通透状态有关。肾缺血和肾中毒时 Kf 降低，与肾小球毛细血管内皮细胞肿胀、足细胞足突结构变化、滤过膜上的窗孔变小及密度减少有关。此外，肾缺血和肾中毒时，许多内源性及外源性的活性因子（如血管紧张素 Ⅱ 、血栓素 $A_2$ 等）释放，使肾小球系膜细胞收缩，肾小球滤过面积减少，引起 Kf 降低，从而降低 GFR（图 26-2）。

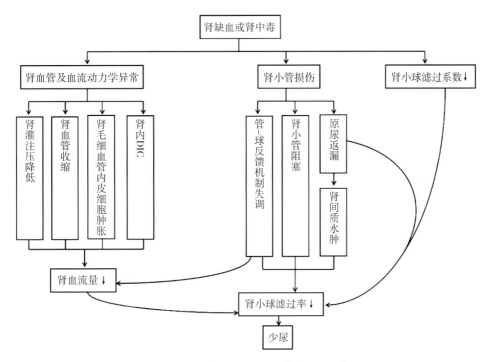

图 26-2　ATN 引起少尿型 ARF 发生机制示意图

## 三、急性肾衰竭时机体代谢和功能变化

ARF 根据其发病时尿量是否减少，分为少尿型 ARF 和非少尿型 ARF。

### （一）少尿型 ARF

少尿型 ARF 的发展过程可分为少尿期、移行期、多尿期和恢复期四个阶段。每个阶段机体的代谢与功能皆有不同的变化。

**1. 少尿期**　内环境严重紊乱，是病情最危重的阶段。一般在损害因素侵袭后 1～2 天内出现少尿，可持续 1～2 周，持续时间越短，预后越好。少尿期超过 1 个月，常表示肾脏损害严重，肾功能较难恢复。本期主要的代谢与功能变化如下。

（1）尿的变化　①尿量锐减：发病后迅速出现少尿或无尿，其发生与肾血管及血流动力学异常、肾小管损伤和肾小球滤过系数降低有关；②成分改变：尿比重低（＜ 1.015，常固定于 1.010 ～ 1.012），尿渗透压低于 350mmol/L，尿钠含量超过 40mmol/L，为肾小管浓缩稀释功能及重吸收障碍所致。此外，ATN 所致 ARF 的尿液中可出现红细胞、白细胞、蛋白质及各种管型，为肾小管结构受损及肾小球滤过功能障碍所致。

（2）水中毒　严重水中毒时可导致心力衰竭、肺水肿、脑水肿等，是 ARF 常见的死因之一。由于尿量减少，加之体内分解代谢增强所致的内生水增多和过多输入葡萄糖溶液，可致体内水潴留（组织水肿和细胞水肿），并引起稀释性低钠血症。

（3）高钾血症　可引起心脏传导阻滞和心律失常，严重时可出现心室纤颤、心搏骤停，是 ARF 患者最危险的变化，也是少尿期致死的主要原因。高钾血症的发生主要由于：①少尿使肾排钾减少；②组织损伤和分解代谢增加，使钾大量释放到细胞外液；③酸中毒时，细胞内钾离子外逸；④摄入过多含钾食物、药物、保钾利尿剂，以及输入库存血液等。

（4）代谢性酸中毒　可抑制心血管系统和中枢神经系统，影响体内多种酶的活性，并促进高钾血症的发生。代谢性酸中毒的发生原因有：① GFR 降低，酸性代谢产物排泄障碍；②肾小管分泌 $H^+$ 和 $NH_4^+$ 能力降低，使 $NaHCO_3$ 重吸收减少；③分解代谢增强，固定酸产生增多。ARF 引起的代谢性酸中毒，具有进行性、不易纠正的特点。

（5）氮质血症　血液中尿素、肌酐、尿酸等非蛋白氮（NPN）含量显著增多，称为氮质血症。其发生主要与肾脏排泄功能障碍和体内蛋白质分解增加（如感染、中毒、组织严重创伤等）等因素有关。ARF 少尿期，氮质血症进行性加重，严重时可出现尿毒症。

**2. 移行期**　当尿量增加到每日 400mL 以上时，标志着病人已度过危险的少尿期进入移行期，提示肾小管上皮细胞已开始修复再生，是肾功能开始恢复和病情开始好转的信号。在移行期，由于肾脏排泄功能尚未完全恢复，高钾血症、氮质血症、酸中毒等内环境紊乱尚不能立即得到改善。

**3. 多尿期**　每日尿量达到 3000mL 或更多即进入多尿期。尿量增多的发生机制：①肾血流量和肾小球滤过功能逐渐恢复；②肾小管上皮细胞虽已修复，但功能尚未完全恢复，重吸收钠水功能仍然较低；③肾间质水肿消退、肾小管阻塞解除；④少尿期潴留在血液中的尿素等代谢产物排出增多，使原尿渗透压升高，产生渗透性利尿。一般而言，少尿期体内蓄积的水分和尿素氮等代谢产物越多，多尿期尿量也越多。随着尿量过度增加，水和电解质大量排出，患者易发生脱水、低钠血症和低钾血症，应及时予以纠正。

**4. 恢复期**　多尿期持续 1～2 周后进入恢复期，尿量开始减少并逐渐恢复正常，血中 NPN 含量下降，水、电解质和酸碱平衡紊乱得到纠正。但肾小管功能需要数月甚至更长的时间才能完全恢复。

### （二）非少尿型 ARF

非少尿型 ARF 系指在进行性氮质血症的同时，每日尿量持续在 400mL 以上，甚至可达 1000～2000mL。近年来由于检测手段提高、诊断标准更新以及药物中毒性 ARF 的发病率升高、大剂量强效利尿剂及扩血管药物的预防性使用、危重患者的有效抢救和支持治疗，非少尿型 ARF 有增多趋势。非少尿型 ARF 时，肾脏泌尿功能障碍的严重程度较少尿型 ARF 轻，肾小管损害以尿浓缩功能障碍为主，所以尿量较多，尿比重较低，尿钠含量较少，一般不出现高钾血症，但仍可出现氮质血症及代谢性酸中毒等。患者临床症状较轻，病程较短，并发症较少，预后较好；但如因误诊或治疗不当，非少尿型 ARF 可转变为少尿型 ARF。

# 第二节　慢性肾衰竭

慢性肾衰竭（chronic renal failure，CRF）是指各种肾脏疾病引起肾单位进行性、不可逆性破坏，致使残存肾单位不能充分排出代谢废物及维持内环境稳定，出现代谢废物和毒物在体内潴留，水、电解质和酸碱平衡紊乱，伴有肾脏内分泌功能障碍的病理过程。CRF 发展呈渐进性，病程迁延，病情复杂，常以尿毒症为结局而导致死亡。

## 一、慢性肾衰竭的病因

凡能引起肾实质慢性进行性破坏的疾病，均可导致 CRF，包括原发性肾脏病和继发性肾脏病。可引起 CRF 的原发性肾脏疾病有慢性肾小球肾炎、间质性肾炎、慢性肾盂肾炎、肾结核等。继发于全身性疾病的进行性肾损害主要有糖尿病肾病、高血压性肾损害、过敏性紫癜肾炎、狼疮性肾炎等。继往的研究认为，慢性肾小球肾炎是 CRF 最常见的原因，而近年的研究资料显示，糖尿病肾病和高血压性肾损害所致的 CRF 正逐年增多。

## 二、慢性肾衰竭的发病过程

CRF 是一个缓慢的、进行性加重的发病过程，根据肾脏功能的损害程度（常以内生肌酐清除率为重要评价指标）将其分为四期。

### （一）肾储备功能降低期（代偿期）

内生肌酐清除率在正常值的 30% 以上，无临床症状，血液生化指标无异常，尚能维持内环境稳定，但若负荷突然增加（如感染、脱水等）则可出现内环境紊乱。

### （二）肾功能不全期

内生肌酐清除率降至正常值的 25% ～ 30%。肾排泄和调节功能进一步下降，已不能维持内环境稳定，可出现多尿、夜尿、轻度氮质血症、代谢性酸中毒及贫血等症状。

### （三）肾衰竭期

内生肌酐清除率降至正常值的 20% ～ 25%。肾功能显著减退，内环境严重紊乱，出现严重的氮质血症、代谢性酸中毒、高磷低钙血症、严重贫血以及多尿、夜尿等症状。

### （四）尿毒症期

内生肌酐清除率降至正常值的 20% 以下。大量毒性物质在体内积聚，出现全身严重中毒症状、更为严重的氮质血症、水电解质和酸碱平衡紊乱以及多系统功能障碍。

## 三、慢性肾衰竭的发病机制

CRF 是肾单位不断被破坏，有功能的肾单位逐渐减少，病情进行性加重的过程。其发生机制十分复杂，迄今为止尚未完全阐明。

### （一）肾脏疾病的作用

各种慢性肾脏疾病和继发于全身性疾病的肾损害可通过不同的机制导致肾单位破坏、功能丧失。主要有以下几个方面：①炎症损伤，如慢性肾小球肾炎、慢性肾盂肾炎、肾结核等；②缺血，如肾小动脉硬化症、结节性动脉周围炎等；③免疫反应，如膜性肾小球肾炎、系统性红斑狼疮等；④尿路梗阻，如尿路结石、前列腺肥大等；⑤大分子沉积，如淀粉样变性等。

### （二）继发性进行性肾小球硬化

大量研究证实，导致 CRF 的各种肾脏疾病造成肾单位破坏，使肾功能损伤达到一定程度后，即使原始病因去除，病情仍然进展，这表明继发性损伤在后续肾损伤中起着重要的作用，其机制主要有：

**1. 健存肾单位血流动力学改变**    1960 年，Bricker 提出健存肾单位学说，认为在持续不断的损害肾脏因素作用下，病变严重部分的肾单位功能丧失，而另一部分损伤较轻或未受损的"健存"肾单位加倍工作以进行代偿。当代偿不足时，机体出现内环境紊乱表现。在此基础上，1972年 Bricker 等提出矫枉失衡学说。学说认为，体内为维持某些溶质平衡而进行的代偿（矫枉）却对其他系统产生了有害作用（失衡）。CRF 时，甲状旁腺激素（PTH）分泌增多就是说明矫枉失衡学说的一个例子。20 世纪 80 年代 Brenner 等对健存肾单位学说进行了修正，提出肾小球超滤学说。该学说认为，健存肾单位的血流动力学发生了改变，血流量和血管内流体静压增高，进而GFR 相应增高，形成了肾小球高灌注、高压力和高滤过的"三高"状态，以致肾小球发生纤维化和硬化，进一步破坏健存肾单位，促进 CRF 的发生。肾小球过度滤过是 CRF 发展至尿毒症的重要原因之一。

**2. 系膜细胞增殖和细胞外基质增多**    肾小球系膜细胞是产生和分泌细胞外基质的主要细胞，系膜细胞增殖及细胞外基质增多和沉积是肾小球硬化机制的关键。包括内毒素、免疫复合物、糖基化终末产物、各种炎症介质和细胞因子等在内的多种物质均可导致肾小球系膜细胞增殖并释放多种细胞因子，使细胞外基质合成增多并沉积，进而导致肾小球纤维化和硬化。

### （三）肾小管 - 间质损伤

肾小管 - 间质损伤与 CRF 的发生发展具有密切的相关性，其主要病理变化有肾小管肥大或萎缩、肾小管腔内细胞显著增生堆积并堵塞管腔、间质炎症与纤维化。肾小管 - 间质损伤的机制主要包括：①慢性炎症：严重 CRF 患者多数处于慢性炎症状态中，单核 - 巨噬细胞浸润是肾小管 - 间质病变的重要病理表现。巨噬细胞产生的炎症因子可直接损伤肾脏固有细胞，促进细胞外基质聚积，并诱导肾小管上皮细胞分化，加重肾脏损伤。②慢性缺氧：慢性缺氧所致肾小管 - 间质损伤是终末期肾脏疾病的最后共同通路。缺氧可导致细胞凋亡或肾小管上皮细胞间质分化，这又加重了肾脏纤维化和慢性缺氧，构成了恶性循环。③肾小管高代谢：残存肾单位的肾小管系统重吸收及分泌明显增强，出现代谢亢进，导致耗氧量增加和氧自由基生成增多，$Na^+$-$H^+$ 反向转运亢进和细胞内 $Ca^{2+}$ 超载，引起肾小管 - 间质损害不断加重和肾单位进一步丧失。

## 四、慢性肾衰竭时机体代谢和功能变化

### （一）泌尿功能障碍

**1. 尿量变化**　CRF 早期和中期主要表现为夜尿和多尿，晚期出现少尿。①夜尿（nocturia）：CRF 早期即出现夜间排尿增多，可接近甚至超过白天尿量，其机制不明。②多尿（polyuria）：指成人 24 小时尿量超过 2000mL，其机制包括：残存肾小球的血流量增多，原尿形成多、流速快，使肾小管未能充分重吸收；原尿中的溶质增多产生渗透性利尿；肾髓质高渗环境被破坏使尿浓缩功能降低。③少尿（oliguria）：CRF 晚期健存肾单位极度减少，使肾小球滤过率显著降低。

**2. 尿渗透压变化**　CRF 早期为低渗尿，晚期为等渗尿。临床上常以方便检测的尿比重来判断尿渗透压的变化。①低渗尿（hyposthenuria）：CRF 早期，由于肾小管浓缩功能减退而稀释功能正常，使尿渗透压低于血浆渗透压，即为低比重尿或低渗尿（尿比重正常值为 1.003～1.030）；②等渗尿（isosthenuria）：CRF 晚期，肾小管浓缩、稀释功能均丧失，尿比重固定在 1.008～1.012 之间，尿渗透压接近血浆渗透压（300mmol/L），故称为等渗尿。

**3. 尿成分变化**　CRF 时可出现蛋白尿、血尿和管型尿。每日尿蛋白持续超过 150mg 称为蛋白尿，尿沉渣镜检每高倍镜视野超过 3 个红细胞称为血尿，若出血量达到 1mL/L 以上时可呈现肉眼血尿。蛋白尿和血尿是由于肾小球毛细血管通透性增强或基膜破坏，以及肾小管重吸收减少所致。管型尿的形成与尿液酸碱度、尿蛋白性质与浓度以及尿量有密切关系。CRF 时肾小管内可形成各种管型，其中以颗粒管型最为常见。

### （二）氮质血症

CRF 时，由于 GFR 下降导致含氮的代谢产物（如尿素、肌酐、尿酸等）在体内蓄积，因而血中 NPN 含量增高（> 28.6mmol/L，相当于> 40mg/dL），称为氮质血症。

**1. 血浆尿素氮**　CRF 时血浆尿素氮（BUN）浓度与 GFR 的变化密切相关，但不呈线性关系，不能平行地反映肾功能变化，只有在较晚期才能较明显地反映肾功能损害程度。BUN 值还受外源性（蛋白质摄入）和内源性（感染、胃肠道出血等）尿素负荷影响。

**2. 血浆肌酐**　是人体肌肉代谢的产物，与外源性蛋白质摄入量无关，而与肌肉中磷酸肌酸分解产生的肌酐量和肾脏排泄肌酐的功能有关。在 CRF 早期，血浆肌酐浓度变化并不明显，只在晚期才明显升高。内生肌酐清除率（尿肌酐浓度 × 每分钟尿量 ÷ 血浆肌酐浓度）与 GFR 的变化呈平行关系，临床上常用来作为评价肾功能的重要指标。

**3. 血浆尿酸氮**　CRF 时血浆尿酸虽有一定程度的升高，但较尿素、肌酐为轻。这主要与肾远曲小管分泌尿酸增多和肠道尿酸分解增强有关。

### （三）水、电解质和酸碱平衡紊乱

**1. 水钠代谢障碍**　CRF 时，肾脏对水、钠的调节能力降低。水摄入增加时可发生水潴留，引起脑水肿、肺水肿和水中毒；而严格限制水摄入量，则可能发生脱水而致血容量减少。水代谢紊乱与健存肾单位减少以及肾小管浓缩和稀释功能降低有关。随着健存肾单位的进一步减少，肾重吸收钠能力下降，如合并钠摄入不足，易发生低钠血症及体内总钠量减少。失钠的机制，可能与渗透性利尿使大量尿钠排出、原尿流速快而肾小管来不及重吸收钠、体内甲基胍蓄积而抑制肾小管重吸收钠以及呕吐、腹泻使消化道丢失钠等因素有关。CRF 晚期，常因少尿、尿钠排出减少

而致血钠增高，如合并钠摄入过多易导致水钠潴留，引起或加重水肿、高血压、心力衰竭等不良后果。

**2. 钾代谢障碍** CRF 患者只要尿量不减少，血钾可长期维持正常。当晚期患者出现少尿、严重酸中毒、急性感染、摄钾过多或长期应用保钾利尿药时，可发生高钾血症。如进食过少、严重腹泻、或应用排钾利尿药过多时，可出现低钾血症。高钾血症和低钾血症均可影响神经肌肉和心脏的活动，严重时可引起严重心律失常，甚至心脏骤停。

**3. 钙、磷代谢障碍** CRF 时，血磷升高、血钙降低，并继发甲状旁腺功能亢进和肾性骨营养不良。

（1）高磷血症 CRF 早期，GFR 降低，尿磷排出减少而致暂时性高磷血症，继而引起血钙降低。血钙减少可刺激甲状旁腺分泌 PTH，抑制肾脏对磷的重吸收，使磷排出增多，血磷可恢复正常。因此，CRF 患者可在很长时间内不发生血磷升高。CRF 晚期，GFR 极度下降，血磷显著升高，此时 PTH 增多已不能充分排磷，反而加强溶骨作用，使骨磷释放增多，血磷水平不断升高，形成恶性循环。同时，由于 PTH 的溶骨作用，增加了骨质脱钙，造成骨性骨营养不良。上述病理生理过程是 CRF "矫枉失衡"的一个典型例证。

（2）低钙血症 CRF 时血钙降低的机制有：①血浆钙磷乘积为一常数，血磷增高必致血钙降低；②肾实质损伤导致 $1,25-(OH)_2VD_3$ 生成不足，小肠对钙吸收减少；③血磷增高时，磷酸根自肠道排出增多，可与食物中的钙形成不溶性磷酸钙，妨碍肠钙吸收；④肾毒物滞留可损伤肠道，影响肠钙磷吸收。

**4. 镁代谢障碍** CRF 晚期少尿时，镁排出障碍，引起高镁血症。常表现为恶心、呕吐、全身乏力、血管扩张、中枢神经系统抑制等症状，严重时可出现呼吸麻痹、心跳停止。

**5. 代谢性酸中毒** CRF 时肾单位进行性破坏，可引起代谢性酸中毒。发生酸中毒主要与下列因素有关：GFR 降低使固定酸滤过减少；肾近端小管泌 $NH_4^+$ 减少，重吸收 $NaHCO_3$ 减少；机体分解代谢增强，使酸性代谢产物生成增多。酸中毒对神经和心血管系统具有抑制作用，影响体内多种代谢酶的活性，并可促进细胞内钾外逸和骨盐溶解。

### （四）肾性骨营养不良

肾性骨营养不良（renal osteodystrophy）亦称为肾性骨病，包括儿童的肾性佝偻病和成人的骨质软化、纤维性骨炎、骨质疏松和骨囊性纤维化等。其发病机制：①继发性甲状旁腺功能亢进：CRF 时，由于高磷血症和低钙血症可导致继发性甲状旁腺功能亢进，血中 PTH 水平升高。持续性增加的 PTH 可增强溶骨作用，还可使前破骨细胞和间质细胞转化为破骨细胞，促进骨基质和骨盐溶解。②维生素 $D_3$ 活化障碍：$1,25-(OH)_2VD_3$ 是维生素 $D_3$ 的活性形式，具有促进肠钙吸收和骨盐沉积等作用。CRF 时，$1,25-(OH)_2VD_3$ 减少，导致骨盐沉积障碍，同时，肠吸收钙减少使血钙降低，导致骨质钙化障碍。③酸中毒：CRF 时，多伴有持续性代谢性酸中毒，其促进骨性营养不良发生的机制与酸中毒促进骨盐溶解、干扰 $1,25-(OH)_2VD_3$ 的合成、干扰肠吸收钙有关。④铝积聚：CRF 时，由于肾脏排铝功能减弱，加之患者需要长期口服结合肠道内磷的药物（如氢氧化铝、碳酸铝凝胶等），铝被机体吸收发生铝积聚。铝既可抑制骨盐沉着，干扰骨质形成，又可抑制成骨细胞功能，使骨质形成受阻（图 26-3）。

### （五）肾性高血压

因肾实质病变引起的高血压称为肾性高血压（renal hypertension）。CRF 患者常伴发高血压的

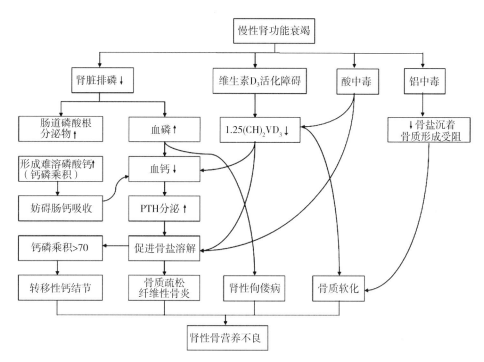

图 26-3　肾性骨营养不良发生机制示意图

机制：①水钠潴留：CRF 时大量肾单位破坏，肾排钠排水功能降低，导致水钠潴留，继而引起血容量增加、心排血量增多而使血压升高，称为钠依赖性高血压；②肾素分泌增多：CRF 时肾血流量减少，激活 RAS，使血管收缩、外周血管阻力增加，导致血压升高，称为肾素依赖性高血压；③肾脏扩血管物质生成减少：CRF 时肾间质细胞分泌 $PGE_2$、$PGA_2$、激肽等舒张血管的物质减少，血压升高。肾性高血压可促进肾功能进一步减退，肾功能减退又促使血压继续升高，从而导致恶性循环。

### （六）出血倾向

出血倾向主要表现为皮下瘀斑和黏膜出血，如鼻衄、胃肠道出血等。其发生主要是血中毒性物质对血小板功能的抑制，使血小板第 3 因子释放受到抑制致凝血酶原激活物生成减少、血小板黏附和聚集功能减弱致出血时间延长，从而导致凝血功能障碍。

### （七）肾性贫血

CRF 患者大多伴有贫血，且程度常与肾功能损害程度一致。发生机制：EPO 减少使骨髓红细胞生成减少；体内毒性物质蓄积使骨髓造血功能受到抑制；胃肠功能减退使铁、叶酸和蛋白等造血原料的吸收和利用障碍；毒性物质使红细胞脆性增加所致溶血和血小板功能受抑制所致出血造成的红细胞破坏和丢失过多。

## 第三节　尿毒症

急、慢性肾衰竭发展到最严重阶段，由于肾单位大量破坏，使代谢产物和内源性毒性物质在体内大量蓄积、水和电解质及酸碱平衡紊乱、肾脏内分泌功能严重失调，从而引起的一系列自身中毒症状，称为尿毒症（uremia）。有学者形象地将它称作"集各系统症状于一身的综合征"。

### 一、尿毒症毒素

尿毒症的发病机制非常复杂，目前认为可能是多因素综合作用的结果，其中毒性物质蓄积在尿毒症发病中起着重要作用。能引起尿毒症症状的代谢产物或毒性物质，称为尿毒症毒素。

#### （一）来源

来源有：①正常代谢产物在体内蓄积，如尿素、胍、多胺等；②正常生理活性物质的浓度过高，如 PTH 等；③毒性物质经机体代谢所产生的新毒性物质；④外源性毒物未经机体解毒、排泄而在体内潴留，如铝潴留等。

#### （二）分类

根据分子量可分为三类。①小分子毒素：分子量小于 500Da，包括尿素、肌酐、胍类、胺类、酚等；②中分子毒素：分子量 500 ～ 5000Da，多为细胞和细菌的裂解产物；③大分子毒素：分子量大于 5000Da，主要是体内异常增多的激素，如 PTH、胃泌素、生长激素等。

### 二、尿毒症时机体代谢和功能变化

尿毒症时，除了 ARF 和 CRF 时表现出来的代谢和功能变化外，还可出现各系统功能及代谢障碍所引起的临床表现。

#### （一）神经系统

尿毒症出现神经系统症状者高达 86%，主要表现包括尿毒症性脑病和周围神经病变。尿毒症性脑病的临床表现有头痛、头昏、理解力和记忆力减退，严重时可出现精神抑郁、嗜睡、昏迷等。周围神经病变表现为乏力、足部发麻、腱反射减弱或消失，最后出现麻痹。其发生机制可能与毒性物质的蓄积引起神经细胞变性、脑循环与脑代谢障碍、电解质和酸碱平衡紊乱有关。

#### （二）消化系统

消化系统症状是尿毒症患者最早出现和最突出的症状，主要表现为食欲减退、恶心、呕吐、腹泻、口腔黏膜溃疡、消化道出血等。其主要机制：消化道排出尿素增多，经细菌尿素酶分解生成氨刺激胃肠黏膜；肾脏灭活胃泌素减少，PTH 刺激胃酸分泌增多，促使溃疡形成。

#### （三）心血管系统

心血管系统主要表现为充血性心力衰竭和心律失常，晚期可出现尿毒症心包炎（纤维素性心包炎）等。心血管功能障碍与肾性高血压、水钠潴留、酸中毒、贫血、高钾血症、毒性物质等因素有关。纤维素性心包炎患者体检可闻及心包摩擦音。

#### （四）呼吸系统

呼吸系统可出现酸中毒固有的深大呼吸（Kussmaul 呼吸），甚至潮式呼吸，尿素经唾液酶分解生成氨可使呼气有氨味，伴有肺水肿、纤维素性胸膜炎及肺钙化等并发症。

## （五）免疫系统

细胞免疫反应受到明显抑制，体液免疫正常或稍弱。患者常并发严重感染，为尿毒症的主要死因之一。其发生机制可能与毒性物质对淋巴细胞分化、成熟的抑制作用或对淋巴细胞的毒性作用有关。

## （六）皮肤

皮肤改变常见皮肤瘙痒和尿素霜。皮肤瘙痒主要与毒性物质对皮肤感觉神经末梢的直接刺激等有关。尿素霜是指尿素随汗排出时，在皮肤表面的汗腺开口处沉积形成的白色尿素结晶。此外，患者还可出现尿毒症特殊面容，表现为皮肤黑色素沉积、贫血以及眼睑肿胀等。

## （七）物质代谢

**1. 糖代谢紊乱**　约半数病人表现为葡萄糖耐量降低，其机制与尿毒症毒素的以下作用有关：胰岛素分泌减少、拮抗胰岛素的生长激素分泌增多、肝糖原合成酶活性降低、胰岛素与靶细胞受体结合障碍等。

**2. 蛋白质代谢紊乱**　表现为负氮平衡，患者出现消瘦、低蛋白血症、恶病质。其机制可能与蛋白质摄入不足或吸收减少、毒性物质或合并感染使蛋白质分解增强、部分蛋白质随尿或出血丢失等因素有关。

**3. 脂肪代谢紊乱**　表现为以甘油三酯含量增高为主的高脂血症，可能是胰岛素拮抗物质使肝脏合成甘油三酯增多、周围组织脂蛋白酶活性降低使甘油三酯清除减少所致。

# 第四节　肾衰竭防治的病理生理基础

## 一、急性肾衰竭防治的病理生理基础

### （一）积极治疗原发病或控制致病因素

尽可能明确并消除病因。如纠正血容量不足，抗休克，解除肾血管的阻塞，尽快清除肾的毒物，解除尿路阻塞等；合理用药，避免使用对肾脏有损害作用的药物。

### （二）纠正内环境紊乱

纠正水和电解质紊乱，处理高钾血症，纠正代谢性酸中毒，控制氮质血症。

### （三）抗感染和营养支持

急性肾衰竭极易合并感染，因而抗感染治疗极为重要。在应用抗生素时应避免肾毒性。补充营养可维持机体的营养供应和正常代谢，但应严格限制蛋白质的摄入量。对于高分解代谢、营养不良和接受透析的患者蛋白质摄入量可适当放宽。不能口服的则需要全静脉营养支持。

### （四）针对发生机制用药

自由基清除剂、RAAS 的阻断剂、钙通道阻断剂、能量合剂、膜稳定剂等。

## 二、慢性肾衰竭和尿毒症防治的病理生理基础

### （一）治疗原发病

积极治疗原发病，可防止肾实质的继续破坏，从而改善肾功能。

### （二）消除加重肾损伤的因素

控制感染、高血压、心力衰竭等，避免使用血管收缩药物与肾毒性药物，及时纠正水、电解质和酸碱平衡紊乱，以延缓疾病进展。

### （三）饮食控制与营养疗法

饮食控制与营养疗法是非透析治疗最基本、有效的措施。其关键是蛋白质摄入量及成分的控制，要求采取优质低蛋白高热量饮食，保证足够的能量供给，减少蛋白质分解。其他方面还包括磷、嘌呤及脂质摄入的控制。

### （四）透析疗法

此疗法是根据膜平衡原理，将尿毒症患者血液与含一定化学成分的透析液同时在透析膜两侧流过，两侧可透过半透膜的分子依浓度梯度进行跨膜移动，达到动态平衡，从而使尿毒症患者体内蓄积的毒素得以清除，而人体所需的某些物质也可从透析液得到补充。分为血液透析（人工肾）和腹膜透析两种。

### （五）肾移植

肾移植是目前治疗尿毒症最根本的方法。但目前仍存在肾源较少、移植肾被排斥及移植受者感染等问题。随着移植技术不断提高，更有效的免疫抑制剂的应用以及异种器官移植研究的进展，肾移植治疗工作将得到进一步推进。

# 病理学常用技术

　　病理学研究和学习的最基本技术是肉眼的大体观察和光学显微镜水平的形态学观察。随着现代生物医学技术的快速发展，各种高新病理学研究方法与技术的使用，进一步深化了对疾病发生机制和发展规律的认识，拓宽了医学工作者的视野，提高了医学研究水平和对疾病诊断的准确性。以下介绍病理学常用的一些技术。

## 一、大体观察和组织细胞学技术

　　**1. 大体观察**　又称肉眼观察。主要运用肉眼或辅以放大镜、量尺等辅助工具，对检查材料及其病变性状（大小、形态、色泽、重量、质地、表面及切面状态、病灶特性、与周围组织和器官的关系等）进行细致解剖、观测、取材和记录。肉眼观察可以初步确定病变的部位、范围、形态、颜色等重要特征，是病理学主要的观察手段之一。

　　**2. 组织细胞学观察**　又称光镜观察。将病变组织取材后制成切片，或将采集的病变处细胞制成涂片，用不同方法染色后，在光学显微镜下从组织或细胞水平观察分析其形态结构的特点，做出疾病的病理诊断。组织切片最常用的制片技术是石蜡切片，最常用的染色方法是苏木素-伊红（hematoxylin and eosin，HE）染色，所制组织切片可长期保存，是疾病诊断和研究的最常用方法。冰冻切片属于快速制片技术，是借助低温使组织达到一定的硬度后再进行切片的一种方法。由于不需经过固定包埋和切片后处理等实验步骤，并且能很好地保存组织抗原和酶的活性，可以与HE染色、免疫组化、原位杂交技术等相结合，因此冰冻切片更大范围地用于临床手术中的快速病理诊断和病理学科研工作中。

　　**3. 组织和细胞培养**　是将离体活组织或细胞用适宜的培养基在体外培养，使其生长增殖，并维持其结构和功能的一种方法。通过体外培养可以获得单一种类的细胞，简便而直观地观测组织细胞生长过程中的形态和生物学特性，施行定性或定量分析，并可以研究各种因素对组织细胞的影响。该方法既可以模拟病理过程，也可以进行体外治疗试验。组织和细胞培养研究的优点是体外因素容易控制，试验周期短、相对经济而简便。根据研究目的，用于培养的组织细胞可为正常或病变部位的人体组织细胞，也可为动物模型的样本，还可为原代细胞培养或经加工、修饰的组织和细胞。

## 二、免疫组织化学技术

　　免疫组织化学（immunohistochemistry，IHC）技术简称免疫组化，是利用抗原与抗体特异性结合的原理，检测和定位细胞或组织中某种物质的技术，由免疫学和传统的组织化学相结合而形成。通过化学反应使标记抗体的显色剂（荧光素、酶、金属离子、同位素）显色，来确定组织细胞内抗原，对其进行定位、定性及定量的研究。免疫组化有较高的敏感性和特异性，能将形态学改变与功能、代谢变化相结合，直接在组织切片、细胞涂片或培养细胞爬片上观测蛋白质或多肽类物质的定性与定位。

**1.免疫组化染色方法和检测系统**　根据标记物性质可分为荧光法（荧光素标记）、酶法（辣根过氧化物酶、碱性磷酸酶等）、免疫金银及铁标记技术、免疫电子显微镜技术等；按染色步骤可分为间接法（二步、三步或多步法）和双标记或多重标记法；按结合方式可分抗原抗体结合，如 PAP 法和标记的葡聚糖聚合物法（附图 1），以及亲和连接，如 ABC 法、标记的链亲和素 – 生物素法等，其中葡聚糖聚合物法和标记的链亲和素 – 生物素法是最常使用的染色方法，阳性信号呈棕色细颗粒状。

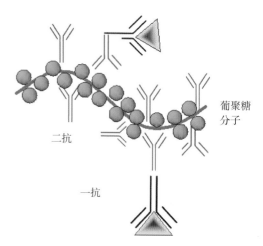

附图 1　免疫组化原理模式图（葡聚糖聚合法）

**2.免疫组化的染色结果**　免疫组化的呈色深浅可反映抗原存在的数量，可作为定性、定位和定量的依据。抗原的表达与被检查抗原在细胞内的定位有关，常见抗原的表达阳性定位有以下几种：①细胞质阳性反应；②细胞膜阳性反应；③细胞核阳性反应（附图 2）。由于抗原分布本身特性或制样的影响，有时可见细胞质和细胞膜同时出现阳性反应。

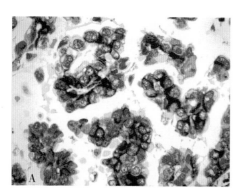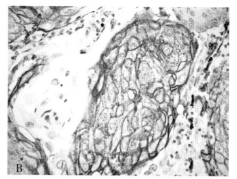

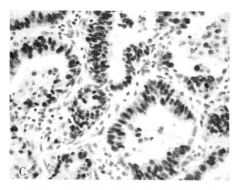

附图 2　免疫组织化学染色阳性信号定位

A. 细胞质内弥漫性阳性（Vimentin）；B. 细胞膜阳性（E–cadherin）；C. 细胞核阳性（Snail）

**3.免疫组化技术的应用**　随着大量商品化的单克隆或多克隆抗体出现，配套试剂盒的使用及实验方法的不断完善，免疫组化技术已成为临床病理诊断和医学基础研究中广泛应用的病理学技术之一。免疫组化可以用于各种蛋白质或者肽类物质表达水平的检测、细胞类型判定、细胞增殖与凋亡研究、激素受体和耐药基因蛋白表达的检测等。特别是应用免疫组化技术，对一些组织特异性抗原的检测有助于进行肿瘤细胞来源与分化表型的判断、肿瘤分期的确定、肿瘤预后的评估、临床对肿瘤靶向治疗药物适用的筛选等。目前，精准医疗强调与患者分子生物病理学特征相匹配杂交技术、激光扫描共聚焦显微术、生物芯片技术等相结合，可以在很大程度上帮助解决肿瘤精准医疗的诊断与治疗所面临的问题。

### 三、电子显微镜技术

电子显微镜技术（electron microscope，EM）简称电镜，是利用电子束和电子透镜观察经特殊制备样本的微细结构与形态的技术。目前最好的电镜分辨率可达 0.14nm，有效放大倍数为 100 万倍。透射电子显微镜（transmission electron microscope，TEM）是最广泛应用于生物医学领域的电镜。扫描电子显微镜（scanning electron microscope，SEM）具有对样本进行三维形貌的细微显示和定量功能。此外，随着电镜技术的发展，免疫电镜、超高压电镜、电镜细胞化学技术、电镜图像分析技术及全息显微术等技术手段也先后发展起来并运用于观察研究领域。电镜可以观察到细胞膜和细胞质内的各种细胞器和细胞核的微细结构及其病理变化，并由此产生了超微病理学（附图 3）。

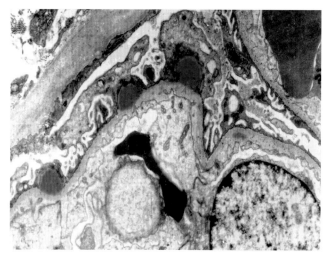

**附图 3　急性弥漫性增生性肾小球肾炎电镜照片**
驼峰状沉积物位于毛细血管基膜外侧

### 四、原位杂交技术

原位杂交（in situ hybridization，ISH）是用标记的已知序列核苷酸片段作为探针，通过杂交直接在组织切片、细胞涂片或培养细胞爬片上检测某种 DNA 或 RNA 序列的一项技术。ISH 的生物化学基础是 DNA 变性、复性和碱基互补配对结合。根据所选用的探针和待检靶序列的不同，分为 DNA-DNA 杂交、DNA-RNA 杂交和 RNA-RNA 杂交。

**1. 探针的选择和标记**　探针是含有互补顺序的外源性被标记的 DNA 或 RNA 片段。用于原位杂交的探针有双链 cDNA 探针、单链 cDNA 探针、单链 cRNA 探针和合成的寡核苷酸探针等。

**2. 荧光原位杂交（fluorescence in situ hybrization，FISH）**　分为直接法和间接法。直接法 FISH 是以荧光素直接标记已知 DNA 探针，检测靶序列 DNA 的方法；间接法 FISH 是以非荧光素标记已知 DNA 探针，再桥连一个荧光素标记的抗体。

**3. 原位杂交技术的应用**　①细胞特异性 mRNA 转录的定位，可用于基因图谱、基因表达和基因组进化的研究；②病原微生物检测，感染组织中病毒 DNA/RNA 的检测和定位；③癌基因、抑癌基因及各种功能基因在转录水平的表达及其变化的检测；④基因在染色体上的定位、染色体端粒序列的定位；⑤检测染色体的变化；⑥分裂间期细胞遗传学的研究。

### 五、原位多聚酶链式反应技术

原位多聚酶链式反应技术（in situ polymerase chain reaction，in situ PCR）是将 PCR 的高效扩增与原位杂交的细胞及组织学定位相结合，对冷冻或石蜡包埋组织切片、细胞涂片或培养细胞爬片上的核酸片段进行高效快速扩增，以检测细胞内单一的拷贝或低拷贝的待测核酸序列的方法。原位 PCR 技术能用于低拷贝的内源性基因的检测和定位。在完整的细胞样本上能检测出单一拷贝的 DNA 序列。原位 PCR 技术可用于基因突变、基因重排和染色体易位等的研究，还可用于外源性基因的检测和定位。

### 六、显微切割术

显微切割术（microdissection）是在显微镜直视下通过显微操作系统从冷冻或石蜡包埋组织切片、细胞涂片上的任一区域内切割下几百个、几十个同类细胞，或单个细胞甚至目标染色体，再进行有关的分子生物学方面的研究。根据研究的需要可在显微切割前应用组织化学、免疫组织化学、原位杂交、原位末端标记、原位 PCR、荧光原位杂交、组织特染等方法对需要切割的组织内成分进行标记。显微切割的方法有手动直接显微切割、机械辅助显微切割、液压控制显微切割和激光捕获显微切割法。激光捕获显微切割是目前最为先进的方式，它快速方便，可从大量的研究材料中迅速捕获较多的目的组分，自动化程度高，被广泛应用。

### 七、激光扫描共聚焦显微术

激光扫描共聚焦显微镜（laser scanning confocal microscope，LSCM），又称黏附式细胞仪，是采用激光作为光源，在普通光学显微镜基础上采用共轭聚焦原理和装置，并利用计算机对所观测的对象进行数字图像处理的一套观察、分析和输出系统。可以对较厚样品进行连续光学切片及三维重建。与其他技术相结合还可实现活细胞的动态观察、多重免疫荧光标记或离子荧光标记，研究活细胞功能与代谢过程。具有分辨率高、灵敏度高、扫描速度快、扫描范围大等特点。

激光扫描共聚焦显微术的主要功能包括：①组织、细胞光学切片观察；②三维图像重建；③对活细胞的长时间动态观察；④细胞内酸碱度及细胞内离子的定量测定；⑤荧光漂白恢复技术；⑥细胞膜流动性定性和定量测定；⑦光活化技术；⑧细胞间通讯的研究；⑨多光子技术。

### 八、流式细胞术

流式细胞术（flow cytometry，FCM）是一种在功能水平上对单细胞或其他生物粒子进行定量分析和分选的技术，主要特点是测量速度快，可进行多参数测量，具有独特的高分辨率。流式细胞术既是细胞分析技术，又是精确的细胞分选技术。在定性、定量分析的基础上，可以将不同的细胞或微粒亚群分选出来，经定向收集并进一步培养或观测。

流式细胞仪样本制备要求是单细胞悬液，以新鲜组织和细胞为佳。样本制备的基本原则是：①保持各种体液和悬浮细胞样本新鲜，尽快完成样本制备和检测；②针对不同的细胞样本进行适当的洗涤、酶消化，使黏附的细胞成单细胞状态；③对新鲜实体瘤组织可选用或联合使用酶消化法、机械打散法、化学分散法和表面活化剂处理法来获得单细胞的悬液；④对石蜡包埋组织应先切成厚的蜡片，经脱蜡、水化，再用盐酸－胃蛋白酶消化，制备单细胞悬液；⑤单细胞悬液的细胞数一般应不少于$10^6$个，单细胞悬液一般采用深低温、醇类固定和醛类固定保存。

流式细胞仪主要应用于：①分析细胞周期，研究细胞增殖动力学；②分析细胞的增殖与凋亡；③分析细胞分化、辅助鉴别良恶性肿瘤；④细胞或微粒分选和细胞收集；⑤检测分析药物在细胞中的含量、分布及作用机制等。

## 九、比较基因组杂交技术

比较基因组杂交（comparative genomic hybridization，CGH）是通过单一的一次杂交实验即可在整条染色体或染色体区带水平对不同基因组间 DNA 序列拷贝数的差异进行检测并定位的一种技术。基本原理是用不同的荧光染料通过缺口平移法，分别标记待测组织细胞和正常细胞或组织的 DNA，制成探针，并与正常人的分裂中期染色体进行共杂交，以在染色体上显示的待测组织细胞与正常对照的荧光强度的不同，来反映整个待测组织细胞基因组 DNA 表达状况的变化，再借助于图像分析技术可对染色体拷贝数量的增多或缺失进行定量研究。

比较基因组杂交的优点是：①实验所需样本 DNA 量较少，一次杂交即可检查待测组织细胞整个基因组的染色体拷贝数量的变化；②既适用于外周血、培养细胞和新鲜组织样本的研究，还可用于对存档组织，如甲醛固定石蜡包埋组织样本的研究，也可用于因 DNA 量过少而经 PCR 扩增的样本的研究。

## 十、生物芯片技术

生物芯片技术（biochip technique）是通过缩微技术，根据分子间特异性地相互作用的原理，将生命科学领域中不连续的分析过程集成于硅芯片或玻璃芯片表面的微型生物化学分析系统，以实现对细胞、蛋白质、基因及其他生物组分准确、快速、高通量的检测。生物芯片可分为基因芯片、蛋白质芯片、细胞芯片和组织芯片。

**1. 基因芯片（gene chip）**　又称 DNA 芯片或 DNA 微阵列，是指固着在固相载体上的高密度的 DNA 微点阵，即将大量靶基因或寡核苷酸片段有序地、高密度地排列在固相表面，通过检测每个探针分子的杂交信号强度而获取样品分子的数量和序列信息。基因芯片可用于生命科学研究的各个领域，主要包括基因表达谱分析、基因分型、基因突变和基因组的多态性的检测、新基因的寻找、基因文库作图、重测序以及抗生素和抗肿瘤药物的筛选和疾病的基因诊断等方面（附图 4）。

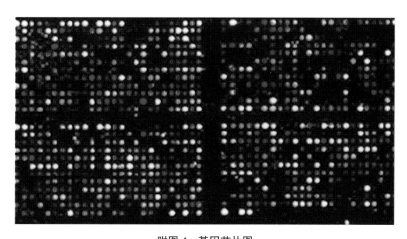

**附图 4　基因芯片图**

杂交双色荧光标记叠加图

**2. 蛋白质芯片（protein chip）** 又称蛋白质微阵列，是一种高密度的蛋白质阵列和高通量的蛋白功能分析技术。蛋白质芯片是在一个载体上点布高密度不同种类的蛋白质，再用荧光标记的已知抗体或配体，与待测样本中的抗体或配体一起同芯片上的蛋白质竞争结合，在扫描仪上读出荧光强弱，再经计算机分析计算出待测样本结果。蛋白质芯片可用于基因表达的筛选、特异性抗原抗体的检测、蛋白质的筛选及研究、生化反应的检测、药物筛选、疾病诊断等。

**3. 组织芯片（tissue chip）** 又称组织微列阵，是将数十个或数以千计不同来源的组织标本以规则阵列方式粘贴到同一张固相载体如玻璃片或硅片上，形成微缩组织切片，进行同一指标的原位组织学研究。组织芯片可以同时进行多个标本的同一个指标的研究，具有体积小、耗材少、信息含量大，并可根据不同的需求进行组合并制成各种组织芯片，能高效、快速和低消耗地进行各种原位组织学的研究和观察。

**4. 细胞芯片（cell chip）** 是利用微点阵技术将多种生物探针高密度地固定在固相基质上，达到一次实验同时检测多种疾病或分析多个生物样本的目的。细胞芯片可有效利用成百上千自然或处于特定状态下的细胞株或细胞系来研究特定基因及其所表达的蛋白质与疾病之间的相互关系，对于疾病的分子诊断、预后分析、药物治疗靶点的筛选、组分多态性分析、细胞定位、抗体药和新药的筛选等方面均有十分广泛的实用价值。

## 十一、动物活体成像技术

动物活体成像（animals living imaging）技术是近期发展起来的新的检测技术，应用影像学方法，利用生物发光成像对活体病灶的大小进行无损伤的直观准确检测（附图5）。其特点是可以非侵入性、实时及连续动态监测体内的各种生物学过程。因而在不处死实验动物的前提下，实时监测体内疾病变化的整个过程。一方面可以减少实验动物的数量，另一方面还可以对同一动物体进行连续观察，减少动物个体间差异的影响，有利于长期观察活体动物体内的各种生物学行为。具有无放射性，可同时进行多个小动物成像及操作简单等特点。

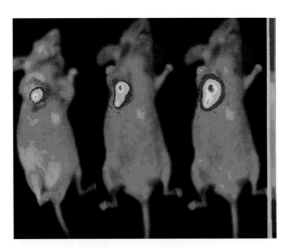

**附图5　活体成像检测**

皮下接种的 MCF-7-luc 在裸鼠体内的生长情况，随着肿瘤的体积增大，荧光信号逐渐增强

## 十二、图像分析和体视学技术

图像分析（image analysis）技术是以数理统计学理论为基础，利用图像分析仪或图像分析系统，获取存在于标本中的各种形态和功能改变相关的数量信息。在病理学研究上，图像分析包括

定性和定量两个方面。图像分析的信息主要包括几何信息和光密度信息，通过对样本各种数量参数采集和统计学处理得出结果，实现图像信息的客观化和精确量化。在肿瘤病理学方面，图像分析技术主要用于核形态参数的测定、DNA 倍体的测定和显色反应（如免疫组化）的定量，以及辅助肿瘤的组织病理学分级和预后判断等。

　　体视学（stereology）方法是借助计算机及数据处理系统和显微镜及显微成像系统，将二维平面经过成像及计算机分析处理得到组织细胞和亚细胞结构三维形态，以准确地对物体进行形态定量及形态结构分析的研究方法。基本原理就是通过定量分析切片图像与组织结构的关系，用几何学、概率论、数理统计、微积分、曲线、曲面理论和拓扑学等数学方法准确地揭示这种关系，以实现对三维结构的定量分析，较将组织结构认识局限在二维空间、缺乏组织结构的数量概念的传统形态研究方法，有很大的优越性，可准确计算物体、区域的体积、长度和细胞数等，其测量值往往是相对测量值，以两个彼此相关联的测量值的比率来表达，从而确定切片上这些比率与空间结构内相应比率之间的关系。体视学的优势在于它以三维定量数据来表达特征形态结构的信息（附图 6）。体视学方法已被广泛应用于生物学、基础医学和临床医学，其与各类组织化学、免疫组织化学等病理学技术相结合形成定量病理学，是生物体视学的重要应用领域之一。

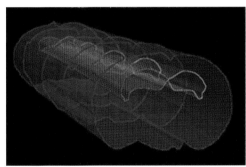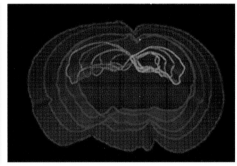

**附图 6　体视学技术**

小鼠大脑海马三维形态图

# 参考文献

1. 李玉林.病理学［M］.8版.北京：人民卫生出版社，2013.

2. 王恩华.病理学［M］.2版.北京：高等教育出版社，2013.

3. 李桂源.病理生理学［M］.2版.北京：人民卫生出版社，2013.

4. 王建枝，殷莲华.病理生理学［M］.8版.北京：人民卫生出版社，2013.

5. 黄启福，王谦.病理学［M］.3版.北京：科学出版社，2013.

6. 唐朝枢.病理生理学［M］.3版.北京：北京大学医学出版社，2013.

7. Nose V，Greenson JK，Paner GP. Diagnostic Pathology: Familial Cancer Syndromes. Amirsys，Inc. 2013.

8. 朱大年，王庭槐.生理学［M］.8版.北京：人民卫生出版社，2013.

9. 葛均波，徐永健.内科学［M］.8版.北京：人民卫生出版社，2013.

10. 李澎涛，范英昌.病理学［M］.北京：人民卫生出版社，2012.

11. 刘春英.病理学与病理生理学［M］.上海：上海科学技术出版社，2012.

12. 黄玉芳.病理学［M］.3版.北京：中国中医药出版社，2012.

13. 唐建武.病理学［M］.2版.北京：科学出版社，2012.

14. 陈莉，周士栋.病理学（双语版）.2版.北京：科学出版社，2012.

15. Kumar V，Abbas AK，Aster JC. Robbins Basic Pathology. 9th ed. Philadelphia: W. B. Saunders，2012.

16. 黄玉芳.病理学［M］.2版.上海：上海科学技术出版社，2011.

17. 卢建，余应年，吴其夏.新编理生理学［M］.3版.北京：中国协和医科大学出版社，2011.

18. 陈杰，李甘地.病理学［M］.2版.北京：人民卫生出版社，2010.

19. 王宇明.感染病学［M］.2版.北京：人民卫生出版社，2010.

20. 李桂源，吴伟康.病理生理学［M］.2版.北京：人民卫生出版社，2010.

21. 贾弘提，冯作化.生物化学与分子生物学［M］.2版.北京：人民卫生出版社，2010.

22. Bosman FT，Carneiro F，Hruban RH，et al. WHO Classification of Tumours of the Digestive System. International Agency for Research on Cancer Lyon，2010.

23. 中华医学会.临床诊疗指南病理学分册［M］.北京：人民卫生出版社，2009.

24. 唐建武，李连宏.病理学理论与实验纲要［M］.北京：人民卫生出版社，2009.

25. 唐建武.病理学［M］.北京：中国中医药出版社，2009.

26. 李青，周晓军，苏敏.临床病理学［M］.北京：人民卫生出版社，2009.

27. Kumar V，Abbas AK，Fausto N，et al. Robbins and Cotran Pathologic Basis of Disease. 8th ed. Philadelphia: Saunders Elseveer，2009.

28. Vinay Kumar，Abul K. Abbas，Nelson Fausto，Jon C. Aster. Robbins and Cotran Pathological Basis of

Disease，8th Edition，W. B. Saunders Company，2009.

29. 王坚，朱雄增 . 软组织肿瘤病理学 ［M］. 北京：人民卫生出版社，2008.

30. 步宏 . 病理学与病理生理学 ［M］. 2 版 . 北京：人民卫生出版社，2008.

31. 金惠铭，王建枝 . 病理生理学 ［M］. 7 版 . 北京：人民卫生出版社，2008.

32. 肖献忠 . 病理生理学 ［M］. 2 版 . 北京：高等教育出版社，2008.

33. 黄启福 . 病理学 . 修订版 . 北京：科学出版社，2007.

34. Elaine S. Jaffe，Harald Stein，Nancy Lee Harris，et. al. 周小鸽，陈辉树主译 . 造血与淋巴组织肿瘤病理学和遗传学 ［M］. 北京：人民卫生出版社，2006.

35. 陈主初 . 病理生理学 ［M］. 北京：人民卫生出版社，2005.

36. Robbins SL，Cotran RS. Pathologic Basis of Disease. 7thed. Philadelphia，Pennsylvania，2004.

37. 王恩华 . 病理学 ［M］. 北京：高等教育出版社，2003.

38. 杨光华 . 病理学 ［M］. 5 版 . 北京：人民卫生出版社，2002.

39. 王迪浔，金惠铭 . 人体病理生理学 ［M］. 2 版 . 北京：人民卫生出版社，2002.

40. 李甘地，杨光华 . 病理学 ［M］. 北京：人民卫生出版社，2001.

41. Malfertheiner P，Megraud F，Omorain CA，et al. Management of Helicobacter Pylori infection–the Maastricht IV/Florence Consensus Report［J］. Cut，2012（61）：646–664.

42. Cogger VC，McNerne GP，Nyunt T，et al. Three–dimensional structured illumination microscopy of liver sinusoidal endothelial cell fenestrations［J］. Structural Biology，2010，171：382–388.

43. 步宏，李一雷 . 病理学 ［M］. 9 版 . 北京：人民卫生出版社，2018.

44. 陈杰，周桥 . 病理学 ［M］. 3 版 . 北京：人民卫生出版社，2015.

45. 黄玉芳，刘春英 . 病理学 ［M］. 4 版 . 北京：中国中医药出版社，2016.

46. 李桂源 . 病理生理学 ［M］. 3 版 . 北京：人民卫生出版社，2015.

47. 周庚寅 . 组织病理学技术 ［M］. 北京：北京大学医学出版社，2006.

48. Holger Moch，Antonio L. Cubilla，Peter A. Humphrey，Victor E. Reuter，Thomas M. Ulbright，彭洋 . 2016 年 WHO 泌尿系统和男性生殖器官肿瘤分类——第一部分：肾、阴茎和睾丸肿瘤 ［J］. 影像诊断与介入放射学，2018，01：65–72.

49. 邹万忠 . 肾活检病理学 ［M］. 3 版 . 北京：北京大学医学出版社，2014.

50. 王恩华 . 病理学 ［M］. 2 版 . 北京：高等教育出版社，2019.

51. 葛均波，徐永健，王辰 . 内科学 ［M］. 9 版 . 北京：人民卫生出版社，2018.

52. 马跃荣，苏宁 . 病理学 ［M］. 2 版 . 北京：人民卫生出版社，2016.

53. 周晓军，余英豪 . 临床病理诊断与鉴别诊断——泌尿及男性生殖系统疾病 ［M］. 北京：人民卫生出版社，2020.

54. 王鲁平，武丽真 . 分化好的肝细胞癌及癌前病变的诊断及鉴别诊断——2019 年第五版 WHO 消化系统肿瘤肝细胞癌的更新及进展 ［J］. 诊断病理学杂志，2020，27（7）：495–498.

55. 刘茜，王荣帅，刘良，等 . 新型冠状病毒肺炎死亡尸体系统解剖大体观察报告 ［J］. 法医学杂志，2020，36（1）：21–23.

56. Zhe Xu，Lei Shi，Fu–Sheng Wang，et al，Pathological findings of COVID–19 associated with acute respiratory distress syndrome ［J］. www. thelancet. com/respiratory Published online February 17，2020 https：//doi. org/10. 1016/S2213–2600（20）30076–X

57. 李继承，曾园山 . 组织学与胚胎学 ［M］. 9 版 . 北京：人民卫生出版社，2018.

58. 王建枝，钱睿哲．病理生理学［M］.9 版.北京：人民卫生出版社，2018.

59. 中华医学会肝病学分会，中华医学会消化病学分会．中国肝性脑病诊治共识意见（2013 年，重庆）［J］.中华肝脏病杂志.2013，21（09）：641-651.

60. 中华医学会心血管病学分会心力衰竭学组，中国医师协会心力衰竭专业委员会，中华心血管病杂志编辑委员会.中国心力衰竭诊断和治疗指南 2018［J］.中华心血管病杂志,2018,46（10）:760-789. DOI: 10. 3760/cma. j. issn. 0253-3758. 2018. 10. 004.

61. 王谦，高维娟．病理学［M］.4 版.北京：科学出版社，2016.

62. 马跃荣，苏宁．病理生理学［M］.2 版.北京：人民卫生出版社，2017.

63. 王庭槐．生理学［M］.9 版.北京：人民卫生出版社，2018.

全国中医药行业高等教育"十四五"规划教材

全国高等中医药院校规划教材（第十一版）

# 教材目录（第一批）

注：凡标☆号者为"核心示范教材"。

## （一）中医学类专业

| 序号 | 书　名 | 主　编 | | 主编所在单位 | |
|---|---|---|---|---|---|
| 1 | 中国医学史 | 郭宏伟 | 徐江雁 | 黑龙江中医药大学 | 河南中医药大学 |
| 2 | 医古文 | 王育林 | 李亚军 | 北京中医药大学 | 陕西中医药大学 |
| 3 | 大学语文 | 黄作阵 | | 北京中医药大学 | |
| 4 | 中医基础理论☆ | 郑洪新 | 杨　柱 | 辽宁中医药大学 | 贵州中医药大学 |
| 5 | 中医诊断学☆ | 李灿东 | 方朝义 | 福建中医药大学 | 河北中医学院 |
| 6 | 中药学☆ | 钟赣生 | 杨柏灿 | 北京中医药大学 | 上海中医药大学 |
| 7 | 方剂学☆ | 李　冀 | 左铮云 | 黑龙江中医药大学 | 江西中医药大学 |
| 8 | 内经选读☆ | 翟双庆 | 黎敬波 | 北京中医药大学 | 广州中医药大学 |
| 9 | 伤寒论选读☆ | 王庆国 | 周春祥 | 北京中医药大学 | 南京中医药大学 |
| 10 | 金匮要略☆ | 范永升 | 姜德友 | 浙江中医药大学 | 黑龙江中医药大学 |
| 11 | 温病学☆ | 谷晓红 | 马　健 | 北京中医药大学 | 南京中医药大学 |
| 12 | 中医内科学☆ | 吴勉华 | 石　岩 | 南京中医药大学 | 辽宁中医药大学 |
| 13 | 中医外科学☆ | 陈红风 | | 上海中医药大学 | |
| 14 | 中医妇科学☆ | 冯晓玲 | 张婷婷 | 黑龙江中医药大学 | 上海中医药大学 |
| 15 | 中医儿科学☆ | 赵　霞 | 李新民 | 南京中医药大学 | 天津中医药大学 |
| 16 | 中医骨伤科学☆ | 黄桂成 | 王拥军 | 南京中医药大学 | 上海中医药大学 |
| 17 | 中医眼科学 | 彭清华 | | 湖南中医药大学 | |
| 18 | 中医耳鼻咽喉科学 | 刘　蓬 | | 广州中医药大学 | |
| 19 | 中医急诊学☆ | 刘清泉 | 方邦江 | 首都医科大学 | 上海中医药大学 |
| 20 | 中医各家学说☆ | 尚　力 | 戴　铭 | 上海中医药大学 | 广西中医药大学 |
| 21 | 针灸学☆ | 梁繁荣 | 王　华 | 成都中医药大学 | 湖北中医药大学 |
| 22 | 推拿学☆ | 房　敏 | 王金贵 | 上海中医药大学 | 天津中医药大学 |
| 23 | 中医养生学 | 马烈光 | 章德林 | 成都中医药大学 | 江西中医药大学 |
| 24 | 中医药膳学 | 谢梦洲 | 朱天民 | 湖南中医药大学 | 成都中医药大学 |
| 25 | 中医食疗学 | 施洪飞 | 方　泓 | 南京中医药大学 | 上海中医药大学 |
| 26 | 中医气功学 | 章文春 | 魏玉龙 | 江西中医药大学 | 北京中医药大学 |
| 27 | 细胞生物学 | 赵宗江 | 高碧珍 | 北京中医药大学 | 福建中医药大学 |

| 序号 | 书　名 | 主　编 | | 主编所在单位 | |
|---|---|---|---|---|---|
| 28 | 人体解剖学 | 邵水金 | | 上海中医药大学 | |
| 29 | 组织学与胚胎学 | 周忠光 | 汪　涛 | 黑龙江中医药大学 | 天津中医药大学 |
| 30 | 生物化学 | 唐炳华 | | 北京中医药大学 | |
| 31 | 生理学 | 赵铁建 | 朱大诚 | 广西中医药大学 | 江西中医药大学 |
| 32 | 病理学 | 刘春英 | 高维娟 | 辽宁中医药大学 | 河北中医学院 |
| 33 | 免疫学基础与病原生物学 | 袁嘉丽 | 刘永琦 | 云南中医药大学 | 甘肃中医药大学 |
| 34 | 预防医学 | 史周华 | | 山东中医药大学 | |
| 35 | 药理学 | 张硕峰 | 方晓艳 | 北京中医药大学 | 河南中医药大学 |
| 36 | 诊断学 | 詹华奎 | | 成都中医药大学 | |
| 37 | 医学影像学 | 侯　键 | 许茂盛 | 成都中医药大学 | 浙江中医药大学 |
| 38 | 内科学 | 潘　涛 | 戴爱国 | 南京中医药大学 | 湖南中医药大学 |
| 39 | 外科学 | 谢建兴 | | 广州中医药大学 | |
| 40 | 中西医文献检索 | 林丹红 | 孙　玲 | 福建中医药大学 | 湖北中医药大学 |
| 41 | 中医疫病学 | 张伯礼 | 吕文亮 | 天津中医药大学 | 湖北中医药大学 |
| 42 | 中医文化学 | 张其成 | 臧守虎 | 北京中医药大学 | 山东中医药大学 |

## （二）针灸推拿学专业

| 序号 | 书　名 | 主　编 | | 主编所在单位 | |
|---|---|---|---|---|---|
| 43 | 局部解剖学 | 姜国华 | 李义凯 | 黑龙江中医药大学 | 南方医科大学 |
| 44 | 经络腧穴学☆ | 沈雪勇 | 刘存志 | 上海中医药大学 | 北京中医药大学 |
| 45 | 刺法灸法学☆ | 王富春 | 岳增辉 | 长春中医药大学 | 湖南中医药大学 |
| 46 | 针灸治疗学☆ | 高树中 | 冀来喜 | 山东中医药大学 | 山西中医药大学 |
| 47 | 各家针灸学说 | 高希言 | 王　威 | 河南中医药大学 | 辽宁中医药大学 |
| 48 | 针灸医籍选读 | 常小荣 | 张建斌 | 湖南中医药大学 | 南京中医药大学 |
| 49 | 实验针灸学 | 郭　义 | | 天津中医药大学 | |
| 50 | 推拿手法学☆ | 周运峰 | | 河南中医药大学 | |
| 51 | 推拿功法学☆ | 吕立江 | | 浙江中医药大学 | |
| 52 | 推拿治疗学☆ | 井夫杰 | 杨永刚 | 山东中医药大学 | 长春中医药大学 |
| 53 | 小儿推拿学 | 刘明军 | 邰先桃 | 长春中医药大学 | 云南中医药大学 |

## （三）中西医临床医学专业

| 序号 | 书　名 | 主　编 | | 主编所在单位 | |
|---|---|---|---|---|---|
| 54 | 中外医学史 | 王振国 | 徐建云 | 山东中医药大学 | 南京中医药大学 |
| 55 | 中西医结合内科学 | 陈志强 | 杨文明 | 河北中医学院 | 安徽中医药大学 |
| 56 | 中西医结合外科学 | 何清湖 | | 湖南中医药大学 | |
| 57 | 中西医结合妇产科学 | 杜惠兰 | | 河北中医学院 | |
| 58 | 中西医结合儿科学 | 王雪峰 | 郑　健 | 辽宁中医药大学 | 福建中医药大学 |
| 59 | 中西医结合骨伤科学 | 詹红生 | 刘　军 | 上海中医药大学 | 广州中医药大学 |
| 60 | 中西医结合眼科学 | 段俊国 | 毕宏生 | 成都中医药大学 | 山东中医药大学 |
| 61 | 中西医结合耳鼻咽喉科学 | 张勤修 | 陈文勇 | 成都中医药大学 | 广州中医药大学 |
| 62 | 中西医结合口腔科学 | 谭　劲 | | 湖南中医药大学 | |

## （四）中药学类专业

| 序号 | 书  名 | 主  编 | | 主编所在单位 | |
|---|---|---|---|---|---|
| 63 | 中医学基础 | 陈 晶 | 程海波 | 黑龙江中医药大学 | 南京中医药大学 |
| 64 | 高等数学 | 李秀昌 | 邵建华 | 长春中医药大学 | 上海中医药大学 |
| 65 | 中医药统计学 | 何 雁 | | 江西中医药大学 | |
| 66 | 物理学 | 章新友 | 侯俊玲 | 江西中医药大学 | 北京中医药大学 |
| 67 | 无机化学 | 杨怀霞 | 吴培云 | 河南中医药大学 | 安徽中医药大学 |
| 68 | 有机化学 | 林 辉 | | 广州中医药大学 | |
| 69 | 分析化学（上）（化学分析） | 张 凌 | | 江西中医药大学 | |
| 70 | 分析化学（下）（仪器分析） | 王淑美 | | 广东药科大学 | |
| 71 | 物理化学 | 刘 雄 | 王颖莉 | 甘肃中医药大学 | 山西中医药大学 |
| 72 | 临床中药学☆ | 周祯祥 | 唐德才 | 湖北中医药大学 | 南京中医药大学 |
| 73 | 方剂学 | 贾 波 | 许二平 | 成都中医药大学 | 河南中医药大学 |
| 74 | 中药药剂学☆ | 杨 明 | | 江西中医药大学 | |
| 75 | 中药鉴定学☆ | 康廷国 | 闫永红 | 辽宁中医药大学 | 北京中医药大学 |
| 76 | 中药药理学☆ | 彭 成 | | 成都中医药大学 | |
| 77 | 中药拉丁语 | 李 峰 | 马 琳 | 山东中医药大学 | 天津中医药大学 |
| 78 | 药用植物学☆ | 刘春生 | 谷 巍 | 北京中医药大学 | 南京中医药大学 |
| 79 | 中药炮制学☆ | 钟凌云 | | 江西中医药大学 | |
| 80 | 中药分析学☆ | 梁生旺 | 张 彤 | 广东药科大学 | 上海中医药大学 |
| 81 | 中药化学☆ | 匡海学 | 冯卫生 | 黑龙江中医药大学 | 河南中医药大学 |
| 82 | 中药制药工程原理与设备 | 周长征 | | 山东中医药大学 | |
| 83 | 药事管理学☆ | 刘红宁 | | 江西中医药大学 | |
| 84 | 本草典籍选读 | 彭代银 | 陈仁寿 | 安徽中医药大学 | 南京中医药大学 |
| 85 | 中药制药分离工程 | 朱卫丰 | | 江西中医药大学 | |
| 86 | 中药制药设备与车间设计 | 李 正 | | 天津中医药大学 | |
| 87 | 药用植物栽培学 | 张永清 | | 山东中医药大学 | |
| 88 | 中药资源学 | 马云桐 | | 成都中医药大学 | |
| 89 | 中药产品与开发 | 孟宪生 | | 辽宁中医药大学 | |
| 90 | 中药加工与炮制学 | 王秋红 | | 广东药科大学 | |
| 91 | 人体形态学 | 武煜明 | 游言文 | 云南中医药大学 | 河南中医药大学 |
| 92 | 生理学基础 | 于远望 | | 陕西中医药大学 | |
| 93 | 病理学基础 | 王 谦 | | 北京中医药大学 | |

## （五）护理学专业

| 序号 | 书  名 | 主  编 | | 主编所在单位 | |
|---|---|---|---|---|---|
| 94 | 中医护理学基础 | 徐桂华 | 胡 慧 | 南京中医药大学 | 湖北中医药大学 |
| 95 | 护理学导论 | 穆 欣 | 马小琴 | 黑龙江中医药大学 | 浙江中医药大学 |
| 96 | 护理学基础 | 杨巧菊 | | 河南中医药大学 | |
| 97 | 护理专业英语 | 刘红霞 | 刘 娅 | 北京中医药大学 | 湖北中医药大学 |
| 98 | 护理美学 | 余雨枫 | | 成都中医药大学 | |
| 99 | 健康评估 | 阚丽君 | 张玉芳 | 黑龙江中医药大学 | 山东中医药大学 |

| 序号 | 书 名 | 主 编 | | 主编所在单位 | |
|---|---|---|---|---|---|
| 100 | 护理心理学 | 郝玉芳 | | 北京中医药大学 | |
| 101 | 护理伦理学 | 崔瑞兰 | | 山东中医药大学 | |
| 102 | 内科护理学 | 陈 燕 | 孙志岭 | 湖南中医药大学 | 南京中医药大学 |
| 103 | 外科护理学 | 陆静波 | 蔡恩丽 | 上海中医药大学 | 云南中医药大学 |
| 104 | 妇产科护理学 | 冯 进 | 王丽芹 | 湖南中医药大学 | 黑龙江中医药大学 |
| 105 | 儿科护理学 | 肖洪玲 | 陈偶英 | 安徽中医药大学 | 湖南中医药大学 |
| 106 | 五官科护理学 | 喻京生 | | 湖南中医药大学 | |
| 107 | 老年护理学 | 王 燕 | 高 静 | 天津中医药大学 | 成都中医药大学 |
| 108 | 急救护理学 | 吕 静 | 卢根娣 | 长春中医药大学 | 上海中医药大学 |
| 109 | 康复护理学 | 陈锦秀 | 汤继芹 | 福建中医药大学 | 山东中医药大学 |
| 110 | 社区护理学 | 沈翠珍 | 王诗源 | 浙江中医药大学 | 山东中医药大学 |
| 111 | 中医临床护理学 | 裘秀月 | 刘建军 | 浙江中医药大学 | 江西中医药大学 |
| 112 | 护理管理学 | 全小明 | 柏亚妹 | 广州中医药大学 | 南京中医药大学 |
| 113 | 医学营养学 | 聂 宏 | 李艳玲 | 黑龙江中医药大学 | 天津中医药大学 |

## （六）公共课

| 序号 | 书 名 | 主 编 | | 主编所在单位 | |
|---|---|---|---|---|---|
| 114 | 中医学概论 | 储全根 | 胡志希 | 安徽中医药大学 | 湖南中医药大学 |
| 115 | 传统体育 | 吴志坤 | 邵玉萍 | 上海中医药大学 | 湖北中医药大学 |
| 116 | 科研思路与方法 | 刘 涛 | 商洪才 | 南京中医药大学 | 北京中医药大学 |

## （七）中医骨伤科学专业

| 序号 | 书 名 | 主 编 | | 主编所在单位 | |
|---|---|---|---|---|---|
| 117 | 中医骨伤科学基础 | 李 楠 | 李 刚 | 福建中医药大学 | 山东中医药大学 |
| 118 | 骨伤解剖学 | 侯德才 | 姜国华 | 辽宁中医药大学 | 黑龙江中医药大学 |
| 119 | 骨伤影像学 | 栾金红 | 郭会利 | 黑龙江中医药大学 | 河南中医药大学洛阳平乐正骨学院 |
| 120 | 中医正骨学 | 冷向阳 | 马 勇 | 长春中医药大学 | 南京中医药大学 |
| 121 | 中医筋伤学 | 周红海 | 于 栋 | 广西中医药大学 | 北京中医药大学 |
| 122 | 中医骨病学 | 徐展望 | 郑福增 | 山东中医药大学 | 河南中医药大学 |
| 123 | 创伤急救学 | 毕荣修 | 李无阴 | 山东中医药大学 | 河南中医药大学洛阳平乐正骨学院 |
| 124 | 骨伤手术学 | 童培建 | 曾意荣 | 浙江中医药大学 | 广州中医药大学 |

## （八）中医养生学专业

| 序号 | 书 名 | 主 编 | | 主编所在单位 | |
|---|---|---|---|---|---|
| 125 | 中医养生文献学 | 蒋力生 | 王 平 | 江西中医药大学 | 湖北中医药大学 |
| 126 | 中医治未病学概论 | 陈涤平 | | 南京中医药大学 | |